100 种珍本古医籍校注集成

治 法 汇

明·张三锡　撰　王肯堂　校正
郑　玲　李成龙　王小岗　校注

U0248230

中医古籍出版社

图书在版编目（CIP）数据

治法汇／（明）张三锡撰；郑玲等校注．－北京：中医古籍出版社，2012.6

（100 种珍本古医籍校注集成）

ISBN 978 - 7 - 80174 - 835 - 5

Ⅰ.①治… Ⅱ.①张…②郑… Ⅲ.①中医治法 Ⅳ.①R242

中国版本图书馆 CIP 数据核字（2010）第 063926 号

100 种珍本古医籍校注集成

治法汇

明·张三锡 撰 王肯堂 校正
郑 玲 李成龙 王小岗 校注

责任编辑 郑 蓉
封面设计 陈 娟
出版发行 中医古籍出版社
社 址 北京东直门内南小街 16 号（100700）
印 刷 北京金信诺印刷有限公司
开 本 850mm×1168mm 1/32
印 张 18.75
字 数 470 千字
版 次 2012 年 6 月第 1 版 2012 年 6 月第 1 次印刷
印 数 0001~3000 册
书 号 ISBN 978 - 7 - 80174 - 835 - 5
定 价 34.00 元

《100种珍本古医籍校注集成》专家委员会

《100种珍本古医籍校注集成》编委会

名誉主编　房书亭

主　　编　刘从明

副主编　郑　蓉　杜杰慧　郝恩恩

编　　委　（按姓氏笔画为序）

于　峥　王小岗　王洪武　王　梅

王惠君　朱力平　刘恩顺　刘　婷

许　霞　孙志波　杨　健　李成龙

李志庸　李艳艳　李德杏　吴炳银

邱　功　张效霞　张　磊　陈　曦

庞连晶　郑　玲　贾小凡　贾萧荣

徐小鹏　黄　涛　黄　鑫　曹　瑛

阚湘苓

序　一

　　中医药是中华民族的瑰宝，在我国各族人民长期的生产生活实践和与疾病作斗争中逐步形成并不断丰富发展，为中华民族的繁衍昌盛做出了重要贡献。作为中国特色医药卫生体系的重要组成部分，至今仍在维护人民健康中发挥着独特作用。中医药天地一体、天人合一、天地人和、和而不同的思想基础，整体观、系统论、辨证论治的指导原则，以人为本、大医精诚的核心价值，不仅贯穿于中医药对生命、健康和疾病的认知理论和防病治病、养生康复的临床实践，而且深刻地体现了中华民族的认知方式、价值取向和审美情趣，具有超前性和先进性。随着健康观念变化和医学模式转变，中医药越来越显示出其宝贵价值、独特优势和旺盛的生命力。

　　中医药古籍作为保存和传播中医药宝贵遗产的知识载体，记载了几千年来医药学家防病治病的临床经验、方药研究成果和医学理论体系，是不可再生的珍贵资源，是中医药学继承、发展、创新的源泉，具有重要的历史、文化和科学价值。但是由于种种原因，中医药古籍的保护、整理与利用状况令人担忧。这些珍贵的典籍有的流失海外，国内已不存；有的尘封闭锁，不为人所知所用；有的由于多年的自然侵蚀和保管条件缺乏而面临绝本的危险。抢救和保护好这些珍贵的历史文化遗产已刻不容缓。

国家十分重视中医药古籍的保护、整理和利用。《国务院关于扶持和促进中医药事业发展的若干意见》明确指出，要做好中医药继承工作，开展中医药古籍普查登记，建立综合信息数据库和珍贵古籍名录，加强整理、出版、研究和利用，为做好中医药古籍保护、整理和利用工作指明了方向。近年来，国家中医药管理局系统组织开展了中医药古籍文献整理研究。中国中医科学院在抢救珍贵的中医药孤本、善本古籍方面开展了大量工作，中医古籍出版社先后影印出版了大型系列古籍丛书、珍本医书、经典名著等，在中医古籍整理研究及出版方面积累了丰富的经验。此次，中医古籍出版社确立"100 种珍本古医籍整理出版"项目，组织全国权威的中医药文献专家，成立专门的选编工作委员会，多方面充分论证，重点筛选出学术价值、文献价值、版本价值较高的 100 种亟待抢救的濒危版本进行校勘整理和出版，对于保护中医药古籍，传承祖先医学财富，更好地为中医药临床、科研、教学服务，弘扬中医药文化都具有十分重要的意义。衷心希望中国中医科学院、中医古籍出版社以整理研究高水平、出版质量高标准的要求把这套中医药古籍整理出版好，使之发挥应有的作用。也衷心希望有更多的专家学者能参与到中医药古籍的保护、整理和利用工作中来，共同为推进中医药继承与创新而努力。

中华人民共和国卫生部副部长
国家中医药管理局局长　王国强
中华中医药学会会长

2010 年 1 月 6 日

序　二

　　中医药学以临床疗效为基础，在累代实践、认识的观察链条中凝结着珍贵的生命科学知识。这些知识记载在中医药古籍文献中，如震惊世界科技界并获 1992 年中国十大科技成就奖之一的青蒿素就是受距今 1600 多年前晋代医家葛洪《肘后备急方》中记载启示研制成功的。因此可以说，中医药学的创新离不开古医籍文献。换句话说，中医药古籍文献是中医药学发展的源头活水。要想很好地发掘利用中医古文献，其前提就是对其进行整理研究。然而，大量古医籍未得到应有的整理和出版，中医古籍中蕴藏的丰富知识财富未得到充分的研究与利用，极大地影响了中医学的继承发展以及特色优势的保持与发挥。为使珍贵中医典籍保存下来，并以广流传，服务于中医临床、科研及教学，中医古籍的整理、研究及出版具有非常意义。

　　《国务院关于扶持和促进中医药事业发展的若干意见》指出，中医药（民族医药）是我国各族人民在几千年生产生活实践和与疾病作斗争中逐步形成并不断丰富发展的医学科学，为中华民族繁衍昌盛做出了重要贡献，对世界文明进步产生了积极影响。新中国成立特别是改革开放以来，党中央、国务院高度重视中医药工作，中医药事业取得了显著成就。但也要清醒地看到，当前中医药事业发展还面临不少问题，不能适应人民群众日益增长的健康需求。意见明确提出："做好中医药继承工作。开展中医药古籍普查登记，建立综合信息数据库和珍贵古籍名录，加强整理、出版、研究和利用。"

中医古籍出版社承担的"100 种珍本古医籍整理出版项目"，是集信息收集、文献调查、鉴别研究、编辑出版等多方面工作为一体的系统工程，是中医药继承工作的具体实施。其主要内容是经全国权威的中医文献研究专家充分论证，重点筛选出学术价值、文献价值、版本价值较高的100 种亟待抢救的濒危版本、珍稀版本中医古籍以及中医古籍中未经近现代整理排印的有价值的，或者有过流传但未经整理或现在已难以买到的本子，进行研究整理，编成中医古籍丛书或集成，进而出版，使古籍既得到保护、保存，又使其发挥作用。该项目可实现 3 项功能，即抢救濒危中医古籍，实现文献价值；挖掘中医古籍中的沉寂信息，盘活中医药文献资料，并使其展现时代风貌，实现学术价值；最充分地发挥中医药古代文献中所蕴含的能量，为中医临床、科研及教学服务，实现实用价值。

当前，中医药事业正处在战略发展机遇期，愿"100 种珍本古医籍整理出版项目"顺利进行，为推动中医药事业持续健康发展、弘扬中华文化作出应有的贡献。

中国中医科学院首席研究员 曹洪欣

2011 年 3 月 6 日

校注说明

　　《医学六要》，明·张三锡（字叔承，号嗣泉、嗣全）撰，王肯堂（字宇泰，号损庵，念西居士）校，成书于明万历三十七年（1609）。本书收藏张氏所著六种，即《经络考》、《四诊法》、《病机部》二卷、《治法汇》八卷、《本草选》六卷、《运气略》。现存明崇祯十二年（1639）刻本、明崇祯十七年张维翰补刻本及日本刻本等。

　　《治法汇》全书八卷，系《医学六要》之一。本书按总要、气、血、脾胃、虚损、发热等分门别类，列有内科杂病、妇、五官等各科八十余种病症。首载治疗总则、药物性味、用药宜忌，补、泻、汗、下等各种治法，再以六卷、八十余门、五百余论，详录内科杂病、外、妇、儿、五官各病症之症状、治法、方药、加减及服法，论述较为全面扼要。在《内经》、《伤寒》、《难经》等经典著作基础上，博采前贤经验，并提出独特见解，有一定的参考价值。现存明刻本及清道光四年（1824）鼎文书屋抄本。

　　张三锡，明代医家，应天府（今江苏南京）人。出生于世医之家，曾博采群书，汇要而编成《医学六要》一书，王肯堂曾校订该书，对之评价较高。

　　本次整理以中国中医科学院图书馆藏明万历刻本为底本，参考明崇祯十七年张维翰补刻本《医学六要》。改繁就简，加以句读，横排出版。作凡例说明如下：

1. 原书竖排，今版右改为上，左改为下。

2. 原书繁体，今版繁简字、异体字径改，不出注。

3. 书中通假字、古今字、中医药专业用语，遵目前习惯语汇改出，如"鞭"直改作"硬"，"藏腑"直改作"脏腑"，"兔丝子"改为"菟丝子"，"牡砺"改为"牡蛎"，"瓦垄子"改为"瓦楞子"，"霍香"改为"藿香"，"琐阳"改为"锁阳"，"黄耆"改为"黄芪"，"黄檗"改为"黄柏"，"金缨子"改为"金樱子"，"海螵硝"改为"海螵蛸"，"柯子"改为"诃子"，"白部"改为"百部"，"棕间"改为"棕榈"，"白芨"改为"白及"等，此处列出，文中不复赘述。

4. 书中难字及生僻语汇，据1989年版《辞海》出注。

5. 书中字、词、文意有明显错误者，未在原文改出，以"恐为…之误"形式出注。

校注者

目　　录

2

3

4

一　卷

总　要

补　法

虚则补之，正气夺则虚。人参、黄芪、白术、甘草补气药也，归、芍、地黄补血药也，二门①、知、柏、归、地补阴药也，附子、苁蓉、鹿胶、菟丝补阳药也。精不足者补之以味，乃天地生成之味，非烹饪调和之味也，如羊肉、黑豆之类。黑瘦人，肠胃时燥，口干渴，发须枯悴，肌肤不泽，筋骨疼夜甚，是阴血虚，津液不足，当用润剂，燥药宜禁，四物、二冬、花粉为主。肥白人，行则气促，腠理不密，自汗时出，四肢倦怠，属气虚有湿痰，宜燥剂，忌润剂，必以参、术、芪、草益气为主。产后气血大亏，大补为主，须分气血。今人止以四物增减，倘脾胃弱而气不足者，宁不戕人？老人亦以补养为主，有外感，补中益气加芎、苏、羌、防等解散，邪去热净而止，内伤饮食，参、术补脾，兼以消导，痰火咳嗽加化痰药，冬月先发散。一切病后、疮疽后，有外感及内伤者，悉从此法，助正伐邪，不伤气血，可保无虞。禀赋怯弱人，脉弱无力，年高，产后，胎前，同法。

五虚：脾虚者，心腹饱胀，不能运化饮食，四肢痿弱，怠惰嗜卧，九窍不利，面黑痿黄，补中益气增减，以甘补之是也，大忌克伐。心虚者，两寸微洪，善悲怔忡，口干烦闷不宁，古用泽

---

① 二门：即指天门冬、麦门冬。

1

泻炒盐，以咸补之，不若人参、茯神、柏子仁、菖蒲为佳，补心丹最的，一说虚则补其母，陈皮、生姜。肝虚者，目䀆䀆无所见，耳无所闻，善恐，如人将捕之，筋痿不用，阴痿，面青白，脉弦细无力，古方用陈皮、生姜，以苦补之，大抵肝气常有余，肝血常不足，古方补母用熟地黄、黄柏及钱氏地黄丸，是滋阴血也。肺虚者，鼻塞不利，少气自汗，喘咳面色淡白，毛憔落，久病产后及疮肿出脓后，发喘是也，必用人参、麦冬、五味，甘益气，酸补肺也，钱氏补肺阿胶散中有甘草、兜铃、糯米，正合此义，第不若生脉散多效尔。肾有二，水中有火，枯槁秘结，小便淋涩，相火上炎，两尺洪大，梦遗盗汗，耳鸣，是天乙真水不足，当滋阴六味地黄丸之类；两尺微弱而涩，四肢痿厥，腰膝酸痿，食少及不消化，腰似折，小腹痛，是元阳虚惫，真火微也，人参、枸杞、菟丝、桂、附、鹿茸、鹿胶之类。曰气曰血，曰精曰津液，一或不足，当先理脾胃，若脾胃不和，食少不能生化精血，纵加峻补，不能成功。昧者但知四物养血，谓参术不可用，庸之甚矣。大抵邪之所凑，其气必虚，木必先腐，而后虫生，墙壁坚固，贼自难入，医家若不审脾胃元气精血，妄加克伐涉虚之人，鲜有不致于危者。余家世业医，目击其弊，特为拈出，明哲幸谅之。

泻　法

实则泻之，邪气盛则实。六淫客邪，外感七情，饮食内伤，为痰为火，为痛为积，或汗而散，或吐而达，或下而涤，或刺以决之，或灸以劫之，使邪气早退，正气得复，是泻法，不得妄谈也，谨录于下。《内经》曰：辛甘发散为阳，凡味辛药则散，桂枝、麻黄、干姜、生附，辛热发汗药也，大寒湿客于表者用之。羌、独、芷、朴、苍术、芎、苏，辛温药也，感冒轻者用之。石

2

膏、薄荷、黄芩、升麻、葛根，辛凉药也，内外热盛者用之。

汗法 熏蒸、渫洗、熨烙、针刺、砭射、导引、按蹻诸解表者，皆汗法也。

风寒客于人，使人毫毛毕直，皮肤闭而为热，头痛恶寒，四肢拘急，脉浮而紧，是为表症，宜辛以散之，得汗而解。冬月麻黄汤，他时大羌活汤增减。咳嗽，寒包热者同法。湿流关节，身痛脉沉，当取微汗。风湿相搏，一身尽痛，不可大汗。胃虚过食冷物，抑遏阳气于脾土之中，蒸蒸发热，升阳散火汤，火郁发之也。风热拂郁于表，或成疹斑，或生疮疥，一切咽痛齿痛，痛风腿痛，湿痰流注，疮疽初起，四肢拘急，恶寒发热，悉宜取汗，败毒散加减最稳。小儿痘疹痧同。中酒当出汗，古方用葛花解醒是也。

北人冒寒头痛寒热，用有力人将病者两手极力揉按至手指尖，以针或磁石砭去恶血即愈，即前砭针取汗法也。

伤寒过经热不止，或发汗不彻，用紫苏煎汤，取一大壶，置被中接汗，内服辛凉药即出。

不可汗

左脉微弱，小便淋，不可汗，汗之必便血。诸失血家，腹中有动气，产后，溃疡，年高诸病久，气虚血虚人，误汗即发喘，或筋惕肉瞤手足振掉等危症。咽痛，夺血者无汗，夺汗者无血。疮家不可汗。阴虚脉细数，遗精咳嗽，劳瘵，夏暑时，汗多亡阳。不当汗而汗之，津液枯槁而死。月水三禁，不可汗吐下。

吐法 引涎、涎取嚏追。凡上行者，皆吐法也。

在上者，因而越之。尺脉有力，强健者，宜吐。食滞中脘，胀闷恶心，头痛身热，有如伤寒，寸口脉滑盛，急以盐汤探吐。

3

中风痰涎壅盛，不能言语，不遗尿，脉滑实有力者，稀涎散吐之。

小水不通，痰滞胸膈，不得下降，升柴二陈二术汤探吐。

气虚秘者，补中益气汤，先服后吐。

妊娠转胞，小水不通，参、芪、术煎服探吐。

肝气郁结心下，中脘痛闷，脉细结，不下食者，萝卜子煎汤探吐。

湿痰痛风，用杉木煎汤吐。

癫痫痰涎上潮，小儿惊风，脉滑，人健而实者，三圣散吐之。

伤寒三四日，邪传胸膈，懊恼不得眠，是实烦也，瓜蒂散或栀子豆豉汤吐之。

风痰头痛，百法不应，久之则伤目，瓜蒂散或青黛散搐鼻吐之。

暴嗽，风涎上涌，咽塞不利，茶调散吐之。

疟久不止，心中胀闷，脉滑实者，四兽饮吐之。

膏粱人多食生鲙，因而生虫，胀痛发呕，面上白斑，时作时止，藜芦散吐之。

久患胁痛，胸膈不快，噎食不下，独圣散加蝎梢半钱，吐之。

筋挛急痛，体厚湿痰盛者，神应散吐之。

偏枯痰盛，追风散吐之。

头风后有目疾，有半明可救者，防风散吐之。

胸膈满，背痛或臂疼，可用祛风汤吐之，后服乌药散。

疠风疮癣恶疮，三圣散吐之，后服苦参丸。

一切暴厥中气中风，脉沉实滑数有神，不省人事，不遗尿者，用神圣散鼻内灌之，吐出涎立醒。

破伤风，牙关紧急，角弓反张，亦用神圣散吐之。

4

豆豉、栀子、芽茶、苦参、芩、连、瓜蒂，吐胸中之热痰。矾盐酸咸，吐膈上之顽痰。轻粉、郁金、桔梗，吐胸中之郁结痰。乌头尖、附子尖，吐胸中之寒痰。皂角、蝎梢，吐胸中之风痰。

丹溪取吐法：先以布搭膊勒肚腹，于不通风处行之探吐，将鹅翎桐油浸二三日，却以皂角洗净，晒干待用，逆流水，和药取吐佳。凡药升上者皆可吐，如防风、桔梗、芽茶、山栀、川芎、萝卜子，以姜汁、醋少许，瓜蒂散少许，入薤汁，温服，以鹅翎于喉中探，即吐。

吐食积痰，用萝卜子五合，油炒擂入浆水，滤汁，入桐油、白蜜少许，旋旋半温，服下，以鹅翎探。

虾汁引涎，法见中风门。肥人湿痰盛，益气散薤汁调吐。

子和 ［稀涎散］

猪牙皂角不蛀者，去皮弦，一两　　绿矾五钱　　藜芦半两

上为细末，每服半钱或一二钱，扳开口，浆水调灌之。

吐药　桔梗芦　人参芦虚人用此　艾叶　末茶　瓜蒂　附子尖　藜芦　砒

此数味皆自吐，不用探法。

［三圣散］

防风二两　　瓜蒂拣净，炒微黄，三两　　藜芦一两

上为粗末，每服约半两，以薤汁三茶盏煎三五沸，去薤汁，次入水一盏，煎三沸，将薤二盏同一处熬二沸，去渣，澄清放，温服，以吐为度。

丹溪方

郁金半两　　藜芦一钱　　苦参一钱

上为末，薤汁调吐，如吐不止，嚼丁香一粒，即止，又不止，葱白汤呷之。

仲景［瓜蒂散］

凡用瓜蒂，良久涎未出者含砂糖一块，下咽即引涎吐出。瓜蒂即甜瓜蒂也，用近皮半寸许，曝干用。一法：每用一二钱，加腻粉①一钱，水调之。吐风痰佳。

［二仙散］

瓜蒂　好茶各等分

上为细末，每服二钱，齑汁调下，空心用之。

吐剂用瓜蒂等药不透者，必用热药攻之，后方。

［碧霞丹］

石绿细研，飞，十两　附子尖　川乌尖　蝎梢各七十个

上为末，入石绿和匀，糊丸鸡头大，每服，薄荷汁半盏下一丸，再用半盏，须臾大吐。

［独圣散］

用砒不以多少，研细，每服一钱，以新汲水调下。

［经验吐哮痰方］

用砒一钱，面二两，清水和，捏饼，香油煎黄，为末，用一钱，江茶末三钱，调匀，五更井水下，如不吐，可添半钱，次日服。

凡服吐药不吐，以齑汁投之，不动，续续投之，无不吐者。吐后昏愦，切勿惊疑，如头眩难忍，饮童便或自便或凉水一口，佳。

凡服草木、藜芦、瓜蒂等吐不止者，饮麝香汤即止，葱白汤止藜芦吐，石药吐不止，甘草贯众汤止之，服砒不止，地浆水解之，冷绿豆汤、新汲水，俱佳。

不可吐

尺中脉微弱，两寸不滑，胸膈不闷，不可吐。脾胃素虚，面

---

①　腻粉：即轻粉之古籍别名，典见《本草纲目》。

6

色痿黄，右寸大而无力，不可吐。中气虚而痞胀，不能运化，不可认为实，误吐祸不旋踵。大都邪在上焦，痰涎积滞中脘，阻碍升降，脉实有神者，非吐不可。若吐而不吐，是养病以防身也，涉虚者禁之。

吐后，惟忌饱食、酸咸、硬物、干物、油腻之物。吐后，心火既降，阴道必强，大禁房室。悲忧病人，既不自责，必归罪于吐法也。

不可吐者有八：性刚暴，好怒喜淫者；病势已危，老弱气衰者；吐不止者；阳败血虚者；吐血、咯血、衄血、嗽血、崩血、溺血者；病人粗知医书，不辨邪正者；病人无正性，反复不定者；左右多嘈杂之言者，皆不可吐，吐则转生他病，反起谤端，虽恳切求之，不可强从也。

下法 催生、下乳、磨积、逐水、破经、泄气，凡下行者皆下法也。

《内经》曰：中满者，泻之于内。又曰：上郁夺之，谓下之，令其疏泄也。积滞痰饮，郁于肠胃，流于四肢，为痛为肿，为痞为块，便溺阻塞，气血凝滞，须下，以通其塞。惟脉滑弦数有力，症兼胀痛，不得已而行乃可。须审轻重、虚实、寒热，若一概妄治，是杀人速于刃尔。

下热实结

伤寒表邪传里，肠胃燥结，三焦俱伤，腹中痞满，大肠燥实，七八日不大便，绕脐硬痛，外见口干舌燥，舌上边黄中黑，脉沉数有力，为里症，即大实结胸，大承气汤主之。

邪在上焦，则为痞实，小承气汤。

邪在中焦，则有燥口干燥也、实腹中满、坚按之硬痛三症，调胃承气汤主之。

邪热结于血分，其血必结，在男子则为下血谵语，小腹硬痛，小水自利，桃仁承气汤主之。

女人则经水适来适断，日晡如狂，小柴胡加芎、归、桃仁泥消导滞血，忌汗下。表热未静，里症又急谓舌干口燥，硬病也，不得不下，大柴胡汤表里而缓治之。

虚结年高，病久产后，切忌大下。内伤元气不足，有食停滞，当补泻兼施，补中益气加大黄润之。

血少，肠胃干燥，多日不大便，左脉涩小，口干者，导滞通幽汤倍麻仁。甚者，加熟大黄，或间服润肠丸，妙。

下寒实结

寒痰郁于中脘，或过食寒凉，肉食糍粽，心下硬痛，手不可近，必用巴豆丸或备急丸通之，斩关夺门之将，不可不用也。伤寒寒实结胸，仲景三物白散，用贝母、桔梗、巴豆。

下水结

伤寒饮水过多，水停心下，或脾中湿痰郁而为水，胀满喘肿，面浮，脉实数有力者，十枣汤泻之。中满腹胀，喘嗽淋闭，积饮拂郁，不得宣通，二便阻塞，脉弦数有力，及肢体肿痛，走注，舟车神祐丸最捷，中病即止，不必尽剂也。

湿痰伏于肌肉，为肿为痛，津液不得宣通，二便秘结，大圣浚川散主之。

下积痰

食积痰饮，胶固于肠胃，为痛为痞，吞酸满闷，阻碍升降，脉滑实弦数有力者，木香槟榔丸下之。肠胃秘而不通，津液不能流布也，神芎丸下之。

下虫积

心腹筑痛，唇红能食，面上白斑，或偏嗜一物，生米烧酒之类，是虫积，万应丸下之。

大抵下法，止可施于初起，胃气未伤，元气尚壮，脉实有力之人。稍虚者，即当扶助正气，消息推荡之，所谓养正积自除

8

也，慎勿猛浪，戕人天年。

[**木香槟榔丸**]

流湿润燥，推陈致新，兼下食积。

木香　槟榔　青皮　广茂　枳壳　黄连各五钱　黄柏一两
大黄一两半　黑牵牛

水丸，量轻重分两。

[**神芎导水丸**]

导湿热，通肠胃，大便不实者忌之。

黄芩　黄连半两　大黄二两　川芎半两　黑牵牛四两头末　滑
石四两　薄荷五钱

[**舟车神祐丸**]

泄水湿痰饮。

甘遂一两，醋炒　大戟一两，醋炒　芫花一两，醋炒　大黄二两
轻粉一钱　青皮　陈皮　木香　槟榔各半两

用水丸。

不可下

下多亡阴，不当下而下之，令人开肠洞泄，便溺不禁而死。

年高产乳，表邪未净，亡血家，溃疡，动气，恶心，宿滞未
熟。

五脏泻法

五志过极，五味过伤，则火动而偏胜，宜分经泻之。

大怒则火起于肝，肝盛，则梦山林树木，两胁痛引少腹，脉
弦数。古方泻青丸为对症药，或以柴胡、醋炒青皮、栀子、龙胆
草煎服，佳，甚者，当归龙荟丸。肝家湿热盛者，龙胆泻肝汤，
以酸泻之白芍药。

多喜则心实，胸中痛，胁满，笑不休，口舌干燥，狂乱不

眠，梦见丘山烟火。古方以甘泻之，用甘草。如无他症，钱氏方中，重则泻心汤，轻则导赤散。

思虑不节，厚味不谨，则脾盛，脾盛，则梦歌乐，身重不举，痞塞气不利。古方以枳实泻之，或钱氏泻黄散，实者泻其子，用桑皮泻肺。

积热痰涎客于肺，则肺盛，肺盛，则梦哭，喘咳，右胁胀痛。古方桑白皮泻之，或泻白散，实则泻其子，用泽泻。

五脏，惟肾无泻法，以肾常不足也。古方泽泻泻肾，是引下焦浊火从小便泄去，非泻肾也，不可不知。

[泻青丸]

龙胆草酒炒　羌活　防风　栀子　川芎　当归　大黄酒炒，各等分

上为细末，蜜丸鸡头大，每服一丸，竹叶、砂糖汤下。海藏云：东垣先生治斑后风热毒攻目，翳膜遮睛，用此泻之。大效。

[泻心汤]

黄连

一味为细末，每服二分至五分，甚者一钱，临睡温水下。

[导赤散]

引火从小肠出也。

生地　甘草梢　木通各等分

为末。每服三钱，竹叶汤煎服。

[泻黄散]

海藏云：此剂泻脾热。

藿香七钱　山栀子一两　石膏半两　甘草二两　防风四两

上剉，蜜、酒微炒香，为细末。每服二钱，水煎清汁服。

[泻白散]

桑白皮一两，炒黄　地骨皮一两　甘草半两，炒

上为细末。每服二钱，水一盏，入粳米百粒同煎。食后服，

易老加黄连。海藏云：肺热骨蒸宜此。余意骨蒸多属阴虚。若肺风热伏郁、固宜泻之，肺火盛，须枯芩、栀子。骨蒸，肺家气盛者乃可用。

正治从治

治寒以热，治热以寒，此正治也。热病而反用热攻，寒病而反用凉剂，乃从治也。且声不同不相应，气不同不相合，大寒大热之病，必能与异气相拒，善治者，乃反其佐，以同其气，复令寒热参合，使其始同终异也。如热在下，而上有寒邪拒格，则寒药中入热药为佐。《内经》曰：若调寒热之逆，冷热必刑，则热药冷服，下膈之后，冷体既消，热性随发。寒在上，而上有浮火拒格，则热药中入寒药为佐，下膈之后，热气既散，寒性随发，情且不违，而致大益，病气随愈，呕烦皆除，正《内经》所谓：寒因热用，热因寒用，必伏其所主，而先其所因，其始则同，其终则异之义。如伏寒在胃，呕吐不纳，是虚火泛上，古方用炮姜理中汤，水浸冷服。又如伤寒少阴证，泻不止，厥逆无脉，干呕烦闷，不内药，白通汤加猪胆汁之类是也。先贤譬之，人间之火，可以湿伏，可以水灭，病之小者似之；大者则若龙雷之火，逢湿则焰，见水益燔，太阳一照，火即寻灭，亦此理也。

五脏五味补泻

肝：苦急，急食甘以缓之，玉茎中痛，用甘草梢是缓之也，欲散，急食辛以散之，以酸泻之赤芍药，以辛补之细辛，实者泻其子甘草，虚则补其母地黄、黄柏。

心：苦缓，急食酸以收之五味子，欲软，急食咸以软之芒硝，以甘泻之甘草、参、芪，以咸补之泽泻，实则泻其子甘草，虚则补其母生姜。

脾：苦湿，急食苦以燥之白术，欲缓，急食甘以缓之炙甘草，以苦泻之黄连，以甘补之人参。实则泻其子桑白皮，虚则补其母炒盐。

肺：苦气上逆，急食苦以泄之诃子，欲收，急食酸以收之白芍药，以辛泻之桑白皮，以酸补之五味子，实则泻其子泽泻，虚则补其母五味子。

肾：苦燥，急食辛以润之黄柏、知母，欲坚，急食苦以坚之知母，以咸泻之泽泻，以苦补之黄柏，实则泻其子白芍药，虚则补其母五味子。

张元素曰：凡药之五味，随五脏所入而为补泻，亦不过因其性而调之。酸入肝，苦入心，甘入脾，辛入肺，咸入肾。辛散、酸收、苦燥、甘缓、咸软、淡渗，五味之本性，一定而不可变者，其或补或泻，则因五脏四时而迭相施用者也。温、凉、寒、热，四气之本性也，其于五脏补泻，亦迭相施用也。此特洁古因《素问》饮食补泻之义，举数药以为例尔，学者宜因意而究之。

引经报使

手少阴心黄连、细辛，手太阳小肠藁本、黄柏，足少阴肾独活、肉桂、知母、细辛，足太阳膀胱羌活，手太阴肺桔梗、升麻、葱白、白芷，手阳明大肠白芷、升麻、石膏，足太阴脾升麻、苍术、葛根、白芍，足阳明胃白芷、升麻、石膏、葛根，手厥阴心主柴胡、牡丹皮，足少阳胆柴胡、青皮，足厥阴肝青皮、吴茱萸、川芎、柴胡，手少阳三焦连翘、柴胡，上地骨皮，中青皮，下附子。

脏腑标本虚实用药式

肝：藏血属木，胆火寄于中，主血，主目，主筋，主呼，主怒。

本病：诸风眩运，僵仆强直惊痫，两胁肿痛，胸肋满痛，呕血，小腹疝痛疝瘕，女人经病。

标病：寒热疟，头痛吐涎，目赤面青多怒，耳闭颊肿，筋挛卵缩，丈夫癫疝，女人少腹肿痛阴病。

有余泻之

泻子：甘草

行气：香附　芎劳　瞿麦　牵牛　青橘皮

行血：红花　鳖甲　桃仁　莪术　京三棱　穿山甲　大黄水蛭　虻虫　苏木　牡丹皮

镇惊：雄黄　金箔　铁落　珍珠　代赭石　夜明砂　胡粉银箔　铅丹　龙骨　石决明

搜风：羌活　荆芥　薄荷　槐子　蔓荆子　白花蛇　独活防风　皂荚　乌头　白附子　僵蚕　蝉蜕

不足补之

补母：枸杞　杜仲　狗脊　苦参　熟地黄　菟丝子　萆薢阿胶

补血：当归　牛膝　续断　血竭　白芍药　没药　芎劳

补气：天麻　白术　葱花　细辛　密蒙花　柏子仁　决明生姜　谷精草

本热寒之

泻木：芍药　乌药　泽泻

泻火：黄连　黄芩　苦茶　猪胆　龙胆

攻里：大黄

13

标热发之

和解：柴胡　半夏

解肌：桂枝　麻黄

心：藏神，为君火，包络，为相火，代君行令，主血，主言，主汗，主笑。

本病：诸热瞀瘈，惊惑谵妄烦乱，啼笑骂，怔忡健忘，自汗，诸痒疮疡。

标病：肌热畏寒战栗，舌不能言，面赤目黄，手心烦热，胸胁满，痛引腰背肩肿肘臂。

火实泻之

泻子：黄连　大黄

气：甘草　人参　木通　黄柏　赤茯苓

血：丹参　牡丹　生地　玄参

镇惊：朱砂　牛黄　紫石英

神虚补之

补母：细辛　乌梅　生姜　陈皮　酸枣仁

气：桂心　泽泻　茯神　远志　白茯苓　石菖蒲

血：当归　乳香　熟地　没药

本热寒之

泻火：黄芩　竹叶　芒硝　炒盐　麦门冬

凉血：地黄　栀子　天竺黄

标热发之

散火：甘草　独活　麻黄　柴胡　龙脑

脾：藏智，属土，为万物之母，主营卫，主味，主肌肉，主四肢。

本病：诸湿肿胀，痞满噫气，大小便闭，黄疸痰饮，吐泻霍乱，心腹痛，饮食不化。

标病：身体胕肿，重困嗜卧，四肢不举，舌本强痛，足大趾

14

不用，九窍不通，诸痉项强。

土实泻之

泻子：诃子　防风　葶苈　桑白皮

吐：豆豉　栀子　常山　瓜蒂　萝卜子　郁金　虀汁　藜汁　苦参　赤小豆　盐汤　苦茶

下：大黄　芒硝　大戟　甘遂　青礞石　续随子　芫花

土虚补之

补母：桂心　茯苓

气：人参　黄芪　升麻　葛根　甘草　陈橘皮　藿香　葳蕤　缩砂　木香　扁豆

血：白术　苍术　白芍　胶饴　大枣　干姜　木瓜　乌梅　蜂蜜

本湿除之

燥中宫：白术　苍术　橘皮　吴茱萸　半夏　南星　芥子　草豆蔻

洁净府：木通　猪苓　藿香　赤茯苓

标湿渗之

开鬼门：葛根　苍术　麻黄　独活

肺：藏魄，属金，总摄一身元气，主闻，主哭，主皮毛。

本病：诸气膹郁，诸痿喘呕，气短，咳嗽上逆，咳吐脓血，不得卧，小便数而欠，遗失不禁。

标病：洒淅寒热，伤风自汗，肩背痛冷，臑臂前廉病。

气实泻之

泻子：泽泻　葶苈　桑白皮　地骨皮

除湿：半夏　白矾　白茯苓　薏苡仁　木瓜　橘皮

泻火：糯米　石膏　寒水石　知母　诃子

通滞：枳壳　薄荷　干生姜　木香　厚朴　杏仁　皂荚　紫苏梗　桔梗

气虚补之

补母：甘草　人参　升麻　黄芪　山药

润燥：蛤蚧　阿胶　贝母　百合　麦门冬　天花粉　天门冬

敛肺：乌梅　粟壳　芍药　倍子①　五味子

本热清之

清金：黄芩　知母　栀子　沙参　麦门冬　天门冬　紫菀

本寒温之

温肺：丁香　藿香　款冬花　白豆蔻　檀香　益智　缩砂糯米　百部

标宜散之

解表：麻黄　葱白　紫苏

肾：藏志，属水，为天一之源，主听，主骨，主二阴。

本病：诸寒厥逆，骨痿，腰痛，腰冷如冰，足肿，胻寒，少腹满急，疝瘕，大便闭泄，吐利哕，水液澄澈清冷不禁，消渴引饮。

标病：发热，不恶热，头眩头痛，咽痛，舌燥，脊股后廉痛。

水强泻之

泻子：大戟　牵牛

泻腑：泽泻　猪苓　防风　车前子　茯苓

水弱补之

补母：人参　山药

气：知母　玄参　砂仁　补骨脂　苦参

血：黄柏　枸杞　锁阳　肉苁蓉　阿胶　山茱萸　五味子

本热攻之

下：伤寒少阴证，口燥咽干，大承气汤。

---

① 倍子：即五倍子。

本寒温之

温里：附子　干姜　官桂　蜀椒　白术

标寒解之

解表：独活　桂枝　麻黄　细辛

标热凉之

清热：玄参　连翘　甘草　猪肤

命门：为相火之源，天地之始，藏精生血，降则为漏，升则为铊，主三焦元气。

本病：前后癃闭，气逆里急，疝痛奔豚，消渴膏淋，精漏精寒，赤白浊，溺血，崩中带漏。

火强泻之

泻相火：黄柏　知母　茯苓　玄参　牡丹皮　地骨皮　生地黄　寒水石

火弱补之

益阳：附子　肉桂　益智子　沉香　硫黄　破故纸　天雄　川乌头　乌药　胡桃　阳起石　丹砂　舶茴香　当归　蛤蚧　巴戟天　覆盆子

精脱固之

涩滑：牡蛎　芡实　金樱子　远志　山茱萸　蛤粉　五味子

三焦：为相火之用，分部命门元气，主升降出入，游行天地之间，总领五脏六腑、营卫经络、内外、上下、左右之气，号中清之府。上主纳，中主化，下主出。

本病：诸热瞀瘛，暴病暴死暴喑，躁扰狂越，谵妄惊骇，诸血溢血泄，诸气逆冲上，诸疮疡痘疹瘤核。

上热：则喘满，诸呕吐酸，胸痞胁痛，食饮不消，头上出汗。

中热：则善饥而瘦，解㑊，中满，诸胀腹大，诸病有声，鼓之如鼓，上下关格不通，霍乱吐利。

下热：则暴注下迫，水液浑浊，下部肿满，小便淋沥或不通，大便闭结下痢。

上寒：则吐饮食痰水，胸痹，前后引痛，食已还出。

中寒：则饮食不化，寒胀，反胃吐水，湿泻不渴。

下寒：则二便不禁，脐腹冷，疝痛。

标病：恶寒战栗，如丧神守，耳鸣耳聋，嗌肿喉痹，诸病胕肿，疼酸惊骇，手小指、次指不用。

实火泻之

汗：麻黄　柴胡　葛根　荆芥　升麻　薄荷　羌活　石膏

吐：瓜蒂　沧盐　蓲汁

下：大黄　芒硝

虚火补之

上：人参　天雄　桂心

中：人参　黄芪　丁香　木香　草果

下：附子　桂心　硫黄　人参　沉香　乌药　破故纸

本热寒之

上：黄芩　连翘　栀子　知母　玄参　石膏　生地黄

中：黄连　连翘　生芐①　石膏

下：黄柏　知母　生芐　石膏　地骨皮　牡丹皮

标热散之

解表：柴胡　细辛　荆芥　羌活　葛根　石膏

胆：属木，为少阳相火，发生万物，为决断之官，十二脏之主，主同肝。

本病：口苦，呕苦汁，善太息，澹澹如人将捕之状，目昏不眠。

---

① 生芐：芐音变，即指生地，出自《神农本草经》。

标病：寒热往来，痁①疟，胸胁痛，头额痛，耳痛鸣聋，瘰疬结核马刀，足小指、次指不用。

实火泻之

泻胆：龙胆　牛胆　猪胆　生蕤仁　生酸枣仁　黄连　苦茶

虚火补之

温胆：人参　细辛　半夏　炒蕤仁　当归　酸枣仁炒　地黄

本热平之

降火：黄芩　黄连　芍药　连翘　甘草

镇惊：黑铅　水银

标热和之

和解：柴胡　芍药　黄芩　半夏　甘草

胃：属土，主容受，为水谷之海，主同脾。

本病：噎膈反胃，中满肿胀，吐呕泻利，霍乱腹痛，消中善饥，不消食，伤饮食，胃管当心痛，支两胁。

标病：发热蒸蒸，身前热，身前寒发狂谵语，咽痹，上齿痛，口眼歪斜，鼻痛鼽衄赤渣。

胃实泻之

湿热：大黄　芒硝

饮食：巴豆　神曲　山楂　阿魏　硇砂　郁金　三棱　轻粉

胃虚补之

湿热：苍术　白术　半夏　茯苓　橘皮　生姜

寒湿：干姜　附子　草果　官桂　丁香　肉豆蔻　人参　黄芪

本热寒之

降火：石膏　地黄　犀角　黄连

---

① 痁：音山，指疟疾。

标热解之

解肌：升麻　葛根　豆豉

大肠：属金，主变化，为传送之官。

本病：大便闭结，泄痢下血，里急后重，疳痔脱肛，肠鸣而痛。

标病：齿痛喉痹，颈肿口干，咽中如核，鼽衄目黄，手大指、次指痛，宿食发热寒栗。

肠实泻之

热：大黄　芒硝　桃花　牵牛　巴豆　石膏　郁李仁

气：枳壳　木香　橘皮　槟榔

肠虚补之

气：皂荚

燥：桃仁　麻黄　杏仁　地黄　乳香　松子　当归　肉苁蓉

湿：白术　苍术　半夏　硫黄

陷：升麻　葛根

脱：龙骨　白垩①　诃子　栗壳②　乌梅　白矾　赤石脂　禹余粮　石榴皮

本热寒之

清热：秦艽　槐角　地黄　黄芩

本寒温之

温里：干姜　附子　肉豆蔻

标热散之

解肌：石膏　白芷　升麻　葛根

小肠：主分泌水谷，为受盛之官。

本病：大便水谷不利，小便短，小便闭，小便血，小便自

---

① 白垩：土以黄为正色，白者为恶色，故名。

② 栗壳：恐为"粟壳"之误。

20

利，大便后血，小肠气痛，宿食，夜热旦止。

标病：身热恶寒，嗌痛颔肿，口糜耳聋。

实热泻之

气：木通　猪苓　滑石　瞿麦　泽泻　灯草

血：地黄　蒲黄　赤茯　栀子　丹皮

虚寒补之

气：白术　楝实　茴香　砂仁　神曲　扁豆

血：桂心　玄胡索

本热寒之

降火：黄柏　黄芩　黄连　连翘　栀子

标热散之

解肌：藁本　羌活　防风　蔓荆子

膀胱：主津液，为胞之府，气化乃能出，号州都之官，诸病皆干之。

本病：小便淋沥，或短数，或黄赤，或白，或遗失，或气痛。

标病：发热恶寒，头痛，腰脊强，鼻窒，足小指不用。

实热泻之

泄火：滑石　猪苓　泽泻　茯苓

下虚补之

热：黄柏　知母

寒：桔梗　升麻　益智　乌药　山茱萸

本热利之

降火：地黄　栀子　茵陈　牡丹皮　黄柏　地骨皮

标寒发之

发表：麻黄　桂枝　羌活　苍术　防己　黄芪　木贼

七 方

岐伯曰：气有多少，形有盛衰，治有缓急，方有大小。又曰：病有远近，症有中外，治有轻重。近者奇之，远者偶之，汗不以奇，下不以偶。补上治上制以缓，补下治下制以急。近而奇偶，制小其服；远而奇偶，制大其服。大则数少，小则数多。多则九之，少则二之。奇之不去则偶之，偶之不去则反佐以从之，所谓寒热温凉，反从其病也。

王冰曰：脏位有高下，腑气有远近，病症有表里，用药有轻重。单方为奇，复方为偶。心肺为近，肾肝为远，脾胃居中。肠膈胞胆，亦有远近。识见高远，权以合宜。方奇而分量偶，方偶而分量奇。近而偶制，多数服之；远而奇制，少数服。则肺服九，心服七，脾服五，肝服三，肾服一，为常制也。方与其重也宁轻，与其毒也宁善，与其大也宁小。是以奇方不去，偶方主之；偶方不去，则反佐以同病之气而取之。如口疮服凉药不效，反噙官桂、服理中汤之类是也。完素曰：流变在乎病，主病在乎方，制方在乎人，方有大、小、缓、急、奇、偶、复也。制方之体，本乎气味，寒、热、温、凉四气生于天，酸、苦、辛、咸、甘、淡六味成于地。是有形为味，无形为气。气为阳，味为阴。辛甘发散为阳，酸苦涌泄为阴。咸味涌泄为阴，淡味渗泄为阳。或收或散，或缓或急，或燥或润，或软或坚，各随脏腑之症，而施药之品味，乃分七方之制也。故奇、偶、复，三方也。大、小、缓、急者，四制之法也。故曰：治有缓急，方有大小。

大方： 岐伯曰：君一臣二佐九，制之大也；君一臣三佐五，制之中也；君一臣二佐三，制之小也。又曰：远而奇偶，制大其服；近而奇偶，制小其服。大则数少，小则数多。多则九之，少则二之。完素曰：身表为远，里为近。大小者，制奇偶之法也。

假如小承气汤、调胃承气汤，奇之小方也；大承气汤、抵当汤，奇之大方也，因其攻里而用之也。桂枝、麻黄，偶之小方也；葛根、青龙，偶之大方也，因其发表而用之也。故曰：汗不以奇，下不以偶。张从正大方有二：有君一臣三佐九之大方，病有兼症而邪不一，不可以一二味治者宜之，有分量大而顿服之大方，肝肾及下部之病道远者宜之。王太仆以心肺为近，肾肝为远，脾胃为中。刘河间以身表为远，身里为近。以予观之，身半以上，其气上，天之分也；身半以下，其气下，地之分也；中脘，人之分也。

小方：从正曰：小方有二，有君一臣二之小方，病无兼症，邪气专一，可以一二味治者宜之；有分两少而顿服之小方，心肺及在上之病者宜之，徐徐细呷是也。完素曰：肝肾位远，数多则气缓，且牵制不能速达于下，必大剂而数少，取其迅急下走也。心肺位近，数少①则气急下走，不能升发于上，必小剂而数多，取其易散而上行也。王氏所谓肺服九、心服七、脾服五、肝服三、肾服一②，乃五脏生成之数也。

缓方：岐伯曰：补上、治上制以缓，补下、治下制以急，急则气味厚，缓则气味薄，适其病所。远而中道气味之者，食而过之，无越其制度。王冰曰：假如病在肾而心气不足，服药宜急过之，不以气味饲心，肾药凌心，心复益衰矣，余上下远近例同。完素曰：圣人治上不犯下；治下不犯上；治中上下俱无犯。故曰：诛伐无过，命曰大惑。好古曰：治上必妨下，治表必连里。用黄芩以治肺必妨脾，用苁蓉以治肾必妨心，服干姜以治中必僭上，服附子以补火必涸水。从正曰：缓方有五，有甘以缓之之方，甘草、糖、蜜之属是也，病在胸膈，取其留恋也；有丸以

---

① 少：原作"多"，据《本草纲目》改。
② 肾服一：原脱，据《本草纲目》补。

缓之之方，比之汤散，其行迟慢也；有品味件多之缓方，药众则递相拘制，不得各骋其性也；有无毒治病之缓方，无毒则性纯功缓也；有气味俱薄之缓方，气味薄则长于补上治上，比至其下，药力已衰矣。

急方：完素曰：味厚者为阴，味薄为阴中之阳，故味厚则下泄，味薄则通气。气厚者为阳，气薄为阳中之阴，故气厚则发热，气薄发泄是也。好古曰：治主宜缓，缓则治其本也；治客宜急，急则治其标也。表里汗下，皆有所当缓，有所当急。从正曰：急方有四，有急病急攻之急方，中风关格之病是也；有汤散荡涤之急方，下咽易散而行速也；有毒药之急方，毒性能上涌下泄以夺病势也；有气味俱厚之急方，气味俱厚，直趋于下而力不衰也。

奇方：王冰曰：单方也。从正曰：奇方有二，有独用一物之奇方，病在上而近者宜之；有药合阳数一、三、五、七、九之奇方，宜下不宜汗。完素曰：假如小承气汤，奇之小方也；大承气、抵当汤，奇之大方也，所谓因其攻下而为之也。桂枝、麻黄，偶之小方也；葛根、青龙，偶之大方也，所谓因其发散而用之也。

偶方：偶方有三，有两味相配之偶方；有古方相合之偶方，古谓复方，病在下而远者宜之；有药合阴数二、四、六、八、十之偶方，宜汗不宜下。王太仆言汗药不以偶，则阳气不足以外发；下不以奇，则药毒攻而致过，意者下本易行，故单则力孤而微，汗或难出，故并行则力齐而大乎？而仲景制方，桂枝汗药，反以五味为奇；大承气汤下药，反以四味为偶，岂临事制宜，复有增损乎？

复方：奇之不去则偶方，是谓重方。好古曰：奇之不去复以偶，偶之不去复以奇，故曰复。复者，再也，重也。所谓十补一泻，数泻一补也。又伤寒见风脉，伤风见寒脉，为脉症不相应，宜以复方主之。从正曰：复方有三，有二方或三方或数方相合之复方，如桂枝二越婢一汤、五积散之属是也；有本方之外别加余药，如调胃承气加连翘、薄荷、黄芩、栀子为凉膈散之类是也；有分量均齐之复方，如胃风汤各等分之属是也。王太仆以偶为复方，今七方中有偶又有复，岂非偶乃二方相合，复乃数方相合之谓乎？

十　剂

徐之才曰：药有宣、通、补、泄、轻、重、涩、滑、燥、湿十种，是用药之大体，而《本经》不言，后人未述，凡用药者，审而详之，则靡所遗失矣。

宣剂：之才曰：宣可去壅，生姜、橘皮之类也。杲曰：外感六淫之邪，欲传入里，三阴实而不受，遂于胸中，天分气分窒塞不通，而或哕或呕，所谓壅也。三阴者，脾也，故必破气药，如姜、橘、藿、枳、半夏之类，泻其壅塞。从正曰：俚人以宣为泻，又以宣为通，不如①十剂之中已有泻与通矣。仲景曰：春病在头，大法宜吐，是宣剂即通剂也。经曰：高者，因而越之，木郁达之。宣者，升而上也，以君召臣，曰宣是矣。凡风痫中风，胸中诸实，痰饮寒结，胸中热郁，上而不下，久则咳喘满胀，水肿之病生焉，非宣剂莫能愈也。吐中有汗，如引涎追泪嚏鼻，凡上行者之类皆吐法也。完素曰：郁而不散为壅，必宣以散之，如痞满不通之类是矣。攻其里，则宣者上也，泄者下也，涌剂，则瓜蒂、栀子之属是矣，发汗通表亦同。时珍曰：壅者，塞也，宣者，布也，散也，郁塞之病，不升不降，传化失常。或郁久生病，或病久生郁，必药以宣布敷散之，如承流宣化之意，不独涌

_____

① 不如：恐为"不知"之误。

越为宣也。是以气郁，则香附、抚穷之属以开之，不足，则补中气以运之；火郁，微则山栀、青黛以散之，甚则升阳解肌以发之；湿郁，微①则苍术、白芷之属以燥之，甚则风药以胜之；痰郁，微②则南星、橘皮之属以化之，甚则瓜蒂、藜芦之属以涌之；血郁，微则桃仁、红花以行之，甚则或吐或利以行之；食郁，微③则山楂、神曲以消之，甚则上涌下泄以去之。皆宣剂也。

通剂： 之才曰：通可去滞，通草、防己之属是也。完素曰：留而不去，必通以行之，如水病痰澼之类，以木通、防己之属攻其滞，则留者行也，滑石、茯苓、芫花、甘遂、大戟、牵牛之类是也。从正曰：通者，流通也，前后不得泄便，宜木通、海金砂、琥珀、大黄之属通之，痹痛郁滞，经隧不利，亦宜通之。时珍曰：滞，留滞也，湿热之邪留于气分而为痛痹癃闭者，宜淡渗之剂上助肺气下降，通其小便而泄气中之滞，木通、猪苓之类是也。湿热之邪留于血分而为痛痹肿注、二便不通者，宜苦寒之药下引，通其前后而泄血中之滞，防己之类是也。经曰：味薄者通。故淡味之药，谓之通剂。

补剂： 之才曰：补可去弱，人参、羊肉之属是也。杲曰：人参甘温，能补气虚；羊肉甘热，能补血虚，羊肉补形，人参补气，凡气味与二药同者，皆是也。从正曰：五脏各有补泻，五味各补其脏，有表虚里虚，上虚下虚，阴虚阳虚，气虚血虚。经曰：精不足者补之以味，形不足者温之以气，五谷、五菜、五果、五肉，皆补养之物也。时珍曰：经云不足者补之，又云虚者补之，又云虚则补其母，生姜之辛补肝，炒盐之咸补心，甘草之

---

① 微：原脱，据《本草纲目》补。
② 微：原脱，据《本草纲目》补。
③ 微：原作"湿"，据《本草纲目》改。

甘补脾，五味子之酸补肺，黄柏之苦补肾。又如茯神之补心气，生地黄之补心血；人参之补脾气，白芍药之补脾血；黄芪之补肺气，阿胶之补肺血；杜仲之补肾气，熟地黄之补肾血；芎䓖之补肝气，当归之补肝血之类，皆补剂，不特人参、羊肉为补也。

泄剂：之才曰：泄可去闭，葶苈、大黄之属是也。杲曰：葶苈苦寒，气味俱厚，能泄肺之闭，又泄大肠。大黄走而不守，能泄血闭肠胃渣秽之物，一泄气闭利小便，一泄血闭利大便，凡与二药同者皆然。从正曰：实则泻之，诸痛为实，痛随利减，芒硝、大黄、牵牛、甘遂、巴豆之属，皆泻剂也，其催生下乳、磨积逐水、破经泄气，凡下行者皆下法也。时珍曰：去闭，当作去实。经云实者泻之，实则泻其子是矣。五脏五味皆有泻，不独葶苈、大黄也。肝实，泻以芍药之酸；心实，泻以甘草之甘；脾实，泻以黄连之苦；肺实，泻以石膏之辛；肾实①泻以泽泻之咸是矣。

轻剂：之才曰：轻可去实，麻黄、桂枝之属是也。从正曰：风寒之邪，始客皮肤，头痛身热，宜解其表，《内经》所谓轻而扬之也。痈疮疥痤，俱宜解表，汗以泄之，毒以熏之，皆轻剂也，凡熏洗蒸灸，熨烙刺砭，导引按摩，皆汗法也。时珍曰：当作轻可去闭，有表闭，有里闭，上闭，下闭，表闭，风寒伤营，腠理闭密，阳气拂郁，不能外出，而为发热恶寒、头痛脊强诸病，宜轻扬之剂发其汗，而表自解也。里闭者，火热郁抑，津液不行，皮肤干闭，而为肌热、烦热、头痛、目肿、昏瞀、疮疡诸病，宜轻扬之剂解其肌，而火自散也。上闭有二：一则外寒内热，上焦气闭，发为咽喉闭痛之症，宜辛凉之剂以扬散之，则闭自开；一则饮食寒冷，抑遏阳气在下，发为胸膈痞满闭塞之证，宜扬其清而抑其浊，则痞自泰也。下闭有二：有阳气陷下，发为

---

① 肾实：原脱，据《本草纲目》补。

27

里急后重，数至圊而不便之症，但升其阳而大便自顺，所谓下者举之也；有燥热伤肺金，其膹郁闭于上，而膀胱闭于下，为小便不利之症，以升麻之类探而吐之，上窍通而小便自利矣，所谓病在下取之上也。

重剂：之才曰：重可去怯，磁石、铁粉之属是也。从正曰：重者，镇缒①之谓也。怯则气浮，如丧神守，而惊悸气上，朱砂、水银、沉香、黄丹、寒水石之类，皆体重也。久病咳嗽，涎潮于上，形羸不可攻者，以此缒之。经云：重者，因而减之，贵其渐也。时珍曰：重则凡四：有惊则气乱，而魂气飞扬，如丧神守者；有怒则气逆，而肝火激烈，病狂善怒者，并铁粉、雄黄之类，以平其肝，有神不守舍，而多惊健忘，迷惑不宁者，宜朱砂、紫石英之类以镇其心，有恐则气下，精志失守而畏，如人将捕之者，宜磁石、沉香之类以安其肾。大抵重剂压浮火而坠痰涎，不独治怯也，故诸风掉眩及惊痫痰喘之病，吐逆不止及反胃之病，皆浮火痰涎为害，俱宜重剂以坠之。

滑剂：之才曰：滑可去著，冬葵子、榆白皮之属是也。完素曰：涩则气著，必滑剂以利之，滑能养窍，故润利也。从正曰：大便燥结，麻仁、郁李之类，小便淋涩，宜葵子、滑石之类，前后不通，两阴俱闭也，名曰三焦约，约者，束也，宜先以滑剂润其燥，然后攻之。时珍曰：著者，有形之邪留著于经络脏腑之间也，便溺浊带、痰涎、胞胎、痈肿之类是也，皆宜滑药以引去其留著之物，此与木通、猪苓通以去滞相类而不同。木通、猪苓，淡渗之性，去湿热无形之邪，葵子、榆皮，甘滑之性，去湿热有形之邪，故彼曰滞，此曰著也。大便涩者，波棱、牵牛之属；小便涩者，车前，榆皮之属；精窍涩者，黄柏、葵花之属；胞胎涩者，黄葵子、王不留行之属；引痰涎自小便去者，半夏、茯苓之

---

① 缒：音坠，以绳坠下意。

28

属；引疮毒自小便去者，五叶藤、萱草根之属，皆滑剂也。半夏、南星，皆辛而涎滑，能泄湿气，通大便，盖辛能润，能走气，能化液也，或以为燥药，谬矣，湿去土燥，非二物性燥也。

涩剂：之才曰：涩可去脱，牡蛎、龙骨之属是也。完素曰：滑则气脱，如开肠洞泄，便溺遗失之类，必涩剂以收敛之。从正曰：寝汗不禁，涩以麻黄根、防风，滑泄不已，涩以豆蔻、枯矾、木贼、罂粟壳，喘嗽上奔，涩以乌梅、诃子。凡酸味，同乎涩者，收敛之义也。然此种皆先攻其邪，而后收之可也。时珍曰：脱者，气脱也，血脱也，精脱也，神脱也。脱则散而不收，故用酸涩温平之药，以敛其耗散。汗出亡阳，精滑不禁，泻利不止，大便不固，小便自遗，久嗽亡津，皆气脱也。下血不已，崩中暴下，诸大失血，皆血脱也。龙骨、牡蛎、海螵蛸、五味子、五倍子、乌梅、榴皮、阿黎勒①、罂粟壳、莲房、棕灰、赤石脂、麻黄根之类，皆涩药也。气脱兼以补气药，血脱兼以补血药及兼气药，气者血之帅也。脱阳者见鬼，脱阴者目盲，此神脱也，非涩药所能收也。

燥剂：之才曰：燥可去湿，桑白皮、赤小豆之属是也。土气淫胜，肿满脾湿，必燥剂以除之，桑皮之属，湿胜于上，以苦吐之，以淡渗之是也。从正曰：积寒久冷，吐利腥秽，上下所出水液澄澈清冷，此大寒之病，宜姜、附、胡椒辈以燥之。脾病湿气，则白术、陈皮、木香、苍术之属除之，亦燥剂也。而黄连、黄柏、栀子、大黄，其味皆苦，苦属火，皆能燥湿，此《内经》之本旨也，岂独姜、附之俦为燥剂乎？时珍曰：湿有外感，有内伤。外感之湿，雨露岚雾，地气水湿，袭于皮肉筋骨经络之间；内伤之湿，生于水饮酒食及脾弱，固不可执一论也。故风药可以胜湿，燥药可以除湿，淡药可以渗湿，泄小便可以引湿，利大便

---

① 阿黎勒：当为"诃黎勒"，下同。

可以逐湿，吐痰涎可以祛湿。湿而有热，苦寒之剂燥之；湿而有寒，辛热之剂燥之，不独桑皮、赤小豆为燥剂也。湿去则燥，故谓之燥。

润剂：之才曰：湿可去枯，白石英、紫石英之属是也。从正曰：湿者，润湿也。虽与滑类，又有不同。经曰：辛以润之，辛能走气，能化液故也。盐硝味咸，属真阴之水，诚濡枯之上药也，人有枯涸皱揭之病，非独金化，盖有火以乘之，故非润剂不能愈。完素曰：津液一枯，五脏痿弱，荣卫涸流，必湿剂以润之。时珍曰：枯者，燥也，阳明燥金之化，秋令也。风热拂甚，则血液枯涸而为燥。上燥则渴，下燥则结，筋燥则强，皮燥则揭，肉燥则裂，骨燥则枯，肺燥则痿，肾燥则消。凡麻仁、阿胶膏润之属，皆润剂也。养血，则当归、地黄，生津，则麦冬、知母、花粉之属，益精，则苁蓉、枸杞之属，若但以石英为润剂，则偏矣，古人以服石为滋补故尔。

三锡曰：凡诊病者，必察原由新久，胃气饮食，久病有胃气，药乃验，否则危。山野农人，昼则力作，劳形者多，贫贱，衣食不足，志气郁悒，佣人仆夫，多劳伤，僧尼寡妇，多郁结，阴阳不和，富贵家，厚味生痰，饮酒动火，纵情恣欲，多内虚。少者，血气旺，病易愈，老年，血气衰，忌克伐，胎产同法，婴儿，肠胃脆薄，少药为佳。

刘完素曰：制方之体，欲成七方十剂之用者，必本乎气味也。寒、热、温、凉四气生于天，酸、苦、辛、咸、甘、淡六味成乎地。是以有形为味，无形为气。气为阳，味为阴。阳气出上窍，阴味出下窍。气化则精生，味化则形长。故地产养形，形不足者温之以气。天产养精，精不足者补之以味。辛甘发散为阳，酸苦涌泄为阴。咸味涌泄为阴，淡味渗泄为阳。辛散、酸收、甘缓、苦坚、咸软，各随五脏之病，而制药性之品味。故方有七，剂有十，方不七，不足以尽方之变，剂不十，不足以尽剂之用，方不对症，非方也，剂不蠲疾，非剂也，此乃太古先师设绳墨而取曲直，叔世方士乃出规矩以为方圆。夫物各有性，而制用之，变而通之，施于品剂，其功用岂有穷哉。如是，有因其性为用者，有因其所胜而为制者，有气同则相求者，有气相克则相制者，有气有余而补不足者，有气相感则以意使者，有质同而性异者，有名异而实同者。故蛇之性上窜而引药，蝉之性外脱而退翳，虻饮血而用以治血，鼠善穿而用以治漏，所谓因其性而为用者如此。弩牙速产，以机发而不括也，杵糠下噎，以杵筑下也，所谓因其用而为使者如此。浮萍不沉水，可以胜水，独活不摇风，可以治风，所谓因其所胜而为制也如此。麻，木谷而治风，豆，水谷而治水，所谓气相同则相求者如此。牛，土畜，乳可以止渴疾，豕，水畜，心可以镇恍惚，所谓因其气相克则相制也如此。熊肉振羸，兔肝明视，所谓其气有余补不足也如此。鲤之制水，鹜之利水，所谓因其气相感则以意使者如此。蜜成于蜂，蜜温而蜂寒，油生于麻，麻温而油寒，兹同质而异性也。蘼芜生于芎䓖，蓬蔂生于覆盆，兹名异而实同者也。所以如此之类，不可胜举。故天地赋形，不离阴阳，形色自然，皆有法象。毛羽之类，生于阳而属于阴，鳞甲之类，生于阴而属于阳。空青法木，色青而主肝，丹砂法火，色赤而主心，云母法金，色白而主肺，磁石法水，色黑而主肾，黄石脂法土，色黄而主脾，故触类而长之，莫不有自然之理也。欲为医者，上知天文，下知地理，中知人事，三者俱明，然后可以语人之疾病；不然，则如无目游夜，无足登涉，动致颠陨，而欲愈疾者，未之有也。

　　雷敩《炮制·叙》曰：若夫世人使药，岂知自有君臣，既辨君臣，宁分相制。只如掀今盐草也沾溺，立消斑肿之毒。象胆挥黏，乃知药有情异。鮭鱼插树，立便干枯，用狗涂之，以犬胆灌之，插鱼处立如故也。却当荣盛。无名无名异，形似玉，抑面又如石灰味别。止楚，截指而似去甲毛。圣石开盲，明目如云离日，当归止血破血，头尾效各不同。头止血，尾破血。蕤子熟生，足睡不眠立据。弊箄淡卤常使者甑中箄，能淡盐味，如酒沾交即交加枝。铁遇神砂，如泥似粉。石经鹤粪，化作尘飞。枕见橘花似髓，断弦折剑，遇鸾血而如初以鸾血烧作胶，粘折处，铁物永不断。海竭江枯，投游波燕子是也而立泛。令铅拒火，须仗修天今呼为补天石。如要形坚，岂忘紫背？有紫背天葵，如常食葵菜，只是紫背青面，能坚其铅形。留砒住鼎，全赖宗心。别有宗心草，今呼石竹，不是食者，懋恐误。其草出歙州，生处多虫兽。雌著芹花，其草名为立起，其形如芍药，花色青，可长三尺，已来叶上黄斑色，味苦涩，堪用，煮雌黄立住火。立便成瘦，砒遇赤须，其草名赤须草，今呼为虎须草是，用煮砒砂则生火。水留金鼎。水中生火，非猬髓而莫能，海中有兽名曰猬，以髓入于油中粘水，水中火生，不可救之，用酒喷之即止，勿以屋下收。长齿生牙，赖雄鼠之骨末。其齿若年多不生者，取雄鼠脊骨作末，揩折①处，齿立生如故。发眉堕落，涂半夏而立生。目辟眼花，有五花而自正。脚生肉枕，褪系若根。脚生肉枕者，取若莨根于褪带上系之，感应永不痛。囊皱溺多，夜煎竹木。多小便者，夜煎草薢一片服，永不夜起也。体寒腹大，全赖鸬鹚。若患腹大如鼓，米饮调鸬鹚末服，立枯如故也。血泛经过，饮调瓜子。甜瓜子仁捣作末，去油饮之，立绝。咳逆数数，酒服熟雄。天雄炮过，以酒调一钱服之，立定也。遍身瘖风，冷调生侧。附子旁生者为侧子，作末冷酒服，瘥。肠虚泻痢，须假草零。捣五倍子作末，以熟水下之，立止也。久渴心烦，宜投竹沥。除癥去块，全伏硝砒。硝、砒即砒砂、硝石二味，于乳钵中研作粉，同煅了，酒服，神效也。益食加筋，须煎芦朴。不食者，并饮酒少者，煎逆水芦根并厚朴二味，煎汤服之，立效也。强筋健骨，须是苁鳝。苁蓉、鳝鱼二味，作末，以黄精汁丸服之，可力倍于常也。驻色延年，精蒸神锦。黄精自然汁伴细研神锦，于柳木甑中蒸七日了，以水蜜丸服，颜貌可如幼女之容色也。知疮所在，口点阴胶。阴胶即是甑中气垢，

---

① 折：原作"拆"，形近而误，径改。

少许于口中，可知脏腑所起，直至住处知痛，乃可医。产后肌浮，甘皮酒服。口疮舌柝，立愈黄苏。口疮舌柝，以根黄涂苏炙作末，含之立差。脑痛欲亡，鼻投硝石。脑痛者，以硝石作末吹鼻中，立止。心痛欲死，速觅延胡。延胡作散，服之即愈。如斯百种，是药之功，某忝遇明时，谬看医理；虽寻法，难可穷微。略陈药饵之功能，岂溺仙人之妙术，其制药炮、熬、煮、炙，不能记年月哉？

气味阴阳

《阴阳应象论》曰：积阳为天，积阴为地。阴静阳躁，阳生阴长，阳杀阴藏，阳化气，阴成形，阳为气，阴为味，味归形，形归气，气归精，精归化，精食气，形食味，化生精，气生形，味伤形，气伤精，精化为气，气伤于味。阴味出下窍，阳气出上窍，清阳发腠理，浊阴走五脏，清阳实四肢，浊阴归六腑。味厚者为阴，薄者为阴中之阳，气厚者为阳，薄者为阳中之阴，味厚则泄，薄则通，气薄则发泄，厚则发热。辛甘发散为阳、酸苦涌泄为阴，咸味涌泄为阴，淡味渗泄为阳。六者，或收或散，或缓或急，或润或燥，或软或坚，以所利而行之，调其气使之平也。

元素曰：清之清者发腠理，清之浊者实四肢，浊之浊者归六腑，浊之清者走五脏。附子气厚，为阳中之阳，大黄味厚，为阴中之阴，茯苓气薄，为阳中之阴，所以利小便，入手太阳，不离阳之体也，麻黄味薄，为阴中之阳，所以发汗，入手太阴，不离阴之体也。凡同气之物必有诸味，同味之物必有诸气，气味各有厚薄，故性用不等。杲曰：味之薄者则通，酸、苦、咸、平是也；味之厚者则泄，咸、苦、酸、寒是也，气之厚者发热，辛、甘、温、热是也，气之薄者渗泄，甘、淡、平、凉是也，渗谓出汗，泄谓利小便也。宗奭曰：天地既判，生万物者五气耳，五气定位，则五味生。故曰：生物者气也，成之者味也。以奇生则成而耦，以耦生则成而奇。寒气坚，故其味可用以软；热气软，故其味可用以坚；风气散，故其味可用以收；燥气收，故其味可用以散；土者冲气之所生，冲气则无所不和，故其味可用以缓。气坚则壮，故苦可以养气，脉软则和，故咸可以养脉，骨收则强，故酸可以养骨，筋散则不挛，故辛可以养筋，肉缓则不壅，故甘可以养肉。坚之而后可以软，收之而后可以散。欲缓则用甘，不欲则不必，用之不可太过，太过亦病矣。治疾者，必先通乎此，否则能已人之疾者盖寡矣。

李杲曰：夫药有温、凉、寒、热之气，辛、甘、淡、酸、苦、咸之味。升、降、浮、沉之相互，厚、薄、阴、阳之不同。一物之内，气味兼有；一药之中，理性具焉。或气一而味殊，或味同而气异。气象天，温热者天之阳，凉寒者天之阴，天有阴、阳，风、寒、暑、湿、燥、火，三阴、三阳上奉之也。味象地，辛、甘、淡者地之阳，酸、苦、咸者地之阴，地有阴、阳，金、木、水、火、土，生、长、化、收、藏下应之。气味薄者，轻清成象，本乎天者亲上也。气味厚者，重浊成形，本乎地者亲下也。

好古曰：本草之味有五，气有四。然一味之中有四气，如辛味则石膏寒、桂附热、半夏温、薄荷凉之类是也。夫气者天也，温热天之阳，寒凉天之阴，阳则升，阴则降。味者地也，辛、甘、淡地之阳，酸、苦、咸地之阴，阳则浮，阴则沉。有使气者，使味者，气味俱使者，先使气而后使味者，先使味而后使气。一物一味者，一物三味者，一物一气者，一物二气者。或生熟异气味，或根苗异气味，或温多而成热，或凉多而成寒，或寒热各半而成温。或热者多，寒者少，寒不为之寒；或寒者多，热者少，热不为之热，不可一途而取也。或寒热各半，昼服则从热之属而升，夜服则从寒之属而降，或晴则从热，阴则从寒，变化不一如此。况四时六位不同，五运六气各异，可以轻用为哉？

《六节脏象论》曰：天食人以五气，地食人以五味，五气入鼻，藏于心肺，上使五色修明，音声能彰。五味入口，藏于肠胃，味有所藏，以养五气，气和而生，津液相成，神乃自生。又曰：形不足者温之以气，精不足者补之以味。

王冰曰：五气者，臊气凑肝，焦气凑心，香气凑脾，腥气凑肺，腐气凑肾也。心荣色，肺主音，故气藏于心肺，而明色彰声也。气为水之母，故味藏于肠胃而养五气。孙思邈曰：精以食气，气养精以荣色，形以食味，味养形以生力。精顺五气以灵，形受五味以成。若食气相反则伤精，食味不调则损形。是以圣人先用食禁以存生，后制药物以防命，气味温补以存精形。

五味宜忌

岐伯曰：木生酸，火生苦，土生甘，金生辛，水生咸。辛散，酸收，甘缓，苦坚，咸软。毒药攻邪，五谷为养，五果为助，五畜为益，五菜为充，气味合而服之，以补精益气，此五味各有所利，四时五脏，病随所宜也。又曰：阴之所生，本在五味；阴之五宫，伤在五味，骨正筋柔，气血以流，腠理以密，骨气以精，长有天命。又曰：圣人春夏养阳，秋冬养阴，以从其根，二气常存。春食凉，夏食寒，以养阳；秋食温，冬食热，以养阴。

五　欲

肝欲酸，心欲苦，脾欲甘，肺欲辛，肾欲咸，此五味合五脏之气。

五　宜

青色宜酸，肝病宜食麻、犬、李、韭。赤色宜苦，心病宜食麦、羊、杏、薤。黄色宜甘，脾病宜食粳、牛、枣、葵。白色宜辛，肺病宜食黄黍、鸡、桃、葱。黑色宜咸，肾病宜食大豆黄卷、猪、粟、藿。

五　禁

肝病禁辛，宜食甘：粳、牛、枣、葵。心病禁咸，宜食酸：麻、犬、李、韭。脾病禁酸，宜食咸：大豆、豕、粟、藿。肺病禁苦，宜食酸：麦、羊、杏、薤。肾病禁甘，宜食辛：黄黍、鸡、桃、葱。思邈曰：春宜省酸增甘以养脾，夏宜省苦增辛以养肺，秋宜省辛增酸以养肝，冬宜省咸增苦以养心，四季以省甘增咸以养肾。时珍曰：五欲者，五味入胃，喜归本脏，有余之病，宜本味以通之。五禁者，五脏不足之病，畏其所胜，而宜其所不胜也。

五　走

酸走筋，筋病毋多食酸，多食令人癃，酸气涩收，胞得酸而缩卷，故水道不通也。苦走骨，骨病毋多食苦，多食令人变呕，苦入下脘，三焦皆闭，故变呕也。甘走肉，肉病毋多食甘，多食令人悗心，甘气柔闰，胃柔则缓，缓则虫动，故悗心也。辛走气，气病毋多食辛，多食令人洞心，辛走上焦，与气惧行，久留心下，故洞心也。咸走血，血病毋多食咸，多食令人渴，血与咸相得则凝，凝则胃汁注之，故咽路焦而舌本干。

36

《九针论》作：咸走骨，骨病毋多食咸。苦走血，血病毋多食苦。

五　伤

酸伤筋，辛胜酸。苦伤气，咸胜苦。甘伤肉，酸胜甘。辛伤皮毛，苦胜辛。咸伤血，甘胜咸。

五　过

味过于酸，肝气以津，脾气乃绝，肉胝伤脾而唇揭。味过于苦，脾气不濡，胃气乃厚，皮槁而毛拔。味过于甘，心气喘满，色黑，肾气不平，骨痛而发落。味过于辛，筋脉阻弛，精神乃央，筋急而爪枯。味过于咸，大骨气劳，短肌，心气抑，脉凝涩而变色。时珍曰：五走、五伤者，本脏之味自伤也，即阴之五宫伤在五味也。五过者，本脏之味伐其所胜也，即脏气偏胜也。

五味偏胜

岐伯曰：五味入胃，各归所喜。酸先入肝，苦先入心，甘先入脾，辛先入肺，咸先入肾。久而增气，物化之常，气增而久，夭之由也。

王冰曰：入肝为温，入心为热，入肺为清，入肾为寒，入脾为至阴而四气兼之，皆为增其味而益其气。故各从本脏之气，久则从化。故久服黄连、苦参反热，从苦化也，余味仿此。气增不已，则脏气偏胜，必有偏绝，脏有偏绝，必有暴夭。是以药不具五味，不备四气，而久服之，虽暂获胜，久必致夭。故绝粒服饵者不暴亡①，无五味资助也。杲曰：一阴一阳之谓道，偏阴偏阳之谓疾。阳剂刚胜，积若燎原，为消狂痈疽之属，则天癸竭而荣涸。阴剂柔胜，积若凝水，为洞泄寒中之病，则真火微而卫散。故大寒大热之药，当从权用之，气平而止，有所偏助，令人脏气不平，夭之由也。

标本阴阳

李杲曰：夫治病者，当知标本。以身论之，外为标，内为本；阳为标，阴为本。故六腑属阳为标，五脏属阴为本，脏腑在内为本，十二经络在外为标。而脏腑阴阳血气经络，又各有标本焉。以病论之，先受为本，后传为标，故百病必先治其本，后治其标，否则邪气滋甚，其病益蓄。纵先生轻病，后生重病，亦先治其轻，后治其重，则邪气乃伏。有中满及病大小便不利，则无问先后标本，必先治满及大小便，为其急也，故曰：缓则治其本，急则治其标。又从前来者为实邪，后来者为虚邪，实则泻其子，虚则补其母，假如肝受心火为前来实邪，当于肝经刺荥穴以泻心火，为先治其本，于心经刺荥穴以泻心火，为后治其标，用药则入肝之药为引，用泻心之药为君，经曰：本而标之，先治其本，后治其标是也。又如肝受肾水为虚邪，当于肾经刺井穴以补肝木，为先治其标，后于肝经刺合穴以泻肾水，为后治其本，用药则入肾之药为引，补肝之药为君。经云：标而本之，先治其标，后治其本是也。

---

① 不暴亡：据文意，恐为"暴亡"。

升降浮沉

李杲曰：药有升降浮沉化，生长收藏成，以配四时。春升夏浮，秋收冬藏，土居中化。是以味薄者升而生，气薄者降而收，气厚者浮而长，味厚者沉而藏，气味平者化而成。但言补之以辛、甘、温、热及气味之薄者，即助春夏之升浮，便是泻秋冬收藏之药也，在人之身，肝心是矣。但言补之以酸、苦、咸、寒及气味之厚者，即助秋冬之降沉，便是泻春夏生长之药也，在人之身，肺肾是矣。淡味之药，渗即为升，泄即为降，佐使诸药者也。用药者循此则生，逆此则死，纵令不死，亦危困矣。

王好古曰：升而使之降，须知抑也，沉而使之浮，须知载也。辛，散也，而行之也横；甘，发也，而行之也上；苦，泄也，而行之也下；酸，收也，其性缩；咸，软也，其性舒，其不同如此。鼓掌成声，沃火成沸，二物相合，象在其间矣。五味相制，四气相和，其变可轻用哉？《本草》不言淡味、凉气，亦缺文也。

味薄者升：甘平、辛平、辛微温、微苦平之药是也。

气薄者降：甘寒、甘凉、甘淡寒凉、酸温、酸平、咸平之药是也。

气厚者浮：甘热、辛热之药是也。

味厚者沉：苦寒、咸寒之药是也。

气味平者，兼四气四味：甘平、甘温、甘凉、甘辛平、甘微苦平之药是也。

李时珍曰：酸咸无升，甘辛无降，寒无浮，热无沉，其性然也。而升者引之以咸寒，则沉而直达下焦，沉者引之以酒，则浮而上至巅顶，此非窥天地之奥而达造化之权者，不能至此。一物之中，有根升梢降，生升熟降，是升降在物亦在人也。

四时用药例

李时珍曰：经曰：必先岁气，毋伐天和。又曰：升降浮沉则顺之，寒热温凉则逆之。故春月宜加辛温之药，薄荷、荆芥之类，以顺春升之气；夏月宜加辛热之药，香薷、生姜之类，以顺夏浮之气；长夏宜加甘苦辛温之药，人参、白术、苍术、黄柏之类，以顺化成之气；秋月宜加酸温之药，芍药、乌梅之类，以顺秋降之气；冬月宜加苦寒之药，黄芩、知母之类，以顺冬沉之气，所谓顺时气而养天和也。经又云：春省酸增甘以养脾气，夏省苦增辛以养肺气，长夏省甘增咸以养肾气，秋省辛增酸以养肝气，冬省咸增苦以养心气，此则既不伐天和而又防其太过，所以礼天地之大德也。昧者舍本从标，春用辛凉以伐木，夏用咸寒以抑火，秋用苦温以泄金，冬用辛热以涸水，谓之时药，殊背《素问》逆顺之理，以夏月伏阴，冬月伏阳，推之可知矣。虽然月有四时，日有四时，或春得秋病，夏得冬病，神而明之，机而行之，变通权宜，又不可泥一也。王好古曰：四时总以芍药为脾剂，苍术为胃剂，柴胡为时剂，十一脏皆取决于少阳，为发生之始故也。凡用纯寒纯热之药，及寒热相杂，并宜用甘草以调和之，惟中满者禁用甘尔。

妊娠服禁

蚖斑水蛭及虻虫，乌头附子配天雄，野葛水银并巴豆，牛膝薏苡与蜈蚣，三棱代赭芫花麝，大戟蛇蜕黄雌雄，牙硝芒硝牡丹桂，槐花牵牛皂角同，半夏南星与通草，瞿麦干姜桃仁通，硇砂干漆蟹甲爪，地胆茅根莫用好。

引经药报使

小肠膀胱属太阳，藁本羌活是本乡。三焦胆与肝包络，少阳厥阴柴胡强。大肠阳明并足胃，葛根白芷升麻当。太阴肺脉中焦起，白芷升麻葱白乡。脾经少与肺部异，升麻兼之白芍详。少阴心经独活主，肾经独活加桂良。通经用此药为使，岂有何病到膏肓。

六　陈

药有六味陈久者良，狼、茱、半、橘、枳实、麻黄。狼毒、茱萸、半夏、橘皮也。

十　八　反

本草名言十八反，半蒌贝蔹及攻乌。谓半夏、瓜蒌、贝母、白及、白蔹，与乌头相反。藻戟遂芫俱战草，海藻、大戟、甘遂、芫花，俱与甘草相反。诸参辛芍叛藜芦。苦参、人参、沙参、玄参、细辛、芍药，俱与藜芦相反，凡汤药丸散中，不可合用也，若要令反而吐者，则不忌也。

十　九　畏

硫黄原是火之精，朴硝一见便相争。水银莫与砒相见，狼毒最怕密陀僧。巴豆性烈最为上，偏与牵牛不顺情。丁香莫与郁金见，牙硝难合京三棱。川乌草乌不顺犀，人参又忌五灵脂。官桂善能调冷气，若逢石脂便相欺。大凡修合看逆顺，炮燺炙煿要精微。

卒中暴厥　中风　中气　中食　中寒　中恶

世以卒然仆倒、昏不知人为中风，以卒死者为中脏，痰涎壅盛者为痰厥，不知真气太弱，痰火泛上者，十居八九。若虚极而阳暴脱，则尿出而死矣，急煎参芪膏加竹沥、姜汁灌之，外用皂角、细辛、菖蒲为末，吹入鼻取嚏，有嚏可治，无则不治，以此可验其浅深、凶吉。速于脐下大艾灸之，亦有尿出，而补接得活者，误用他药即无生意。

中气：有因暴怒而厥者，名中气，轻者用乌药顺气散，重者苏合香丸，竹沥、姜汁调，抉开口灌之。

中食：忽然仆倒，不可遽认为风，须仔细推详，询之曾动怒否，曾用食否。如气口紧盛，其人饮食之际忽因气恼，或恼后吃食，或食后冒寒，即不能运化，停积胃口，塞滞心窍，正气不通，则手足无所措而昏冒卒倒也，急以盐汤探吐，吐净审因用药，因外邪藿香正气散，气滞则八味顺气汤，吐后别无他证，只用平胃、二陈加白术、神曲、麦药①调理。

痰厥：痰涎壅盛，脉沉滑或洪，名痰厥，从类中治痰法。

中暑：暑月忽厥，为暑风，从暑治。

中寒：寒月忽厥，为中寒，从阴证治。

中恶：素弱人夜行，或入神堂古庙，吊丧登冢，或入久空房屋，为阴邪所逼而昏冒不知人，名中恶。急灌苏合香丸，或藿香正气散；不醒，用秦承祖灸鬼法，内服参芪汤。

诸中，或未苏或已苏，或久病忽吐出紫红色者，死。

《传心方》云：治男妇涎潮于心，卒然晕倒，当即时扶入暖室，正坐，当面作好醋炭熏之，令醋气冲入口鼻，良久其涎自下

---

① 麦药：恐为"麦芽"之误。

42

而苏。唯不可与一滴汤水入喉，涎得汤水，系于心络不能去，必成废人。西北二方地高风劲，真为风所中有之，其脉必浮乃是。

气 门①

张三锡曰：作胀膈滞痞塞，上下刺痛，皆浊气为患。然一元之清气原中和，一或偏伤，气病立见，随其所应，以法治之，中病即止，如伐强暴，稍平即行安抚，庶黎庶遂生，不伤元气，善乎。古语曰：青皮破滞气，多服损真气，枳壳泻滞气，过用损至高之气，香附散郁气须制过，木香调诸经气兼泻肺。橘红专泻，陈皮兼补，厚朴平胃气，前胡下气推陈，沉香升降诸气。乌药、紫苏、川芎，俱能散气，使浊气从汗散，槟榔、大腹，能使浊气下坠，后重有积宜之。莱菔、苏子、杏仁，下气润燥，气滞有火、宿滞不下妙品，豆蔻、沉香、丁香、檀香、麝香，俱辛热能散郁气，暴郁者宜用，稍久成火，忌之，须炒山栀从治。

以上皆疏通一切有余之气要药，兼痰火，兼积滞，兼经血，有余不足，各随加减。

又曰：调气用木香。木香，性温气上升，如气郁而不达固宜用之，如阴火冲上阻塞，有如气滞而用之，则反助火邪，必用黄柏、知母，少佐木香。阴虚气滞，四物加玄参、黄柏、知母。禀壮气实，气不顺而刺痛，当用枳壳、乌药，不已，加木香。若肥白人气刺痛，古方用参、术、枳壳、木香，愚意为先用二陈、平胃、枳壳，果气弱不应脉微弱者，即当用之。

肥人气滞：必有痰，以二陈、二术、香附、川芎，燥以开之。

瘦人气滞：必有火且燥，宜降以润之，苏子、莱菔子、栀

---

① 气门：原书无"门"，今为体例完整而加，下同。

子、归、芍之类。妇女性执多偏，属阴气易于动，如痞闷胀痛，上凑心胸，或攻筑胁肋，腹中结块，月水不调，或眩运呕吐，住来寒热，一切气候，正气天香散或四七汤酌用之，如气不升降，痰涎壅塞，苏子降气汤，佳。

古方木香流气饮，治清浊不分，膨胀浮肿，二便不利，药虽二十四味，无非破气分利，似难执方，因时制宜可也。

气本属阳，内荣脏腑，外充皮毛，生生不息。如或五志过极，七情交攻，乖庚失常，清者遽变而为浊，行者抑遏而反常，表失卫护而不和，内失健悍而少降，随其所感，疾候应之。为治者须审虚实新久，起初稍加辛散，后必从治，所谓气有余便成火者，以性属阳故也。

气不归元：破故纸为主，白术亦可，以其能和胃，胃和则气归元。

气不升降：香附炒，半斤，橘红六两，甘草一两，为粗末，姜、枣煎汤，每服四钱，大效。

[四七汤]

治喜、怒、悲、思、忧、恐之气结成痰涎，状如破絮，或如梅核在咽喉之间，咯不出，咽不下，此郁悒所致也，或中脘痞满，气不舒快，或痰涎壅盛，上下喘急，或因痰饮中阻，呕逆恶心，并宜服之。

半夏　茯苓　厚朴　紫苏

上，姜七片，枣一枚，煎服。

若思虑过度，小便白浊，此药下青州白丸子最妙，治恶阻大效。

[分心气饮]

治一切气病。

紫苏叶　半夏　青皮　陈皮　大腹皮　赤茯苓　桑皮　芍药
甘草　木通

44

古方有羌活、肉桂，姜、枣随时加减，或加越鞠、三味。

[**苏子降气汤**]

治阳虚上攻，气不升降，痰涎壅盛。

苏子钱半，炒，研　厚朴　陈皮　半夏　前胡　肉桂各一钱
甘草五分

上，姜三片，煎服。

[**流气饮子**]

治男妇五脏三焦气壅，心胸痞闷，咽塞不通，腹胁膨胀，呕吐不食，及上气喘急，喘嗽痰盛，面目四肢浮肿，二便秘塞，及治忧思太过，阴阳之气郁结不散，壅滞成疾，又治脚气肿痛，上喘作胀，大便不通，及气攻肩背胸胁，走注疼痛。

苏叶　青皮　当归　芍药　乌药　茯苓　桔梗　半夏　川芎
黄芪　枳实各七分　防风　甘草　陈皮　木香　连皮大腹子各五分

上，姜三片，枣一枚，水煎服。

[**橘皮一物汤**]

治诸气攻刺，及感风寒暑湿，初症通用。凡酒食所伤，中脘痞塞，防闷呕吐吞酸。

橘皮洗净

上，用新汲水煎服。

解五脏结气，益少阴经血，用栀子炒令黑，为末，以姜汁入汤同煎饮，其效如神，气有余便是火，此方得之矣。

治实热在内，有如气滞。

知母　黄连　黄柏　黄芩　枳壳各等分

上，水煎服。

[**盐煎散**]

治一切冷气攻冲，胸腹刺痛不已，及脾胃虚冷，呕吐泻泄。

砂仁　甘草炙　茯苓　草果　肉豆蔻　川芎　茴香炒　澄茄

麦蘖① 槟榔 良姜 枳壳 厚朴炒 陈皮 羌活 苍术各等分

上，入盐少许，煎服。

[正气天香散]

乌药钱半 香附六钱 陈皮 紫苏 干姜各一两

上，白水煎服。

[青木香丸]

治胸膈噎塞，气滞不行，肠中水声，呕吐痰逆，不思饮食。常服宽中利膈。

黑牵牛二十四两，炒香，取头末十二两 木香三两 补骨脂炒 荜澄茄各四两 槟榔酸粟米饭蒸湿

上末，入牵末②令匀，以清水和为丸，绿豆大，每服三十丸，茶汤下。气滞湿痰盛者，大效。

[三因七气汤]

治七气郁结，五脏之间互相刑克，阴阳不和，挥霍变乱，吐利交作。

半夏 厚朴 白芍药 茯苓各二钱 桂心 紫苏 橘红 人参各一钱

上，水二钟，姜七片，红枣一枚，煎至一钟，不拘时服。

丹溪曰：凡气在胸臆而为痞满刺痛伏梁等症者，二陈加枳、桔、黄连、木香、瓜蒌之类，在下而为奔豚七疝等病，本方加桃仁、山楂、栀子、枳核、茴香、川楝、荔核之类，在两胁攻筑作痛，本方加醋制青皮、柴胡、芍药、胆草之类，在中焦而痞满胀急者，本方加木香、厚朴、槟榔、枳壳，或用平胃散以平其土气敦阜。惟妇人胎前产后，一切气症须兼四物一二味，养血为主，兼疏利。

---

① 蘖：音聂，嫩芽也。

② 牵末：据文意，当为"牵牛末"。

46

脉结涩或沉弦急疾收敛，四肢腹胁腰胯牵引疼痛，不能转侧，皆由七情郁滞，挫闪伤损，谨察其原，随症疏导。

[分气紫苏饮]

治脾胃不和，气逆喘促。

五味子去核　桑皮　茯苓　甘草炙　草果　大腹皮　陈皮
桔梗

上，姜三片，水煎服。

[紫苏子汤]

治思虑过度，邪伤脾肺，心腹膨胀，及喘促烦闷，肠鸣气走，漉漉有声，二便不利，肺脉虚数而涩。

橘、半、枳、术，加人参、大腹皮、苏子、草果、厚朴、木香、木通、甘草。

[四炒枳壳丸]

治气血凝滞，腹内鼓胀。

枳壳四两，去瓤，切指头大，分四处：一分，苍术一两，同炒黄；一分，茴香一两，炒；一分，莱菔子同炒；一分，干漆同炒。止用枳壳为末，将原炒四味煎汁，打，糊丸桐子大，每服五十丸，白汤下。

气病用气药不效者，气之所藏者无以收也。盖肺主气，肾藏气，古方木香顺气丸用木香、枳壳、陈皮、香附、牵牛、大腹皮、莱菔子，青木香丸用牵牛、木香、毕澄茄、槟榔，俱有破故纸，皆取其壮肾气，以收浊气，下归膀胱，使施化而出也。

[四磨汤]

治七情郁结，上气喘急，胸膈胀痛，神效。

人参　槟榔　沉香　天台乌药

上四味，各磨浓汁小半杯，顿温服。《本草》云：四味磨作汤，治胸膈殊效，加木香、枳壳为六磨。

[木香流气饮]

治诸气痞塞不通，胸膈膨胀，面目虚浮，四肢肿满，口苦咽干，大小便秘。

半夏二斤　青皮去白　厚朴姜制，去皮　紫苏去梗　香附去毛，炒　甘草各一斤　陈皮去白，二斤　肉桂不见火　蓬术煨　丁香不见火　槟榔　麦冬去心　木香不见火　草果各六两　木通八两　藿香　白芷　赤茯去皮　白术　木瓜　人参去芦　石菖蒲　大腹皮制，各四两

姜、枣煎，每服四钱，热服。

[养正丹]

治上盛下虚，气不升降，元阳亏损，气短身羸，及中风涎潮，不省人事，伤寒阴盛，自汗唇青，妇人血海久冷。

水银　黑锡去滓，净秤，与水银结砂子　硫黄研　朱砂研细，各一两

上，用黑盏一只，火上熔黑铅①成汁，次下水银，以柳条搅，次下朱砂搅，令不见星，放下少时，方入硫黄末急搅成汁，和匀，如有焰，以醋洒之，候冷，取出研极细，煮糯米糊丸绿豆大，每服三十丸，盐汤、枣汤任下。

三锡曰：气郁久则中气伤，不宜克伐。补中益气，佐舒郁，川芎、香附、枳壳之类。胎产后同法。

三锡曰：《难经》云：血主濡之，气主煦之。一切气病用气药不效，少佐芎、归血药，血气流通而愈，乃屡验者。

二陈汤见痰门　平胃散见脾胃门　四物汤见血门

血　门

张三锡曰：荣血之行，各有常道，为火所迫则错乱沸腾，而吐衄唾溺等血症作矣，有如火急汤沸，势不可遏，火去斯止，善

---

①　黑铅：据方药，当为"黑锡"。

48

乎。丹溪之论曰：口鼻出血，皆是阳盛阴虚，有升无降，血随气上越出上窍。法当补阴抑阳，气降则血归经矣，乃论血证三昧语。

阳明之脉络鼻，是经火盛，迫血妄行，从鼻出者曰衄。方书言从肺来，非也，从口涌出者曰吐血。初起洪大，犀角地黄汤。按：犀角，性升散，能散一切有余之火，乃阳明经药，故曰：如无犀角，以升麻代之。今人不知，泥于犀角解乎心热一句，不分虚实，动辄与四物同用，若是实火，固为得宜，阴虚者，宁免飞扬之祸欤？

《原病式》曰：衄者，阳热拂郁于足阳明而上热，则血妄行，故鼻衄也。

丹溪曰：衄血，宜凉血行血为主。

犀角地黄汤加郁金、山茶花、姜汁、童便，酒调下。伤寒家得衄为欲解，谓热随血去，俗曰红汗是也，详见本门。

一方，人中白，新瓦上焙干，入麝香少许，细酒调下即止。

服犀角不止，兼用降药，芩、连、栀、柏、丹皮、生地、玄参、侧柏叶、赤芍之类选用。

衄血后半月一月，每洗面即发，是经尚未归。四物加石菖蒲、阿胶、蒲黄各半钱，煎熟，调煅石膏一钱，兼进养正丹。见气门

失血家须用下剂破血，盖施之于蓄妄之初，亡血家不可下，盖戒之于凶失之后。

一应上溢之证，若脾胃气壮，不泻能食者，皆当以大黄醋制，和生地黄汁及桃仁泥、牡丹皮之属，引入血分，使血下行，转道为顺也，最妙法，不知此而徒事凉药四物等，脾胃反伤，今人治此无一生者，此也。

捷法：

用头发，皂角水洗净，烧灰，竹管吹入鼻内，或以酒调服亦

可，栀子烧灰亦佳。

龙骨，细研，吹入鼻，凡九窍出血皆效。

百草霜，吹鼻亦妙。

千叶石榴花末，吹亦可。

萝卜上半段杵汁服，又以汁注鼻中。

姜汁磨墨，滴亦效。

萱草花根，洗净，取汁，加姜汁细细呷之，治大热衄血良。
出《本草衍义》一法：大蒜捣泥，随左右贴足心，妙。《纲目》

[麝香散]

白矾枯，另研　白龙骨粘舌者，五钱，研　麝香五分

上三味，和匀，每用一字，先以冷水洗净鼻中血涕，吹之。

[白及散]

用白及，不拘多少，为末。冷水调，贴鼻梁上，用童便服亦
可。

[生地黄饮]

《拔摔方》[①]，治衄血往来，久不愈甚效。

当归　熟地　地骨皮　枸杞子各一钱

上为末，每服三钱，蜜汤调下，日三服。

[地黄汤]

治荣中有热，及肺壅鼻衄，一切丹毒。

用归、芎、生地、赤芍，白水煎服，衄加蒲黄，疮加黄芩，
丹毒加防风。

伏龙肝半升，以新大碗水淘取汁，和蜜顿服。

[芎附散]

治服诸药衄不止，用茶调下二钱。

川芎和血通肝，三两　香附开郁行气，使火散经络，四两

---

① 《拔摔方》：又作《集验良方拔萃》，恬素辑。

50

上共为末。

［寸金散］

治鼻衄不止。

土马踪即墙头旧草　甘草各二钱　黄药半两

上为末，每服二钱，新汲水下，不止再服。

又方，以井水湿纸搭顶上。

治衄不止，用绯绳随左右衄，扎中指，齐衄俱扎。大衄不止，刺少商出血，良。

冒雨着汤气所熏，或入浴室，致衄者及吐者，攻清道则衄，攻浊道则吐，用肾着汤加川芎，妙，最止浴室中衄。肾着汤见湿门

伤寒热极而衄，为欲愈，以热随血去矣，不可遽止，升麻葛根汤。仲景曰以桂枝汤治衄，非治衄也，欲散其荣中热也。

有负重为物所压，或持重远行，忽心口痛，口鼻出血，俗名伤力，乃内膜及肺胃系伤损挣破也。世人概用凉药，愈止愈出，卒至胃损咳嗽而死，良可叹息。考古方中，急宜人参末、飞罗面，童便调下最佳。或以白及末，童便调下亦可。但不可用凉药尔。褚澄①曰：饮凉药则百不一生，服溲溺则百不一死，信哉。

吐血 属阳明胃与厥阴肝

初起脉洪大，用犀角地黄汤调郁金、黑栀子灰或荆芥穗灰，不已，三黄补血汤。

吐血心口胀溃，口中血腥气，用韭汁、童便、姜汁、郁金同饮，其血自清，势微者四物用生地，加炒栀子、姜汁、童便、竹沥。

势盛脉芤大吐，用十灰散遏之，次用花蕊石散消之，后用清

————————————

① 褚澄：南齐人，作《褚氏遗书》。

血药郁金、丹皮、赤芍之类加降火。凡吐血，胸中觉气塞滞，吐紫者，桃仁承气汤下之，以膈有瘀也。

又方，童便二分，酒一分，擂侧柏叶，温饮之，胃弱者，阴干为末，米饮下。

吐血，有因怒而得者，经曰：怒则气逆，甚则呕血。宜平肝降火、炒栀子、青皮、芩、连、柴胡。

一切上焦血症，余以四生丸易为五生饮，大获奇验。用生韭、生藕，或用鲜荷叶、京墨、侧柏、生地，各取汁一杯，对童便。其生地、侧柏研烂，以童便和，方得汁。

一方，发灰三钱，白汤化阿胶二钱，入童便、生藕汁、刺蓟汁、生地汁各一杯，好墨汁数匙，顿温服。色白，人好色，或过劳气虚不能摄血，用人参一味为末，鸡子清投新汲水调下一钱，服之。

诸失血后：倦怠昏愦，面失色，懒于言动，浓煎独参汤，所谓血脱补气也，最妙。

大凡吐血，须审病因，不可遽投凉药。如用力打扑喊叫，内伤脉络，口鼻出血，是肺胃上脘有损破，必以白及或飞罗面，米饮调，先填注损处，次用大补气血兼消瘀，若误治必不救。

消瘀用韭汁、桃仁、赤芍、芎、归、牡丹皮、紫金藤、大黄、滑石、红花煎汤，调降香末、白及末服。

伤酒吐后，有血是酒毒。如胸间作痛是呕破胃管，童便调白及末，脉数急，心不痛，只作火治。

内损吐血下血，或饮酒太过，劳伤于内，其血妄行，出如涌泉，口鼻皆流，须臾不救即死。用侧柏叶蒸焙两半，荆芥穗烧灰、人参各一两，为末，加飞罗面一钱，新汲水调如稀糊，不拘时啜服。

《千金方》云：吐血有三：有内衄，有肺疽，有伤胃。内衄者，出血如鼻衄，但不从鼻孔出，是近从心肺间津液出，流入胃中，如豆羹汁，或如切腌血，凝停胃中，因积满闷便吐，或去数斗，或至一石者，是也，宜清凉，得之于劳倦饮食过常也。

肺疽者，或饮酒之后，酒毒满闷，吐之时血从吐出，或一合、半升、一升，是也，宜解毒凉胃。

伤胃者，因饮食太过，寒凉停滞，不能消化，便烦闷强吐，所伤之物与气冲上蹙①破胃脘，吐血鲜色，小腹中绞痛，自汗出，脉沉伏者可治，紧数多死。急以理中汤，散寒邪，和阴阳。此则寒为主而血为轻，先从急者，理中汤主之，理治中脘，分利阴阳。方见霍乱门

吐血属寒者，果身受寒气，口受冷物，邪入血分，血得冷而凝，不归经络而妄行，其血必黑黯，面色必白夭，其脉必微迟，其身必清冷，不用姜、桂，而用凉血之剂，殆矣。

吐血势不可遏，胸中气塞，上吐紫黑血，此瘀血内热盛也，桃仁承气汤加减下之，打扑内损有瘀血者必用。见伤寒门

吐血、衄血、下血虽去多，以从胃与大肠、肝来也，是经气血俱多，身凉脉微不妨。咳血、咯血最是恶症，其初甚微，渐至不救，以从心、肺来也。

暴吐紫血或块，脉洪大者，属血热，用生地，四物加解毒牡丹皮调之，不止加熟大黄。脉洪实有力，精神不倦，或觉胸中满痛，或血是紫血块者，用生地、赤芍、当归、牡丹皮、荆芥、阿胶、滑石、大黄、玄明粉、桃仁泥之属。从大便导之，此釜底抽薪法也。今人不知，徒事芩、连、栀、柏辅四物，使气血两伤，脾胃俱败，百不一生，悲哉！

大吐不止，诸药不效，用干姜炒黑为末，童便调服，此从治之法也。

吐血，一方用好墨为末，以白汤化阿胶清，调稀稠得所，顿

---

① 蹙：音促，紧迫、收缩意。

53

服，热多者尤宜。

诸失血，脉微弱，昏愦，气息厌厌欲绝，浓煎独参汤徐投之，每每回生，非他药可比者。

血既从大便去后，用薏苡仁，多用百合、麦冬、鲜地骨皮，嗽渴加枇杷叶、五味子、桑根白皮，有痰加贝母，皆气薄味淡西方兑金之药，因其衰而减之，自不再发，于虚症尤宜。

气虚不能摄血，吐血不止，身凉脉微弱，丹溪法用人参一味为末，鸡子清投新汲水，调下一钱服，效。一法，四君子加芎、归。

先恶心，血杂痰出，呕多至升许者，为呕血，有怒而得者，有过饮得者。郁悒人，久之气血凝滞中焦，运化失常，亦作呕，痰带血出，宜分治之。因怒者，肝脉必旺，或两手俱弦数，宜平肝降火，黄连、炒栀子、青皮、香附、柴胡、甘草、归、芍，甚者龙荟丸，或用赤茯泻心汤，乃实者泻其子也。

过饮酒，脉必弦细而滑，右寸口脉必洪滑或数，解酒毒，降火和中，二陈加芩、连、山栀、牡丹皮选用。

郁结，脉必沉结，或弦数，宜舒郁，越鞠去苍术，加牡丹皮、赤芍、归尾主之，或加韭汁亦妙。

呕血，脉大发热，喉中痛者，属气虚，此方主之。

人参　黄芪蜜炙　黄柏　荆芥　当归　生地黄

又方用韭汁、童便磨郁金饮之，其血自清。如无郁金，以山茶花代之。

因怒呕血，服栀子等平肝不应，用瓜蒌子、当归、生地、桔梗、通草、牡丹皮煎服。

脾统血，肺主气，劳神多言，脾肺致伤，血妄行，忌凉剂，必用补中益气加减。遇劳即发，心肺受伤，其血必散，补中益气汤加麦冬、五味、山药、熟地、茯神、远志佳，有多言神劳用此。

内虚挟热，吐血不止，厚黄柏以蜜涂，炙干为末，麦门冬煎汤，调下二钱，立止。

思虑伤脾，不能统摄心血，因而妄行，或吐或下，归脾汤主之。及治神不归舍，不眠，方用参、术、芪、草、酸枣、茯神、龙眼，木香少许，姜、枣煎服。

因醉饱，低头掬重损伤，血从口鼻中涌出，忌凉药，急以百草霜研细三钱，米饮调下。衄不止以少许吹鼻中，妙不可弹，即乡间锅底煤也。一切皮肉破处，炙疮血，百法不应，掺少许即止。

血见黑即止，墨末及汁，百草霜，炮姜，诸灰是也。

咳　血

咳血，热壅于肺者易治，不过凉之而已；损于肺者难治，渐以成劳也。

因咳而出，多从肺胃二经，急早治，久即成劳。

血未止，五汁饮最妙，多饮童便为上。

初起脉实，宜酒芩、黄连、栀子、生地、牡丹皮、归、芍、橘红、贝母、花粉、童便、姜汁、茅根之类清之，或加犀角亦可，多用舟楫之剂。

瘦人有此，脉细数，多成劳，宜二母、二门、紫菀、花粉、四物用生地、牡丹皮、竹沥、童便、姜汁选用。

劳伤肺经，咳嗽有血，鸡苏散最验，功在阿胶、炒蒲黄，劳嗽服阿胶不止，无药用矣。详见咳嗽门

一方，服药血不止，是肺上有窍也，用白及末，猪肺煮熟蘸食，日三四次，妙不可言。余常治回回人，用牛、羊肺殊验，喉有窍，则咳血杀人，薏米为末蘸食亦可。

试血法：吐在水碗内，浮者肺血也，沉者肝血也，半浮半沉

者心血也，各随所见，以羊肺、羊肝、羊心，煮熟蘸白及末，日日食之。

肥盛或酒客辈，痰中有血、滚痰丸佳。方见痰门

咳血痰盛身热，多是血虚，用青黛、瓜蒌仁、诃子、贝母、海石、山栀为末，姜汁蜜丸，噙化。嗽多加杏仁，后用八物调理。

痰涎中有血，不嗽，或时喉中吐出，古方谓出于脾，用葛根、黄芪、黄连、芍药、当归、甘草、沉香末主之。窃以为必胃热所致者多，莫若四物，用生地、牡丹皮、黄连、栀子、花粉之类，加童便、竹沥，似当实者滚痰丸。

肺家有热，稍实者百部膏妙，虚人清化膏。

咳血，非静养绝欲不可与治，诸病皆然，此尤当慎者。

先咳嗽，后见红，多是积热痰盛，清痰降火为急。先见红，后痰盛，多是阴虚火逆，痰不下降，四物加滋阴化痰药。

咳血胸间胀，是肺家火盛，诸药不效，用生萝卜汁半盏，入盐少许服之立效。如无萝卜，用子一钱，苏叶一钱，同煎服，次用鸡苏散加阿胶。咳血胸中痛，腥臭异常，肺脉数而虚，是肺痿。见本门

丹溪七伤散中有黄药子、白药子、乳、没、血竭等，亦是清肺热、活血行气之意。或因负重劳伤，咳嗽痰血，大获奇功，不可忽略。

[七伤散]

治劳嗽吐血痰。

黄药子　白药子《本草》言治肺热，各两半　知母　玄胡索各两半　郁金二钱半　当归半两　山药　乳香　没药　血竭各二钱　赤芍七钱半

共为末，每服二钱，茶汤调下。

虚劳久嗽，咳血、咯血，五倍子一味为末，每服一钱，用温

56

茶一大口调匀，食远米饮下，乃敛而降之法也。

花蕊散见虚损门　十灰散见虚损门　龙荟丸见胁痛门　赤茯泻心汤见火门　补中益气汤见内伤门　升麻葛根汤见伤寒门　百部膏以百部一味煎膏　花蕊石散见虚损门　清化膏见咳嗽门

诸失血过多，体倦食少，及血不止，扶正气为急。人参一钱，黄芪二钱，五味子十三粒，芍药、麦门冬、甘草、归身各五分，加郁金末亦可。

唾　血

平时津唾中有血为唾血，一属肾虚有热，一属上焦实火。有余则泻，加减凉膈，加牡丹皮、藕节之类。不足则补，滋肾坎离，或以四物，加盐酒炒栀子、黄柏、肉桂一分许，泻肾火；或加二门、二母。

咯　血

咯血，不嗽而咳出血也。咯与唾，少异，唾出于气，上无所阻，咯出于痰，气郁于喉咙之下，滞不得出，咯而乃出，求其所属，咯唾同出于肾也。治咯血之方，宜用童便、青黛以泻手足少阳、三焦、胆经之相火，而姜汁为佐，用四物、地黄、牛膝辈以补阴，安其血也。

撄宁生①曰：咯血为病最重，且难治者，以肺手太阴之经气多血少。又肺为金象，为清肃之脏，为火所烁，迫血上行，以为咯血，逆之甚矣。上气见血，下闻病音，谓喘而见血，且咳嗽也。

---

① 撄宁生：即元代医家滑寿，字伯仁，晚号撄宁生。

初起宜白扁豆散去半夏，加贝母，入生地黄、藕节尤佳，及磨京墨，调黑神散各一钱，或生地洗净捣汁，加姜汁少许。一法，用生姜一片，蘸百草霜，姜淡再蘸，如姜无味再易，嚼之。

黑神散方见于后

劳嗽咯血，七珍散，加阿胶、当归各半钱，恶甜人更加百药煎，仍调钟乳粉尤佳。一味钟乳粉，糯米饮调，吐血嗽血俱佳。

七珍见虚损门

用力屈身伤肺，咯吐血者，白及枇杷丸，或白及莲须散。方用白及一两，莲花须、侧柏叶、沙参各五钱，上为极细末，入藕汁、地黄汁，磨墨令黑，调下一钱。喉中略出小血块，或血点为咯血，亦分虚实，瘦人最忌。大法四物入童便、姜汁、青黛服之，或加牛膝膏、地黄膏尤妙，与咳血大同小异。

［圣饼子］

治咯血殊验。

用青黛一钱，杏仁四十粒去皮尖，以黄蜡煎黄色，研细，入青黛捏作饼子。用时以柿一枚，破开以饼植①其中合定，湿纸煨，研，饮。余常以二门冬、生地炼膏和贝母、阿胶、杏仁、桔梗、百药煎、青黛末嚼化，治咳唾咯，大有奇验。

上焦一切血症，稍止即服六味地黄，最不可缓庶，绝病根，有血症者终身不可脱，妙在泽泻、茯苓，浅见者谓泻肾，殊可恨。详见本方下

丹溪方用白及一两，藕节半两。

上为末，每服一钱，白汤调下，神效。

白及治上焦诸血，大获奇验。昔人谓及下咽至血窍，则窍为及末填而血止，非欺我也，有验即有此理，详见《本草纲目》白及下。一法，取末加二钱于粥中吃，妙。

---

① 植：原作"值"，形近音近而误，径改。

荷叶一味，为末，米饮下，咯血妙。槐花炒为末，糯米汤化下，亦可。

舌 衄

舌上无故出血不止，名舌衄。用槐花末搽上立止，得无心火自灼之故。用麦冬煎汤，调妙香散、香薷汁服一二碗，佳。发灰二钱，米醋调下，更傅出血处，妙香散。见癫痫门

[文蛤散]

治热壅，舌上出血如线。

五倍子　白胶香　牡蛎粉

等分为末，每用少许掺患处，或烧热铁烙孔上。

齿 衄

齿衄有二：一则肾虚，虚火泛上，服凉药不愈，宜盐汤下安肾丸，外用青盐、黑香附擦牙；一则胃火，崩落口臭，用清胃散、甘露饮，外用大黄米泔浸软、生地黄二味，旋切二片，合定贴所患牙上，一夜即止。

肾虚血漫，胃火血紧而痛，亦用此法。

阳明气血俱多，火旺则血如潮涌，肾虚血出，必点滴而出，齿亦隐隐而痛，不如此之暴，酒客多此，惟大黄酒煮者妙。

白扁豆散见内伤门　清胃散见齿门　甘露饮见齿门

齿缝中出血如注或如细线，名齿衄，世传用银簪脚烧红，以尖脚于血孔中烙之即止，后服清胃散加熟大黄，《准绳》法屡用，去黑屎二三块，效。一法用盐汤，嗽立止，又能益齿，咸走血之验。

丹溪方，齿龈出血，夜以盐厚敷断上，有涎沥尽乃卧，涎出

59

时叩齿勿动。

《千金方》用枯矾煎汤，先拭齿乃含之。

齿摇动出血，牙龈痛痒，骨碎补二两，细剉①炒黑杵末，依常盥漱毕，揩齿龈下，良久吐或咽下。

耳中出血，龙骨烧灰，吹入即止。

两关弦数，饮酒多怒人，属肝火，柴胡清肝散见胁痛门。尺脉弱或躁，属阴虚，六味地黄丸。

溺　血

小便痛者为血淋，不痛为溺血，宜分新久虚实，不可例用寒凉。

壮盛人关尺弦急或数，属肝火，宜龙胆泻肝汤加牡丹皮等清血药，不已，当归龙荟丸。俱见胁痛门

一法，生料五苓散和四物汤。若服药不效，素多色者，五苓和胶艾汤吞鹿茸丸，或八味地黄丸，或鹿角胶丸，或辰砂妙香散。

多欲之人，肾阴亏损，血随溺出，脉必洪数无力，宜滋阴，四物加知母、黄柏，或加牛膝膏。久血溺不止，牛膝一味煎汤代茶，屡验，说见《本草》牛膝下。

初起脉洪数有力，属下焦血热，山栀炒，水煎服，或加小蓟、琥珀。实者八正散利之。亦有如砂石而色红，却无石淋之痛，亦属虚症。八正散见淋门

发灰散，溺血绝妙方。用无病人发，肥皂水洗净，烧灰，每服二钱，醋汤下，或用茅根、车前煎汤下尤妙。一方，用侧柏叶汁，调糯米粉打糊和发灰丸，白汤下，或四物汤，兼治肺疽、心

---

① 剉：原作"挫"，音近而讹，径改。

衄、内崩、吐血一二口、舌上出血，一切血症。

丹溪曰：发，补阴甚捷。《本草》曰：发灰，能消瘀血，通关格，利水道，破痈疽。血衄，平常溺血，四物加牛膝、山栀，或加黄连、棕灰。不应，审而治之。

一方，用生地、小蓟、滑石、通草、蒲黄、淡竹叶、藕节、当归、山栀、甘草，水煎服，效，亦治血淋。

有气虚不能摄血，玉屑膏最妙，并治沙淋，痛不可忍者。用黄芪、人参等分为末，用萝卜大者切一指厚、三指大四五片，蜜腌少时，蘸蜜炙，干再蘸，尽蜜二两为度，勿令干焦，至熟，蘸黄芪、人参末吃，不以时，仍以盐汤送下，岂虚火宜补宜缓之意欤？

涩可去脱，日久不止，龙骨火煅为末，水调方寸匕。

污血结于脑中，溺多紫黑，以郁金捣为末，葱白一握，相和，水煎服，二三次。

老年有此，多是阴虚，亦有过服助阳药而致者，多致不救，遵生者当知此苦。

一法，用车前草汁、藕汁、小蓟汁，调炒黑蒲黄末，空心服。

丹溪冬用散，治溺血下血，亦有至理。用夏枯草烧灰存性，研细，空心米饮，或凉水调。《本草》言此草活血行气，有补养厥阴血气之功，前阴属厥阴故也。

下　血

脉法，肠澼下血，脉小留连者生，急疾且大，身热者死。

下血，虽曰大肠积热，亦当分虚实，不可纯用寒凉药，必加辛散为佐。久之不愈，宜理胃气，兼升举药酒炒、酒煮黄连之类。

下血色清而鲜者，为肠风，属胃与大肠积热，条芩、升麻、牡丹皮、黄连、槐角、青黛、秦艽之类。凡下血必加地榆为使，在上防风，在中黄连，在下地榆，乃治血三使也。

一说酒毒厚味动血，连蒲散吞黄连阿胶丸及香连丸，或一味黄连煎汤。二丸方并见痢门

肠澼下血，其血另作一派，卿出有力而远射，四散如筛，腹中大痛，乃阳明热毒所作也，升阳除湿汤主之。见泄泻门

血见愁草捣汁，加姜汁少许，侧柏叶汁顿温服，妙。暑毒入肠胃，下血者黄连一味煎汤妙。

黯而浊者为脏毒，脉实便秘势盛者，黄连解毒汤加熟大黄，轻者解毒凉血。见伤寒门

湿毒下血，脉必洪濡，四肢沉重，大便滑泻，宜升麻、二陈、二术、芩、连，或加风药，以风能胜湿也。此酒面炙酪厚味所酿之湿，非外感湿。

下血亦有寒者，或饮冷冰浆瓜果，血为寒所凝，而下紫黑血或鲜血，腹中必隐隐痛，用理中汤及平胃五苓散。不效，黑神散或胶艾汤，加米汤煎吞震灵丸。黑神散，用黑豆炒熟地、归、芍、肉桂、炮姜、甘草、蒲黄，共末，童便、酒下二钱。

东垣升阳除湿和胃汤，治肠澼下血，方用四物去川芎，加生地、牡丹皮、苍术、黄芪、升麻、秦艽、陈皮、生炙甘草、肉桂三分，临时加减亦妙。

去血过多，以四物加黑干姜、升麻。

结阴便血，罗谦甫用平胃地榆汤，温中散寒，除湿和胃，外灸中脘，必饮冷酒中寒乃可用，以中有附子也。方用炮附、升麻、苍术、陈、朴、干姜、葛根、归、芍、参、草、益智、神曲、姜、枣煎服。《仁斋直指》曰：血遇热则流通，故止血多凉剂，然亦有气虚挟寒，阴阳不相为守，劳气虚散，血亦妄走，所谓阳虚阴必散是耳，外症必有虚寒之状。法当温中，使血自归经

络，理中汤加南木香，或《局方》七气汤加川芎，古方用炮姜，亦是此义。脉微弱，或右手虚大无力，此气血两亏也，补中益气加减，日久面黄神方。

肛门射加线者，虫痔也。或肛内外作痛，俱是痔血，宜从痔门。

一切下血痔血，脏连丸常服佳，槐角丸亦妙。血虚者，或加四物、槐角于脏连丸内，妙甚。

打扑内损，恶血入肠胃，下出浊物如瘀血者，不可用凉药，宜黑神散加老黄茄为末，酒服。

诸下血，银杏四十九个捣烂，加白药煎，丸弹子大，每空心细嚼两三丸，米饮下。

下血服凉药不止，必中气虚不能摄血，非补中升阳不愈，切忌寒凉。

血症不断酒色厚味，纵止必发，终成痼疾。

虞氏曰：精气、血气，皆生于谷气，大便下血，多以胃药收功，徒用苦寒而不理脾胃，治标不治本，是绝气危生之下工矣。

诸灰能止血，百药煎烧灰存性，研细，饭丸，每三四十丸，或以米汤调末服二三钱亦妙。

立斋法，下血，先用败毒散解散肠胃风邪，大抵因湿热酒面厚味者多，风能胜湿，久之必固肠胃，补养升举。败毒散见瘟疫门

[乌梅丸]

乌梅三两，烧灰存性，为末，醋糊为丸，桐子大，每服七十丸，空心米饮下。

肠澼者，水谷与血另作一派，如泖桶出也。夏月湿热太甚，客气盛而主气弱，故肠澼甚也，以凉血地黄汤主之。黄柏、知母炒，一钱，青皮、炒槐花、炒当归、熟地各五分，水一盏，煎七分，温服。如二便前后重，调木香、槟榔末各五分，空心服，仍后重者须下。

63

[香梅丸]

乌梅连核烧存性，香白芷、生百药煎烧存性。

上等分为末，面糊丸，米汤下三五十丸。

一方，五倍子为末，盐梅擂膏为丸，空心下三五十丸，此皆酸以收之之意。

括曰：侧柏加矾煮，棕榈下火烧，大黄煨半熟，枳壳炒须焦，黑墨槐花末，黄连酒共调，肠风并下血，痔漏一齐消。

依法修治，淡酒调成膏，置舌上，仍以酒送下，乃治标妙方，屡验者。

大下不止，一来升碗者，猪肚一枚，男雄女雌，洗净，入荆芥四两，当归一两，黄连一两，红花五钱，地榆三钱，皮硝一钱，上为细末，入肚中，两头扎定，勿使水进，用水淹过肚二三指，以盆覆定，勿令泄气，煮极烂，取起去药净肚，就以原汁下，二三个肚全愈。

下血势盛，脉洪数有力，或酒客膏粱家，寻常药不应，黄连贯众散佳。黄连、鸡冠花、贯众、大黄、乌梅肉各一两，炙甘草七钱，枳壳、荆芥各一两，共末，每服二钱，温米饮下。

夏月伏暑，纯下鲜血，黄连香薷饮主之。

风热入大肠，下血不止，脉浮有表热者，败毒散主之。

有风湿乘虚，入于肠胃，或下瘀血者，胃风汤加枳壳、荆芥、槐花，煎服。

粪前者，名近血，出自大肠，四物加槟榔、槐花、枳实、条芩之类，以泻大肠。粪后来者，名远血，出自小肠，四物加木通、黄连，以泻小肠。

[樗皮散]

治下血，及血痢已经下后不止，此药能除根。

樗根白皮二两　槐角仁四两　枯白矾二两　甘草炙

上为细末，每服三钱，清米饮调下。

闽、广、岭南多蛊毒，中之者下血如鸡肝或脏腑俱坏，惟心未伤，用马蔺根末，水服方寸匕，随吐毒，极神。

一法，用白蘘荷①密置病人席下，勿令知，病者自呼蛊者姓名愈。

《百一方》，蛊毒下血如烂肝，取蚯蚓十四枚，以苦酒渍之，蚓死但服其汁，自愈。

思伤心脾，不能摄血归源，或下血或出汗，或发热或恶寒，归脾汤加减。

丹溪方，脏毒下血，车前草连根一握，生姜一小块，新水研碎，去渣，候血欲下时腰间必觉重，便服此一盏，少坐渐觉冷下腹中，登厕已不见血矣。

《正传》一方，大小便血，用箽竹叶烧灰存性，米糊丸桐子大，每服七八十丸，空心米饮下。

脏毒，腹中微痛，浊血兼花红脓，肛门肿胀，或肛突出，大便难。先用拔毒疏利之剂，追出恶脓血，后乃凉血、内托、祛风。虚人兼芪、术、参、苓助养胃气，详见心法。

九窍出血，南天竺饮主之，或用血余灰，自己发为佳，无即用父子一气者，次则乱发，次则头胎男发，肥皂水洗净，烧灰二钱，以茅根、车前草，或捣汁下或煎汤亦可。

病人汗出污衣皆血汗，因大喜伤心，喜则气散，血随气上，妇人产褥多此，治以葎草②汁。

葎不拘多少，俗名葛勒蔓，是蔓生，叶似蓖麻而小薄，有细刺，花黄白，子如麻子。上一味，捣汁，加醋，空心服一盏，或煮浓汁服。

---

① 蘘荷：多年生草本植物，根入中药。
② 葎草：出《新修本草》，功可清热、利尿、解毒。

[酒煮黄连丸]

黄连去须毛，十二两

好酒淹过二指，砂锅内煮酒干为度，晒干，为细末，糊丸桐子大，每服三十丸，空心下。

[犀角地黄汤]

犀角镑，水磨　生地　白芍　牡丹皮各等分

水煎服。

血从毛孔出，名曰肌衄，人中白不拘多少，瓦上用火逼干，研令极细，每服二钱，入麝少许，温酒下，外以发灰遍之。未效，郁金末水调，鹅羽扫之即愈。

[三黄补血汤]

血见多及初见血宜用。

黄芪钱半　生地二钱　熟地　柴胡　川芎各钱半　芍药三钱　牡丹皮　升麻各五分

白水煎。血不止，加桃仁半钱，大黄斟酌加减，去柴胡、升麻。

[鸡苏散]

鸡苏薄荷苏州者　黄芪　生地　阿胶　贝母　白茅根各一钱　桔梗　蒲黄炒黑色　麦门冬　甘草各半钱

细切，水煎。

[槐角丸]

治下血痔血。

槐角二两炒　地榆　黄芩　当归　防风　枳壳

共为末，糊丸桐子大，每服五十丸，空心下。

饮酒人下血，日二三次，四物加条芩、防风、荆芥、白芷、槐花、升麻。不应，加橡斗灰二三钱，煎成药中，调服佳。

[脏连丸]

用宣州肥大黄连，不拘多少，去毛，洗净，为末，筛过如面，以雄猪大肠一段，将末入肠中，塞满两头扎定，入锅内蒸烂，取出入木柏内，杵为丸，桐子大，早晚每服三十丸，白汤下，能涤肠胃火毒。

九窍出血皆可用，墙头苔藓可以塞，车前草汁可以滴，火烧连房用水调，锅底黑煤可以吃，石榴花片可以塞，生莱菔汁可以滴，火烧龙骨可以吹。

[胃风汤]

治风湿入于肠胃，下血不止，色清是风，如豆汁者是湿，酌量用之。

人参　白术炒　茯苓　川芎　当归酒洗　白芍炒　桂各等分

水煎服。

失血后，大热大渴，发热，症似白虎，惟脉虚大不长实为异尔，误用凉剂必死，当归补血汤主之，方用黄芪一两，当归二钱。

[世传经验方]

下血用乳香、没药、血竭、儿茶各一钱，巴豆霜五分，丸绿豆大，空心酒下，神妙不可言。

丹溪曰：下血久不止，凉药不应，当用温剂。面色痿黄，肌瘦，《济生方》煎红丸，药用侧柏、鹿茸、附子、续断、黄芪、阿胶、白矾、当归，醋糊丸，米饭下，不若补中益气汤加减妙。

大凡病后，咳嗽吐血，脉大而乱，属上焦阳络伤，下血溺血，为阴络伤，俱危。

丹溪曰：一切血症，皆是阳盛阴虚，君相二火亢盛，煎迫其血而出诸窍，悉以四物汤为主，看出自何经，以本经泻火引经药佐之。今详其药品：川芎，血中气药也，通肝经，味辛性散，能行血滞于气，使归于肝。地黄，血中血药也，通肾经，味甘胜寒，能生真阴，血症用生者是。当归分三治，身头补，尾破，全和，血中主也，能使气血各有所归，味辛性温。芍药，阴分主药也，通肝脾，味酸性寒，能和血敛血，皆纯阴之药，阴血不足而阳火旺者，必取则于此。

三锡曰：四物，体瘦多火者宜之。若脾胃食少，体倦，一切失血后，须大补脾胃，当遵长沙血脱补气之法，多用人参为主，或补中益气汤增损。阳旺则能生阴，气旺则能生血，乃至妙大经大法，昧者毋得妄议。若不熟读《本草纲目》，而泥于言肺热伤肺之说，定误人矣。若四物者，独能主血分受伤，为气不虚者立也。辅佐之属，若桃仁、红花、苏木、血竭、牡丹皮，血滞所宜，蒲黄、阿胶、地榆、百草霜、棕灰，为血妄崩所宜，乳、没、玄胡、灵脂、凌霄花，为血痛所宜，牛膝、枸杞、苁蓉、锁阳、败龟板，为血虚所宜，乳酪，血液之物，血燥所宜，干姜、桂枝、桂肉，血寒所宜，生地、苦参，血热所宜。此特取其正治大略耳，若触类而长之，则应变无穷矣。牡丹皮、茅根、藕节、侧柏，俱能清血分中火，血药须之。韭汁、郁金、栀子，能清上焦之血。

血见黑即止，水能制火也，古法用棕榈、乌梅、香附、发等烧灰，皆本此。

血不归元，责之胃寒，凉药屡用不效，甘草炙、炮干姜等分，每服三钱，引血归元，妙。

失血蓄妄，必先以快药下之。或问失血复虚，何以当曰血既妄行？迷失故道，不去蓄利瘀，则以妄为常，曷以御之？

诸失血及崩产后，发热潮热，咳嗽脉数，乃是元气虚弱，假热之脉，即东垣所谓内伤，右寸关大而无力，为虚火乘元气之脉是也，须主以人参。然血必由于脾胃先损而患，故脉大而洪，但察其中有胃气，受补可救。设用寒凉之药，复伤脾胃生气，使血反不归源，去死不远矣。

诸失血后渴者，为血渴，十全大补，或黄芪、人参、五味、地黄、麦冬、葛根、枇杷叶，量胃气虚实用之。

胸前有一孔，常出血水，名曰心漏，用嫩鹿茸去毛酥炙，附子炮去皮尖，盐花共末，枣肉丸，每服三十丸，空心酒下。兼治肾虚腰痛。

五窍出血不止，用水喷其面，使惊而神收血止。一童子年十四岁，发热吐血，余谓宜补中气，以滋化源，不信，谓童子未室，何肾得虚。因述丹溪云肾主闭藏，肝主疏泄，二脏俱有相火，而其系上属于心，心为君火，为物所感则易于动，心动则相火翕然而随，虽不交会，其精亦暗耗矣。又《精血篇》云：男子精未通，而御女以通其精，则五体有不满之处，异日有难状之疾，与补中益气汤及六味丸而愈。

一男子咳嗽吐血，热渴痰盛，盗汗遗精，用地黄丸料，加麦冬、五味子治之而愈。后因劳怒，吐紫血块，先与花蕊石散及独参汤，渐愈。每劳则咳血，脾肺肾三脉俱虚大洪数，投补中益气汤及六味丸，全愈。

脾 胃 门

张三锡曰：胃司纳受，脾司运化，一纳一运，化生精血，然后滋荣各脏腑。若饮食失节则胃病，胃病则不能纳，忧思劳役则脾病，脾病则不能磨，脾胃俱病，纳化皆难，而恶心胀满，面黄倦怠，食不消化等内伤症作矣，宜分伤胃伤脾而治。

两伤：面黄体倦，食不消化，恶心不喜食，脾胃两亏也。脉必缓而无力，或气口滑而软，宜运脾消导，二陈、二术、枳实、山楂、麦芽，后补中气。

胃火：寸关脉滑数无力，恶心口干，不喜食，胃有虚火也。二陈、姜汁、炒黄连、麦蘖、枳、术，一二服后加人参。

胃弱：气口脉缓弱，或迟无力，或虚大，呕吐不食，属胃虚有寒，必过服寒凉或生冷所致，宜香砂六君子汤，加厚朴、苍术，甚者加炮姜。

胃中痰：气口脉滑实，呕吐不食，体厚多郁，属湿痰，仍宜吐之，吐定，二陈、二术、香附、川芎，开郁行气。

血郁：气口脉芤，胸间作胀，口作血腥，或胃脘痛，面色痿黄，乃胃口有死血，宜韭汁加酒饮二三杯，觉心下嘈为佳。后以越鞠加血郁药，炒栀子倍之，此过食炙煿厚味，多怒人有之。

脾伤：脾伤则四肢惰怠，饮食不运，宜补以健之，非参、术、白芍不能补脾，非山楂、麦蘖、枳实无以助其健运，明哲类而推之也。

食滞：关脉沉缓，能食不能运化，停滞心下，痞闷嗳气，咽酸如败卵臭，乃脾弱食滞也，宜消导健脾，二陈、枳、术、厚朴、山楂、麦蘖。食下，宜补中气。平时食不消化，枳、术最妙。随症加减：痰加半夏，火加黄连、栀子，寒加砂仁。

脾久病宜补中：久病后，或吐泻后，食不消化，脉涩或弦而无力，属脾家阴血少，津液不能润濡，以致转化失常，宜养血润燥，健脾，下焦通利，津液四布，自复。四肢怠堕，面黄，手心热，脉缓大无力，自属内伤，补中益气汤正药。久病不食，或食不消化，痰多，或过服克伐药，致损脾胃，六君子汤最捷。

脾胃忌苦寒：脾胃两伤，纳化皆难，或吐或泻，面色痿黄，体倦不支，参苓白术散佳，病后调理最妙。百病皆以胃气为主，况病后乎？昧者不知，谬以黄柏、知母用滋阴气，苦寒伤胃，转变他症矣。

老年或久病，脾胃不和，食少不磨，或吐或泻，补脾药中加砂仁、肉蔻、破故纸妙。良由下焦元阳虚，不能熏蒸，惟行降令，如釜中无火也。二神丹治五更肾泻，大获奇验，亦是此意。

薛立斋法：补脾不若补肾，用八味丸以补命门相火，虚则补其母也。健脾药不应，用之屡验。浅见者，去桂、附，即不妙。

胃中湿痰宜升举：肥人体倦，脾胃不和，食少饱闷，胃中有

70

湿痰也，宜燥之，二陈、二术、香附、厚朴，少佐枳实，气下行加升、柴。丹溪谓升柴二术二陈汤，能使大便润而小便长。殆为湿痰郁于中焦，以致清阳不升，浊阴不降，痞塞填满，二便阻塞而设，二术燥脾湿，二陈化痰，升、柴引清气上升，清气一升，浊气自降，郁结开通，津液四布，湿流燥润，而小便长矣，非至精至神，孰能臻此妙境？末学肤见，谬指为迂，或谓古法不宜于今，诚为可笑。

瘦人健脾兼养血：瘦人脾胃不和，传化失常，大便干燥，口时燥，心下饱闷，多属血虚，宜健脾兼养阴血，忌渗涌分利，白术、白芍、陈皮、炙甘草、麦芽、厚朴、姜制黄连、当归、知母、麦冬、花粉之类。

健脾大义：养胃必用参、术，健脾必用枳、术。健者，运也，动也。脾气不运，而助其力，以健运也，与天行健之健同。

平土：脾胃属土，土气太过曰敦阜。人之中焦，湿热盛即是有余，须平胃、五苓之类平之，此邪盛也。若后病，或禀赋怯弱，生冷油腻伤其脾胃，而虚闷痞满不食者，必以白术为君，茯苓、陈皮、枳、朴等和中药为佐。脾胃喜香甘，常以陈土炒白术、炒麦蘖、炙甘草、陈皮、炒扁豆、人参，加姜、枣煎服，养胃进食，殊验。喜食而运行迟者，以枳、术加神曲、山楂、二陈，随症加减。宿砂、白豆蔻辛香，俱能快膈开胃，第性稍温，恐积温成热，无火者宜之。胃弱，面青白淡黄，手冷，脉缓，少加于参、苓、术、草中，最妙，二三服而止。食少迷闷，辄欲小便，倦怠者，即是元气下陷，补中益气汤倍升、柴。膈间痞闷，不食，面惨，脉沉，自是气郁，当从郁结治。

虚则补母：补脾胃药，须入养心药，盖火能生土也，古方用益智，正是此意。

脾既不能健运，传化失常，胸膈痞闷，悉由七情拂郁，饥饱失时，膏粱厚味，酿成痰火，以致脾为所困，力不能胜乃尔，必以白术补脾和中渗湿为君，枳实消导化痰清火为臣，二味乃健脾之至药也。然所感不同，为病亦异，余每因人加减，验有六法，神而明之，存乎人，又不可执一也。昧者偶得一效，辄局信之，不知宜于此者，必防于彼，妙在合宜耳。

[益气健脾丸]

脾弱不能运化，四肢倦怠，面色痿黄，口淡耳鸣，食少宜此。

人参三两　白术三两　陈皮两半　炙甘草八钱　枳实两半　白茯苓二两

大便泻加山药、扁豆、炒莲肉，甚者加肉豆蔻。

[化痰健脾丸]

脾胃弱而有痰者宜之。

人参　白术各三两　枳实一两　半夏　陈皮　胆星各一两五钱　蛤粉一两　赤茯两半

神曲糊丸。

[清火健脾丸]

脾胃弱，食少嘈杂，恶心，有火症者宜之。

白术三两　枳实一两　半夏　陈皮各一两五钱　炒栀子一两　炒黄连五钱

水丸。

[舒郁健脾丸]

多抑郁人，心下不舒，食少倦怠，妇女用此最宜。

白术四两　枳实二两　香附五两　川芎一两五钱　陈皮　神曲各两半

神曲糊丸。

[养荣健脾丸]

血少，肠胃枯涩，口干便秘，皮肤干燥，食不能运，妇人经血干涸，色淡来少。

人参　白术各四两　枳实两半　当归　白芍各二两　抚芎一两
麦门冬二两　柏子仁一两

生地煎汤，熬膏，丸。

［健脾丸］

如无别症，只是食后不便传化，因而食少，用此。

人参　白术各四两　枳实三两　山楂一两五钱　麦芽一两　陈皮
一两

神曲糊丸。易老法，用荷叶煮陈米饭为丸，取上升之义，最
妙。

二陈汤见痰门　越鞠丸见郁门　补中益气汤见内伤门

［平胃散］

治中焦湿盛，呕吐痰水，胸膈痞滞，脾胃不和，饮食不甘。

厚朴炒　陈皮汤洗，去白，各三两　茅山苍术米泔浸一宿，去皮，
晒干，五两　甘草一两　生姜汁三两　小枣一百枚，去核

用水五升，煮干，捣作饼子，晒干，为末。每服二钱，盐汤
点服，久泻，用乌梅生姜汤调。

［六君子汤］

治脾胃不和而有痰。

二陈加人参、白术，姜、枣煎。随症加减。

［参苓白术散］

治脾胃虚弱，饮食不进，呕吐泻利，大病后，扶助脾胃，
极妙。

人参　白术　白茯　山药　白扁豆去壳，姜炒，各一两五钱　甘
草　桔梗开提清气　薏苡仁　莲肉各一两

上为细末，每服二钱，枣汤调下。

余常加炒麦芽一两，砂仁三钱，山楂肉五钱，为丸，每每获
效。有痰加半夏八钱。

一人曾用有效，莲肉、苍术各四两，同上药入，洗净，猪肚

73

中缝紧，煮极烂，捣为丸，想此人必脾弱多燥结，乃补润之。古方道宁纯阳丹法同此，但药多燥，又有三棱、蓬术，恐非脾弱者所宜，兹不取焉。

健脾丸必以枳、术为主，因病加减，或加砂仁，或加橘、半，或加炒黄连、栀子等药，应变而制也。

[经验健脾丸]

白术四两　陈皮二两　枳实二两，麸炒　山楂　麦芽各一两　神曲炒，一两　人参两半　厚朴五钱

有火加姜汁、炒黄连，肝火盛克脾，用吴茱萸、炒黄连五钱。

三锡曰：命门火衰，不能生土，先贤未之，及至薛新甫乃表而出之。常见中年人下焦元阳虚，不能上蒸腐熟水谷，因而食少，或五更作泻，往往作脾治罔效。遵用二神丹及八味丸，大获奇功。此发前人之所未发也，特为拈出。医案张廷评汝翰胸膈作痞，饮食难化，一服枳术丸，久而形体羸瘦，发热口干，脉浮大而微。用补中益气加姜、桂，诸症悉退，惟见脾胃虚寒，遂用八味丸补命门火。不月而饮食进，三月而形体充。此症若不用此丸，多变腹胀喘促，腿足浮肿，小便淋沥等症，急用济生加减肾气丸，亦有得生者。

《瑞竹堂方》谓：二神丹虽兼脾肾治，但无斡旋，往往加木香以顺其气，使之斡旋，空虚仓廪，仓廪空则能受物，屡效。

脾上交于心，下交于肾，不能食是戊己虚也。火乃土之母，故以破故纸补之，肾为癸水，以肉豆蔻厚肠，胃为戊土，戊癸火化是为补土母之药也。杨仁斋云：脾肾交通，则水谷自消化。严用和云：人之有生，不善摄养，房劳过度，真阳衰虚，坎水不温，不能上蒸，脾土冲和失布，中焦不运，是致饮食不进，胸膈痞塞，或不食而胀，或食而不化，大腑溏泄。古云补肾不如补脾，予谓补脾不如专补肾。肾气若壮，丹田火盛，上蒸脾土，脾

土温和，中焦自治，膈开能食矣。

戴复庵曰：脾运食化，脾气不足，故不喜食。宜启脾丸、煮朴丸，若虚极不进食，兼补土，宜芎香醒脾、六君子加砂仁、藿香，若虚寒不进食，理中汤。未效，加附子，下焦元阳虚，致脾不运者，鹿茸橘皮煎丸。

三锡曰：脉小气弱，倦怠食少，人俱知为虚矣。至于脉大饱闷，有似食滞，克伐乱投，郁闷转甚，惟智者辨之，昧者忽矣。

内　伤

张三锡曰：劳役过度，饮食不节，中气受伤，虚火炎上，亦作寒，头痛发热，身痛，有类外感，先贤因命此名以别之。今人春末夏初，病此者比比皆是，俗名注夏，《内经》称为解㑊，乃火乘元气，内伤症也。往往误作外感汗下，反伤元气，虚火转盛，津液枯竭，舌燥口干，虚热发斑，误认为实，死亦不悔，悲哉悲哉。若将东垣内外伤辨潜心玩味，临病自无忒矣，详记于下。

内外伤辨

东垣曰：人迎脉大于气口为外感；气口脉大于人迎为内伤，虽大无力，大为火乘元气，无力为虚。外感，寒热齐作而无间；内伤，则寒热间作而不齐。外伤恶风，乃不禁一切风寒；内伤恶风，惟恶些小贼风。外伤恶寒，虽近烈火而不除；内伤恶寒，得就温暖即解。外伤则邪气有余，出言壮厉，且先轻而后重；内伤则正气不足，出言懒怯，且先重而后轻。外伤症见在鼻，故鼻气不利而壅盛有力；外①伤者则不然，外①伤症见在口，故口不知味而腹中不和。外伤则手背热而手心不热，内伤则手心热而手背

---

① 外：原作“内”，据上下文意，径改。

不热。外伤热发于皮肤怫怫然，明其热在外也；内伤热出于肌肉蒸蒸然，明其热在内也。以此别之，则判然矣。苟或内伤、外感兼病者，宜细心求之。若见内症多者，则是内伤重而外感轻，宜以补养为先；若见外症多者，则是外感重而内伤轻，宜以发散为急。丹溪曰：世之病此者良多，但有挟痰者，有挟外邪者，有热郁于内而发者，皆以补养元气为主，看所挟而兼用药。气虚甚者，必少加附子，以行参、芪之功；挟痰者，补中益气，多加半夏，以竹沥、姜汁传送。

寸关急大而数无力，或热或不热，手心必热，四肢倦怠，头时痛，乃内伤元气病也。《脉法》曰：右寸气口脉急大而数，时一代而涩，涩为肺之本脉，代者元气不相续，此饮食失节，劳役过甚，太虚之脉也。

关脉大而数，数中见缓，时一代也，此不大劳役之脉。

关脉损弱，甚则隐而不见，但内见脾脉之大数微缓，时一代，此饮食失节，寒温失所之脉也。

关脉沉而滑，乃宿食不消之脉也。

三锡曰：历诊内伤之脉，右寸关必大，初诊似滑，按即软而无力，左脉平和不数。亦有弱者，但小于右手耳，乃气弱火盛之脉。数大为虚火，无力为气弱，若认为有余之火，用寒凉药，则愈伤中气，火转甚矣。又有误为气口紧盛为食滞者，然虽疑似，以有力无力，形状迥别，又须以所兼之症参之，方可下手。若是宿滞，心下必饱闷，咽酸嗳气，神壮而不倦；若倦怠、懒言、无力，不痞不饱，自是内伤。东垣曰：火者元气之贼，火与元气不两立，一胜则一负。经曰：壮火食气。东垣曰：虚火可补，参、芪之属。所以补中益气，乃治虚火之圣药也。

若元气既虚，复伤食停滞中膈，作饱恶心，或发寒热，乃是不足中之有余兼见内伤倦怠等症，寸关必滑，当助脾消导，不可过用克伐，详见伤食门。

左脉浮大，兼外感症，右脉亦大无力，或有汗或无汗，身倦怠，懒于言动者，为内伤挟外感，当看孰急，标本治之，大抵不宜大汗下，或只以补中益气汤为主。在表当汗者，加苏叶、羌活、川芎、葛根之类，随症加减汗之，在半表半里，对小柴胡解毒之类，在里当下者，加酒洗大黄，从轻下之。高年及产妇感冒，同法。

[补中益气汤]

黄芪一钱　人参病甚者，一钱　炙甘草五分或七分　白术　当归各七分　陈皮五分　升麻　柴胡二味酒炒，各三分，多汗蜜拌炒

用姜、枣煎。

脾胃一虚，肺气先绝，故用黄芪以实腠理，不令自汗出也。上气喘促，损其元气，用人参以补之。心火乘脾，用炙甘草之甘温，以泻火热而补胃中元气，若脾胃急痛，腹中急迫者，宜多用之。此三味，除湿热烦热之圣药也。白术苦甘温，除胃中热，利腰脐间血；升麻、柴胡苦平，味之薄者，升胃中之清气，又引黄芪、甘草甘温之气上升，能补卫气之散解，而实其表，又缓带脉之数急；用当归以和血脉，橘红以理胸中之气，又能助阳气上升以散滞气，助诸甘辛为用。或少加黄柏以救肾水，而泻阴中之伏火也。表热者一二服，气和微汗而愈。如咽干者，加干葛；如心刺痛，乃血不足，加当归；如精神短少，加人参、五味子；如头痛，加蔓荆子，痛甚加川芎，顶痛脑痛，加藁本、细辛；有痰，加半夏、生姜；如咳嗽，夏加五味、麦门冬，秋冬加藕节、麻黄，春加佛耳草、款冬花，久嗽，肺中伏火，去人参。如食不下，乃胸中有寒，或气涩滞，加青皮、木香、陈皮，寒月加益智、草豆蔻，夏月更加芩、连，秋加槟榔、砂仁。如心下痞闷，加芍药、黄连。如腹胀，加枳实、木香、砂仁、厚朴，天寒加生姜、肉桂。如腹痛，加白芍、甘草，有寒加桂心，夏加干葛、黄芩、芍药，冬加益智、草豆蔻、半夏。如胁痛或缩急，加柴胡、

甘草。如脐下痛，加熟地黄，不已，乃是寒也，加肉桂。如大便闭塞，加当归、大黄。如脚乏力或痛，加黄柏、防己，无力而软加牛膝、杜仲。如心气浮乱，以朱砂安神丸镇固之则愈。

三锡曰：此方加减法，原为中气不足而有火者设，余尝治脾胃两虚，食不甘且不化者，减当归，加麦蘖、神曲、山楂，大获奇验。第下焦阴虚火盛者不宜服，详见虚损门。

[朱砂安神丸]

黄连一两五钱　朱砂一两　酒生地　酒当归身　炙甘草各五钱

上为细末，汤浸，蒸饼，为丸如黍米大，每服十五丸，津唾下。

[调中益气汤]

其脉弦洪缓而沉，按之中之下得，时一涩，其症四肢倦怠，肢节烦疼，难以屈伸，身体沉重，烦心不安，忽肥忽瘦，口失滋味，腹难舒伸，大小便清利而数，或上饮下便，或大便涩滞不行，一二日一见，夏月飧泄，米谷不化，或便后见血，或见白脓，胸满短气，膈噎不通，或痰嗽稠黏，口中沃沫，食入反出，耳聋耳鸣，目中溜火，视物昏花，睊肉红丝，热壅头目，不得安卧，嗜卧无力，不思饮食，此药主之。

即补中益气汤减当归、白术，加苍术五分、木香二分。

水二钟，煎一钟，空心温服，宁心绝思，药必神效，盖空心，病在四肢，诸脉皆会于旦故也。如时见躁热，乃下元阴火蒸蒸发也，加生地二分、黄柏三分。大便虚坐不得，或了而不了，腹中逼迫，血虚血涩也，加当归三分。如身体沉重，虽小便数多，亦加茯苓二分、苍术一钱、泽泻五分、黄柏三分。如胃气不和，加半夏五分、生姜三片。有嗽，加生地二分。如痰厥头痛，非半夏不除，此足太阴脾经所作也。如兼躁热，加黄柏、生地各三分，如无上症，只服前药。如恶寒腹中痛，加桂心三分，去芩，名桂枝芍药汤。如冬月腹痛，不可用芍药，盖酸收且寒故

78

也，只加干姜二分、生姜制半夏七分。如秋冬之月，胃脉四道为冲脉所逆，并胁下少阳脉二道而反上行，病名厥逆。《内经》曰：逆气[①]上行，满脉去形。明七神昏绝，离去其形而死矣。其正气上冲，不得息而喘息有音，加吴茱萸五分或一钱，汤泡去苦水，观厥气多寡而用。如夏月有此症，为大热也，盖此病随四时寒热温凉，又宜以黄柏、黄连、知母俱酒制，等分细末，白汤丸桐子大，每服二百丸，空心白汤下。仍多饮白汤，少时以羹饭压之，使不停滞于中焦，直至下元，以泻冲脉之邪也。大抵治饮食劳倦之脉，乃虚劳与七损症也，当用温平、甘多辛少之药治之，是大法也。

[升阳顺气汤]

治饮食不调，劳役所伤，腹胁满闷短气，遇春则口淡无味，遇夏虽热犹有恶寒，饥则常如饱，不善食冷物。

即补中益气汤去白术，加草豆蔻四分、黄柏三分、神曲三分。

夫脾胃不足之症，须用升、柴苦平。味之薄者，阴中之阳，引脾胃清气行于阳道及诸经，生发阴阳之气以滋春气之和，又引黄芪、人参、甘草，甘温之气味上行，充实腠理，使阳气得卫外而为固也。凡脾胃之药，多以升阳补气名之者，此也。

[当归补血汤]

治肌热燥热，烦渴饮引，目赤面红，昼夜不息，其脉洪大而虚，重按全无。《内经》曰：脉虚血虚。仲景曰：血虚发热。症像白虎，惟脉不长实为辨耳，误服白虎，必死。此病得之于饥困劳役。

黄芪一两　当归酒洗，二钱

水二钟，煎一钟。食前温服。

---

① 逆气：《素问·阴阳应象大论》作"厥气"。

[益胃升阳汤]

肺及脾胃虚，则怠惰嗜卧，四肢不收，时值秋燥令行，湿热稍退，体重节痛，口燥舌干，饮食无味，大便不调，小便频数，不欲食，食不消，兼见肺病，洒淅恶寒，惨惨不乐，面色恶而不和，乃阳气不伸故也，当升阳益气。

黄芪一钱　半夏　人参　甘草炙，五分　独活三分　防风三分，四肢不收以辛温散之　白术三分　白芍何故秋旺，人参、白术、白芍反补，盖因脾虚肺最受邪，故因时而补，易为力也　羌活三分　橘红二分半　茯苓小便利、不渴勿用　柴胡二分　泽泻二分，不淋秘不用　黄连一分

姜五片，枣二枚，早饭后服，药后，如小便罢而病加，是不宜利小便，去茯苓、泽泻。如方喜食一二日，不可饱食，恐胃再伤，以药力尚少，脾胃之气不得转运升发也，须滋味之食，或美食助其药力，益升浮之气而滋其胃气，慎不可频食，以损药力，而助邪气之降沉也。可以少役形体，使胃与药得转运升发，慎勿太劳役，使气复伤，若脾胃得安静尤佳。若胃气稍强，少食佳，果以助药力。经曰：五果为助，是也。

[双和散]

补血益气，治虚劳少力，不热不寒，温而有补。方用四物加黄芪六分，甘草炙、肉桂各四分，姜、枣煎服。大病后血虚气乏者，以此调理妙。

四肢怠惰，食不甘，虚火炎上，手足心热，身亦时热，劳役饮食失节者，极多。世误以为肾虚，用坎离药，胃气转伤，害人殊甚。大凡足三阴虚，多缘饮食劳役，以致肾不能生肝，肝不能生心，而害脾土，不能食，化源乏滋，但补脾土，则金旺水生，木得平而虚火息矣。

有人数伤风，鼻塞流涕，嚏喷，是肺脾两虚，腠理不密也。愈发则愈虚，愈虚则愈感，惟补中益气汤能治之。

薛新甫曰：凡人元气素弱，或因起居失宜，或因饮食劳倦，

或因用心太过，致遗精白浊、自汗盗汗，或内热发热，或口干作渴，喉痛舌裂，或胸乳膨胀，胁肋作痛，或头颈时痛，眩晕眼花，或心神不宁，寤而不寐，或小便赤涩，茎中作痛，或便溺余沥，脐腹阴冷，或形容不充，肢体畏寒，或鼻气急促，一切热症，皆是无根虚火，但服十全大补加五味、麦门，固其根本，诸症自息，若急于降火攻痰，则误矣。

一人脾胃素弱，饮食劳倦，腹痛胸痞，误用大黄等，反加谵语烦躁，头痛，喘汗，吐泻频频，时或昏愦，脉大无伦，与六君子汤加炮姜，四剂而安。但倦怠少食，口干发热，六脉浮数，浮为气虚，数为血虚，大剂补中益气汤，十服愈。

凡人饮食劳倦，起居失宜，见一切火症，悉属内真寒而外假热，故肚腹喜暖常以热手按，口畏冷物，此形气病，气俱属不足，法当纯补元气为主。

中年后齿缝胀，皆气虚而火泛上，补中自愈。

怠惰嗜卧

东垣曰：脉缓，四肢怠惰不收，嗜卧，或大便泄泻，此湿胜，从平胃散。又云：怠惰嗜卧，有湿，胃虚不能食，或沉困，或泄泻，加苍术，自汗加白术，食入则困倦，精神昏冒而欲睡者，脾胃虚故也，六君子加神曲、麦芽、山楂之类，四肢怠惰，人参补气汤。

丹溪曰：脾胃受湿，沉困无力，怠惰嗜卧，半夏、白术。肥人是气虚，宜人参、二术、二陈。亦有体厚而湿痰胜，作麻倦软者，二术、二陈加滑石、秦艽。黑瘦人脉弦数，是血虚有热，四物加酒芩、白术。饮食太过，转运不调，枳实、白术。

身 重

东垣云：身重者湿也，补中益气，加去桂五苓散，肥人多湿痰与气虚。洁古曰：起卧不便，谓之湿，身重是也，小柴胡汤、黄芪芍药汤。仲景云：风湿脉浮，身重汗出恶风，防己黄芪汤。洁古曰：夏月中风湿，身重如山，不能转侧，除风胜湿去热为主。仲景曰：肾着之病，其人身体重，腰中冷如坐水中，形如水状反不渴，小便自利，饮食如故，病属下焦，身劳汗出，表里冷湿，久久得之，腰以下冷痛，腰重如带五千钱，甘姜苓术汤主之。脾胃虚弱，元气不能荣于心肺，四肢沉重，食后昏闷，参术汤主之。

补中益气汤，参、芪、术、草，佐升麻、柴胡虽引药上补阳气，亦取其升胃气也。《纲目》曰：人五十以后，其气消者多，长者少，降者多，升者少，秋冬之令多，春夏之令少。若禀受弱，又兼劳碌饥饱，必多内伤症，倦怠，手心热，自汗，食少，饭后转剧，头目沉重，大便或秘或溏，小便频数，是也。

[防己黄芪汤]

防己　黄芪　白术　甘草

水一钟，姜、枣煎至七分，温服。

[黄芪芍药汤]

黄芪　甘草　升麻　葛根　羌活　白芍

白水煎服。

[甘姜苓术汤]

甘草　白术　干姜　茯苓

白水煎服。

[参术汤]

即补中益气汤去白术，加苍术、黄柏、青皮、神曲。

小柴胡汤见伤寒门

二　卷

虚　损　门

五脏六腑，气血不足为虚，虚甚，脏腑经络有亏为损，宜分脏腑气血。

《灵枢经》曰：气虚则恶寒，血虚则发热。此诊虚症三昧语。

气虚脉必缓而无力，即《难经》所谓至脉之为病也。

血虚脉必数而无力，即《难经》所谓损脉之为病也。

褚澄曰：心肺损而色败，肾肝损而形痿。

心肺属阳在上，故损则色败，肾肝属阴在下，故损则形痿。

《难经》曰：一损损于皮毛，皮聚而毛落；二损损于血脉，血脉虚少，不能荣于五脏六腑也；三损损于肌肉，肌肉消瘦，饮食不能为肌肤；四损损于①筋，筋缓不能自收持；五损损于骨，骨痿不能起于床。反此者，至脉之为病。从上下者，骨痿不能起于床者死，谓从肺而之肾也。从下上者，皮聚而毛落者死，谓从肾而之肺也。

损其肺者，益其气；损其心者，调其荣卫；损其肝者，缓其中；损其脾者，调饮食，适其寒温；损其肾者，盖其精，此治损之法也。

---

① 肌肉，肌肉消瘦，饮食不能为肌肤；四损损于：原脱，今据《难经》补此十七字。

脉来软弱濡缓迟微，或虚大无力，为气虚。上半日转剧，倦怠心烦，反觉火上炎；下午即安，手冷面白色，悉属气虚。用补中益气之剂。

脉涩数芤细，逼指空大，为血虚。甚于下午及夜，身恒热，瘦而憔悴，色黑，两颊赤，便涩，口鼻干。四君子汤，治气虚药也。四物汤，血虚药也。八物汤，治气血两虚药也。六君子汤，治气虚挟痰药也。十全大补汤，治气血两虚有寒药也。补中益气汤，内伤脾气，中气不足药也。天王补心丹、柏子养心丸，治心虚药也。人参膏，治肺虚药也。六味地黄丸、坎离丸，治肾经阴虚药也。

五脏之中，肝常有余，古人略补肝之剂。虚而热在上者，八物加片芩、麦门冬。虚而热在中者，八物加炒黄连、栀子。虚而热在下者，八物加酒黄柏、知母。虚而热在外者，八物加软柴胡、地骨皮。虚而有痰者，八物加陈皮、贝母，或姜制半夏、花粉。虚而脾不运者，八物去地黄，加陈皮、山楂、麦芽、神曲、香附、砂仁之类。此特示其端倪耳，临病增损，原无一定。

丹溪方：老年人虚损，但觉小水短少，即是病进，宜人参、白术为君，牛膝、芍药为臣，陈皮、茯苓为佐。春加黄芩、麦门，秋冬加归、贝，倍生姜。一日一帖，小水如旧乃佳，此老人颐养捷法也。

阴虚发热咳嗽，世人往往用坎离而百无一效者，何哉？盖阴既亏矣，火必上炎，而川芎、当归，皆味辛大温，非滋阴降火之药，又川芎上窜，尤非虚炎短乏者所宜，地黄泥膈，非食少胃弱痰多者所宜。黄柏、知母，苦辛大寒，虽曰滋阴，其实燥而损血。虽曰降火，其实苦先入心，久而增气，反能助火，至于败胃，所不待言。常以薏米、百合、天冬、麦冬、桑皮、地骨皮、牡丹皮、枇杷叶、五味子、酸枣仁之类，佐以生地汁、藕汁、乳汁、童便等。如咳嗽则多用桑皮、枇杷叶，有痰则多用贝母，有

84

血则多用薏苡至七八钱，而麦冬为之主，以保肺金而滋其源，无不应手获效。

肾阴亏损，骨痿不能行，宜加味虎潜丸。

气虚，生脉散，不言白术。血虚，三才丸，不言四物。大凡虚弱人，须以人补人，河车、人乳、红铅俱妙。须缓心和气人，可用，粗暴者，恐反助火也。

服乳须择谨慎妇人，头生无病者，屏除一切厚味，只以糯米粥、猪肚蹄汤，将养酝造三二日佳。李时珍曰：人乳无定性，随饮食性气而变。然乳是血所化，惟阴血燥涸者宜，脾胃弱作泻者，恐增痰作泻。牛乳亦同，性第平尔。

韩飞霞曰：人参炼膏，回元气于无何有之乡，一切产后病后，及痈疽出脓后，元气未复者，大获奇验。第王道无近功，粗心者，难以语此。

肺气虚而咳嗽，自汗，脉缓不食，当先补脾，所谓虚则补其母也。

虚弱发热，有气虚、血虚之分，气虚则昼甚而自汗倦怠，当补中益气，血虚则盛于下午，脉数疾，口燥渴，当养血滋阴。今人但见发热，即用柴胡，不知柴胡走泄之药，惟肝胆有实火者宜之，或补养药用酒制为佐，以清肌表之热，同牡丹皮、地骨皮用可也。

[补肾丸]

黄柏　龟板各二两　杜仲同上酥炙　牛膝　陈皮各二两　干姜冬加五钱　五味子八钱

上为细末，姜汁糊丸或酒糊丸，温酒或白汤下。

[补天丸]

紫河车一具，即胎衣，古方不分男女，惟初胎者佳，如不可得，但求肥盛无病妇人俱可。长流水洗净，酒煮捣膏，顿熟，篾笼烘者稍热或以前补肾药末，酒糊丸，或以六味地黄丸加用，亦可任病加减。

虚劳者，当以骨蒸药佐之，气虚加补气药。血虚加补血药。

虚劳之疾，百脉空虚，非黏腻之物，填之不能实也，宜用人参、黄芪、地黄、二冬、枸杞、五味，各煎膏，另用青蒿，以童便熬膏，及生地汁、白藕汁、人乳、薄荷汁，隔汤炼过，酌定多少，并鹿角胶、霞天膏，和合成剂。每用数匙，汤化服之。如欲行瘀血，加入醋制大黄末、玄明粉、桃仁泥、韭汁之属，欲止血，加京墨，欲行痰，加竹沥，欲降火，加童便。

虚劳之症，大抵心下引胁俱痛，不能卧，止一边卧，盖滞血不消，新血无以养之也，尤宜膏子，加韭汁、桃仁泥。呼吸少气，懒言，无力动作，目无精光，面色㿠白，皆兼气虚，用麦冬、人参各三钱，橘红、炙甘草各半两，五味子二十一粒为极细末，水浸蒸饼为丸，鸡头子大，每细嚼一丸，津液咽下，名补气丸。

治心肺损及胃损，饮食不为肌肤，宜益气和血，调饮食，十全大补汤。治肾损骨痿，不能起于床，宜益精补肾，金刚丸。治肾肝损，骨痿不能起于床，宜益精。筋缓不能收持，宜缓中，牛膝丸。治肝肾损及脾，食谷不化，宜益精缓中，消谷，煨肾丸。如阳盛阴虚，肝肾不足，房室虚损，形瘦无力，面多青黄而无常色，宜荣血养肾，地黄丸。

如阳盛阴虚，心肺不足，及男子妇人面无血色，食少嗜卧，肢体困倦，宜八味丸。如形体瘦弱，无力多困，未知阴阳先损，夏月宜地黄丸，春秋宜肾气丸，冬月宜八味丸。病久虚弱，厌厌不能食，和中丸。

肝劳：尽力谋虑而成。虚寒则口苦骨疼，筋挛烦闷，宜续断汤，灸肝俞。实热则关格牢涩不通，眼目赤涩，烦闷热壅，毛悴色夭，宜羚羊角散。

心劳：曲运神机而成。虚寒则惊悸恍惚，神志不足，宜远志饮子、酸枣仁汤。实热则口舌生疮，大小便秘涩，宜黄芩汤。

脾劳：意外过思而成。虚寒则气胀咽满，食不下，噫气，宜白术汤、生嘉禾散、大健脾丸。实热则四肢不和，胀满气急不安，宜小甘露饮。

肺劳：预事而忧所成。虚寒则心腹冷气，胸满背痛，吐逆，宜温肺汤。实热则气喘，面目苦肿，宜二母汤。

肾劳：矜持志节所成。虚寒则遗精白浊，腰脊如折，宜羊肾丸。实热则小便黄赤涩痛，阴生疮，宜地黄丸。

肝伤筋极：虚则手足拘挛，腹痛，指甲痛，转筋，宜木瓜散，当归、枸杞、续断。实则咳而胁下痛，脚心痛不可忍，手足甲青黑，宜五加皮汤。

心伤脉极：虚则咳而心痛，咽肿，喉中介介如梗，宜茯神汤，远志、酸枣仁、朱砂、龙齿。实则血焦发落，唇舌赤，语涩，肌瘦，宜麦门冬汤。

脾伤肉极：虚则四肢倦，关节痛，不食，阴引肩背皆强，宜半夏汤，豆蔻、厚朴、陈皮、益智。实则肌肉痹，腠①理开，汗大泄，四肢缓弱急痛，宜薏苡仁散。

肺伤气极：虚则皮毛焦，津液枯，力乏，腹胀，喘息，宜紫菀汤，人参、黄芪、白石英。实则喘息冲胸，心恚腹满，热烦呕，口燥咽干，宜前胡汤。

肾伤骨极：虚则面肿垢黑，脊痛气衰，毛发枯槁，宜鹿角丸，益智仁、五味子、鹿茸。实则面焦耳鸣，小便不通，手足痛，宜玄参汤。

脏腑气虚，视听已卸，精极：虚则遗精白浊，体弱，小腹急，茎弱核小，宜磁石丸，鹿茸、苁蓉、破故纸、龙骨、人参、附子、钟乳。实则目昏毛焦，虚热烦闷，泄精，宜石斛汤。

---

① 腠：原作"凑"，音近形近而误，径改。

《古今录验》五蒸汤：甘草炙一两，茯苓三两，人参二两，干地黄三两，竹叶二把，葛根三两，知母二两，黄芩二两，粳米二合，石膏五两，碎石十味，㕮咀。以水九升，煮小麦一升，至六升，去麦入药，煎至二升半，分三服。实热加黄连、黄芩、黄柏、大黄。虚热加乌梅、秦艽、柴胡，气也；青蒿、鳖甲、蛤蚧、牡丹皮、小麦，血也。

二十三蒸主治加法于后：

肺蒸鼻干，加乌梅、紫菀、天门冬、麦门冬。

皮蒸舌白唾血，石膏、桑白皮。

肤蒸昏昧嗜睡，牡丹皮。

气蒸遍身气热，喘促鼻干，人参、黄芩、栀子。

大肠蒸鼻右孔干痛，芒硝、大黄。

心蒸舌干，加黄连、生地黄。

血蒸发焦，地黄、当归、桂心、童子小便

脉蒸唾白浪语，经络溢，脉缓急不调，当归、生地黄。

小肠蒸下唇焦，木通、赤茯苓、生地黄。

脾蒸唇焦，加芍药、木瓜、苦参。

肉蒸食无味而呕，烦躁不安，芍药。

胃蒸舌下痛，石膏、粳米、大黄、芒硝、葛根。

肝蒸眼黑，加前胡、川芎、当归。

筋蒸甲焦，川芎、当归。

胆蒸眼白失色，柴胡、栝蒌。

三焦蒸乍寒乍热，石膏、竹叶。

肾蒸两耳焦，加石膏、知母、生地黄、寒水石。

脑蒸头眩，闷热，羌活、地黄、防风。

髓蒸髓沸骨中热，当归、地黄、天门冬。

骨蒸齿黑，腰痛，足逆冷，疳虫食脏，鳖甲、当归、地骨皮、牡丹皮、生地黄。

肉蒸_{肢细跌肿，脏腑俱热}，石膏、黄柏。

胞蒸_{小便黄赤}，生地黄、泽泻、茯苓、沉香、滑石。

膀胱蒸_{左耳焦}，泽泻、茯苓、滑石。

凡此诸蒸，皆因热病后，食肉油腻，行房饮酒，犯之而成。久蒸不除，变成疳病即死矣。《珍珠囊》云：地为阴，骨为里，皮为表，地骨皮泻肾火，牡丹皮泻包络火，总治热在外，无汗而骨蒸。知母泻肾火，治热在内，有汗而骨蒸。四物汤加二皮，治妇人骨蒸。《证治要诀》云：五劳皆因不量才力，勉强云为，忧思过度，嗜欲无节，或病失调将，积久成劳。其证头旋眼晕，身疼脚弱，心怯气短，自汗盗汗，或发寒热，或五心常热，或往来潮热，或骨蒸作热，夜多恶梦，昼少精神，耳内蝉鸣，口中无味，饮食减少，此皆劳伤之证也。五脏虽皆有劳，心肾为多，心主血，肾主精，精竭血燥，则劳生焉。治劳之法，当以调心补肾为先，不当用峻烈之剂，惟当温养滋补，以久取效，天雄、附子之类投之，适足以发其虚阳，缘内无精血，不足当此猛剂，然不可因有热，纯用甜冷之药，以伤其胃气。独用热药者，犹釜中无水而进火也，过用冷药者，犹釜下无火而添水也，非徒无益，而又害之。宜十全大补汤或双和汤，或人参养荣汤、七珍散、乐令建中汤，皆可选用，间进双补丸。

上所列五劳六极二十三蒸，诸治法，亦略备矣。然当以脾肾二脏为要，何以言之？肾乃系元气者也，脾乃养形体者也。经曰：形不足者，温之以气。谓真气有少火之温，以育形体，然此火不可使之壮，壮则反耗真气也，其火之壮少，皆在两肾间。经又曰：精不足者，补之以味。五味入胃，各从所喜之脏而归之，以生津液，输纳于肾者。若五味一有过，反成其脏有余，胜克之祸起也。候其五味之寒热，初在脾胃，次在其所归之脏，即当补其不足，泻其有余。谨守精气，调其阴阳，使神内藏。夫如是，则天枢开发，而胃和脉生，故荣卫以周于内外，无不被滋养，而病愈也。

[四君子汤]

治气虚。

人参五钱　白术一两　茯苓一两　甘草三钱

每服四五钱，水煎服。

[四物汤]

治血虚。

川芎　当归各五钱　芍药一两　熟地一两二钱

用水煎，每服五钱。

[八物汤]

四君四物相合，治气血两虚。

[十全大补汤]

治气血两虚，脾弱，手足逆冷，脉沉微，无火症者，即八物加黄芪、肉桂、姜、枣煎服。

[还少丹]

大补心肾脾胃，一切虚损，神志俱耗，筋力顿衰，腰脚沉重，肢体倦怠，血气羸乏，小便浑浊。

干山药　牛膝酒浸　远志去心　山茱萸肉　白茯苓　五味子　巴戟酒浸，去心　杜仲去粗皮，姜汁酒拌同炒　石菖蒲　楮实子　肉苁蓉酒浸一宿　舶上茴香各一两　枸杞子　熟地黄各二两

上细末，炼蜜同枣肉为丸桐子大，每服三十丸，温酒或盐汤下，日三服。

[金刚丸]

《保命》治肾损，骨痿不能起于床，宜服此益精。

萆薢　杜仲炒去丝　苁蓉酒浸　菟丝子酒浸，各等分

上为细末，酒煮猪腰子捣和丸如梧桐子大，每服五七十丸，空心用温酒送下。

[牛膝丸]

《保命》治肾肝损，骨痿不能起于床，筋弱不能收持，宜益

精缓中。

牛膝_{酒浸} 草薢 杜仲_{炒去丝} 白蒺藜 防风 菟丝子_{酒浸} 肉苁蓉_{酒浸，等分} 官桂_{减半}

上制服同上金刚丸法。

［羚羊角散］

治肝劳实热，两目赤涩，烦闷热壅。

羚羊角_镑 柴胡 黄芩 当归 羌活 决明子 炙甘草 赤芍_{各等分}

加姜煎。

［远志饮子］

治心劳虚寒，梦寐，惊悸。

远志_{去心} 茯神_{去木} 肉桂 人参 酸枣仁_炒 黄芪 当归_{酒浸，各一两} 甘草_{炙，半两}

加姜煎。

［酸枣仁汤］

治心肾水火不交，精血虚耗，痰饮内蓄，怔忡恍惚，夜卧不安。

酸枣仁_{炮去皮，炒，一两半} 远志肉 黄芪 莲肉_{去心} 罗参 当归_{酒浸，焙} 白茯苓 茯神_{各一两} 陈皮_净 粉草_{炙，各半两}

㕮咀，每服四钱，水一盏半，姜三片，枣一枚，瓦器煎七分，日三服，临卧一服。

［黄芩汤］

治心劳实热，口疮烦渴，小便不利。

泽泻 栀子仁 黄芩 麦门冬_{去心} 木通 生地黄 黄连 甘草_{炙，各等分}

每服四钱，水一盏，姜五片，煎服，无时。

［白术散］

治脾寒虚劳，呕吐不食，腹痛泄泻，胸满喜噫。

白术　人参　草果仁　厚朴制　肉豆蔻面裹，煨熟取出，去面，用豆蔻　陈皮净　木香　麦蘖炒，各一两　甘草炙，半两

咬咀，每服四钱，水一盏，姜五片，枣一枚，煎服，无时。

[生嘉禾散]

治脾胃不和，胸膈闷，气逆生痰，不进饮食，或五噎五膈。

白茯苓去皮　缩砂去皮　薏苡仁炒　枇杷叶去毛，姜汁炙香　人参去芦，各一两　白术炒，二两　桑白皮炒　槟榔炒　白豆蔻炒，去皮　青皮　谷蘖炒　五味子炒，各半两　沉香　杜仲去皮，姜汁酒涂炙　丁香　藿香　随风子　石斛酒和炒　半夏姜汁捣和作饼，炙黄色　大腹子炒　木香各七钱五分　甘草炙，两半　陈皮去白　神曲炒，各二钱五分

每服三钱，水一盏，姜三片，枣二枚，煎七分，不拘时温服。五噎，入干柿一枚；膈气吐逆，入薤白三寸，枣五枚。

生脉散见暑门　霞天膏见积门

[小甘露饮]

治脾劳实热，身体面目悉黄，舌干，咽喉肿痛。

黄芩　升麻　茵陈　栀子仁　桔梗　石斛　甘草炙　生地黄各等分

每服四钱，水一盏，姜五片，同煎，温服，无时。

[和中丸]

治久病虚弱，厌厌不能食。

干姜一钱　甘草炙　陈皮各一钱　木瓜一枚　人参　白术各三钱

为末，蒸饼，丸，食前，白汤下三五十丸。

[七珍散]

开胃养气，和脾进食。《续易简》十珍散即此加扁豆、砂仁、桔梗、五味子。

人参　白术　黄芪蜜炙　山药　白茯苓　粟米微炒　甘草各等分

上为细末，每服三钱，姜、枣煎服如故。不思饮食，加扁豆

一两，名八珍散。

[**大健脾丸**]

白术净，三斤，饭上蒸　广陈皮一斤，温水洗　川黄连八两，姜汁炒　吴茱萸三两，汤泡去苦水　人参五两，去芦　当归身六两，酒洗　白豆蔻去壳，三两　南木香二两　枳实八两，蒸去穰净　白茯苓一斤，去皮净　神曲八两，炒　谷蘖八两，炒　青皮五两，醋炒　上为末，老粳米荷叶汤叠丸绿豆大，食远白汤下二钱，小儿一钱。

[**三才丸**]

天门冬　地黄　人参各等分

上为末，炼蜜丸，空心服。

[**柴胡饮子**]

解一切肌肤蒸热，寒热往来，及伤寒发汗不解，或汗后余热劳复，或妇人经病不快，产后但有此症，并宜服之。

黄芩　甘草炙　大黄　芍药　柴胡　人参　当归各半两

每服四钱，姜三片，煎六分，温服。

[**温肺汤**]

治肺劳虚寒，心腹冷痛，胸胁逆满，气窜背痛，饮食即吐，虚乏不足。

人参　钟乳粉　制半夏　肉桂不见火　橘红　干姜炮，各一两　木香不见火　甘草炙，各半两

煎服法同前。

[**二母汤**]

治肺劳虚热，面目浮肿，咳嗽喘急，烦热颊赤，骨节多痛，乍寒乍热。

知母　贝母去心膜　杏仁去皮尖，各半两　制半夏一两　甜葶苈炒，半两　秦艽　橘红各一两　炙甘草半两

上煎服，法同前。

[**羊肾丸**]

治肾劳虚寒，面肿垢黑，腰脊引痛，屈伸不利，梦寐惊悸，

93

小便白浊。

熟地黄酒蒸，焙　杜仲炒　菟丝子酒蒸，别研　石斛去根　黄芪
续断酒浸　肉桂　磁石煅，醋淬　牛膝酒浸去芦　沉香别研　五加皮
山药各一两

上为细末，用雄羊肾两对，以葱椒酒煮烂，入少酒糊杵丸桐
子大，每七十丸空心盐汤下。

[木瓜散]

治筋虚极，脚手拘挛，十指甲痛，数转筋，甚则舌卷卵缩，
唇青面黑。

木瓜去子　虎胫骨酥炙　五加皮洗　当归酒浸　桑寄生　酸枣
仁制　人参　柏子仁　黄芪各一两　炙甘草半两

煎服法同前。

[五加皮汤]

治筋实极，咳则两胁下痛，不可转动，并脚心痛不可忍，手
足爪甲青黑，四肢筋急。

羌活　羚羊角镑　赤芍药　防风　秦艽　五加皮洗　枳实去
穰，麸炒　甘草炙，各半两

煎服法同前。

[茯神汤]

治脉虚极，嗽则心痛，喉中介介如梗状，甚则咽肿。

茯神去木　人参　远志甘草煮，去心　通心　麦冬去心　黄芪制
桔梗　甘草炙，各等分

㕮咀，每服四钱，水一盏，姜五片，煎服，无时。

[麦门冬汤]

治脉实极，气衰血焦，发落，好怒，唇口赤甚。

麦门冬去心　远志制　人参　黄芩　生地黄洗　茯神　石膏
煅，各一两　甘草炙，半两

煎服法同前。

94

[半夏汤]

治肉虚极，体重连肩，胁不能转，动则咳嗽胀满，痰饮，大便不利。

制半夏　白术　人参　茯神　陈皮净　附子炮　木香　肉桂　大腹皮　炙甘草各等分

煎服法同前。

[薏苡仁散]

治肉实极，肌肤淫淫如鼠走，津液开泄，或时麻痹不仁。

薏苡仁　石膏煅　川芎　肉桂　防风　防己　羚羊角镑　赤芍　杏仁去皮麸炒　甘草炙，各等分

煎服法同前。

[紫菀汤]

治气虚极，皮毛焦枯，四肢无力，喘急短气。

紫菀茸洗　干姜炮　黄芪　人参　五味子　钟乳石粉　杏仁麸炒去皮尖　甘草炙，各等分

每服四钱，水一盏，姜五片，枣一枚，煎服，无时。

[前胡汤]

治气实极，胸膈不利，咳逆短气，呕吐不食，用姜、枣煎服。

前胡　制半夏　杏仁制炒　紫苏子炒　枳实　净陈皮　桑白皮炙　甘草炙，各等分

[鹿角丸]

治骨虚极，面肿垢黑，脊痛不能久立，气血衰惫，发落齿枯，甚则喜唾。

鹿角二两　牛膝酒浸焙去芦，一两半

上为细末，炼蜜丸桐子大，每服七十丸，空心盐汤下。

[玄参汤]

治骨实极，面色焦枯，隐屈，膀胱不通，牙齿脑髓苦痛，手

95

足酸疼，大小便秘。

玄参　生地黄洗　制枳壳　车前子　黄芪　当归酒浸　麦门冬去心　白芍药各一两　炙甘草半两

每服四钱，姜五片，水一盏，煎服，无时。

［磁石丸］

治精虚极，体气瘦悴，梦中走泄后遗沥不已，小便白浊，甚则阴痿。

磁石二两，煅，醋淬　肉苁蓉酒浸，焙　鹿茸酒蒸　续断酒浸　杜仲姜汁炒　赤石脂煅　柏子仁炒，另研　熟地黄酒蒸焙　山茱萸肉　菟丝子酒蒸，另研　巴戟去心　韭子炒，各一两

上为细末，酒糊丸桐子大，每服七十丸，空心盐酒、盐汤任下。

［石斛汤］

治精实极，眼视不明，齿焦发落，通身虚热，甚则胸中烦闷，夜梦遗精。

小草　石斛　黄芪　麦门冬去心　生地黄洗　白茯苓　玄参各一两　甘草炙，半两

㕮咀，每服四钱，水一盏，姜五片，煎服，无时。

［人参养荣汤］

治脾肺俱虚，发热恶寒，肢体瘦倦，食少作泻等证。若气血虚而变见诸证，勿论其病，勿论其脉，但用此汤，其病悉退。

白芍药一钱五分　人参　陈皮　黄芪蜜炙　桂心　当归　白术　甘草炙，各一钱　熟地黄　五味子炒研　茯苓各七分半　远志五分

上，姜、枣水煎服。

［双和汤］

治虚劳，养气血。

白芍药七两半　熟地黄酒洗　黄芪去芦，蜜炙　当归酒洗　川芎各三两　炙甘草　肉桂各二两二钱半

每服三钱，水一盏，姜三片，枣一枚，煎七分，空心温服。

[乐令建中汤]

治脏腑虚损，身体消瘦，潮热自汗，将成劳瘵。此药大能退虚热，生血气。

前胡　细辛净　黄芪蜜涂炙　人参　桂心　橘皮去白　当归洗　白芍药　茯苓　甘草炙　麦门冬去心，各一两　半夏汤泡七次切，七钱半

每服四钱，水一盏，姜四片，枣一枚，煎七分，不拘时热服。

[究原双补丸]

治一切虚损，五劳七伤，面目黧黑，唇口干燥，目暗耳鸣，夜梦惊恐，四肢酸痛。

鹿角霜三两　黄芪炙　沉香　熟地黄洗，再蒸　菟丝子酒浸，蒸焙　覆盆子去枝蒂　人参去芦　宣木瓜　白茯苓去皮　五味子　薏苡仁炒　肉苁蓉洗，酒浸　石斛去根，炒　当归酒浸　泽泻各一两　麝香一钱，另研　朱砂半两为衣，另研

上为末，炼蜜丸桐子大，每七十丸，空心盐汤下。

[琼玉膏]

治虚劳干咳嗽。

人参十二两　白茯苓去皮净者，三十五两　白砂蜜五斤，煎去沫　生地黄洗净，十斤，石器内杵烂取自然汁，大忌铁器　沉香五钱　琥珀五钱

臞仙曰：今予所制此方，加沉香、琥珀二物，其功效异于世传之方。

上以人参、茯苓、沉香、琥珀俱为细末，先将地黄汁与白沙蜜搅匀，用密绢摅去渣，入药末搅匀，入好磁瓶或银瓶内，用绵纸十数层，外加箬叶包扎瓶口，入砂锅内或铜锅内，以长流水浸至瓶颈，用桑柴文武火煮三昼夜，取出换蜡纸重包扎瓶口，浸投

井中半日，以出火毒，提起仍入前锅内，煮半日以出水气，然后收藏。每日清晨及午前后，取一二匙用温酒一盏调服，不饮酒人白汤亦可。此法须用不闻鸡犬声处煅炼之，及不许孝子妇人见之。

炼秋石法：

童便一缸，牙皂煎水二三碗，入缸内，用柳条乱搅起白泡，用杓撇去，随搅随撇，令泡尽。澄清许久，上去其泡，下去其垢腻，惟取中间清水入锅内煎熬。用劈柴火先文后武火、熬二三碗，又加童便半锅，又熬至干，又加又熬，至缸中童便尽为度。熬至焦干，入香油一碗，从锅周围倾入，锅底下用极猛火烧锅透红无油气，连锅掇起放地上待冷，一时自然成块而起。研罗细末，用净水二碗入内，搅匀如米汤样，澄一二日再搅起，倾入上好雪白连四纸十数层盛之。下用竹蔑为菁箕，先以菁箕用水浸一宿，去竹内黄水令净，然后放竹箕内。下用磁器盛之，滤下极清水于磁器内，滤令干收入锅内。将纸内渣再入水搅，亦如上法滤之。将先滤清水，用广锅一口，以砂石打磨令光如银白，入内，用炭火熬令干为度，抓起放纸上。再将锅打磨净，又熬第二次清水，如上法，只要洁净，熬成如雪之白。服之，大有补益，善降虚火，其功不可尽述。

[六味地黄丸]

治肾气虚损，久新憔悴，寝汗发热，五脏齐损，瘦弱，虚烦，骨蒸，瘘弱，下血。

干山药　山茱萸各四两　泽泻　牡丹皮　白茯苓各三两　熟地黄八两

上为末，炼蜜丸桐子大，每服一百丸，白汤下。

[加味虎潜丸]

虎之精力潜于胫骨，入肾主骨而司精。精弱则骨痿，用此强骨补精，故名虎潜。

人参　黄芪　芍药　黄柏坚厚者,酒浸　当归酒浸山药各一两锁阳比苁蓉干而色淡者,酥炙黄　枸杞　虎胫骨酒浸一宿,酥炙黄　五味子各七钱五分　牛膝酒洗一两熟地四两

上炼蜜加猪脊髓丸桐子大,每服一百丸,空心温酒下。

[人参固本丸]

天门　麦门　生地　熟地　人参

上等分为末,蜜丸桐子大,每服七八十丸,空心盐汤下。

[三味补阴丸]

治酒色过度伤肺。

龟板十斤,酥炙　黄柏一斤,酒炒　知母半斤,酒炒

上蜜丸,每服七八十丸,空心酒或盐汤下。

[八味丸]

治肾虚气乏,下元冷惫,脐腹疼痛,夜多旋溺,脚膝缓弱,肢体倦怠,面皮痿黄,或黧黑,及虚劳不足,渴欲饮水,腰脚痛,小腹急痛,小便不利。愚按此方,即六味地黄加附子、炮肉桂,各一两,乃兼补命门相火也。尺脉微弱,而元阳虚者宜之。

[坎离丸]

此药取天一生水,地二生火之意,药轻而功用大,久服而取效速。先贤王道之药,无出于此,大能生精血,升降水火。

归身全用好酒浸晒干　川芎大者,各四两　白芍酒浸,切片晒干知母四两　厚黄柏去皮,八两,盐、酒、乳、蜜各制二两,先浸,晒干,炒褐色　熟地八两,淮庆者佳,四两用砂仁,四两用白茯,入绢袋煮烂,去砂仁、白茯

上六味,修制的确,平铺,日晒夜露三次,以收天地日月精华,研细末,炼蜜丸桐子大,每服八九十丸,空心盐汤下。

[天王补心丹]

宁心保神,益血固精,壮力强志,令人不忘;清三焦,化痰涎,祛烦热,除惊悸,疗咽干,养育心神。

熟地　白茯苓　柏子仁　丹参去芦　百部　石菖蒲　牛膝去芦，酒洗　杜仲　天门冬泡，去心　当归　酸枣仁炒　玄参　远志甘草水泡，去心　五味子去梗　楝参去芦　白茯神　桔梗　甘草各等分　（一方有麦门冬）

朱砂飞净为衣，蜜丸弹子大，每服一丸，临睡龙眼汤化下。

[斑龙丸]

昔蜀中一道人，童颜漆发，眉宇疏秀，自歌曰：尾闾不禁苍海竭，九转神丹都漫说，惟有斑龙顶上珠，能补玉堂关下穴。按：斑龙珠，乃鹿角，鹿之精血结而为角，性温大补精血，元阳相火虚者，宜之。或加于六味地黄中亦妙。

鹿霜别以嫩肉加黄蜡酒煮软，刮去黑皮即是鹿霜，非熬胶所余渣子也，十两　菟丝子十两，酒浸一宿，蒸捣成饼，焙干柏子仁十两　熟地黄十四两，酒蒸，焙干为末

上为细末，先将鹿角胶，用无灰酒于磁器中漫火化开，再添炼蜜为丸，如桐子大，每服四五十丸，空心温酒，或淡盐汤下。

[九仙酒]

治诸虚。

八物各二两，甘杞半斤，生姜二两，枣十枚，煮好酒五十斤，任饮。

张三锡曰：补方不啻百种，大法有三，曰阳虚，曰阴虚，曰中气虚。阳虚者，三焦元阳虚也，即火衰不能上行腐熟水谷，脚膝无力，小便频白不禁，脉缓沉无力者是。须益火之源，即苁蓉、桂、附、鹿角胶、鹿茸之类，温补之。阴虚者，天一真阴亏损，咳嗽，潮热，夜分热，盗汗，枯槁，脉弦数而疾是也。须壮水之主，即六味地黄丸、坎离膏丸，气味俱阴之药，炒黄柏、知母、地黄、门冬之类。中气虚者，脾胃受伤，怠惰，手心热，早饭后转增烦闷，食不甘，气口脉大而无力是也。即东垣内伤不足之症，治须补中益气汤加减。医者不察，但见倦怠体弱，不分所

属，一概妄治，苦寒泥膈，辛热助火，胃气转伤，饮食益少，脏腑无所禀受，气日损而体日羸，卒至不救，良可太息！

[续命膏]

治男妇气血虚弱，痰火上升，及中风不语，左瘫右痪，腰腿疼痛，动履不便，饮食少进，一切虚损。

人乳二盏，香甜者佳　梨汁一盏

上二味，倾入银锡镟中，入汤内顿滚，有黄沫起为度，每五更后一服。

按：此二味甘润之剂，虚火盛而痰多血少，肠胃燥，口干皮槁者，大有利益。若脾虚，中气不足，大肠濡泻者，服之恐转不禁，要在合宜。门冬诸膏亦然。

[集灵膏]

此方不知出自何许，方书未载，或云：自吴中传来。凡一切气血两虚，身弱咳嗽者，罔不获效。养生家兢自修合。医者每每惜本，谬指为不可服。昧者又减去人参一半，良由不深知人参之性故耳。凡少年但觉气弱倦怠，津液少，虚火上炎，急宜服之。若待虚极，火旺脉数而疾，咳血盗汗，纵服亦难见效。况黄柏、知母四物耶！重生者，幸留意。

人参　枸杞一斤　生地　熟地　天门　麦门去心，各一斤十二两
血虚加当归四两　脾弱加白术四两或半斤

如常炼膏，将成加蜜六两，再滚数沸。

[三才大补膏]

生地　熟地各一斤　天门　麦门各净肉四两　人参四两　甘杞四两　牛膝去芦，四两　何首乌八两

上㕮咀，勿犯铁器，同入大砂锅内，用水二十碗，煎至七碗，将汁别贮。药渣再煎九次，得七十碗。慢火熬汁，耗一碗方添一碗，添尽则汁已浓矣。大抵得汁六碗，却用山白蜜去蜡一斤半，同药入砂锅内重汤煮，滴水不散则膏成矣。磁罐贮之，埋土

中，七日取出，如前再煮一昼夜，再埋一日，乃分贮小瓶内。以次取用，不拘时以醇酒，或白汤点服。

按：此方地黄、门冬为君，补阴要药，少佐人参助阳，首乌乌须发，阴虚而须发憔悴者，宜之。

［补阴丸］

论曰：人之一身，阴常不足，阳常有余，况节欲者少，过欲者多。精血既亏，相火必旺，火旺则阴愈消，而劳瘵咳嗽、咯血、吐血等症作矣。故宜常补其阴，使与阳齐，则水能制火，而水升火降，斯无病矣。故丹溪先生发明补阴之说，谓专补左尺相火也。古方滋补药，皆兼右尺相火不足。左尺原虚，右尺原旺，只补其左，制其右，庶得水火相平也。右尺相火固不可衰，若果衰者，方宜补火。世人火旺致病者十居八九，火衰成疾百无一二。少年精壮阴强自不必补，中年斫丧太过焉得复实，及暮年天真渐绝只有孤阳，故补阴之药，自少至老不可缺也。

黄柏去皮，酒拌炒褐色　知母去皮、毛炒，忌铁，各三两　锁阳酥炙干，二两　败龟板酥炙透，三两　五味子一两　熟地酒拌蒸，五两　天门冬去心　甘枸杞　白芍酒炒，各二两　干姜炒紫色，三钱，寒月加至五钱

上为细末，炼蜜加猪脊髓三条，和药末拌极匀，丸桐子大，每服八九十丸，空心淡盐汤送下，寒月可用温酒。

梦遗精滑病者加白术、白茯、山栀仁、黄连各炒五钱；脚弱无力加牛膝酒浸，二两，虎胫骨酥炙，二两，防己酒浸洗、木瓜各五钱；若有疝气病加苍术盐炒，一两半，黄柏炒、山栀子炒，各六钱，川芎一两，吴茱炒、青皮去穰，各五钱；若脾胃虚，畏寒泄者，加白术三钱，陈皮一两，干姜炒，加至七钱；眼昏加当归酒洗、川芎、菊花各一两，柴胡、黄连酒炒、乌犀角各五钱；兼气虚加参、芪蜜炙，各二两；左尺既虚，右尺亦微，命门火衰，阳事不举，加黑附子小便浸煮、肉桂去皮，各七钱，沉香五钱。

102

[天真接命丹]

用无病室女月经首行者为最，二次者为中，四五次为下，如急用，但未点破者，俱可。取铅打一具，如黄衣月牙冠，俟月信动时，即以此具，令老媪置阴户上，用绢幅兜住，接取入磁器中。再取，俟经将衰，已过大半而止。澄沉底如朱砂子，乃真母气。其面上黄色浮者，挹去。却用极细白净好茯苓为末，用熟水浮去木屑，取沉底晒干，捣入红铅中如和曲。然多寡软硬，以意消息，打作薄薄饼子，阴干待用，不可铁犯。既干研末，以麻黄洗净，煎浓汁，滤净和丸如绿豆大，以老坑辰砂飞过为衣，用银礶盛之，以黄蜡收口。每服五十丸，或七八十丸，静坐无风处，见微汗为验。药性流行，充溢四肢经络皮毛之间。如服后发热躁渴，此元气虚，药性到也，须服乳汁数盏止之。服后三日内蔬食，不可吃油腻之物。此药进二三次，或越三五日，又进二三次，立见气力焕发，精神异常，草木之药千百，不如此药一二服。盖人自十六已后，精气渐减，不但男女声色，足以损败，一与事应，皆耗精气之原。故禅氏面壁，仙家守丹，筑基炼己，苦行以防耗此精神，便是长生之术。此药采于人身，非若金石草木有遍胜之害。一于补益，功力到处，自然外邪不侵①，内神愈旺，功眸造化，寿等乔籛，养生者，宜加珍重。

后法是自然取下真铅，以故每服一粒，此则加茯苓、锡，恐此分两太多，或服一半可也，然不若顾法妙。

至药歌

至药诀，至药诀，神仙裁接人难说。真机发露有缘人，天律至严勿妄泄。勿妄泄，莫轻谈，忠孝之人誓与传。先积阴功在人世，却选贤良美少年。美少年，方二七，月过十五辉光熄。樱桃小口石榴牙，目秀眉清肤似雪。五千四十莫迟延，紧看印堂光润

---

① 侵：原作"浸"，形近而误，径改。

泽。光润泽,验迟早,精神变态人难晓。至药初生五彩形,霞光万道眉间绕。三尸六贼尽潜逃,圣母真金无价宝。无价宝,应天星,唇如血珀电光生,两目瞳人如漆黑,五心烦热药将盈。药将盈,须紧守,捷唏真金勿驰走。勿驰走,五七九,鼎分厚薄先天有。宝殿初离地应潮,金炉炼就长生宝。长生宝,返人魂,色如琥珀石榴形。石榴形,赛火枣,鲜似日轮红玛瑙。红玛瑙,续命基,首男乳服最相宜。一日一粒周天遍,闭目澄心妄念除。静室焚香守斋戒,防危虑险要扶持。要扶持,莫懈怠,切忌腥膻戒淫爱。七日混沌如分明,时时退火身康泰。旁门栽接不为奇,惟有此方功力大。得者珍藏勿妄传,毋使井蛙笑无赖。

进药歌

此药进,此药进,此药进时人不信。微哉一点落黄庭,搅动一身天地震。冲开夹脊过三关,一气氤氲布肾间。肾间冷痰走如飞,始信人间有杀机。胸前头面汗若倾,头似千斤足似蒸。涌泉赶出真阳气,冲过元宫至顶门。谁肯信,甚分明,入骨穿皮处处寻。思量往日风寒湿,得遇元阳总是春。周察遍,上昆仑,才到明堂好用心。雀桥有路体延滞,直下重楼见主人。主人乍见多疑惑,遥指黄庭是我亲,取坎填离第一乘。一乘若是功怠惰,立地灾殃生大祸。得者七日如晕醉,不宜行动只宜睡。三食薄粥须当进,切忌淫心莫食盐。将二七,始安然,方整衣冠出市廛。有人问汝玄中妙,可作磨兜莫妄传。

取药法

用猪尿泡一个,制度极干净,用软铁线圈起口来,如碾槽样,用带二条兜住,候至景象现,方用追摄法取药。此药属阳,奇数,上等鼎器九粒,中等七粒,下等五粒。取下药来,不可与孝服尼师猫鼠见之。

分药口诀

此药勿以漆器盛之,银磁二器可用。此药一至,急以真童便一瓯倾入，双手捧起，旋转不定，童便与经俱出。少停其药沉淀在底，不动，银匙取起，收贮听用。内水银四两，薄荷叶洗净，待干，盖于药上，四季通用。水银，尘秽不染。

服药口诀

此药取出，异香为上，每至子丑寅三时可进，乃天地发生之际。用乳一酒杯，入药一粒，配合听用，先用乳香漱口净，后乃捧起吞之，闭目静坐片时。但丹田火热，五心烦躁，浑身微汗。病者有大汗，腹中如雷鸣，身上如虫行，勿得惊异，乃是此药之灵验。如此服后烦渴，须服乳数杯，五六度以退火，烦渴即解。此药一进，人事昏沉，身体重坠，要人扶持，切勿动念，劳碌戒之，次日依法又进一粒。

择乳口诀

血化为膏体似银，蟠桃酒熟镇长春。

凡用初生男乳母，必欲选择二十上下方妙。雪白如银，香浓为上，仙书谓为蟠桃酒，血化为膏，体似银是也。先预备乳母，然后服药，乳如稀黄腥膻秽气者，此妇有病，不可用。

验药口诀

鼎器有厚薄，十四岁乃仙方所谓五千四十间黄庭是也。三十时中计取红铅，不前不后。气厚者十三岁至者有之，气薄者十五岁至者有之。但是先天，不分前后。但看歌中景象，大机妙用，即是药候，有何难哉！有何难哉！此药与我已永配合成丹，精凝气聚，永无漏泄之患。凡人得一度者，可延七七之寿，非人勿授。以上惠岩顾宗伯传。

劳极 俗名劳病，一曰弱疾

劳伤气血已极，悉属阴虚，补阴为主，随经加减，然亦不可过用寒凉，先固胃气。

尸疰，即传尸劳，古方用獭肝一具，阴干杵末，水调方寸
匕，日再。又法用獭爪为末，酒下。昔一人因入空房，作一寒
噤，遂瘵，传四五人俱死。后一人服天灵盖散，下虫七枚，如烂
肉，腹白约一寸，阔七分，前锐后方，病顿减，又一服下小虫四
枚，遂全愈。

丹溪曰：此阴虚之极，痰与血病多，亦有有虫者，其传尸一
症，不可云无大法，四物加童便、竹沥、姜汁。

予按：所禀不同，常见气弱者，往往生子多羸，或母病阴
虚，禀来已弱，加以过劳及凿窍太早，凿丧天真，遂成阴虚，咳
嗽，吐血，骨蒸，非染也。曾见一家五人悉病此，已殒其三，家
中竟觅尸虫药。予以丹溪法大补气血，使阳旺生阴，继以大造
丸，二人俱无恙。

咳嗽发热，人多用滋阴药，四物、二门、坎离之类，脾胃受
亏，不食，恶心，泄泻，卒至不救。不知气血全赖脾胃，饮食化
生，必须先固脾胃，于土中补金，金旺生水，火自灭矣。常以白
术为君，麦门为佐，浓煎膏服，最妙，火未盛者，加人参。

阴虚服人参转剧者，不治。

[天灵盖散]

天灵盖年深沉泥渍朽者良，三钱，炙黄　虎粪内骨一钱，酥炙，虎肠
取出者亦可　青蛇脑豆大，酥炙色黄为度　鳖甲酥炙黄色，一两，九肋者良
安息香半斤　桃仁去皮尖，共为末　槟榔一枚，另末　青蒿六两，取近
土三四寸者　麝一钱，另研　豉一百粒　葱根三十一个　东引桃李桑柳
枝各七枝，长七寸　枫叶二十一斤　童便半斤

先将青蒿、桃枝、葱、豉等，以官升量水三升，煎至半升，
去渣，入天灵盖、桃仁等末，加童便煎，去渣至四五合，下槟
榔、麝香同研匀，作一服。清晨温服，被覆取汗。汗内或有细
虫，以布拭去烧之，次泻下虫，即入火焚之，弃灰并衣被于长流
水中。用药切不可令患人知之，十日后元气稍复，再进一服。

106

骨蒸发热，脉细数，咳嗽，午后甚者，秦艽鳖甲散效，汗多倍黄芪。

按：秦艽、柴胡风药也，热极生风骨蒸，非此不能引邪从毫窍而出。鳖属阴，用甲者，骨以及骨之义。乌梅味酸，引诸药入骨而收其热。青蒿味苦，解饥热。当归和血，引药入血分。地骨、知母，滋阴。罗太无犀角河车丸。治传尸有验。用河车一具，鳖甲醋炙，桔梗、胡黄连、白芍药、大黄、败豉皮心醋炙，贝母、胆草、黄药子、知母各钱半，犀角、朱砂各一钱，芒硝、蓬术，炼蜜丸，每三四十丸，空心酒下。咳嗽不得眠，噙化丹，间服麦冬膏即太平丸加百药煎。好色人，色白，脉大无力，咳嗽者，琼玉膏最捷。咳嗽有血，劳伤肺气所致，鸡苏散妙。见咳血门

虚劳，肺肾脾受症者，多发热咳嗽，十居八九。大抵不过滋阴补肺健脾，四物、苓术、地骨、二母、二门、阿胶、玄参之类。但见声哑不食，泄泻者，不治。劳嗽不食，或吐或泻，是胃与脾病，先用参苓白术散，俟中气复，再议滋阴。若泥于肺热不可服参之说，则束手待毙矣。

虚劳嗽，蛤蚧补肺极效，及治久嗽不愈。肺间积虚热久，则成疮，故嗽出脓血，晓夕不止，喉中气塞，胸膈噎痛。用蛤蚧、阿胶、生犀角、鹿角胶、羚羊角各一两，除胶外，皆为屑，次入胶，分四服，每服河水三碗，并细细呷之。

身瘦属火，因火消烁也，肉脱者不治。

传尸劳，寒热交作，久嗽咯血，日益羸瘦。先以三拗汤散其寒热，次以莲心散，乃丹溪法也。药皆发泄，有丹溪之灼见者，乃可用之，昧者不可轻试。以备参考可耳。

[二十四味莲心散]

川归　黄芪　甘草　鳖甲醋炙黄　前胡　柴胡　独活　羌活　防风　防己　茯苓　半夏　黄芩　陈皮　阿胶炒成珠　官桂　芍药　麻黄不去根节　杏仁另研　南星　莲心此味者，用莲花内须　川

107

芎　枳壳麸炒，各半钱　芫花醋炒黑色，一撮

上，姜、枣煎服。待吐有异物，芫花渐减少。盖芫花反甘草所以杀虫，炒之所以断热去寒，妙处在此。

三拗汤见喘门　麦门冬膏见嗽门

《直指方》云：瘵虫食人骨髓，血枯精竭不救者多。人能平时爱护元气，保养精血，瘵不可得而传。惟夫纵欲多淫，精血内耗，邪气外乘，是不特男子有伤，妇人亦不免矣。然而气虚腹馁，最不可入劳瘵之门吊丧问死。衣服器用中，皆能乘虚而染触，间有妇人入其房，睹其人，病者思之，劳气随入。染患日久，莫不化而为虫。治疗之法，大抵以保养精血为上，去虫次之。

传尸《紫庭方》用乳香烧熏病人手，仰掌以帛覆其上，良久手背出毛长寸许，白而黄可治，红者重，青黑者死。若熏之无毛，即非传尸，乃属虚损，用参、芪，温补。

气血虚甚，发热成劳者，补天丸加骨蒸药，即知母、黄柏、地骨、麦门、秦艽、青蒿、鳖甲、竹叶、乌梅之类。

劳瘵发热，青蒿饮子最妙。医者，宜多合以济人，本少而功多。劳瘵取虫，古方虽有天灵盖散等法，然既属阴虚，恐服此瞑眩药，未必效，而且伤仁德，智者不为也。无己则白蜡虫、花椒、楝根法，或可代之。

丹溪曰：劳瘵必归重于一经，如足胫酸，腰背拘急，遗精白浊，面色黄黑，耳轮焦枯，脉沉细而数，知其邪在肾也。宜四物加黄柏、知母、五味、天灵、泽泻、杜仲、肉桂之类，入童便、竹沥、姜汁。

王损庵曰：劳瘵，古方獭肝、天灵盖、狸骨、铜锁鼻，徒有其说，未见有效。惟灸崔氏四花穴、膏肓，早者，或有取效，迟亦不济。

心劳：如或心神惊悸，怔忡无时，盗汗自汗，心烦懑，口舌

生疮，咯血，面赤，脉洪而数，其邪在心也。前方去杜仲、牛膝、泽泻、肉桂，加茯苓、胡黄连、连心远志、菖蒲、朱砂之类。

肺劳：其或咳嗽喘促，衄血，皮肤枯燥，时吐痰沫，脉微虚而涩数，知其邪在肺也。四物加沙参、麦门、五味、二母、桔梗、桑皮、地骨、款花、紫菀、马兜铃、百合、百部之类。

肝劳：症胁痛，目赤，面青，颊赤，多怒，虚阳不敛，梦与鬼交，甚则卵缩，筋急，脉弦而数，邪在肝也。四物加竹茹、胆草、柴胡、黄芩、青皮、竹叶之类。

脾劳：其或面色痿黄，唇口焦燥，饮食无味，腹痛肠鸣，泻痢，四肢倦怠，脉虚濡而数，知其邪在脾也。宜以四君汤，加酒炒白芍药、莲肉、薏苡、山药、猪苓、泽泻、扁豆之类。

凡骨蒸劳热，元气未脱者，灸崔氏四花穴，无有不安。

[百劳丸]

用熟大黄四钱，水蛭、虻虫各十四，当归、乳、没、人参各一钱，蜜丸，作一服，百劳水下。亦是去劳瘵有积者，今人用滋阴药不应，则坐以待毙。呜呼！术岂有尽耶！

五脏劳极，七情伤损，久之蒸热，脐腹有块作痛，胀满不能食，中必有干血，经络伤破而然。外症必见肌肤甲错，两目暗黑，大黄蟅虫丸主之。干血不去，则新血不生，况瘀留于中，养虎成害，此说不可不知。其方用干漆、桃仁、虻虫，以逐干血；君以大黄，佐以芍药、地黄，生新血也；杏仁、甘草致新气也；黄芩驱肠胃热，乃仲景良方。

瘵　论

《医案》曰：此症属足三阴亏损，虚热无火之症，故昼发夜止，夜发昼止，不时而作，当用六味地黄丸为主，以补中益气汤调补脾胃，若脾胃先损者，补中益气为主，以六味地黄丸温存肝肾，多有得生者。若误用黄柏、知母、门冬之类，复伤脾胃，饮食日少，诸脏愈虚，元气下陷，腹痛作泻，又不可救矣。衄血吐血之症，因虚火妄动，血随火而泛行，或阳气虚不能摄血归经而妄行，其脉弦洪，乃无根之火浮于外也，大抵此症，多因四五月，火土大旺，金水衰涸之际，不行独宿，淡泊滋味养阴，及冬月元阳潜伏之时，走泄真元，至春末夏初，头痛脚软，食少倦怠痊夏之病，或误服克伐之药，或酒色自戕，少有老态，犹不知谨，卒至真阴大亏，脉细而数，遂成劳瘵。

如左脉虚细而弱，是肾水不足也，六味地黄丸。右尺脉迟软，或沉细而数，欲绝，是命门之相火不足也，八味丸。

两尺脉微弱，是阴阳俱虚也，十补丸，此皆滋其化源也。

灸①崔氏四花穴

先一穴，令患人平身正立，取一细绳蜡之，勿令展缩，男左女右，脚底坚踏之。其绳前头与大拇指端齐，后头循当脚跟中心，向后引绳，从脚腨肚贴肉直上，至曲䐐中大横纹截断，横纹即委中。又令患人解发，分两边，令见头缝，自息门平分至脑后，却平身正坐。取向所截绳一头，令与鼻端齐，引绳向上，正齐头缝，至脑贴肉垂下，循脊骨引绳头向下，至绳尽处，当脊骨中，以墨记之，墨点不是灸处。

又取一绳子，令合口，将绳子按于口上，两头至吻，却钩起，绳子中心，至鼻孔根下，如厶，此便齐两吻截断，将此绳展令直，于前量脊骨上墨点处横量取平，勿令高下。其量口绳子，先平中折当中以墨记之。却展开绳子，横量，却以中折墨点记处，按于脊骨中，先以点处两头是穴也。次二穴，令患人平身正坐，稍缩臂膊，取一绳绕项向前，双垂头鸠尾齐胸小前岐骨间尽

---

① 灸：原作"炙"，形近而误，径改。下同。

处也。双头截断，却翻双头绳向后，以绳子中心，按于喉咙结骨上，其绳两头双垂循脊骨，以墨点记之，墨点不是灸处。

又取一绳子，令患人合口横量，齐两吻截断，还于脊骨上，黑点横量如法，绳子两头，以白圈记之，白圈是灸处。

以上是第二次点穴，通前共四穴，同时灸三七壮，累灸至一百余壮，候灸疮将瘥，又依法灸二穴。

葛可久《十药神书》方法，治劳渐次用药，大有神验。要在用之当，药囊须预制，以俟病者。今录于此，妙在独参汤与十灰花蕊石散、太平消化二丸，汝言之说太滞，惟读《本草纲目》熟者，知此。

葛先生曰：万病莫若劳最难治。盖劳之起，因少年气血完聚，津液充满之时，不知节养，酒色是耽，以致耗散真元，虚败精液。初则呕血咳血，次则痰嗽骨蒸，体热，肾虚精竭，面白额红，口干咽燥，白浊遗精，盗汗，食少，尫羸，倦怠，谓之火盛金衰，阴微阳亢，重则半年，轻则一载，卒莫能救。医者诚能审察气血脾胃，按法施治，痛加调摄，鲜有不愈者，苟或不分所主，一概妄治，大寒大热，不惟不效，而反增剧矣。今开其法，次第于后，一呕吐咯嗽血，先以十灰散遏之，甚者，用花蕊石散消之。大抵血热则行，得寒则凝，见灰则止，理势必然。

止血之后，其人必倦，次用独参汤一补，令其熟睡一觉，不可惊动，睡醒病去五分，后服诸药。

保和汤，止嗽宁肺。

保真汤，补虚除热。

太平丸，润肺除痿。

消化丸，下痰消气。

保和汤，内分血盛、痰盛、喘盛、热盛、风盛、寒盛，六事加减。

保真汤，内分惊悸、淋浊、遗精、便涩、燥热、盗汗，六事

111

加减。

服药之法，每日用薄荷汤灌漱喉中，用太平丸，先嚼一丸，徐徐咽下，次噙一丸，缓缓溶化，至上床睡，亦如此用之，夜则肺窍开，药必流入窍中，此诀最妙。

如痰壅盛，先用饴糖拌消化丸一百丸吞下，次又依前噙嚼太平丸，令仰面卧。

服前七药后，若肺有嗽，可煮润肺丸食之，如常七药之有暇，亦可煮食。再续煮白凤膏食之，固其根本。病势安后，方可合十珍丸服之，乃收功起身之妙用也。

[甲字号十灰散]

治劳症，呕血、吐血、咯血，先用此遏之。

大蓟　小蓟　柏叶　荷叶　茅根　茜根　大黄　山栀　牡丹皮　棕榈皮各等分

上，各烧灰存性，研极细，用纸包，碗盖于地上一夕，出火毒，用时先将白藕捣汁，或萝卜汁，磨陈京墨半碗，令极黑，调下五钱，食后下，如病势轻立止，成升斗者，用后药止之。

[乙字号花蕊石散]

治五内崩损，涌喷血出斗升，用此止之。

花蕊石火煅存性，研如粉

上，童子小便一钟，煎温调末三钱，甚者五钱，食远下。男加酒一小半，女加醋一半，和小便调更佳，使瘀血化为黄水。服讫，以后药补之。

[丙字号独参汤]

治诸失血后，用此补之。

大人参去芦，二两

上，水二钟，枣五枚，煎，不拘时细细服之。熟睡一觉即安，后随症治。

[丁字号保和汤]

治劳嗽成肺痿者，服之决效。

112

知母　贝母　天冬　款冬花各三钱　麦冬　薏苡　杏仁　天花粉　五味子各二钱　粉草炙　马兜铃　紫菀　百合　桔梗　阿胶炒　当归　生地　紫苏　薄荷各五分

生姜三片，煎成加饴一匙入内，食后服，加减于后。

血盛，加蒲黄、茜根、藕节、大小蓟、茅根。痰盛，加竹沥、二陈、南星、枳实、枳壳、蒌实。喘盛，加桑皮、陈皮、苏子、萝卜子。气盛作胀促者，加葶苈。热盛，加解毒汤一二味，或再加连翘。风盛，加荆芥、防风、金沸草、甘菊、细辛。寒盛，加人参、五味子、蜡片。

[戊字号保真汤]

治劳症，体虚骨蒸，服之决补。

当归　生地　白术　黄芪　人参各三钱　莲心　赤茯　白茯各半钱　天冬　麦冬　陈皮　白芍　知母　黄柏炒　五味子　柴胡　地骨皮　熟苄各一钱　赤芍药　甘草各钱半

姜三片，枣一枚，食后服。

惊悸，加茯神、远志、柏子仁、酸枣仁。淋浊，加萆薢、台乌药、猪苓、泽泻。便涩，加木通、石苇、萹蓄。遗精，加龙骨、牡蛎、莲须、莲子。燥热，加滑石、石膏、青蒿、鳖甲。盗汗，加浮麦、炒牡蛎、黄芪、麻黄根。

[己字号太平丸]

治劳嗽症，久嗽肺痿痈，并皆噙服。

天门冬　麦门冬　知母　款花　贝母　杏仁各二两　当归　生地黄　熟地黄　黄连　阿胶各两半　蒲黄　京墨　桔梗　薄荷各一两　白蜜四两　麝香少许

上为细末，用银石器先下白蜜炼熟，后下诸药末，搅匀再上火，入麝香略熬三二沸，丸如弹子大，每服日三，食后细嚼一丸，煎薄荷汤缓缓化下，次噙一丸。临卧如痰盛，先用饴糖拌消化丸吞下，却嚼此丸，仰卧，使药流入肺窍，则肺清润，其嗽退

113

除，七日病痊，一切虚嗽，服此除根。

[庚字号沉香消化丸]

治热痰壅盛。

青礞石煅黄色　明矾飞研　猪牙皂角　南星火炮　半夏　白茯苓　陈皮各二两　枳壳两半　枳实两半　薄荷一两　沉香五钱　黄芩二两

上为细末，和匀，姜汁浸神曲搅糊丸桐子大，每服一百丸，临睡用饴糖拌吞，次噙嚼太平丸，二药相攻，痰嗽悉除。

[辛字号润肺膏]

治久嗽，肺燥，肺痿。

羊肺一具　杏仁一两，净研　柿霜　真酥　真粉各一两　白蜜二两

先将羊肺洗净，次将五味入水搅粘，灌入肺中，白水煮熟，如常吃，与前七药相间用，亦佳。

[壬字号白凤膏]

治一切久怯弱极虚惫，咳嗽吐痰，咳血发热。

黑嘴白鸭一只　大京枣二升　陈煮酒一瓶　参苓平胃散一升

上将鸭缚定脚，量患人饮多少，随以酒荡温，将鸭项割开，滴血入酒，搅匀饮之，直入肺经，润肺补虚。将鸭干拴去毛，于胁下开去肠物拭干，将枣子去核，每个中实纳平胃散末，填满鸭肚中，用麻扎定，以砂坛慢火煨，将陈煮酒作三次添入，煮干为度。后晾温食其枣子，阴干随意食用，参汤下。后服补髓丹，则补髓生精，和血顺气。

[癸字号补髓丹]　一名十珍丸

治久劳虚败，髓干精竭，血枯气少，服前药愈后服此。

猪脊膂一条　羊脊膂一条　团鱼一枚　乌骨鸡一只　淮山药五条　莲肉半斤　京枣一百枚　霜柿十枚

四味修制净，用井花水一大瓶，于沙罐中煮熟擂细，与前熟

114

肉一处，再用慢火熬之，却下明胶四两，真黄蜡三两，上二味，逐渐下，与前八味和一处擂成膏子，和平胃散末、四君汤末、知母、黄柏末各一两，共一十两搜和成剂，如硬再入白蜜同熬，取起放青石上，用木槌打如泥，丸桐子大，每服一百丸，不拘时枣汤下。

劳瘵兼痰积，其症腹胁常热，头面手足则于寅卯时分乍有凉时者，是也，宜以霞天膏入竹沥、姜汁，调玄明粉行之。若顽痰在膈上，胶固难治者，必用吐法吐之，或沉香滚痰丸、透膈丹之类下之，甚则用倒仓法。若肝有积痰污血，结热而成劳瘵者，其太冲脉必与冲阳脉不相应，宜以补阴药，吞当归龙荟丸。

古方柴胡饮子、防风当归麦煎散，皆用大黄，盖能折炎上之势，而引之下行，莫速乎此。然惟大便实者乃可，若溏泄则虽地黄亦不宜，况大黄乎。

透肌解热，柴胡、葛根为要剂，故治骨热方中用之。然二者之性，皆走泄外发，能散有余之热，于秦艽、鳖甲、三才、参、芪药中为佐可也，若君主之，反耗阴血，去死不远。又大忌苦寒，以伤胃郁火，若服凉药多，证虽退，脉反加数者，阳郁也，宜升宜补，大忌寒凉，犯之必死。

劳疾久而嗽血，咽痛无声，此为自下传上，若不嗽不痛，久而溺浊，脱精泄泻，此为自上传下，俱死证也。

骨蒸之极，声哑痛，面鼊，脉躁，汗出如珠，喘乏，气促出而无入，毛焦唇反，皆死证也。

又骨肉相失，声散呕血，阳事不禁，日凉夜热者死。

水丘先生紫庭治疗方，妙在开关把胃，以咽燥口干，咳嗽烦热，大便秘结为阳，用阳病开关散，以大便溏泻，胃弱食减，小便多为阴，用阴病开关散，阴阳二候，先须起胃，用起胃散。其说良是，第阴病即是胃虚气弱，阳病即是阴虚，阳虚须参、芪，其病尚可治，阴虚滋阴药罔效。方录于此，以备参考。

[阳病开关散]

北柴胡去芦 桔梗炒 秦艽 麦冬各五钱 芍药 木香 泽泻各一两 木通半两 甘草一钱,炙 当归 桑皮蜜炙 地骨皮各一两

㕮咀,每服三钱,姜三片,水二钟,煎六分,空心服,小便多,即去病也。

[阴病开关散]

赤芍 当归 肉桂 白芷 甘草炙,各半两 木香二钱 枳壳三钱 天南星一钱,去皮,姜汁浸一宿,焙

㕮咀,每服三钱,姜三片,煎七分,入无灰酒三分,童便三分,又煎七分,先服起胃散,服此一二日,不问退否,兼土龙膏。

[起胃散]

黄芪炙,三两 白术炒,一两 白芷半两 人参半两 山药一两

㕮咀,每服三钱,加木瓜煎,或加沉香、茯苓、甘草,各五钱。

[七宝圆]

治骨蒸传尸,邪气阳病可服。

黄连四两为细末,猪肚一个,洗净,入药末缝紧,加童便煮五升,煮极烂,捣丸桐子大,朱砂、麝香作衣,空心麦冬汤下,或阳病开关散下。

[乌龙膏]

乌梅去核 柴胡 紫菀 生地黄 木香各一两 秦艽实者 贝母面炒,去心 防风各三钱 杏仁五两,面炒为末 皂角六十片,二十片去皮醋炙为末,二十片烧灰存性,二十片汤浸去黑皮

用精猪肉剁烂如泥,同皂角一处,入水细揉汁,入童便三升,无灰酒一升,并熬膏,和前药末,丸桐子大,每服二十丸,空心麦冬汤下,甚者,二十日效。

[土龙膏]

青蒿子 柴胡 白槟榔各三两 制鳖甲 白术 赤茯苓 木

116

香　牡蛎各半两　人参一两　生地一两　当归三钱　朱砂一钱　豆豉心二合　虎头骨斫开酒炙黄，一两　肉苁蓉酒浸一宿，炙一两　鳖甲汤煮去裙皮，酒浸炙黄赤，俱末

加乌梅肉、枳壳，却以杏仁五升，童便浸，春夏七日，秋冬十日，和瓶中晒，每日一换新者，日数足，以清水淘，去皮尖，焙干，别以童便一升，于砂罐中文火煎至随手研烂，滤过，入酥一两，薄荷自然汁二合搅匀，和药捣五百下，丸桐子大，空心汤下十五丸，加至三十丸，如觉热，减丸数。忌苋、生血、雀鸽、冷水。

[诃黎散]

治劳嗽上气。

赤茯二两　诃黎勒二两　木香半两　槟榔一两　当归一两炒　大黄一两　吴茱萸汤泡七次

每服三钱，姜三片，水一盏，煎六分，温服。

发　热　门

发热，必脉弦数而急。浮而数者，表热也；沉数者，里热也；数而有力者，为实热；数而无力者，为虚热。

有表热，有里热，有虚热，有实热，夫何世人一概作风寒治？既汗且下，卒至夭枉，良可太息，因区分其类如下，为初学绳墨云。

外感：发热初起，觉恶寒，头痛脊强，左脉浮紧，是感冒风寒，太阳受病。如脉浮缓，或左微急，兼之鼻塞眼胀，或自汗，或无汗，是伤风，阳明经受病，其热翕翕然在皮肤之间，是为表热，且手心不热，手背热，或酒客辈内火盛而手心亦热者，又不可不知。治均发散，须分经络，太阳则冬月麻黄、十神，余三时大羌活；阳明则升麻、葛根、白芷、芎苏之类，或始自太阳，不

解转入阳明，脉洪而长，其治亦同，或再不解，脉或隐伏，或微弱，或浮急，症兼呕吐，须防发斑，再以升麻、葛根等升发之；斑出之后，烦渴饮引，面赤口苦，或耳聋，寒热往来，是少阳经受病，属半表半里，宜小柴胡加减和之。如热再不解，手足汗出，舌干烦满，大渴，脉来沉实有力，是为里热，其蒸蒸然，从内而发于外，亦看轻重用药，如无下症，只以小柴胡合解毒一二味，徐徐退之。

内伤热：发热自汗，六脉微弱，或右手大三倍于人迎，按之无力，浑身酸软，或痛，倦于言动，急惰，属内伤元气虚热，宜补中益气汤加减。

阴虚热：发热盛于午后，或兼盗汗遗滑，或咳嗽有红，皮毛枯槁，属阴虚热，久则变为骨蒸劳极，宜坎离、地骨之类，不已，秦艽鳖甲散。

草还丹，治阴虚骨蒸，大获奇验，慎勿轻忽。

伤食热：发热恶寒，头痛呕恶，胸口饱闷而痛胀，右寸关俱紧而滑，或沉伏，左脉弦急，属内伤饮食，外感风寒之热，先宜解散，后消导和中。如不愈，变出口舌干燥，心下作痛等症，当消息攻之，或大柴胡汤，或枳实导滞丸，若误用正伤寒之法治之，立死。

肿毒热：发热拘倦，每日晡憎寒壮热，脉数而急者，须问有无痛处，乃疮肿之脉也，治先发散。

小儿发热，须问痧痘出未。

妇人有孕，忽然寒热大作，或因登高倒仆，当问胎动否。如不动，小腹作胀，即是胎气已损，急用佛手散，或加香附、益母之类催之，若已见红而胎不下，用纯谨稳婆，取出为佳，不可忽略。方见妇人门

男妇四肢发热，筋骨间热，肌表热如火燎，扪之烙手，右关脉缓弱，或弦而浮数，乃火郁发热也，升阳散火汤散之。此病多

118

因血虚，或胃虚过食冷物，抑遏阳气于脾土之中而然，火郁发之，后随症治补养。

治验：

一人，发热头痛，七日不止，余诊之左脉平和，右寸关俱弦急有力，乃内伤宿食为患也。以二陈加枳实、厚朴、楂、曲、柴胡，三剂再加黄芩，头痛除，但热不净，投枳实导滞丸百粒，更衣而愈。

一人，伤风自汗，发热不止，自以为虚，服补中益气汤，热转剧。诊之脉弦而长实有力，予升麻葛根汤倍芍药，加桂枝少许，一剂汗止热净。

一妇，每夜分即发热，天明暂止，自投四物汤反加呕恶。诊得左关微急，而右寸关俱弦数有力。询之经后食梨，午后遂热起，正丹溪所谓胃虚过食冷物，抑遏阳气于脾土之中。此病多因血虚而得者，遂以升阳散火汤，一服热已。后用四物去地黄，加枳术、陈皮，健脾养血，调理而愈。

一人，热而头身痛，七日不已，疑是下证。余诊得左脉浮紧，且时恶寒，仍属表热，投大羌活汤加葱、姜，出汗而愈。

一人同此，多烦躁，时值炎月，予六神通解散，亦大汗而解。

一人，咳嗽已成劳极，用四物、知柏不愈，乃以秦艽鳖甲散加二母、二门，十数剂顿愈。

一中年妇，每夜发热，天明方止，症兼恶心不食，肢倦，且云：素体肥，今渐消瘦，因忆古人有言，昔肥而今瘦者，痰也。痰滞中宫，阻碍升降，宜乎不食，且作恶心痞闷，血无所滋，因而不足，故夜热。乃以二陈治痰，参、术补中气，枳实、麦芽宽中，香附、炒栀子清火，柴胡退热，凡二十剂，间服橘半枳术丸，一月愈，后日进人参汤，体渐复旧。

凡人饮食失节，劳役过度，一切火症，悉属内真虚而外假热，故肚腹喜暖，频以手按，口畏冷物，乃形气俱病，属不足，补中益气汤作大剂佳。

［十神汤］

治霜降已后，春分节前，感冒寒邪，有表症脉浮紧者，或初春寒令仍肃，亦当用之。

紫苏　白芷　甘草　麻黄　陈皮　香附　升麻　葛根　赤芍川芎

葱姜煎，取汗。

九味羌活汤见疫病门　升麻葛根汤同上　小柴胡汤　黄连解毒汤　大柴胡汤俱见伤寒门　补中益气汤见内伤门　四物汤见血门　枳实导滞丸见伤食门

［升阳散火汤］

治火郁发热。

葛根　柴胡　羌活　炙甘草　升麻　陈皮　白芍　防风　人参

姜葱煎服。

二陈汤见痰门　秦艽鳖甲散见劳热门

［草还丹］

用青蒿一斗五升，童便三斗，文武火熬。约童便减半，去蒿熬至一升，入猪胆七个，甘草收和为丸桐子大。每服五十丸，取表里叶俱青者是。

发热昼重夜轻，口中无味，阳虚也。午后发热，夜半则止，口中有味，阴虚也。阳虚责之胃，阴虚责在肾，盖饥饱伤胃则阳虚，房劳伤肾则阴虚。以药论之，甘温补气，苦寒滋阴，若气血两虚，只补其气，气旺自然生血，阳旺生阴也，若中气虚，误用苦寒，祸不旋踵。

王节斋①曰：南人称发热为劳发，盖谓劳苦而发热，即东垣内伤之旨也。此病轻者一二发自愈，重者用东垣法补之，甚则加熟附子，若因劳力辛苦而发热，轻易发汗立危。

薛师曰：潮热咳嗽而脉数者，假热之脉也。甘温调养为主，补中益气汤下六味丸。

潮　热 虚弱

若发卯辰时潮热者，肝经燥热也，用六味丸补水，以生肝血。午、未时潮热者，心经虚热，六味丸壮水之主，以制阳光；申、酉、戌时潮热者，肺经虚热也，补中益气汤，培脾土以生肺金；亥、子、丑时潮热者，肾涸虚热也，六味丸。兼手足逆冷者，肾经虚败也，八味丸。大凡潮热晡热，五脏齐损也，须六味丸。气血俱损者，十全大补汤。

有潮热似虚，胸膈痞塞，背心疼痛，服补药不效者，此乃痰症随气而潮，故热随饮而亦潮，宜于痰饮门求之。

肺热者，轻手乃得，微按全无，日晡热甚，乃皮毛之热，其症必见喘咳，寒热，轻者泻白散，重者凉膈散、地骨皮散，方②用地骨、苓、草、参、柴、半夏、知母，等分水煎。泻白、凉膈见火门

心热者，微按至皮肤之下，肌肉之上，轻手乃得，微按至皮毛之下则热，少加力按之则不热，是热在血脉也，其症烦心，心痛，掌中热而踠③，以黄连泻心汤、导赤散、朱砂安神丸见内伤门，泻心导赤散见火门。

脾热者，轻手摸之不热，重按至筋骨又不热，不轻不重，在

---

① 王节斋：王纶，字汝言，号节斋。明代医家。

② 方：即指地骨皮散方药。

③ 踠：据文意，恐为"悗"之误。

轻手重手之间，热在肌肉，遇夜尤甚，其症必怠惰嗜卧，四肢不收，无气以动，泻黄散。

肝热者，重按之肌肉之下，至骨之上，乃肝之热，寅、卯间尤甚。其脉弦，四肢满闷，便难，转筋，多怒多惊，四肢困热，筋痿不能起于床，泻青丸、柴胡饮子。泻黄散、泻青丸并见火门，柴胡饮子见虚损门。

肾热者，轻手重手俱不热，重手按至骨分，其热蒸手如火。其人骨苏苏如虫蚀其骨，困热不任亦不能起于床，滋肾丸主之。

恶 寒 门

有外感，有内伤，有气虚，有疮肿，有湿痰，有火郁。

外感：脉浮紧，头痛拘倦，身痛，渐渐热起，是外感，审时令轻重发散。

伤食：脉弦滑，恶心头痛，饱闷嗳酸，是内伤宿食，宜从伤食治。

内伤：脉缓弱，或气口虚大，按之无力，兼见倦怠，手心热，内伤等症，属气虚，从补中益气汤法。曰：阳虚则恶寒，参、芪为主，加桂，甚者加熟附子二三分，以行参、芪之气，且益阳气。

疮肿：戴氏①曰：背恶寒，脉浮大而无力者，气虚，脉弦数，寒热兼作，乃疮肿之候，须问身中有无肿痛处，随部分用药。大抵恶寒症，除气虚外，属表者多，乃表中阳气不得发越而然，须辛散之。

仲景曰：心下有留饮，其人背恶寒，冷如冰，茯苓丸。茯苓一两，半夏二两，枳壳五钱，风化硝二钱半，共末，姜汁糊丸桐子大，姜汤下

---

① 戴氏：即指戴思恭。

三十九。

湿痰：脉滑或沉，周身重痛而恶寒者，属湿痰，乃痰在上焦，遏绝阳气而然，肥人多此。宜二陈、二术、羌活、防风，少加桂枝，甚者先吐之。

丹溪治一妇人恶寒，用赤小豆、苦参各一钱，为末，虀水调服，探吐，后用川芎、南星、苍术、酒炒黄芩为末，面糊丸，每服五六十丸，白汤下。冬月减芩一半，加姜汁。恶寒久病，亦宜解郁。

火郁：火郁即抑遏阳气于脾土，亦令恶寒，升阳散火汤。恶寒非寒，战栗，从火郁治。升阳散火汤①见火门

产后：产后气血两虚而恶寒者，腹中不和，脉虚大，八珍加减。若小腹胀痛，是恶露，乳胀作痛，是乳结，心下饱胀，是食滞，俱有恶寒，要在辨之详尔。

丹溪三法治恶寒，皆用参、芪，一加附子，一加升、柴、羌、防，是升散解郁，一加竹沥，是消痰也。

小儿恶寒，须防痧痘。

伤 食 门

气口紧盛，为伤于食。经曰：脉滑者，有宿食。东垣曰：宿食不化，则独右关脉沉滑。又曰：浮而滑者，宿食也。又曰：脉弦者，伤食。大抵两寸关弦滑有力，必是宿食。凡伤食恶食，膈间饱闷，或胀或痛，宜导痰运脾，二陈加枳、术、山楂、神曲、麦芽、香附之类。挟气脉沉，加青皮、木香；伤肉食，加草果；伤粉食，加杏仁；伤面食，加萝菔了；伤糯米食，用白酒药为末，滚汤下二服，后用上药。积久生热，口干嗳气，前方加姜

---

① 火汤：原脱，据文意补。

123

汁、炒黄连、山栀。初起恶心，即以指于喉中探吐，如不吐，急饮盐汤，得吐为佳，所谓在上者，因而越之也。

食滞中焦，胸膈痞闷，嗳酸如败卵臭，头痛寒热，有类外感，但身不痛，左脉不浮，为异耳，宜参苏饮、藿香正气散，加消导药。七八日不大便，口干烦躁，脐上硬痛，枳实导滞丸妙。食积日久不愈，保和丸神效，气虚者以人参汤下。参苏饮、藿香正气散并见伤风门

食滞心下，初起不可骤用苦寒药，必兼辛散，二陈、平胃之类，以食得寒则凝，得热乃能腐熟也。若已成糟粕，日久生热，须假凉药一二味以降之，妙在合宜。譬之风寒，有寒实结胸，热实结胸之分，岂容混治。

如冷物停滞作吐，二陈加炮姜、白豆蔻、山楂、厚朴、神曲、枳实，煎成稍凉服，乃热因寒用法也。

宿食已消，而中焦未和，不思食，或吐或泻，倦怠面黄，脾胃受伤也，六君子养之。伤蟹，紫苏丁香汤；伤狗肉，心下坚胀，口干发热，妄语，煮芦根汁饮之；鱼脍及生肉不消，捣马鞭草汁饮之，及生姜草果汤。

虚人，六君子倍陈皮。脾胃素弱，复伤糯食，六君子倍酒曲。

左脉微弱，右寸关弦滑，或弦大，形气俱虚，又兼饥馁，骤为饮食所伤，当补泻兼施，六君子加消导药，山楂、神曲、麦芽、枳、朴、砂仁之类，实者，只宜消导。人有饥饿不食，胃气空虚，此为不足，固失节也。食而过饱，停滞中脘，乃不足兼有余，亦失节也。以受伤言则不足，以停滞言则有余，惟其不足则补益，惟其有余故消导，二者审缓急标本而治。有物滞而气伤，补益消导兼行者，有物暂滞而气不甚伤，宜消导独行者，亦有既停滞不能自化，须补益助脾，使之溶化，不消导者，皆当临时消息，不可固执一偏。至如枳术丸、枳实丸，虽曰消导，固有补益

之功存乎其间，其他如木香分气丸、枳实导滞丸、大枳壳丸，虽无补益，然施于有余之症，无不获效，但不可视为常用之药尔。若所滞之物，非枳、术等消导药所能去者，亦安泥于消导而不知变乎？则备急丸、煮黄丸、感应丸、瓜蒂散等推逐者，东垣、丹溪，亦未常委之而弗用也。故善用兵者，攻亦当，守亦当，不善用兵者，则宜攻而守，宜守而攻，其败也，非兵之罪，用兵者之罪，安常①议症，乃最上乘法。

气口脉弦，伤冷硬物，经曰：温以克之。微涩，伤辛辣物，经曰：苦胜辛。微滑，伤腥咸物，经曰：甘胜咸。弦紧，伤酸硬物，经曰：辛胜咸。洪滑，伤甜烂物，酸胜甘；微迟，伤冷物，且有积聚恶痰，温胃和中；单伏，主食不消化。

积滞胶固于中不能化，痛胀不可当，须巴豆霜、黑丑、木香推逐之，实人乃可。

神曲、麦芽，助戊土以腐熟水谷，然二味善消化，故乳胀炒二两麦芽，煎服即消。《良方》云：神曲下胎。丹溪曰：麦芽消肾，有宿滞者宜之，若无宿滞，恐消元气也。说见医案。

[木香见睍丸]

治伤生冷硬物，心腹满闷疼痛。

巴豆半钱　荆三棱一两，煨　神曲炒，一两　木香二钱　香附半两，炒　升麻三钱　石三棱半两，炒　草豆蔻面裹煨，半两

上为末，炊饼丸，绿豆大一倍。每服二十丸，白汤下，量所伤加减。

[三棱消积丸]

治伤生冷硬物，不能消化，心腹满闷。

丁香　益智子各三钱　陈皮　青皮各五钱　茴香炒，半两　神曲炒　广术炒　京三棱炮，各七钱　巴豆和米炒，去米，五钱

---

① 安常：指庞安常言。

上为末，醋糊丸桐子大，每服十丸至二十丸，温汤下。

[阿魏丸]

治脾胃怯弱，过食肉面生果，停滞中焦不能消化，以致腹胀刺痛，不食，或利或秘。

百草霜三钱　巴豆去皮、心、膜、油，七个　阿魏酒浸化　官桂
蓬术炒　麦糵炒　神曲炒　青皮去白　萝菔子炒　白术炒　干姜炒，
各半两

上末，薄荷糊丸，绿豆大，每服二十丸，面食，用面汤下，生果，麝香汤下。

[感应丸]

化滞不动脏腑。

丁香　木香　檀香　陈皮　角沉香不见火　青皮　黄连　砂
仁　香附　三棱煨　半夏汤泡七次　莪术十分，大者面裹煨

以上药各一两，净末，外用乌梅肉一百个，巴豆肉三百个，去皮膜，入磁器中，以乌梅盖巴豆上，用陈米醋浸，与乌梅肉平，甑上蒸，以巴豆红色为度，却捣二件极烂，加糯米糊，和前末杵千余下，以黑为度，众手丸萝菔子大，每服十丸，食滞陈皮汤下，气滞茴香汤下，呕吐生姜汤下。

[和中丸]

治病久厌厌不食，脏腑或秘或溏，此胃气虚也。常服则和中理气，消痰去湿，厚肠胃，进饮食。

厚朴一两制　白术一两二钱　半夏一两　陈皮八钱　槟榔四钱五
分　木香二钱五分　甘草炙，三钱　枳实炒，三钱

姜汁浸，炊饼丸桐子大，每服三十丸，白汤下，按此方皆消导药，中焦有滞者，宜之。

[保和丸]

消痰和气，快脾胃，进饮食。

山楂　神曲炒　半夏汤泡七次　茯苓各三两　陈皮　连翘各三两

126

萝菔子各二两　白术五两　苍术米泔浸，去粗皮　枳实去皮，各一两
香附酒炒　厚朴姜炒，各二两　酒芩　酒连各一两

　　姜汁浸，炊饼丸桐子大，每服五十丸，渐加至百丸。

　　[**枳实导滞丸**]

　　治伤湿热之物，不得施化而作痞满闷痛。

　　茯苓　黄芩　白术　黄连各二两　甘草一两　枳实五两　大黄
十两　泽泻二两　神曲五两

　　炊饼丸桐子大，每服七八十丸，白汤下，量轻重强弱加减，
以利为度。

　　[**木香槟榔丸**]

　　治一切气滞，心腹痞满，胁肋胀闷，二便结滞不利者。

　　木香　槟榔　青皮　陈皮　枳壳麸炒　广术煨　黄连炒，各
一两　黄柏炒，一两　香附　大黄炒，各三两　黑丑生取头末，三两

　　水丸豌豆大，每服三五十丸，生姜汤下。

　　[**大枳壳丸**]

　　治一切酒食伤中，胸膈闷闭疼痛，饮食不消，两筋刺痛，呕
逆恶心，皆效。

　　蓬术煨香熟　厚朴姜炒　人参　青皮　黑丑炒　枳壳麸炒去瓤
茯苓　木香各一两　大黄二两　陈皮　白术各一两　槟榔二两　半
夏汤泡七次　神曲炒　三棱各一两　麦糵炒，一两

　　上末，姜汁糊丸桐子大，每服三四十丸，姜汤下。

　　[**备急丸**]

　　疗心腹诸卒暴痛，宿食为害者。

　　大黄　干姜　巴豆去皮，各一两

　　共为细末，捣均丸小豆大，每服三丸，若中恶客忤，心腹胀
满，卒痛如锥刀刺痛，气急口噤，欲卒死者，以暖水下之。或不
下，捧头起下咽，须臾未差，再与三丸，以腹中鸣转即吐下，便
愈。若口已噤，折齿灌之，乃急剂也。

[秘方化滞丸]

治一切积滞。夺造化有通塞之功，调阴阳有补泻之妙，久坚沉涸，磨之自消，暴疾乍留，导之则去。

南木香坚实者不见火　丁香　青皮四花去瓤　橘红　黄连大者，各二钱半　京三棱炒　莪术煨，各四两　半夏曲二钱半，共末　巴豆肉汤泡，去心、膜，磁器盛，醋浸过一宿，煨火熬醋干，秤六钱，和前药再煨，入后药　乌梅肉末五钱，米醋调略清，火熬成膏，和前末

用白面八钱，打糊丸粟米大，每服五七丸，盛者十丸，五更空心橘皮汤下。

常服磨积，唾津下，但有所伤，取本汁下。要宣积，滚姜汤下，得热则行，得冷则止。

恶　食

丹溪曰：恶食者，胸中有物，导痰补脾，二陈加二术、香附、川芎主之。病久胃败，恶闻食气，大剂人参养之。

不　能　食

心下痞满，则不能食，有虚有实。实则心下闷痛，恶心口苦，宜消导，虚则倦怠，色黄瘦，心下软，异功散加砂仁。钱氏异功散，方用参、术、苓、草、橘红、木香，姜、枣煎服。

久病不食，属胃败，四君子加砂仁，有痰脉滑，或兼恶心，六君子汤佳。

饥而不能食，属胃口有热。《素问》曰：胃热则消谷善饥。热病后余热不净，脉虚洪，不食，白虎加人参汤。

罗谦甫云：脾胃弱而饮食难任者，不可一概用克伐之剂，宜钱氏异功散补之，自然能食。设或嗜食太过，伤脾，而痞满呕

128

逆，权用枳术丸一服，慎勿多服。予曾治翁氏妇，久疟食少，汗多，用六君子加黄连、枳实，月余不应。因悟此言，遂减连、枳，纯用补剂，又令粥多于药而食进，再加附子三分半，一服而痊。

许学士云：有人全不思食，补脾罔效，授二神丹服之顿能进，此即补母法。黄鲁直①用菟丝子，淘净酒浸，日挑数匙，以酒下之，十日外，饮啖如汤沃雪，亦此理也。

三锡曰：毒药攻病，良工亦未常委而不用，但中病即止，不必尽剂，然脾胃必素弱而后食滞，纵枳实、厚朴、山楂、神曲，尚不可过，况牵牛、大黄、巴豆、青皮耶？所以东垣立枳术丸，一补一泻，消导药，每加白术，保护中气最妙，昧者不知，一于攻下，往往变重，良可哀悯，良由不读《素问》之故尔。抑考之《至真大要论》曰：大毒治病，十去其六；小毒治病，十去其七；无毒治病，十去其八；常毒治病，十去其九。谷肉果菜，食养尽之，无使过之，伤其正也。然谷肉果菜，尚不可过，况毒药乎。

凡伤食，必询问所食何物，寒者，热者。是喜食而多食之耶，当助脾消化，是乘饥困而食之耶，当益气补中，兼消化，若气恼后食，或食后恼者，当舒气解郁，兼消化。病后、痈疽溃后、产妇、老年，凡有食滞，只宜补中消导，若概妄下，立见倾危。

大凡停食，必因于脾弱，宜六君加枳、朴、山楂、神曲，食已消而不愈，六君子。

内伤外感，用藿香正气散。

若内伤多而外感少，人参养胃汤。若劳伤元气，补中益气汤加川芎。

---

① 黄鲁直：名庭坚，江西分宁人。

若劳伤兼停滞，补中益气加神曲，甚者加山楂。

若气恼兼食，用六君子加香附、山栀。

若口酸咽酸，多是饮食，须节之。

[资生丸]

健脾开胃，消食止泻，调和脏腑，滋养荣卫。余初识缪仲淳时见袖中出弹丸咀嚼，问之，曰：此得之秘传，饥者服之即饱，饱者食之即饥。因疏其方，余大喜之而颇不信其消食之功。已于醉饱后顿服二丸，径投枕卧，夙兴了无停滞，始信此方之神也。

白术米泔水浸，用山黄土拌，蒸九次，晒九次，去土，切片焙干，三两　人参去芦，人乳浸透，饭锅上蒸熟，三两　白茯苓去粗皮，水飞去筋膜，人乳拌，饭锅上蒸，晒干，一两五钱　橘红　山楂肉蒸　神曲炒，各二两　川黄连姜汁炒　白豆蔻仁微炒　泽泻去毛炒，各三钱半　桔梗米泔浸，炒　真藿香洗　甘草蜜炙，去皮，各五钱　白扁豆炒去壳　莲肉去心，各一两　薏苡仁淘净，炒三两　干山药炒　麦芽面炒　芡实净肉，炒，各一两五钱

末之，炼蜜丸，每丸二钱重，每服一丸，醉饱后二丸，细嚼，淡姜汤下。

伤　酒

三锡曰：酒大热有毒，气味俱阳，阴寒之时，少饮能御邪助神壮气，恣情则生痰，益火，耗气，损精。今暴病暴死，世人谬为痰厥中脏，竟不知酒色自戕之所致也，悲哉悲哉！体非金石，日见消烁，虽修短有数，待其自尽乃可，云胡自速耶。如或伤之，当微汗，及利小便，使上下分消，与湿同法，不可妄用巴豆、牵牛、大黄等药，此无形元气受病，用此反伤有形阴血，所谓诛伐无过也。《金匮要略》曰：酒疸，下之久为黑疸，慎不可犯此戒。

130

脉浮洪而数，伤酒。

三锡曰：伤酒，恶心呕逆，头痛眩运，参苏饮倍加木香，弱人宜之。葛根解醒汤，药多辛热，为一时酒后食凉物，郁其毒于胃中，吐而烦躁不宁者设，非常用之药也。如或小水难，腹胀者，五苓散加葛根。

按：葛根乃轻阳之剂，本阳明经药，酒毒客于胃与大肠，所以恶心，懊憹嘈杂，痞闷不食，葛根引入阳明，顺其性而扬之，毒从毫窍变微汗而解，非性能解酒也，昧者，但云葛根、葛花解酒，殊失本旨。

中酒，呕恶头痛，脉洪大或弦滑，以二陈，加姜汁炒黄连、栀子、苏叶、葛根，加姜汁热服，殊效。

酒积，泻黄沫，腹痛不时更衣，酒蒸熟大黄，作丸服妙。或用香连丸，加大黄者极验，无非荡涤积热耳。

小水不利，用益元散、灯心汤亦佳。

恶心呕逆，吐出宿酒，昏冒眩晕，头痛如破，宜冲和汤、半夏茯苓汤，或理中汤加干葛七分，或用末子，理中汤和缩脾饮。酒渴，缩脾汤，或煎干葛汤调五苓散。久困于酒，遂成酒积，腹痛泄泻，或暴饮有灰酒，亦能致然，并宜酒煮黄连丸。

多饮结成酒癖，腹中有块，随气上下，冲和汤加蓬术半钱。酒停胸膈为痰饮者，枳实半夏汤二味加麦芽，各半钱，或冲和汤加半夏一钱，茯苓七分。缩脾饮见暑门，酒煮黄连丸见血门。

解酒毒无如枳椇子之妙，一名枳椇，一名木蜜，俗呼癫汉指头，北人名曰烂瓜，江南谓之白石树，杭州货卖，名蜜屈立，诗所谓"南山有枸"是也。树形似白杨，其子着枝端，如小指，长数寸，屈曲相连，春生秋熟，经霜后取食，如饧美，以此木作屋柱，令一室之酒味皆淡薄。赵以德治酒人发热，用枳椇子而愈，即此也。

按：酒之为物，气热而质湿，饮之而昏醉狂易者热也，宜以汗去之，既醒则热去而湿留，止宜利小便而已。二者宜酌而用之，大抵葛花解醒汤备矣。

[葛根解醒汤]

治饮酒太过，呕吐痰逆，心神烦乱，胸膈痞塞，手足擅掉，饮食减少，小便不利。

白术　人参　神曲　白豆蔻　砂仁　葛根　木香　青皮　陈皮　赤茯　猪苓　泽泻　干姜

此方辛热乃从治之药，无非以热攻热耳，若多服，则损人天年。

伤酒食不药方，心中酒食停滞，或被人强劝，腹中胀满不消，用盐花擦牙，温水漱下，如汤沃雪，即时通快。

[除湿散]

治伤马牛乳骆水，一切冷病。

车前子炒　泽泻各半两　神曲炒，一两　半夏汤泡七次　干姜各三钱　红花　甘草炙，二钱　茯苓七钱

共为末，每服三钱，白汤下。

[益脾丸]

古云：服之饮酒不醉，亦好事为之耳，恐未必然。

葛花二两　小豆花一两　绿豆花一两　木香二钱五分

一方加草豆蔻一两，上末，蜜丸桐子大，夜饮津下五丸。

痰　门

三锡曰：痰之为患大矣，须分所兼之邪而治，有热痰，有湿痰，有食积痰，有风痰、郁痰，内因于七情，外感于六气，俱能助痰为患。痰乃血气津液不清，熏蒸结聚而成。有此生，便有此气血津液，有此气血津液，便有此痰火，乃清浊邪正之气，变化必然之理，但不可使清浊混淆，邪害正气，昧者不知培养，惟务

132

克伐，必欲追净其痰，卒至胃损气伤，终不知悔，良可慨也。我丹溪先生，悯其夭枉，故示人曰：治痰者，实脾土，燥脾湿，是治其本，乃千载不易之确论，因立二陈汤以为主治，看所挟而兼用药。以半夏燥脾湿，橘红利滞气，茯苓渗湿和中，甘草益胃缓中。盖湿渗则脾健，气利则中清而痰化，可谓体用兼该，标本两治之妙品也。今人不知古人精微，谬谓药燥而以贝母代之，殊失立法之初义。

按：贝母乃心、肺二经药，性能疗郁，诗云"言采其芒"是也。亡血家肺中有郁火，及产乳余疾，消渴阴虚咳嗽之人，忌用燥剂，必以此代之。余皆非半夏不可，详见《纲目》半夏下。

痰皆动于脾湿，寒少而热多。湿在肝经，谓之风痰；湿在心经，谓之热痰；湿在脾经，谓之湿痰；湿在肺经，谓之气痰；湿在肾经，谓之寒痰。风痰，脉弦，面青，四肢满闷，便溺秘涩，心多躁怒，水煮金花丸、川芎防风丸；热痰，脉洪，面赤，燥热，心痛，唇口干燥，多喜笑，小黄丸、小柴胡汤加半夏；湿痰，脉缓，面黄，肢体沉重，嗜卧不收，腹胀而食不消，白术丸、局方防己丸；气痰，脉涩，面白气上喘促，洒淅寒热，悲愁不乐。

痰分五色，色白西方本色，色黄逆而之坤，色红甚而之丙，金受火困为难治，青色受风之羁绊，黑如烟煤点，顺而之北方，不治自愈。

湿痰多身重，加二术、羌、防。

火痰，加青黛、芩、连、栀子。

食积，加山楂、神曲、麦芽、黄连、枳实，甚者必攻之，久病加参、术。

风痰，加南星。

老痰，加软坚药，海石、蛤粉、瓦楞子、瓜蒌、香附、五倍子之类。亦曰：五倍子佐他药，大治顽痰。脉滑数，或弦急，症

133

兼口干，面赤心烦，嘈杂等火症者，芩连二陈汤主之。不已，滚痰丸，或玄明粉。

脉濡缓，身体倦怠，体厚人，属湿痰，二术、二陈、防风、羌活、酒芩，气虚佐参、术。

脉沉滞或滑，症兼恶心，心下饱闷，属郁痰，宜开郁行气。

脉滑见于右关，时常恶心，吐清水，痞塞，就吐中，以鹅羽探之，后以小胃丹徐服。痰在膈上，泻亦不去，必用吐，胶固稠浊，非吐不开。

脉浮滑，宜吐。脉涩，高年虚人，不可吐。

痰在经络中，非吐不可，吐中就有发散之意，须先升提其气乃吐，如防风、川芎、桔梗、芽茶、齑汁之类。晴明时，于不通风处，以布紧勒其肚，乃可吐。

痰因火盛，逆上者，治火为先，白术、黄芩、软石膏、枳实之类。故曰：黄芩治痰，假其降火也。

内伤中气虚而有痰，必用参、术佐以姜汁传送，甚者加竹沥。

脾虚宜清中气以运痰，使之下，二陈、枳、术，兼用升麻，以提清气。中宫有食积，与痰饮而生病者，胃气亦赖所养，卒不便，虚若攻之，尽则虚矣。又曰：治痰用利药过多，则中气伤，痰反易生而多矣。

脉来细滑或缓，痰涎清薄，身体倦怠，手足酸软，此脾虚挟湿，六君子汤，或补中益气加半夏、茯苓。

凡人身中下有块，不痒不痛，或作麻木，名败痰失道，宜随处用药消之，无碍，亦不必治。如痛而按之无血潮，淡薄不热，坚硬如石，破之无脓，或出清水如乳，又有坏肉如破絮，或如瘰疬，在皮肤间，咽中结塞。俗名梅核气，作寒作热，皆属败痰。急于益气养荣汤中，加星、半，治其内，外用玉龙膏以拔其毒，使成脓破为良，轻者，必自内消。如内热痰壅，则用控涎丹，如结于咽喉耳前后，尤为难治。夫血气和畅，自无此病，必补养为主，切忌针刀。日久不作脓，悉属虚。如腐肉用针灸而不去者，白矾、朴硝二味，等分为末，敷之，自化为水，内服大补药。

痰挟瘀血成窠囊，膈间胀闷，诸药不效，神术丸佳。

郁痰，用白僵蚕、杏仁、瓜蒌仁、诃子、贝母、五倍子作丸，每服五十丸佳。

痰在胁下，非白芥子不能达。痰在四肢，非竹沥、姜汁不行。痰在皮里膜外，非竹沥、姜汁不能达，二味治阴虚有痰，大获奇验。噎嗝翻胃，阴虚劳嗽，半身不遂，加而用之。

阴血不足，相火上炎，肺受火侮，不得下行化令，由是津液凝滞，生痰不生血，当用润剂，如门冬、地黄、枸杞之属，滋其阴，使上逆之火，得返其宅而息，则痰自清，投以二陈，立见其殆，瘦人多此。

痰在咽喉，燥不得出，化痰加软坚药，瓜蒌、杏仁、海粉、桔梗、连翘，少佐风化硝，以姜汁入蜜，和大丸，噙化。海石，即海粉，湿痰能燥，热痰能降，结痰能软，顽痰能消，可入丸子，不入煎药。枳实治痰，能冲墙倒壁。天花粉，大降膈上热痰。

痰在膈间，使人颠狂，健忘，四肢偏枯，及风痰，俱用竹沥，妙，竹沥又能养血，清金润燥，丹溪详言之矣。荆、沥滑痰尤速，第不似竹沥有补耳。故曰：能食者，用荆、沥。

痰挟瘀血成窠囊者，由厚味积热，肠胃枯涸，又加拂郁，胃脘之血，为痰浊所滞，日积月累，渐成噎膈。若用燥剂，其结转甚，惟竹沥、姜汁、韭汁，可以治之，日吃三五杯，必胸中躁烦不宁，乃妙。后用养血、健脾、润燥药，详具本门。

痰在肠胃，可下而愈，枳实、甘遂、大黄、芒硝、巴霜之属。

痰饮流入四肢，令人肩背酸痛，两手软痹，医误以为风，则非其治，宜导痰汤，加姜黄、木香五分。

血虚有痰，脉细数而滑者，宜二陈加天门冬、知母、瓜蒌仁、香附米、竹沥、姜汁。或自汗渴者，以贝母易半夏。

痰为饮之积，饮为痰之渐，稀涎水是也。

五饮，气稍旺人，三花神祐丸、控涎丹妙。

脉结涩，胸膈不利，或作刺痛，此痰挟气郁，宜七气汤、越鞠丸。

有人坐处，率吐痰涎满地，其痰不甚稠黏，只是沫多，此气虚不能摄涎，不可用利药，宜六君子汤，加益智仁一钱，以摄之。

两手关前脉浮大而实者，膈上有稠痰也，宜吐之。

眼胞上下如煤黑者，亦痰也。

病人百药不效，关上脉伏而大者，痰也。

喉中有物，咯不得出，咽不得下，此是老痰，重者吐之，轻者用瓜蒌实等润剂，实人加竹沥。

脉涩者，卒难得开，必费调理。

气实痰热结者，吐难，或成块吐咯不出，气滞者，难治。

痰有轻重新久之殊，新而轻者，形色清薄，气味亦淡。久而重者，黄浊稠黏凝结，咳之难出，渐成恶味，酸辣腥臊咸苦，甚至带血而出。痰随气上下，无处不到，调气为先，分导次之。气顺则津液流通，痰饮自下，亦是妙境。

王节斋曰：痰属湿，乃气血津液之所化。外因风寒湿热所感，内因七情饮食所伤，以致气逆血浊，津液不清，熏蒸结聚而变为痰焉，病百端不能枚举，积于体中，变出异证，故曰怪病起于痰。眼黑而行步呻吟，举动艰难者，入骨痰也，其病遍体骨节疼痛，审气血，加化痰药。

眼黑而面带土色，四肢痿痹，屈伸不便者，风湿痰也。

酒痰，用瓜蒌青黛蜜丸，嚼化。

治痰有用温剂者，乃寒因热用，非真寒也。

吐法：用萝卜子半斤擂，水一碗，去渣，入少油与蜜温服。或用虾半斤，入酱、葱、姜等物料，水煮，先吃虾，后饮汁，少时以鹅羽探吐。其鹅羽先用桐油浸，乃以皂角水洗净，晒干待用。如用瓜蒂、藜芦等，不用探吐自出。

痰火盛于上焦，非滚痰丸不解。

肾虚不能纳气归元，出而不纳则积滞，积弗散则痰生焉，肥人多此，八味丸主之。

多郁悒，胃中湿痰盛，周身走痛，饱闷恶心者，轻则坠痰丸，或小胃丹，重则三花神祐丸，但要酌量用之可也。

大凡痰饮变生诸症，不当为诸症牵掣作名，且以治饮为先，饮消则诸症自愈。故如头风眉棱角痛，累以风药不效，投以痰剂收功。如患眼赤羞明而痛，与之凉药弗瘳，畀①以痰剂获愈，凡此之类，不一而足，散在各门，不复繁引。

仲景曰：气虚有饮，肾气丸补而逐之，即六味地黄丸也。凡尺脉浮大，按之则涩，气短有痰，小便赤涩，足跟作痛，皆肾虚不能行浊气，泛上而为痰也，肾气丸屡验。脾肺气虚而不能运有痰者，六君子加木香。肺气虚不能清化而有痰者，六君子加桔梗。脾经气滞而痰中有血者，加味归脾汤。若肝经血热而痰中有血者，加味逍遥散。肝肾阴虚而痰中有血者，六味丸。若过服寒凉之剂，唾痰有血者，四君子汤佳。

[二陈汤]

半夏陈皮二味，宜陈者佳。

陈皮　半夏　赤茯　甘草

----

① 畀：音币，给予，付与意。《诗经·鄘风·干旄》"彼姝者子，何以畀之？"

[导痰汤]

前方加枳实、南星。

[燥湿痰星夏丸]

南星　半夏各半两　海蛤粉三两

上为末，姜汁浸蒸饼为丸，青黛为衣，绿豆大，每服二钱，姜汤下。

[中和丸]

治湿痰气郁。

苍术　黄芩　半夏　香附各等分

上为末，姜汁、神曲糊丸桐子大，每服六七十丸，食远，白汤下。

[小胃丹]

上可取胸膈之痰，下可利肠胃之痰，能损胃不食，胃弱者忌。

甘遂面裹煨熟，去面　大戟长流水煮一时，洗净，晒干　芫花醋拌经宿，炒黑勿焦，各一两　大黄酒拌湿纸裹煨，焙干，再用酒拌润，一两五钱　黄柏炒褐色，二两

上为末，粥丸麻子大，每服十丸，温汤下。

[坠痰丸]

能坠痰从谷道中出。

风化硝　枳实曲炒黄　黑牵牛头末，五钱　生白矾三钱　牙皂去皮弦，酥炙黄，三钱　（一本有贝母三钱）

上细末，萝卜汁丸桐子大，每服五十丸，白汤下。

人中黄，饭丸绿豆大，每服十数丸，白汤送下，能降火清痰，又治食积。

[滚痰丸]

治一切有余痰火。

大黄酒拌蒸　黄芩去朽，各半斤　沉香五钱　礞石硝煅黄金色，五

钱　百药煎五钱

上为细末，滴水丸梧子大，每服三五十丸，或作绿豆大，服一钱，视强弱加减。

括曰：甑里翻身甲挂金，如今头戴草堂深。相逢二八求斥正，硝煅青礞倍若沉。十七两中零半两，水和桐子意须斟。诸般怪症如神验，水泻双身却不任。

《准绳》曰：倍若沉者，加五倍子，如沉香之数也。

[**千缗汤**]

治风痰壅盛。

半夏汤泡七次，七个，四破　皂角二寸，去皮，炙黄　甘草炙，一寸

上水煎，姜三片。

[**利膈化痰丸**]

南星煨裂　蛤粉　半夏汤泡　贝母去心　瓜蒌仁　香附　皂角去皮弦　杏仁去皮尖　青黛各等分

上，以前六味为末，皂角捣碎，熬浓煎汁，研青黛为衣，任用。

[**青礞石丸**]

能化痰降火，一云治食积痰，去积痰。

风化硝二钱，盆净者，冬月以绢袋盛，悬风前化之　茯苓　南星慢火煨裂，各二两　青礞石敲碎如骰子大，同焰硝入罐中煅黄　半夏汤泡七次，去皮尖　黄芩各五钱　陈皮七钱五分

上为细末，神曲丸，入姜汁为丸桐子大，每服三五十丸，姜汤下。此药重在风化硝，一方有白术无南星，一方有枳实，因人加减可也。

[**神术丸**]

治痰饮。

苍术五钱　生芝麻五钱，研水二小盏　大枣十五枚，煮肉研细

先以苍术焙干为末，和芝麻浆枣肉为丸，桐子大，每服五七

139

十丸，汤下。

[**黄芩利膈丸**]

除胸中热，利膈上痰。

生黄芩　炒黄芩各一两　半夏　泽泻　黄连各五钱　南星煨烈

枳壳麸炒　陈皮去白，三钱　白术二钱　白矾五分

上为末，汤浸蒸饼丸。

[**蠲饮枳实丸**]

逐饮消痰，导滞清膈。

枳实麸炒　半夏　陈皮去白　黑丑取头末，三两

上炊饼丸桐子大，每服五十丸，姜汤下。

[**十枣汤**]

治悬饮内痛。

芫花　甘遂　大戟

上为细末，大枣十枚，煮汤去枣，调药末，强人一钱，弱人半钱，平旦服之，不下加五分。芫花之辛以泄饮，二物以泻满，甘遂取其直达水气所结之处，乃泄水之圣药也，然有大毒，涉虚者，不可妄用。

[**三花神祐丸**]

治一切气，湿热沉积，痰饮变生诸病，或风热燥郁，肢体麻痹，走注疼痛，风痰涎嗽，气壅滞不得宣通等症，人壮气实者可服。

甘遂　大戟　芫花拌湿炒，各五钱　黑丑二两，取头末　大黄一两　轻粉一钱

上为细末，滴水丸小豆大，每服加五丸，温水下，日三服，加至快利，利后须服至病根尽除为度。痞闷极甚者，多服则顿攻不开，转加痛闷，当初服三丸，每服加二丸，以利为度。

[**控涎丹**]

治患背胁颈项及手足腰胯隐痛不可忍，筋举引灼痛，时时走

易，乃是痰涎在胸膈间，随气升降于经络中作痛而然，或手足冷痹，气脉不通，误认为瘫痪者。

甘遂_{去心}　大戟_{去皮}　白芥子_{主上气痰嗽，膈有冷痰}

上各等分，为细末，糊丸桐子大，每服五七丸，淡姜汤下，食后卧服，量人虚实，加减丸数。一方名妙应丸。治惊痰，加朱砂为衣；痛甚者，加全蝎；惊痰成块，加穿山甲、鳖甲、玄胡索、蓬莪术；臂痛，加木鳖子、霜桂心；热痰加盆硝；寒痰加丁香、胡椒、肉桂。

[半夏丸]

治肺热痰嗽。

瓜蒌仁_{另研}　半夏_{汤泡七次，去皮脐，焙干，一两}

上为细末，和均，姜汁打糊为丸。

取竹沥法：大治热痰，能养血清热，有痰厥不省人事几死者，得竹沥灌之即苏，诚起死回生药也。

古方用水竹、早笙竹，俗名雷竹。东坡曰：淡竹、苦竹为文耳，除苦竹之外，皆淡竹也。丹溪只用此二竹，盖取其诸竹中之最淡者。南都春末先出者，名芽竹，笋甘而淡。晚出者，为笙竹，笋菾而苦，不佞只用芽竹，沥亦甘淡。截长尺许，每段劈作四片，以薄砖架两头，露二寸，下以猛火迫之，两头以碗盛沥。六分中加姜汁一分，服之，热多者，止可加半分耳。

荆沥如取竹沥之法，清火化痰功胜竹沥，第不补耳。

[润下丸]

降痰极妙。一人心下常觉痞塞，或教服此，倾之觉有一块，自心而下，遂愈。

广陈皮一斤四两，择净一斤，好盐四两，同入水煮，用宜适中，不可过多，不可不及，约盐入透为度，即起晒干，仍碎片焙燥为末，入炙甘草末四两，酒糊为丸绿豆大，每服七十丸，不拘时，清茶下。

[瑞竹堂化痰丸]

快脾顺气，化痰消食。

白矾　半夏洗净　皂角　天南星　生姜

上四件各四两，砂锅内加水煮南星无白点为度，去皂角，将三味切片晒，加后药。

青皮　陈皮　葛根　苏子　神曲　麦芽炒　山楂　萝卜子炒研　香附子去毛　杏仁去皮尖，炒研　（一方加枳实、茯苓）

上十件各一两，合前药共为末，姜汁炊饼丸，每服五十丸，食后白汤下。

[辰砂祛痰丸]

治酒食过度，酸咸酿成痰饮，聚于胸中，凝则呕逆恶心，流则背臂痛肿，头目昏眩，腰脚疼，甚则左瘫右痪，浅则蹶然倒地，此药神效。

朱砂一两，水飞过，入药一半，为衣一半　半夏四两　槐角炒　陈皮　白矾生用　荆芥各一两　生姜四两，捣和半夏作饼，阴干

上为末，姜汁打糊为丸，桐子大，每服五十丸，食后姜汤下。忌动风、动气之物。

[四制化痰丸]

半夏一斤，作四分，勿切碎。

一分用生姜、黄连各一两，用水二碗同煮干，去姜、连。

一分用知母、贝母各一两，如上煮，去二母。

一分用人参、杏仁各一两，去皮尖，如上法。

一分用桔梗、桑皮各一两，同上法。

上拣出半夏，切碎晒干为末，水糊丸，每服四五十丸，姜汤下。

法制半夏

用明矾六两，硝四两，煮水六碗，半夏二斤，先将温水洗净，入药水内浸一宿，次日取出入清水内浸二七，取起用刀切

片，加薄荷四两，甘草二两，任用。

[节斋化痰丸]

痰因火动，肺气不清，咳嗽时作，及老痰郁痰，结成黏块，凝滞喉间，吐咯难出，此等之痰，皆因火邪炎于上焦，肺气被郁，津液之随气而升者，为火熏蒸凝结，郁浊而成，岁月积久，根深蒂固，故名老名郁，而其原则火也。病在上焦心肺之分，咽喉之间，非胃中湿痰之比，固非半夏、二陈等所可治者，惟在开郁降火，润肺金而消化凝滞之痰，缓以治之，庶可取效。

天门冬去心，净，一两　酒枯芩一两　海粉另研，一两　瓜蒌仁另研，一两　橘红一两，去白　芒硝另研，一两　桔梗去芦，五钱　香附搥碎，盐水炒，五钱　连翘五钱　青黛另研，五钱

上为极细末，炼蜜入生姜汁少许，和药末杵极匀，丸龙眼大，噙化或细嚼亦可。一方作碎丸服，不如噙之妙。

三锡曰：按此方，天门冬、黄芩除肺火也，海石、芒硝咸能软坚也，瓜蒌仁润燥洗涤上焦，香附降火，连翘开结降火，青黛解郁火，为阴虚燥痰妙品。抑又论之，上焦干燥，痰结于喉，固宜润剂，万不可易。第五液皆本于肾，肾水虚不能制火，则火炎上，又当补肾滋阴以治本，乃端本澄源之意。锡常治老年男妇，一切燥痰，噎塞不舒，大便干燥，或痰结喉中咯不出，悉用清化膏以培肾壮水，兼噙化此丸，其效更速，可补王君之遗矣。

[白龙丸]

治酒积有痰。

半夏　滑石　茯苓　白矾枯，各等分

上末，神曲糊丸。

时珍曰：痰涎之为物，随气升降，无处不到，入于心，则迷窍而成癫痫，妄言妄见，入于肺，则塞窍而成咳唾稠黏，喘急背冷，入于肝，则留伏蓄聚而成胁痛干呕，寒热往来，入于经络，则麻痹疼痛，入于筋骨，则颈项胸背，腰胁手足，牵引隐痛，陈

无择《三因方》并以控涎丹主之，殊有奇效。此乃治痰之本，痰之本，水也，湿也，得气与火，则凝滞而为痰、为饮、为涎、为涕、为癖，大戟能泄脏腑之水湿，甘遂能行经隧之水湿，白芥子能散皮里膜外之痰气，惟善用者，能收奇功也。

[回阳玉龙膏]

治一切痈肿，坚硬不痛，肉色不变，久而不溃，或溃而不敛，或骨挛骨痛，及一切冷症。

草乌三两，炒　南星一两，煨　生姜二两，煨　白芷一两　肉桂半两　赤芍药一两，炒

为末，葱汤调搽。

三　卷

咳嗽门

有火，有风，有寒，有痰，有痨，有肺胀。

伤风：脉浮，兼自汗头眩，眼胀鼻塞，清涕者，属伤风，冬月十神汤，余月芎苏饮最捷。

外感：脉浮紧，症兼头痛拘急，恶寒发热，无汗者，属寒，冬月十神汤加减，余月芎苏饮加羌活。

火：寸滑而数，或沉实而弦，口干头时痛，有声痰少面赤者，火也，宜降火清金，加味芩连二陈汤。

郁火：如曾服凉药，或起初发散未净，火郁在肺，痰结不出，兼气促者，仍用解散，轻则芎苄苏饮，甚者加麻黄。已经发散降火，咳嗽不已，口干内热盛者，二陈加枯芩、花粉、瓜蒌实、苏子，甘寒润之。

痰：脉滑或弦数，动作便有痰声，痰出嗽止者，痰也，主豁痰利气，二陈加南星、枳桔、前胡、香附，滚痰丸佳。因痰而嗽者，痰为重，主治在脾，因咳而动痰者，咳为重，主治在肺。一切食积痰积，上升而致咳者，只治其痰，消其积，咳自止，不必用凉药、肺药。洁古曰：治咳嗽以化痰为先，化痰以导气为主，以南星、半夏化其痰，而咳嗽自愈，以枳壳、橘红利其气，而痰饮自降，此其大略耳。痰为火所逆上者，先泻火，然亦看缓急治，或先降火，或先理气。

阴虚：脉弦而数，或细数，或涩，症兼盗汗，下午作寒热，面色纯白，两颊赤，多清痰，干咳者，劳也，属阴虚火盛，清金补阴，四物加竹沥、姜汁，或早服补阴丸，晚服门冬膏。咳嗽气胀，壅遏不得眠者，难治。

干咳：干咳嗽系火郁之甚，难治，乃痰郁火邪在肺，上用苦梗开之，下用补阴降火药，不已则成劳，须行倒仓法。此症因不得志者有之，切忌半夏，宜瓜蒌、贝母等润剂，恶心，忌瓜蒌。脉弦急，或溢出寸口，动则喘急，属肺胀，宜收敛。

肺胀：肺为火伤，遂成郁遏，胀满用诃子为君，佐以海粉、青黛、杏仁。又曰：肺胀而嗽，或左或右不得眠，此痰挟瘀血、碍气而然，宜养血以流动乎气，降火疏肝以清痰，四物加桃仁、诃子、青皮、竹沥、姜汁之类。

风寒郁热于肺，夜嗽者，三拗汤加知母，脉数大而浮，加黄芩、生姜。

声哑者寒包热也，宜半夏、生姜，辛以散之。

久嗽声哑不治，是肺管破也。

阴虚火动而嗽，四物合二陈，或加知母、黄柏，见血者，加贝母，去半夏。

阴虚或吐红者，坎离加五味子、人参、麦冬、桑皮、地骨皮。

气虚：好色之人，元气虚弱，咳嗽不愈，琼玉膏妙。病后气促，咳嗽色黄白，脉虚大，多属肺虚，生脉散主之。

咳血：咳嗽见血，多是阴虚，火载血上，四物、二门、二母、牡丹皮、阿胶，脉数者，忌参、芪，易沙参。

肥白人咳嗽自汗，日久不愈，人参膏，以生姜、陈①皮佐之；有痰，加痰药。

---

① 咳嗽门……以生姜、陈：本卷始自此原本缺，今据《医学六要》补。

146

咳嗽声嘶者，乃血虚受热，用青黛、蛤粉，蜜调服之。

《医说》方，治痰嗽，用蚌粉新瓦上炒通红，入青黛少许，以淡齑水滴入麻油数点调服。

食积痰嗽：发热，半夏、南星为君，瓜蒌、莱菔子为臣，青黛、海石、石碱为使，姜汁浸蒸饼，丸服。

咳嗽声嘶，引两胁痛不可忍者，二陈、加芎、归、芍药、青皮、柴胡、龙胆草、黄芩、竹茹之类。

胁痛嗽：嗽而胁痛，宜以青皮疏肝气，后以南星、香附、青黛、姜汁。一云实者，白芥子之类。

嗽而心烦不安，六一散，加辰砂服。

心脉不足，兼心跳口干，烦躁者，补心丹。

久嗽失声，曾经发散过不愈者，润肺散主之。诃子、五味子、五倍子、黄芩、甘草为末，蜜丸噙化。或清音丸亦妙。

有热嗽失声，多服凉剂而声愈不出者，以生姜汁，调消风散，或一味姜汁亦可，冷嗽失声尤宜。

嗽而失声者，非独热嗽有之，宜审其证用药①，或噙橄榄丸，或煎一味枇杷叶汤，徐徐热饮。寒热交作而咳嗽者，小柴胡加知母之类。一方加芍药、五味子、桑白皮。阴气在下，阳气在上，咳嗽呕吐，喘促，泻白散加青皮、五味子、人参、茯苓、糯米。

咳而呕：胃气素弱，肺气不利，咳嗽呕吐并作，为子母俱病，最重，先安胃气，二陈加白术、姜汁。

《准绳》法：嗽吐痰与食俱出，乃饮食失节，致肝气不利，而肺又冒寒邪，肝为浊道，肺主清道，清浊相干，宜二陈加木香、杏仁、细辛、枳壳各半钱。

热嗽：胸满，小陷胸汤，有血碍气作嗽，桃仁去皮、尖，大

---

① 嗽而……用药：此处原脱，今据《证治准绳》补。

黄酒炒，姜汁丸服。

凡嗽，春是上升之气，寒令尚存，微兼辛散；夏是火邪炎上，宜润以降之；秋是湿热伤肺，宜清肺；冬是风寒外束，宜发散。

早晨嗽多者，胃中有食积，至此时火气流于肺中，以知母、地骨皮降肺火。上半日嗽多者，胃中有火，知母、石膏降之。午后嗽多者，属阴虚，四物加知母、黄柏，先降其火。黄昏嗽多者，火气浮于肺，不宜用凉剂，宜五味、五倍，敛而降之。

久嗽，用生诃子一枚，含之咽津瘥，瘥后不知食味，煎槟榔汤服之，便佳。

治嗽须分新久虚实，如久嗽脉涩，或虽洪大，按之不鼓，属肺虚，宜五味、款花、紫菀、马兜铃之类敛而补之。或日数虽久，脉数滑有力，尚属有余实火，更宜清金，寻火寻痰，分缓急治。一法久嗽肺虚，自汗倦怠，参、芪、阿胶、当归、生姜、天冬、款花、马兜铃、酒芍药煎服，气促有火，脉数，去人参，易沙参。

治久嗽，用诃子味酸苦，有收敛降火之功；五味子收肺气，乃火热必用之剂；杏仁散肺中风热，然肺实有火，因于寒者为宜；桑白皮泻肺气，然性不纯良，用之多者当戒；或用兜铃，以其去肺火补肺也；多用生姜，以其辛能发散也；瓜蒌子甘能润肺，寒能降火，以肺受火逼，失降下之令，今得甘缓润下之助，则痰自降，宜其为治嗽之要药也，除阴虚血虚，火盛干咳者勿用。

嗽久不问风寒郁热，曾先服过麻黄、杏仁、防风等药，病虽退减而根未除者，二陈加粟壳、乌梅、阿胶、五味子、瓜蒌仁之类。久嗽必用粟壳，不必疑，要先去病根，此乃收功后药也，与治痢同。

劳嗽，即火郁嗽，因火伤急，遂成郁遏，胀满不得眠一边，

148

诃子取其酸苦，有收敛降火之功，佐以海石、童便浸香附、瓜蒌、青黛、杏仁、半夏曲之类，姜汁调，噙化，必以补阴为主。阴分嗽，悉作阴虚治，肺燥者润之，口干痰不得出者，是属热，桔梗、大力、鸡子清。

肺气虚：无火，色白者，人参膏、阿胶为主。阴不足者，六味地黄丸为要药，或知母茯苓汤。见肺痿门

寒热交作而咳嗽，小柴胡加知母，或加五味子。痰积嗽，非青黛、瓜蒌不除。

因感冒，已经发散而咳不止，脉数无力，属阴虚，六味地黄作汤服，大验。

有食积人，面青白黄色不常，面上有如蟹爪路，一黄一白者是。一方香附、瓜蒌、贝母、海石、青黛、半夏曲、软石膏、山楂子、枳实、姜汁炒黄连，蜜调噙下。

嗽而咳逆，非蛤粉、青黛、瓜蒌、贝母不除。

久嗽曾经解散，凉药致肺胃俱寒，饮食不进，用温中助胃，加和平治嗽之药。

形瘦脉涩，无汗者，属阴虚，宜润肺。

若酒色过度，虚劳少血，津液内耗，心火自炎，遂使燥热乘肺，咯唾脓血，上气涎潮，其嗽连咳而不已。夫惟血不荣肌，故邪在皮毛，皆能入肺，而自背得之尤速，此则人参、芎、归万不可无者。

口燥咽干有痰者，不用半夏、南星，恐性燥也，用瓜蒌、贝母。膈间有痰饮作胀者，忌瓜蒌，恐泥膈不松快，知母止嗽清肺，滋阴降火。

酒多伤肺　咳嗽，青黛、瓜蒌，蜜丸噙化救肺。一方紫苏浓煎汁，生韭、竹沥吞上丸，或加杏仁煎。

食积作嗽，发热者，半夏、南星为君，瓜蒌、萝菔子为臣，青黛、石碱为使。

风入肺久嗽者，用鹅管石、雄黄、郁金、款冬花为末，以生姜一片置舌上，以药末伴艾于姜上灸之，取烟入喉中。

治嗽烟筒，用鹅管石、雄黄、款花、佛耳草为末，以鸡子清刷纸上，卷药末作筒，烧烟，以口衔吸烟入喉，姜汤下。

久嗽必用熏，用款花、鸡子清将蜜拌花润，入有嘴壶中烧，以口于嘴中吸烟咽之。若胸中闷，须举起头，以指捻着烟，稍间再吸，五日一次，至六日饱食羊肉馄饨妙。

咳而膺乳痛，即看痰色如何，如或浓浊如脓，或黄或赤，口中臭，即从肺痿肺痈治。以脉数而虚者，为肺痿，脉数而实者，为肺痈。

遇寒则发，内有郁热结痰也，解表热自除，二陈加枳、桔、防风、紫苏、麻黄、木通、黄芩，严寒加杏仁，减芩。

洁古：蜜煎生姜汤、蜜陈皮汤，与烧生姜胡桃汤，皆治无痰而嗽者，以辛甘润其肺也。

一种传注劳病，近世用蛤蚧、天灵盖、桃柳枝、丹砂、雄黄、安息香、苏合香丸通神之剂，咳嗽于此，可以问津索途矣。一说肺出气，肾纳气，凡咳嗽暴重，动引百骸，自觉气从脐下逆奔而上者，此肾虚不能收其归元也，当以破故纸、安肾丸主之，毋徒事于宁肺也，甚妙。

[润肺法]

地黄二斤，生洗净　杏仁二两　生姜　蜜各四两

上捣如泥，入瓦盆中，置饭上蒸七次，每五更挑三匙咽下。

又方，治久嗽无痰。

白蜜一斤　生姜二斤，取汁

上二味，先秤铜铫①知斤两，约蜜再秤如数，次纳姜汁，以微火熬，只存蜜分两则止，早晚含枣大一块，忌一切杂食。

---

①　铫：音吊，吊子意，一种有柄有流的小烹器。

体虚伤风咳嗽，参苏饮全用妙，二陈加枳壳、桔梗、前胡、葛根、木香，再加桑、杏、姜、枣煎服。

伤力：咳嗽兼火郁者，茯苓补心汤最妙，即参苏饮加四物是也。有痰者，二母、花粉、麦门、归、芍、白术、甘草、茯苓、款花煎服。前后心胀，有血腥气者，膈间有蓄血，四物加郁金、牡丹皮、童便制香附、枳壳、红花，甚者，桃仁承气汤下之。

百病惟咳嗽号难治，大要分辨明白方妙。如一咳便有痰者，属脾湿盛而痰滑也，宜南星、半夏、皂角灰之类燥之，油润之剂所当忌也。如连咳数声痰便不出者，属肺燥，宜杏仁、苏子、麦冬、花粉、知母之类润之，忌燥剂。

又曰：咳而无痰者，以甘寒润其肺，痰多而致咳者，以辛平燥其脾。

肺与大肠为表里，火郁于腑，肺气不得下降，因而咳多，大便结涩，大柴胡汤下之。或用竹沥、姜汁，下滚痰丸。

《纲目》曰：利肺气药加大黄，肠胃壅滞，而脉沉实滑数者，宜之。

过饮冷水，或多食梨蔗，冷涎停滞心下，攻肺作嗽，小青龙汤散之。

小儿、孕妇产后咳嗽，与寻常同，第分虚实尔。

肺寒：咳白痰，作白泡，属肺中虚寒，口甘涎沫流，脉沉弦细迟，属胃中寒，口出清水，心下汪洋，作嘈杂，胸胁胀痛不食，均属冷饮停于胃中，攻肺则咳，半夏温肺汤主之。

旋覆花　人参　细辛　桂心　甘草　陈皮　桔梗　芍药　半夏　赤茯

姜三片，煎服。

[十神汤]

冬月发表要药。

紫苏叶　白芷　甘草　麻黄　陈皮　香附　葛根　川芎　升

麻　赤芍

葱、姜煎取汁。

[十味芎苏饮]

二陈　前胡　枳壳　桔梗　葛根　川芎　紫苏　桑皮　杏仁

姜、枣煎服。

[水煮金花丸]

治咳嗽脉弦，面青色白，四肢满闷，便溺闭涩，性偏躁，属风痰嗽，用此燥之。

南星　半夏各一两，生用　天麻五钱　雄黄一钱　白面三两　寒水石一两，煅

上为末，水丸桐子大，每服五十丸至百丸，煎浆水沸，下药煮令浮为度，冷浆浸之，姜汤下。

[化痰玉壶丸]

治风痰吐逆，头痛目眩，嗽咳呕。

天南星　半夏生用，一两　天麻半两　白面三两

上末，水丸桐子大，每服三十丸，水煮浮起，放温，姜汤下。

法制半夏

用大半夏不拘多少，汤洗七遍，去脐焙干，再洗七遍，用米泔浸一日夜，取起控干，每半夏一两，白矾两半，研，温水化浸上两指许，频搅，冬月宜温暖处顿放，浸五日夜，取出焙干，用铅白粉一钱，温水化，又浸二日，通七日夜，尽取出，再用浆水于慢火煮，令勿滚，候浆水极热，取出焙干，每服一二粒，食后细嚼，生姜汤下。

食醋抢喉，因成咳嗽不止，诸药不效，甘胆丸妙。甘草二两，去皮作二段，半中劈开，用猪胆五枚，浸三日，取出火上炙干，为丸，每服四五十丸，茶清化下，临卧服。

[苏沉九宝汤]

治素有痰火，遇寒则发，咳嗽喘急，不得安卧。

桑皮　大腹皮　陈皮　麻黄　桂枝　薄荷　紫苏　杏仁各六分　甘草三分

姜三片，乌梅半个，煎服。

[**杏仁煎**]

治哮喘寒热，喜少嚏多，面色不润，食少脉弦紧。

杏仁一两，去皮尖，用童便浸一日一夜，夏月一日三换，浸半月，取出洗净焙干，研令极细，每服枣大一枚，用薄荷一叶，白蜜少许，水一盏煎，食后服，不过两剂瘥。

上，法如上，浸七日漉出，洗净研泥，别入瓶中换小便熬成膏，白汤下二钱。或摊晒干，蜜丸亦可，每服三四十丸，茶下。

[**蛤蚧丸**]

治久嗽喉中气塞，胸膈噎痛。

蛤蚧　阿胶　犀角　羚羊角各一两

除胶外皆为末，次入胶，河水三升，煮半升，临卧细细呷。

久嗽不止，百部二十斤，捣汁煎如饴，服方寸匕妙，名百部膏。

[**人参五味子散**]

治男妇诸虚，气血两弱，咳喘或唾脓血，寒热往来，自汗赢弱。

人参　五味子　桔梗　白术　白茯　甘草炙　熟地黄　当归焙,半两　地骨皮　前胡　桑白皮炒　枳壳麸炒　黄芪　陈皮　柴胡

姜三片煎。烦渴，加乌梅、青蒿煎，咳脓血，加阿胶。

[**紫菀茸汤**]

治饮食过度，或食煎煿，邪热伤肺，咳嗽咽痒，痰多唾血，喘急胁痛，不得安卧，兼治肺痿。

紫菀茸洗　经霜桑叶　款花　百合蒸焙　杏仁去皮尖　阿胶蛤粉炒　贝母去心　蒲黄炒　半夏　犀角　甘草　人参

上，姜煎服。

[杏参散]

治胸胁胀，上气喘急，咳嗽不得睡卧。

桃仁去皮尖　人参　桑皮蜜炙，米泔浸　杏仁去皮尖

上，姜、枣煎服。

久嗽，已经发散、清肺，诸法不应，胸膈不利，唾脓咳血，坐卧不宁，语言不出，宁肺散主之。有是病投是药，若拘泥涩滞，断不可救矣。

乌梅八钱　罂粟壳一斤，蜜炙，去筋

共为末，每服二钱，乌梅煎汤调下。

[异功散]

治久咳不已，腹痛少食，面肿气逆。又治脾胃虚弱，饮食少思等症。

人参　茯苓　白术　甘草　陈皮各等分

姜、枣煎服。

[九仙散]

治久嗽。

人参　款花　桔梗　阿胶　五味子　乌梅三两　贝母　罂粟壳各半两

上为细末，每服三钱，白汤点服。

[白花膏]

治肺虚有火，咳嗽有血。

款冬花　百合

上为细末，炼蜜丸，龙眼大，食后细嚼，姜汤下，嚼下亦可。

[贝母散]

治久嗽。

贝母　桑白皮　五味子　甘草炙，一钱五分　款花二两　杏仁

154

去皮、尖，三两

每服一两，姜三片，煎八分，去渣服。一方，二母为末，姜一片，蘸，细嚼，白汤下。

［团参饮子］

治忧思过度，喜怒饥饱失宜，致伤脾肺，咳嗽脓血，憎寒壮热，渐成劳嗽。

人参　紫菀　阿胶蛤粉炒　百合蒸　细辛洗净　款冬花　杏仁　天门冬　半夏　经霜桑叶　五味子各一两　甘草炙，半两

有血加生地，肺寒加钟乳粉，呕吐加白术，咳而遗溺加益智，大便溏去杏仁加钟乳，姜煎服。

一法，治久嗽：

人参　杏仁去皮尖　五倍子各五钱　半夏七钱

上为细末。另用萝菔去顶，取空，以蓖麻子去壳，四十九粒，明矾五钱为末，同入萝菔内，以顶盖纸包煨烂，研泥和上末，丸梧子大，每服十丸，乌梅汤下。

按：肺主皮毛，平人荣卫周流，内气自皮肤腠理宣达于外，卫护一身，一为风寒外束，内气不畅，变从中起，所以气升痰上而为咳嗽，治必用辛散，以表散之，邪退正复而嗽止。又肺为华盖，喜清恶浊，或饥饱劳役，七情内伤，酒肉膏粱太过，火升痰上，肺不清，亦令人咳，治必降火化痰。且肺主气，运行血液，周流一身，今也肺受火逼，气从火化，有升无降，久而不治，元气日损，痰火日盛，咳唾稠黏脓血，枯槁眶羸。须补养气血，滋阴降火，以清肺金。又须分别气血孰虚，随宜处治，庶有成绩。

肝咳①：肝咳之状，咳则两胁下痛，甚则不可以转，转则两胁下满，小柴胡汤。

胆咳：发咳呕吐苦水如胆汁，黄芩半夏生姜汤主之。黄芩、

---

① 肝咳：原无二字，今据体例酌加，下同，不另出注。

155

生姜各三钱，炙甘草、半夏各二钱。

心咳：心咳之状，喉中如梗状，甚则咽肿喉痹，苦梗三钱，甘草六钱，煎服。

小肠咳：咳而失气，芍药、炙甘草各四钱主之。

脾咳：脾咳之状，咳而右胁下痛，痛引肩背，甚则不可以动，升麻、白芍、甘草各二钱，葛根三钱，煎主之。

胃咳：胃咳之状，咳即呕，呕甚则长虫出，乌梅丸主之。乌梅三十个，细辛、附子、桂枝、人参、黄柏各六钱，干姜一两，黄连一两五钱，当归、蜀椒各四两，共末，饭为丸，桐子大，每服五十丸，白汤下。

肺脏发咳：咳而喘急有声，甚则吐血，麻黄汤主之，原方。

大肠咳：咳而遗尿，赤石脂禹余粮汤主之。

肾咳：肾咳之状，咳则腰背相引而痛，甚则咳涎，又治寒邪犯齿，致齿痛，脑亦痛，麻黄附子细辛汤主之。

膀胱咳：咳而遗溺，茯苓甘草汤主之。茯苓二钱，桂枝二钱半，生姜五片，炙甘草一钱。

薛新甫曰：春月风寒所伤，咳嗽声重，头痛，金沸草散之，一二服不止，口干脉浮洪，有火也，兼凉药。盖肺主皮毛，肺气虚则腠理不密，风邪易入，治法当解表兼实肺。肺有火则腠理不闭，风邪外乘，治宜解表兼清肺，火邪退即止。若数行解散，则重亡津液，邪蕴而为肺痈①、肺痿矣。故凡肺受邪，不能输化而小便短少，皮肤渐肿，咳嗽日增者，宜六君子汤以补脾，六味丸以滋肾。

夏月喘急而嗽，面赤潮热，其脉洪大者，黄连解毒汤，热躁而咳，栀子汤，咳唾有血，麦冬汤。俱吞六味丸，壮水之主，以制阳光而保肺金。

---

① 痈：原作"疽"，形近而误，径改。

秋月咳而身热，自汗口干，便赤，脉虚而洪者，白虎汤。身热而烦，气高而短，心下痞满，四肢困倦，精神短少者，香薷饮。若病邪既去，宜用补中益气汤，加干山药、五味子以养元气，柴胡、升麻各三分，以升生气。

冬月风寒外感，形气俱实者，华盖散、加减麻黄汤。

所谓自表而入，亦当自表而出，若形气病气俱虚者，宜补其元气，而佐以解表之药。若专于解表则肺气益虚，腠理益疏，外邪乘虚易入，难治矣。

劳嗽：寒热往来，或午后热，咽干嗌痛，精神疲极，所嗽之痰，或淡或浓，或血腥臭，语声不出者，薏苡仁五钱，桑白皮、麦冬各三钱，白石英二钱，人参、五味子、款冬花、紫菀、杏仁、贝母、阿胶、百合、桔梗、枇杷叶各一钱，姜、枣、粳米同煎，去渣，调钟乳粉。亦宜蛤蚧汤、保和汤、知母茯苓汤、紫菀散、宁嗽汤。

经年累月，久嗽不已，服药不瘥，与劳嗽不同。宜保肺气，一味百部膏妙。

《衍义》载一妇，患热嗽，身如炙，肌瘦，将成肺劳，以枇杷叶、木通、款冬花、紫菀、杏仁、桑皮各等分，大黄减半，各如常制，同为末，蜜丸，樱桃大。食后、夜卧各噙一丸，未终剂而愈。

白前，治嗽要药，而今罔识，惜哉！

崔紫虚①曰：咳嗽之脉，浮风，紧寒，数热，细湿，房劳涩难。右关濡者，饮食伤脾。左关弦短，疲极肝伤。浮短伤肺，法当咳嗽。洪滑多痰，弦涩少血。脉出上鱼，为逆气喘息，脾脉微，为咳，肺脉微急，为咳唾血，浮直而濡者，易治。喘而上逆，脉数有热，不得卧，难治。上气喘急，面浮肿，肩息，脉浮

---

① 崔紫虚：即崔嘉彦，字希范，号紫虚、紫虚道人，南宋医家。

大者，死。久嗽脉弱者，可治。实大数者，死。咳而脱形，身热，脉小坚急以疾，是逆也，不过十日死。咳嗽羸瘦，脉形坚大者，死。咳嗽脉沉紧者，死。浮直者，生。浮软者，生。小沉伏匿者，死。咳而呕，腹满泄，弦急欲绝者，死。

滚痰丸　生脉散　二陈汤俱见痰门　六一散　补阴丸　香薷饮俱见暑门　琼玉膏　补中益气汤见内伤门　补心丹　门冬膏即清化膏　麦门冬汤　紫菀散见肺痿门　保和汤俱见虚损门① 保和汤见虚损门　三拗汤　消风散见眩晕门　安肾丸俱见喘门　泻白散见喘门　麻黄附子细辛汤　小陷胸汤　黄连解毒汤　桃仁承气汤　白虎汤　大柴胡汤　栀子仁汤　小青龙汤俱见伤寒门

[华盖散]

即三拗汤加桑皮、苏子、赤茯、橘红等分。

上，姜、枣煎服。

[加减麻黄汤]

原方加陈皮、半夏、紫苏各半钱，姜三片，煎服。

[清化膏]

清肃肺金，降火养阴，阴虚肠胃干燥，口干咳嗽，血枯噎膈者，宜之。胃弱者忌。

天门冬—斤　麦门冬斤半　生地黄—斤　当归洗，六两　知母四两　白术六两　甘草三两　陈皮三两

其如法煎成浓膏，加竹沥、梨汁、白蜜各一碗，姜汁半盏。每服十数匙，白汤调下。

[宁嗽汤]

四君、四物加五味子、桑皮、阿胶。姜煎服。

[蛤蚧汤]

治咳嗽吐脓血，及肺痿羸瘦，涎涕稠黏。

---

① 保和汤俱见虚损门：此句重复，恐为衍文，当删去。

蛤蚧酒浸,酥炙　知母焙　贝母焙　鹿角胶炙令燥　枇杷叶去毛,炙　葛根　桑白皮炙　人参　甘草炙　杏仁汤浸去皮、尖、双仁,炒,以上各一两

每服三钱,水一盏半,煎八分,去滓不拘时服。

[清音丸]

桔梗　诃子各一两　甘草五钱　硼砂　青黛各三钱　冰片三分

研为细末,炼蜜丸龙眼大,每服一丸,嚼化。

[橄榄丸]

百药煎　乌梅　甘草　石膏各等分

如上丸服。

肺　痿

肺痿,悉属火热伤肺,宜分虚实。

初起喘嗽气急,胸满,脉浮紧者,宜表散。古法用小青龙汤,须照时令加减。

上气喘急,胸膈胀满,或身面浮肿,属上焦痰热,葶苈大枣泻肺汤主之。

大法养血、养气、养肺、清火。

丹溪治一妇人,二十岁,胸膺间一窍,口中所咳脓血,与窍相应,而以人参、黄芪、当归补气血之剂,加退热排脓等药而愈。寸口脉数而虚涩,或虚洪,口中咳唾脓血,为肺痿。

酒客,膏粱厚味家,咳唾痰似脓血,兼脉数有力者,为实火,二母、甘、桔、枯芩、栀子、瓜蒌、犀角、牡丹、竹沥、藕汁、童便,润以降之,势盛者,加熟大黄。

色白萎顿,脉大无力,属肺虚有火,人参、阿胶、甘、桔凉补之剂。

黑瘦,面苍赤,脉数,两尺洪,咳臭脓血,属阴虚,坎离加

竹沥、童便、阿胶、贝母。

《金匮》曰：肺痿属热。如咳久肺瘪，声哑声嘶，咯血，此属阴虚，从阴虚治。肺痿亦有寒，如吐涎沫而不咳，其人不渴必遗尿，小便数，以上虚不能制下故也，此为肺中冷，必头眩多涎沫，用炙甘草、干姜，此属寒也。肺涎唾多，心中湿液湿液①者，用炙甘草汤，此补虚劳也，宜分治之。

[人参养肺汤]

治肺痿症，咳嗽有痰，午后热，并声飒②者。

人参　甘草　阿胶珠各一钱　茯苓一钱半　柴胡四钱　贝母
五味子　杏仁炒　桔梗炒，各一钱半　桑白皮一钱　枳实钱半

每服八钱，姜三片，枣二枚，水二钟煎八分，临睡服。

[知母茯苓汤]

治肺痿咳嗽不已，往来寒热，自汗。

茯苓　甘草炙，各一两　知母　五味子　人参　薄荷　半夏
柴胡　白术　款冬花　桔梗　麦门冬　黄芩各半两　阿胶炒，各三
钱　川芎同上

每服一两，水二盏，姜三片，煎八分，去渣，通口服。

[人参平肺汤]

治心火克肺，传为肺痿，咳嗽喘呕，痰涎壅盛，胸膈痞满，咽嗌不利。

桑皮炒，一两　知母七钱　甘草　地骨皮　茯苓　五味子三百
个　人参各四钱　天门冬去心，四钱　陈皮去白，半两

火盛加黄芩四钱，苏叶、半夏各半钱。

每服五钱，姜三片，煎八分，温服，或为丸，噙化亦可。

---

①　湿液湿液：据《证治准绳》，当以"温温液液"为是。

②　声飒：象风声。

160

[紫菀散]

治咳唾中有脓血，虚劳肺痿。

人参一钱　紫菀五分　知母一钱　贝母钱半　桔梗一钱　甘草五分　五味子十五粒　茯苓一钱　阿胶珠炒，五分

水煎服。

[劫劳散]

治心肾俱虚，连嗽无痰，遇夜即寒，寒过即热，时有盗汗，四肢倦怠，体羸食少，夜卧恍惚，异梦惊悸，唾中有红丝，名曰肺痿，不治成瘵。

白芍　黄芪　甘草　人参　半夏　白茯　熟地　当归　五味子　阿胶炙，各二两

上㕮咀，每服一两，水二盏，姜三片，枣三枚，煎一盏，不拘时服。

[桔梗汤]

治咳而胸膈隐痛，两脚肿满，咽干口燥，烦闷多渴，时出浊唾腥臭。

桔梗炒　贝母　当归酒浸　瓜蒌仁　枳壳麸炒　薏苡仁微炒　甘草节　防己去皮，各一钱　桑白皮炒，一钱　黄芪盐水拌，一钱　百合钱半，蒸　五味子捣炒　甜葶苈炒　地骨皮　知母炒　杏仁各五分

上作一剂，水钟半，姜三片，煎七分，不拘时温服。咳加白芍，内热加黄芩，大便不利加煨大黄，小便不利加木通。

脉数而实，口中脓血，胸间隐隐作痛，为肺痈，治法详具《外科心法》。大抵脉不宜大数，短涩面白者生，急疾面赤者死。

肺痿咳吐咽燥，欲饮水者，自愈；张口短气者，危。

小青龙汤见伤寒门　葶苈大枣泻肺汤见喘门

161

暴失音 即喉哑

冬月寒包热，痰火郁于上焦，声哑兼嗽，宜麻黄、生姜、桑、杏、前胡、甘、桔辛以散之，后加凉药，以清肺利气。

咳嗽声嘶者，血虚受热，青黛、蛤粉，蜜调服。

热而失音，槐花炒香，于地上出火毒，仰卧，细嚼。忽然失音，喉燥者，用猪脂油二斤，锅中炼化，捞去渣，入白蜜一斤，再炼，少顷滤净，入磁器内，冷定成膏，不时挑服一茶匙即愈。亦可常服，润肺。

已经发散，润肺不应用。

诃子三钱，半生，半熟，汤泡　木通三钱，半生，半熟，泡　桔梗五钱半　甘草半生，半炙，共三钱

水煎，用生地黄捣烂入药服。

日久男女声音不清。

诃子五钱　真阿胶五钱　白芷一两，净　黄柏一两，蜜炙　熟地黄　知母　生地黄各一两　天门冬　麦门冬各五钱，俱用盐炒　当归一两　人参三钱　乌梅十五个，取肉　人乳一碗　梨汁一碗

将药共为末，炼蜜丸黄豆大，每服八九丸，诃子煎汤下，或萝卜汤。

有嘶骂叫喊，喉破失音者，不可作火治而用凉药。须大补，八珍加甘、桔，倍参、芪，从伤损治。

人舌短，言语不出，乃痰涎闭塞舌本之脉而然。足少阴肾脉，挟舌本，足太阴脾脉，连舌本，手少阴心经脉，系舌本，此三脉虚则痰涎乘虚，闭塞其脉道，而舌不能转运言语也，若三经血不能营舌，亦令人喑。经曰：刺足少阴，重虚出血，是误刺也，则舌难以言。又曰：刺舌下中脉太过，血出不止为喑。又有吐血过多，而舌不能言者，亦三经受亏之故。中风不语，言语塞

涩，皆虚为本，而痰火是标，要在察其缓急标本以治，斯无忒矣。昔有人病伤寒，五日后神昏不语，遂作体虚有痰治之，用人参五钱，黄芪、白术、当归、陈皮各一钱，煎成入竹沥、姜汁饮之，十二日始得吐一字，又服半月，舌乃能转，热净而言。亡血家舌喑，与病后及中风舌喑，此方俱妙，妙在合宜耳。

丹溪治一男子，年三十五，因劳倦发寒热，误作喑治，致舌短，喉中作痰声，其脉洪数似滑，遂以独参汤加竹沥，两服吐膏痰数块，舌转能言，余症未退，遂煎人参黄芪汤，半月诸症皆退，两月全除。

失 音

风痰壅塞，舌机不转，从类中风治。久病失血后，及误汗下后，心家气血衰，不能鼓舌，独参汤、八物增减，有痰，佐竹沥。

上焦浊气壅塞，痰涎阻凝，童便制香附、蛤粉、青黛为丸，徐徐开之。

久嗽失音不治，无已，诃子炮去核，木通各一两，甘草五钱，水三钟半，入生姜、地黄汁一合，再煎数沸，徐徐呷之。以诃子折逆气，木通通利机窍，桔梗通肺气，童便降火，久嗽声哑用之。

妊娠喑：黄帝问曰：人之重身，九月而喑，此为何病？岐伯曰：胞之络脉绝也，胞络者，系于肾少阴之脉，贯肾络舌本，故不能言，以胞络之脉养胎，弱者不能上荣也。治之奈何？岐伯曰：无治也，当足月复。

产后喑：心肾气虚不能发声，七珍散。脾气郁结，归脾汤。脾虚食少，四君子。气血俱虚，八珍汤，不应，独参汤，更不应，急加附子补其气，以生血。若单用佛手等血药，则误人矣。

喘　门

有火，有痰，有阴虚，有气虚，有火衰。

丹溪曰：喘急者，气为火所郁，而作痰在肺胃也。有痰，有火，有阴虚。自小腹下，火起而上逆者，有气虚有致短气者。

哮喘遇寒则发，如水鸡声，名哮病，有积痰在肺脘也。必吐去，忌寒凉，宜醋加吐药中，仍淡食年载，再灸肺俞、膏肓，方得除根，不尔，成终身痼疾。年高气弱人，不可吐，不可纯用凉药，必兼辛散。凡喘未发时，以扶正气为主，即发时以散邪为主。

肺实者，肺必胀，上气喘逆，咽中逆如欲呕状，自汗，气口以前，阴脉应手，或虚大。

实喘者，气实脉盛，呼吸不利，肺窍壅滞，寸脉沉实，宜泻肺。

虚喘者，肾虚，先觉呼吸气短，两胁胀满，尺大而虚，宜补肾。

邪喘者，由肺受寒邪于内，关窍不通，呼吸不利，寸脉沉紧，亦有六脉俱伏者，宜发散。

哮喘遇冷则发，其法有二：一属中外皆寒，参麻温肺汤，调中益气，加吴茱萸汤、紫金丹，遇厚味即发，清金丹主之；一属寒包热，越婢加半夏汤、表散药，及预于八九月未寒之时，用大承气汤下其热，后至冬无热可包，自不发矣。余以为肺中有稠痰者，多未必热也。

有因气而成者，着恼便发，脉必沉弦，此气滞其痰也，苏子降气汤加减。

遇寒即发，不能眠，脉必浮紧，先与三拗汤以表之，口干烦躁等火证者，二陈加瓜蒌实、苏子、枳实、枯芩等润以降之，甚

164

者，加玄明粉，或滚痰丸。初虞世①曰：火喘，用白虎加瓜蒌、枳壳、黄芩效。

阴虚，气从脐下冲上，而尺脉洪盛，或数，兼见盗汗潮热，咳嗽挟喘，属阴虚，四物加炒黄柏、知母、二冬、贝母、玄参、陈皮、青黛、竹沥，白芍须以酒浸，此症多死。

若胸膈欠爽，不宜地黄，以二冬、桑皮、贝母、地骨、兜铃、枇把叶之属。

中年人，病后气促痰嗽，腿足冷肿，腰骨大痛，面目浮肿，太阳作痛，悉属命门火衰阳虚之候，用八味丸料佳。若作痰治，立危。

戴氏曰：痰者，凡动②便有痰声，火痰者，乍进乍退，得食则减，食已则喘。大概胃中有实火，膈上有稠痰，得食则坠下其痰，喘则暂止，稍久食已入胃，反助其火，痰再升上，喘反大作，俗不知此，作胃虚治，以燥热之药，以火济火也。昔叶都督病此，众作胃虚治，不减，后以导水丸，行五六次而安。气短喘息者，呼吸急促，而无痰声。又有胃虚而喘，抬肩撷肚，喘而无休是也。

病后、产后、一切疮疽溃后发喘，悉属气虚不能接续，非喘也，即是短气。虽素有痰火，年高病久，正气耗散，若误作有余治，祸不旋踵，须大剂生脉散为君，少佐陈皮、二母，扶接元气为急。迩时极难下手，虽医者真知灼见，而遇病家懵然，怆惶之际，一不解事者，从傍败之，反遭谤矣，惟仁人济物，设法救援为佳。

楼全善③治一妇，年五十余，素有痰火，忽一日大喘，痰出

---

① 初虞世：宋代医家，字和甫。

② 动：《证治准绳》作"喘"。

③ 楼全善：楼英，明代医家。

如泉，身汗如油，脉浮而洪，似命绝之状，速用麦冬二钱，人参三钱，五味子一钱五分，煎服，喘定汗止，三帖痰少，复加瓜蒌仁一钱五分，白术、当归、芍药、黄芩各一钱，服二十余帖而安，此肺虚喘也。

《纲目》载：一男子，五十余岁，病伤寒咳嗽，喉中声如鼾，与独参汤一服，而鼾声除，至二三帖，咳嗽亦渐退，服二三斤，病始全。不佞亦屡用有验，但可与知者道尔。今人因右寸脉大，不知分别有力无力，遽认为实，枳、桔、桑、杏、芩、栀妄投，死亦不悔者，多矣。

《本草》治虚喘，用人参一味为末，鸡子清投新汲水调下一钱。昔有二人同行，一人含人参，一人不含，俱走三五里，其不含者大喘，含者气息如故，人参之功如此。

火急甚者，不可用苦寒药，火盛故也，宜温劫之，用椒目五六钱，研为细末，生姜汤调服，喘止之后，因痰治痰，因火治火。

七情郁结，上气喘急，宜四磨汤、四七汤。

痰喘不休，不得卧，人扶而坐，数日，千缗汤一服而安。一方，千缗汤合导痰汤妙。气实人误服黄芪过多而喘者，三拗汤泻之。

肺虚自汗，少气倦怠而喘，生脉散佳。

湿痰壅盛，胸膈胀闷，上气喘急，身体浮肿，不得卧，脉滑有力者，葶苈大枣泻肺汤泻之，甚者用遇仙丹、导水丸俱可，虚者忌之。

仲景曰：支饮不得卧，用葶苈大枣泻肺汤。

葶苈子不拘多少，炒黄为末，蜜丸弹子大，水三盏，大枣十个，煎至二盏，去枣入葶苈丸，再煎至一盏，温服之。

自汗兼腹痛，脉弦滑而实者，下之。

喘不得卧，脉弦滑有力，健人属痰火，常时发，属哮，久病

166

脉浮，按之虚涩，为阴虚，难治，宜四物加童便、竹沥、青黛、五味、麦冬。

产后喘，喉中气急喘促者，因去血过多，荣血暴竭，孤阳绝阴，为难治，浓煎独参汤、或佐芎、归。

若恶露不快，败血停凝，上熏于肺，亦令喘急，宜夺命丹、血竭散。

若风寒外郁，轻于解散，旋覆花汤。

楼全善治一妇，产后洗浴，即喘不得卧，已五日，恶风，得暖稍宽，两关脉动，尺寸俱虚，百药不效，用牡丹皮、桃仁、桂枝、茯苓、干姜、枳、朴、桑皮、紫苏、五味子、瓜蒌仁，服之即宽，二三服即卧，其痰如失，盖作污血感寒也。

伤盐、冷饮食而喘者，宜见晛丸。

喘逆上气，脉数有热，不得卧者，难治。上气面浮肿，肩息，脉浮大者，危。上气喘息低昂，脉滑手足温者，生。脉涩四肢寒者，死。右寸沉实而紧，为肺感邪。亦有六部俱伏者，宜发散则热退而喘定。寸口沉实，为肺实，两尺大，为肾虚。

短　气

一属支饮，脉必弦滑，一属气虚，脉必不足。东垣曰：胸满少气、短气者，肺主气，气不足乃尔。气短小便利者，四君子汤，去茯苓加黄芪。如腹中气不转者，加甘草。肺气短促，或不接续者，人参、白芍药，用白芍则脾中阳气升，使肝胆之邪不敢犯。如衣薄而短气，则添衣于无风处居止，用沸汤一碗，熏其口鼻，即不短也。如厚衣暖处，宜减衣，摩汗孔。深堂帏屋，为阴寒所遏而短气者，宜汤熏之。

戴复庵云：短乏者，下气不接，上呼不来，语言无力，宜补虚四柱饮，木香减半，加黄芪、山药各一钱，若不胜热药，当易熟附作生附，若药轻病重，去木香加炒川椒十五粒，不应则用椒附汤，若不胜药，宜椒附汤中加人参。气短乏力之人，于进药之外，选一盛壮人，吸自己之气，嘘入病人口中，如此数次，亦可为药力一助，此法不特治虚，寻常气暴逆致呃者，良验。

[济生葶苈散]

治过食煎煿、酒肉太多，致肺壅喘不得卧，及肺壅咽燥，不渴，浊唾腥臭，将成肺痿。

甜葶苈炒　桔梗去芦　瓜蒌子　升麻　薏苡仁　桑白皮蜜炙　葛根各八分　甘草四分

姜五片，水二盏，煎一盏温服。

人参半夏丸，化痰定喘，楼全善云：予平生用此方治喘，未发时服此丸，已发用滚痰丸微下，有效，槐角利膈丸亦效。

楼全善云：凡下痰定喘诸方，施之形实有疾者，神效，若阴虚而脉浮大，按之涩者，不可下，下之反剧而死。

[经验方]

治远年痰喘。

桑木内蠹虫一升，炒　萝菔子半升，炒　杏仁半升，不去皮，炒　甘草二两，炙

共为末，汤浸蒸饼为丸桐子大，每服五七十丸，淡姜汤下。

一方，治哮喘，用苎麻根，和砂糖水煮烂，时时嚼咽下，永绝病根。

又方，猫儿头骨烧灰，酒调二三钱，一服即止。

又方，郭公莓刺根煎服，即不发。

[三拗汤]

治哮喘遇寒则发，或暴感冒，咳嗽气促，不得卧。

甘草　麻黄　杏仁各等分

姜煎服，取汗为度。

哮喘脉实，少年，二陈加苍术、黄芩作汤，小胃丹佳。

168

喘症已服疏气化痰诸法不效，是肾不收气也，佐以补骨脂，或安肾丸妙。

[**安肾丸**]

破故纸　怀香子　乳香

共末，蜜丸，空心白汤下四十丸，或以煎药吞之。

丹溪方，喘而心痛，油炒半夏为末，粥丸，姜汤下三十丸。

[**参苏温肺汤**]

治暴感寒喘。

人参　肉桂　甘草　木香　五味子　陈皮　制半夏　桑皮　白术　苏叶各二钱　白茯一钱

姜煎服。冬月加麻黄。

[**人参半夏丸**]

化痰定喘，疗一切痰逆、呕吐、头痛，胸膈不利。

人参　半夏　白茯　南星　薄荷　姜屑　寒水石　白矾生，各一两　蛤粉二两　藿香二钱五分

上末，糊丸桐子大，每食远，姜汤下三十丸。治酒病，加黄连、黄柏。

[**清金丹**]

治食积痰壅，哮喘咳，遇厚味发者。

萝菔子淘净蒸熟晒干，为末，一两　猪牙皂角烧存性，三钱

上以姜汁浸，炊饼丸绿豆大，每服五六十丸。

[**紫金丹**]

治多年肺气喘急，哮嗽久不得卧。

矾①水飞，半钱　淡豆豉好者二钱，用水略润少时，以纸挹干，研膏

上，用豉膏子和砒同杵极匀，如麻子大，每服五丸至十丸，量大小与之，并用腊茶清极冷吞下，临卧以知为度，以强弱增减。

---

① 矾：出《普济本事方》，矾当是"砒"。

[越婢加半夏汤]

麻黄一钱　石膏二钱　生姜三片　甘草五分　半夏一钱　大枣二个

上六味，以水二碗，先煮麻黄去上沫，内诸药煮取一钟，温服。

[千缗汤]

治喘急，有痰挟外邪者。

半夏七枚，炮　皂角去皮、弦　甘草炙，各一寸　生姜如指大

上用水一碗，煮去半，顿服。一方不用甘草，但用半夏末一两，皂角半两，生姜七片，同入纱袋中，水三升，煎至一盏五分，以手揉洗取清汁，分作三服，并服，二服效。

[槐角利膈丸]

治风胜痰实，胸满，及喘咳嗽。

皂角一两，酥炙，去皮、弦子　半夏　槐角炒，各半两　牵牛一两半

同为细末，姜汁面糊丸桐子大，每服三十丸，食后姜汤下。

[夺命丹]

治瘀血入衣胞，胀满难下，亦能作喘，急急服此药，血即消，衣自下。

附子半两，炮　牡丹皮一两　干漆一两，碎之，炒令烟尽

上为细末，好醋一升，大黄末一两，同熬成膏，和药丸如桐子，温酒下五七丸。

[血竭散]

治产后败血冲心，胸满上喘。

真血竭如无，紫矿代之　没药等分

上，细研，频筛再研，取尽为度，每服二钱，用童便合好酒大半盏，煎一沸，温服。方产下一服，上床良久再服，其恶血自循经下行，更不冲上，免生百病。

170

[旋覆花汤]

治产后伤风寒，咳喘嗽，痰涎壅盛，坐卧不宁。

旋覆花　赤芍　荆芥　半夏曲　麻黄　五味子　茯苓　杏仁　甘草　前胡各等分

每服四钱，水一盏，姜五片，枣一枚，煎七分，食前温服。

四柱饮见泻门

[麦门冬饮子]

治吐血久不愈，或肺气虚而短气不足以息，或肾虚发热唾痰，皮毛枯燥。

五味子十粒　麦冬去心　当归　人参各五分　黄芪一钱　生地黄五钱

水煎服，不拘时。

[椒附丸]

补虚，壮气，温和五脏。治下经不足，内挟积冷，脐腹弦急，痛引腰背，四肢倦怠，面色黧黑，唇口干燥，目暗耳鸣，心忪短气，夜多异梦，昼少精神，时有盗汗，小便滑数，遗沥白浊，脚膝缓弱，举动乏力，心腹胀满，不进饮食，并宜服。

附子炮　川椒去子，炒出汗　槟榔各半两　陈皮去白　牵牛微炒　五味子　石菖蒲　干姜炮，各一两

上，以好米醋于磁器内，用文武火煮令干，焙为细末，醋煮面糊丸如桐子大，每服三十丸，盐酒或盐汤，空心食前吞下。妇人血海冷，当归酒下，泄泻米汤下，冷痢姜汤下，赤痢甘草汤下。极暖下元，治肾气亏乏，及疗腰痛。

苏子降气汤　滚痰丸　四磨汤　导痰汤　四七汤俱见气门　小胃丹见痰门　调中益气汤见内伤门　大承气汤见伤寒门　八味丸见现丸见伤食门　四君子汤　导水丸见脚气门　四物汤俱见虚损门　生脉散见暑门　遇仙丹见积聚门　泻白散见火门

久喘，气弱食少，不得卧，《神授方》用连皮胡桃肉三个，

171

人参二钱，煎汤，食远徐服即定，屡验。

[定喘汤]

治有余痰火，遇寒即发哮喘。

麻黄　桑皮蜜炙　杏仁　苏子　甘草　陈白果二十枚，炒　款冬花　黄芩　熟半夏

括曰：诸病原来有药方，惟愁哮喘最难当。麻黄桑杏加苏子，白果冬花效更良。甘草黄芩同半夏，水煎热服不须姜。病人得此真仙药，服后方知定喘汤。

华佗云：肺气盛为喘。《活人书》曰：气有余则喘。气盛当认作气衰，有余当认作不足，若肺果有余则清肃下行，岂复为喘？良由肺气不足，不能胜敌火邪，火乘虚而炎上作喘焉。所言盛与有余者，非肺气也，肺中之火也，此语高出千古。

郁　门

张三锡曰：七情拂郁，结而不畅，始因于气，随痰、血、食、湿、热，而变生诸症，理气为先。丹溪先生以香附、抚芎为主治，理可见矣。

气郁：崔紫虚曰：下手脉沉，便知是气，以故郁脉皆沉而涩，外症胸胁痛，胀闷嗳气，单气郁，香附、抚芎、苍术为主，或加紫苏、乌药、青皮、枳壳，审轻重用。

痰郁：脉沉而滑，动则喘急，或背膊一片冰冷，四肢麻痹，喉下噎塞，是痰郁气滞，二陈加南星、海石、香附，口干有燥症见者，加瓜蒌、花粉润以开之，肥人湿痰盛，加苍术、川芎燥之。

湿郁：脉沉缓，周身走痛，关节烦疼，遇天阴即发，是湿郁，二术、二陈、五苓加秦艽妙，甚者，加羌、防。

热郁：脉沉而数，小便赤涩，或口干燥，目赤，是热郁，山

栀、青黛、芎、附，微加薄荷、荆、防等辛凉散药。

血郁：脉沉涩或芤，能食便红，或心下胀痛，口中血腥气，是血郁，芎、附加桃仁、红花、青黛、牡丹皮、郁金，不应加大黄。

食郁：脉沉滑，右寸口独盛，嗳酸，腹饱恶心，心下胀痛，是食郁，二陈、越鞠，加山楂、枳实，有火加炒栀子，或加针砂①于越鞠丸服，消食积妙。

[**越鞠丸**]

总解诸郁，要在加减合宜。

苍术　香附　抚芎　神曲　栀子炒，各等分

水丸绿豆大，每服六七十丸，白汤食远服。

苍术，足阳明胃药也，气味雄壮辛烈，强胃强脾，开发水谷气，其功最大。香附，阴血中快气药也，下气最速，一升一降，以散其郁。抚芎者，足厥阴直达三焦，俾生发之气，上至头目，下至血海，通疏阴阳气血之使者也，然用此不专开中焦而已，其胃主行气于三阳，脾主行气于三阴，脾胃既布，水谷之气行，纵是三阴三阳，各脏腑自受其燥金之郁者，亦必因胃气可得而通矣，天真等气之不达，亦必可得而伸矣，况苍术尤能径入诸经，疏泄阳明之湿，通行收敛者也。气有余便是火，因佐栀子。郁久脾伤不能腐熟水谷，佐以神曲。观此六郁药之凡例，其升降消导，殆将于受病未深者设也，若或气耗血衰，津液枯竭，病已入深，宁复令人守此？必须审胃气，进饮食，或补中益气，或养血归脾，佐以舒郁可也。

[**交感丹**]

治一切名利失意抑郁烦恼，七情所伤，不思饮食，面黄形

---

① 针砂：亦名钢砂，出《本草拾遗》，为制钢针时磨下的细屑，可补血除湿，利水散瘿。

赢，胸膈痞闷诸症。

香附米二斤，瓦上炒黄色，取净末一斤　茯神去皮，为末，四两

上为末，炼蜜丸弹子大，空心，细嚼白汤下，或用降气汤下。

王节斋曰：丹溪先生治病，不出乎气、血、痰三者，故用药之要有三，气虚用四君子汤，血虚用四物汤，痰用二陈汤。又曰：久病属郁，立治郁之方，乃越鞠丸，盖气、血、痰三病多有兼郁者，或郁久而生病，或病久而生郁，或误药杂乱而成郁。故予用此三方，治病时以郁法参之，气虚兼郁则用四君加开郁药，痰、血病亦然，其四法者，治病用药之大要云。

诊郁脉多沉伏，郁在上则见于寸，郁在中则见于关，郁在下则见于尺。

郁脉或促，或结，或涩。滑伯仁曰：气、血、食、积、痰饮一有留滞于其间，脉必因之而止涩矣。但当求其有神，何害之有，所谓神者，胃气也。

噎　塞

东垣曰：堵塞咽喉，阳气不得出者，曰塞，阴气不得下降者，曰噎。初起七情郁悒，气不得畅，而胸膈迷闷，嗳气，若有物塞在胸中。即《内经》所谓"浊气在上，则生䐜胀"者是。治必舒气开郁，越鞠七气等选用。久之中气为郁所损，或过服克伐，愈攻愈甚，肾肝之阴不得下降，体倦瘦弱，必固中气，兼滋血乃是。

七气汤见气门

瘿 气

多起郁抑，大法宜舒郁化痰，与瘰疬马刀同。一方用：

海藻一两　黄连二两

上为末，以少许置掌中，时时舐之，津液咽下，消三分之二止。

[海带丸]

治瘿气久不消。

海带　贝母　青皮　陈皮

上各等分，为末，炼蜜丸弹子大，每一丸，食后嚼化。

丹溪治结痰在项，或胫或臂，如肿毒不红者，多是湿痰流注，用：

僵蚕炒　酒大黄　青黛　牛胆

为末，蜜丸，嚼化。

又方，项颈痰核。

[二陈汤]

大黄　连翘　桔梗　柴胡

水煎服。

大抵宜消痰舒郁，兼养血，切不可妄用针刀，或加苍术、酒芩，忌用追蚀药，戒之戒之。

一切结核耳下，结久马刀瘰疬，多服益气养荣汤佳，乃屡验者。

[益气养荣汤]

香附　贝母　人参　黄芪　白芍　归身　陈皮　茯苓　川芎
熟地各一钱　白术二钱　桔梗五分　甘草

姜三片，煎服。发寒热加柴、芩，随症加减。

呕 吐 门

有声曰呕，无声曰吐，有声无物为干呕。

有寒，有火，有食积，有痰饮，有气郁，有胃虚，有虫积，有酒毒。

寒吐：脉沉紧，四肢逆冷，或兼腹痛而吐者，属寒。卒然而起，或过食生冷，或误服寒药所致，宜温中理胃，生姜理中汤主之。或以二陈，加炮姜、肉桂、白豆蔻、草果、砂仁。

寒吐，喜热畏冷，四肢凄清，或先觉咽酸，脉弱小而滑，因胃伤寒饮食，或汗下过多，胃中虚冷所致，当以刚剂温之，二陈加丁香十粒，或理中汤加枳实，或丁香吴茱萸汤，不应，附子理中汤，或治中汤，并须冷服。盖冷遇冷则相入，庶不吐出。曾有寒吐，用四逆、理中、附子，到口即吐，后去干姜、枳、参、附，加丁、木，煎成加沉香，立止，盖虚寒痰气凝结，丁、附既温，佐以沉、木香则通，干姜、白术则泥耳。

火吐：脉弦数，或洪滑，口干面赤，喜冷恶热，烦躁引饮而吐者，属火。宜清胃降火，二陈、姜汁炒黄连、竹青徐徐服，或加枇杷叶，不应，入芦根汁服。

食积吐：右关脉弦滑而疾，症兼嗳酸饱闷而吐者，属食积，虽吐犹当以盐汤探吐之，吐净后用二陈，倍半夏加山楂、枳、朴、生姜服。因气恼食滞，加香附、沉香、木香。

痰饮：脉滑或沉伏，或弦实，虽吐，口不渴，属痰，宜导痰汤加姜汁、竹沥。

气郁：妇女多郁，或食际着恼，郁而不运，浊气上攻作呕，宜舒郁二陈加芎、枳、香附，脉沉结者，四磨饮妙。

胃虚：脉细弱，或虚大，倦于言动，日久不食而吐者，属胃虚，宜六君子汤加姜汁。

176

久病，或服攻伐药吐涎不止，脉大无力，属脾虚不能摄涎，而涎泛上，六君子加姜、桂凉服，睡觉即止。

虫积：脉乍大乍小，时常呕清水，胃口时痛时止，得食则愈，饥则甚者，属虫积，面上必有白斑点，或吐出虫，二陈汤加苦楝根、使君子煎服，或用黑锡灰、槟榔末等分，米饮调下。

呕而流涎，脉平，即非火与痰，是虫积也。雄矾、瓜蒂炒，各五分，酒下吐之，胃弱不能当二药者，乌梅丸佳。

酒毒：脉弦细而滑，或浮洪而数，症见面赤口干，头痛恶心，懊忱烦躁，呕吐不宁者，酒毒也。宜凉以折之，宜二陈加姜汁炒黄连、栀子、苏叶、葛根，煎成热服殊效。或冲和汤、半夏茯苓汤、理中汤，俱加干葛七分，煎服佳。

痰火：平常呕吐，胃中有热，膈上有痰者多，二陈加姜制黄连、姜炒栀子，乃必用之药。挟虚者，加人参、白术，久病必是胃虚，宜调中气，或少佐砂仁、藿香。

肝火：脉弦急出寸口，呕吐酸水，或绿水，属肝火逆上，抑青丸主之。或以二陈汤、吴茱萸炒黄连、柴胡妙。

吐食而脉弦者，由肝胜于脾，脾必虚，宜治风安胃，金花丸、青镇丸主之。

恶心吐清水，有热，有痰，有虚，皆用生姜，随症佐使。方书曰：半夏、橘皮、生姜，止呕之圣药也。

干呕亦分寒热。《金匮》方：干呕哕，若手足厥者，陈橘皮汤主之。

卒干呕不息，取蔗汁温服半升，日三，或入生姜汁、捣葛根绞汁亦可。

痰饮为患，呕吐眩运，上下腰脊与腿游走牵引作痛，或发寒热，或过用生冷油腻，悒郁所致，宜转用藜芦末，或盐汤瓜蒂散吐之。须审虚实乃可，以二陈、丁香、乌梅、生姜汁加减。

痰热恶心、呕吐气盛者，导痰汤加宿砂、姜汁炒黄连、

177

竹茹。

凡呕吐家，切不可下，逆之故也。仲景曰：呕家虽有阳明症，不可下，下之为逆。阳明症者，谓痞、满、燥、实、坚也。

呕家思水，当少与之。

食积暴起，与寒气相假，吐且痛，宜化积丸。

呕吐诸药不效，再以鹅羽探之，吐出积痰为愈。

呕家诸药不效，日久胃虚不纳谷，用长流水和伏龙肝，澄清，炒陈米煮汤，饮一二杯，以安胃气，殊效，以六君子加姜汁服。

食挟肝气结滞，呕吐酸水不止，用大半夏加白豆蔻煎服，良。

漏气：身背热，肘背牵痛，其气不续，膈间厌闷，食入即先吐呕而后下，名曰漏气。此因上焦伤风，闭其腠理，经气失道，邪气内着，麦冬汤主之。《金匮方》云：呕家本不渴，渴者为欲解，所以不渴者，心下有支饮也，小半夏汤主之，用半夏一斤、生姜半斤，恐太多，只半夏五钱，姜半之，足矣。三锡曾见吐过伤津液而渴者，惟人参汤妙，不可误以渴为火也。服小半夏不愈，加橘、茯，名大半夏汤。

[**大半夏汤**]

治诸呕要药，随病因加减。

半夏　陈皮　赤茯各二钱五分　生姜一钱五分

水煎服。

呕吐，诸药不效，当借镇坠之药，以坠其逆气，宜姜苏汤下灵砂丹百粒，俟药得止，却以养正丹、半硫丸导之。呕吐津液既去，其口必渴，不可因渴而遽以为热。

若阴虚邪气逆上，窒塞呕哕不足之病，此地道不通也。当用润剂，生地、当归、桃仁、红花之类，和血、凉血、润燥，兼用甘草以补其气，微加大黄、芒硝以通其闭。若大便利，邪气去，则气逆呕哕自止。胸中虚热，谷气久虚，发而呕哕，但得五谷之阴以和之，则呕哕自止。

走哺：下焦实热，大小便不通，气逆不续，呕逆不禁，名曰走哺，人参汤主之。

《金匮方》云：食已即吐，大黄甘草汤，又治吐水。夫既曰呕家不可下，复用此何也？曰：欲吐者，其症在上，因而越之可也。而逆之使下，则必抑塞愦乱而益甚，故禁之。若既吐矣，吐而不已，有升无降，则当逆而折之，引令下行，无速于大黄也，故不禁，即避其锐，击其惰之义。

丹溪曰：呕家忌服瓜蒌、杏仁、桃仁、萝卜子、山栀、苏子，一切有油之药皆犯胃作吐，丸药中带香药，行散不妨。

戴元礼曰：呕家不内药，必有蛔在膈间，闻药则动，动则药出，于止呕药内，加川椒十粒即定。盖蛔见椒，头伏也，余常先饮椒汤一二口良。

久病胃虚，加砂仁、炮姜于六君子汤中，必冰冷服，即《内经》从治之法。若调寒热之逆，则热药冷服，下嗌之后，冷体既消，热性随发，由是病气随愈，呕烦皆除，情且不违而致大益。

《宣明方》：戴人治大小肠结滞不通，上作呕吐不止，用三乙承气汤，徐徐细啜，固是处权一法。然所因与所禀不同，须斟酌之，倘不中病，反增其呕矣，或下部用法导引其燥屎为良。

[芩连二陈汤]

治胃火呕吐。

原方加芩、连姜汁炒各一钱五分。

[加味理中汤]

治胃虚受寒，呕吐不止。

人参　白术　干姜炮，各一钱　甘草炙，五分　丁香十粒　生姜十片水煎，凉服。

[加味二陈汤]

治停痰气结而呕。

原方加砂仁、丁香、生姜，亦取其辛能散结也。

[藿香安胃汤]

治呕吐不止。

藿香叶　半夏　橘红　厚朴　苍术

姜五片，枣一枚，煎服。

[济生竹茹汤]

治热呕，或因饮酒过度而呕。

葛根　半夏汤泡七次，二两　甘草炙，一两

每服四钱，水一盏，竹茹一块，姜五片，煎服。

[小柴胡加竹茹]

治发热而呕。

原方加橘红、竹茹、姜七片。

[丁香吴茱萸汤]

治呕吐哕，胃寒所致。

吴茱萸　草豆蔻　人参　苍术　黄芩各一钱　升麻七分　当归钱半　柴胡　半夏　茯苓　干姜　丁香　甘草各五分

上煎服半两，去渣，食前热服，忌冷物。

[金花丸]

治吐食而脉弦者，由肝胜于脾而吐，乃由脾胃之虚，宜治风安胃。

半夏一两　槟榔二钱　雄黄钱半

上为末，姜汁浸，蒸饼丸，桐子大，小儿另丸，姜汤下，从少至多，渐次服之，以吐止为度。

[青镇丸]

治呕吐脉弦，头痛而有汗。

柴胡一两　黄芩七钱半　甘草　人参各五钱　半夏三钱　青黛二钱半

上细末，姜汁浸，蒸饼丸桐子大，每服五十丸，姜汤下。即小柴胡汤加青黛

[**茯苓半夏汤**]

炒曲三钱　大麦蘖半两，炒黄　陈皮　天麻各二钱　白术炒　白茯苓　半夏各一两

每服五钱，生姜五片，水二盏，煎至一盏，热服。

[**陈皮汤**]

干呕。

陈皮四两　生姜半斤

水七升，煮取三升，温服一升，下咽即愈。

[**麦门冬汤**]

治漏气，因上焦伤风，开其腠理，上焦之气，慓悍滑疾，遇开即出，经气失道，邪气内着，故有是证。

麦门冬去心　生芦根　竹茹　白术各五两　甘草炙　茯苓各二两　人参　陈皮　萎蕤各三两

每服四钱，水盏半，姜五片，陈米一撮，煎服。

[**人参汤**]

治走哺，盖下焦气起于胃下口，别入回肠，注于膀胱，并与胃传糟粕而下大肠，今大小便不通，故知下焦实热之所为也。

人参　黄芩　知母　萎蕤　茯苓各三钱　芦根　竹茹　白术栀子　陈皮各半两　石膏煅，一两

水煎服四钱。

[**灵砂丹**]

治上盛下虚，痰涎壅盛，最能镇坠，升降阴阳，和五脏，助元气。

水银一斤　硫黄四两

上末，新铫内炒成砂子，入水火鼎，煅炼为末，糯米糊丸麻子大，每服三丸，空心，枣汤、米饮、井花水、人参汤任下。

[半硫丸]

治年高冷秘、虚秘，及痃癖冷气。

半夏汤泡，七次　硫黄明净者，研极细，用柳木槌子击过

上以生姜自然汁同熬，入干蒸饼末搅匀，入臼内杵数百下，如桐子大，每服十五丸至二十丸，无灰酒，或姜汤任下，妇人醋汤下。

[**大黄甘草汤**]

大黄四两　甘草一两

水三升，煮取一升，分温再服。

生姜理中汤即理中加姜　六君子汤见脾胃门　治中汤见霍乱门乌梅丸　导痰汤　三乙承气汤并见伤寒　化痰丸并见痰门　理中汤见霍乱门　四磨饮　瓜蒂散见汇要　养正丹并见气门　抑青丸见胁痛门　冲和汤即参苏饮加木香

恶　心

戴氏曰：无声无物，心中欲吐不吐，欲呕不呕，虽曰恶心，实非心经之病，皆在胃口上，痰火为患，宜多用生姜，盖能开胃下气，豁痰也。

胃气虚弱，身重有痰，恶心欲吐，是邪气羁绊于脾胃之间。当先实其脾气，茯苓半夏汤主之。

恶心干呕，欲吐不吐，心下快漾，人如畏船，宜大半夏或理中、治中。

《金匮方》云：病人胸中似喘不喘，似呕不呕，似哕不哕，彻心中愦愦然无奈者，生姜半夏汤主之。旧有风症，不敢见风，眼涩眼黑，胸中有痰，恶心兀兀欲吐，但遇风觉皮肉紧，手足难

举动，重如石，若在内室，少出微汗，即减。古方用柴胡汤，余为气虚有痰治，用六君子加胆星、天麻、黄芪佳。前汤俱见呕吐门

咳 逆 门

有痰，有火，有气虚，有阴火，有胃寒，有气郁，有死血。

痰火：脉洪滑有力，症兼口干恶心，属痰火，芩连二陈汤，或加栀子、枳壳。

胃虚：脉虚软，四肢倦怠，食少或久病，过服克伐之药，致咳逆者，属中气虚，六君子加减。右寸脉多虚大，若误认为有余，立死。

伏阴脉大，按之不鼓，或沉伏，咳逆，四肢清冷，或吐泻后得此，或过食生冷，及寒凉药所致，羌活附子散，或理中汤加丁香。

阴火：两尺洪盛，或弦细而数，面时赤而咳逆者，属阴火，四物坎离煎服，或服大补阴丸。

死血：脉涩数，至晚甚，身夜热，食物则呃，汤水则无，乃因饱后用力奔走所致，以血入气分治之，桃仁承气加红花、韭汁下之。

痰滞：痰碍气道而咳逆者，必素见痰症，用蜜水探吐，痰出为佳。

丹溪治一女大怒后，咳逆不止，以人参芦煎汤，吐胶痰而愈，必脉实乃可。

气郁：脉沉结，胸口气胀，属气郁，二陈、越鞠、枳壳、青皮。妇人多此，先用辛散，稍久佐凉药。

戴氏曰：咳逆者，因痰热胃火者极多，盖指平人而言。伤寒咳逆，有水寒相搏，小肠有燥屎冲肝膈，宜分别而治之，口干舌燥，腹中硬痛，仍用下法。

寒用丁香柿蒂，热用调胃承气。

戴复庵曰：热呃惟伤寒有之，他病暴起，多属寒，半夏生姜汤最妙，有服丁香等热药不应，当顺气，兼凉药一二味。一法，汤泡萝菔子研汁，调木香调气散，热服佳。

[半夏生姜汤]

治水寒气逆，咳逆欲死。

半夏一两二钱　生姜一两

上水二钟，煎八分，徐徐服。

咳逆自利，滑石、甘草、炒黄柏、白芍、人参、白术、陈皮，加竹茹妙。

大凡咳逆脉散者，不治。

一老人内伤饮食，消导未减，一人误与润肠丸二服，下清水胀痛转甚，一人复投巴豆丸二服，致咳逆不止，用大剂六君子汤二帖，至五帖全止，补养而愈。

产后咳逆，此恶症也，急灸期门，乳头向下尽处是穴，乳小者以一指为率。内有热者，干柿一个，煎汤呷之。

咳逆，灸期门极效。男左女右，乳下黑尽处一韭叶，灸三壮，甚者二七壮。

一法，以纸捻取嚏即止。

六君子汤见脾胃门　桃仁承气汤　理中汤见霍乱门　调胃承气汤并见伤寒门　越鞠丸见郁门

[羌活附子汤]

羌活　附子炮　木香　茴香炒，各五钱　干姜一两

上为细末，每服二钱，水一盏半，盐一撮，煎二十沸，和渣热服。

[大补阴丸]

降阴火，益肾水。

黄柏盐酒拌，新瓦上炒令褐色　知母酒拌，湿炒，各四两　熟地肥大

184

沉水者，酒洗焙干用 　败龟板酥炙黄，各六两

上为末，猪脊髓加炼蜜丸如桐子大，每服五十丸，空心，姜盐汤下。

［丁香柿蒂散］

丁香　柿蒂　青皮　陈皮各等分

上为粗末，每服三钱，水一盏半，煎七分，温服。

［木香调气散］

治气滞胸膈，虚痞恶心，宿冷不消，心腹刺痛。

白豆蔻仁　丁香　檀香　木香各一两　藿香茎　炙甘草各八两
缩砂仁四两

上为细末，每服二钱，入盐少许，沸汤不拘时煎服。

霍 乱 门

方书悉以为内伤外感而成，大都因郁结内伤，饮食过度，停滞者多，一时阻塞，气不升降，挥霍撩乱而然。

夏月霍乱吐泻作渴，胃苓汤加半夏、藿香。面赤口干甚，加炒黄连。烦渴甚者，辰砂六乙散①佳。

春秋冬三时霍乱吐泻，饮食后触冒暴寒，成此证者，藿香正气散出入五积散一二味。

吐泻，脉代乃是顺候，气口脉弦滑，乃膈间有宿食，虽吐犹当以盐汤鹅羽探之，吐净用和中药。凡吐泻，脉见结促代，或隐伏，或洪大，皆不可断以为死，果脉来微细欲绝，少气不语，舌卷囊缩者，方为不治。

转筋，悉属风伤筋，以蓼草煎汤荡洗，或黑夜仓卒不可得，即以热汤或盐汤亦可，使腠理开通，邪热得泄而愈。《千金方》：

----

① 辰砂六乙散：即是"辰砂六一散"。

男子以手挽其阴，女子以手牵其乳近两边，伸其所转之腿。

亦有吐泻津液大伤，不能养筋而筋燥转者，宜分冷热，香薷、理中选用。

或吐泻已定而筋尚转，用清火凉血药，牛膝、木瓜、归、芍、黄柏、茯苓、生地，灯心煎服。

大法曰：热多欲饮水，五苓散，寒多不欲饮水，理中汤。余以为犹当审病源，观时令乃可。

干霍乱，俗名搅肠沙，其状欲吐不吐，欲泻不泻，撩乱挥霍是也，须急以盐汤鹅羽探吐，得吐方可，不吐则即死。法曰：既有其入，必有其出，今有其入而不得其出者，痞塞也，多死。得吐后方可用理气和中消导药，随证加减二陈、平胃、山楂、神曲，亦有宜发散者。

凡吐泻霍乱，切勿妄与粥食，虽米饮下咽，立死，谓谷气反助邪气也，不可不慎。

有吐伤津液，病本属阴而反发躁作渴者，用理中汤，煎成冷服。有宜吐者，胸口胀，恶心，脉滑大，或伏是也，虽吐利，犹当以二陈汤，或樟木屑煎汤，或盐汤，皆可吐之。

干霍乱，于委中穴，或十指头出血，皆是良法。理中汤，治过食生冷，遂成霍乱吐泻，食不消，心腹胀满不快，加青皮、陈皮，名治中汤，加丁香，名丁香治中汤，重者加附子，宜临病酌量。

一法，治霍乱欲死，神气已昏，但心下有暖气者，灸之立苏。其法以盐填满脐孔，灸之不计壮数。吐泻不止，灸天枢、气海、中脘四穴立愈。

天枢二穴，在脐心两傍，各开二寸。

气海一穴，在脐下寸半。

中脘一穴，在脐上四寸。

胃苓汤　藿香正气散见伤寒门　五苓散见泻门　理中汤见寒门

五积散见中寒门　二陈汤见痰门

[三因木瓜汤]

治遍体筋转，入腹即烦闷欲绝，方用：

木瓜一两　吴茱萸五钱　茴香　甘草各一钱　姜三片　紫苏十叶

按：木瓜属肝，最为要药，而吴茱萸、茴香，亦必因于寒者为宜，固不可概用也。

妊娠霍乱，因内伤饮食，外感风寒，藿香正气散。若因食滞，平胃散。果脾胃顿伤，阳气虚寒，手足厥冷，须用温补。治当详审，毋使动胎也，产后同法，但不可峻剂尔。

泻　门

有火，有湿，有暑，有风，有痰，有气虚，有食积，有寒，有脾虚，有肾虚。

火：脉洪而数，腹痛泻水，肠鸣，痛一阵泻一阵者，火也，宜伐火利水道，芩连四苓散主之。

戴氏曰：热泄，粪色赤黄，弹响作疼，粪门焦痛，泄出肛门犹如汤热，烦渴，小便不利，宜五苓散吞香连丸。

泻伤津液，口必渴，小便赤涩，未可便断为热，脉数急，得知热泻，方用冷剂，若妄投，必致增剧。

湿：脉濡细，泻水肠鸣，腹不痛，身重微汗，不知谷味，口不渴，乃太阴湿土受症。久雨泉涌河溢，或运气湿土太过，民病湿泄，宜燥湿利小便，胃苓汤主之，或白术汤。

暑：脉虚细，口干渴，烦闷，时值夏令，属伤暑，宜清暑分利，胃苓汤加黄连、香薷。玉龙丸，治一切伏暑泻神效。口渴烦满，天水散。

夏月，得①知是暑泻，用暑药，得①知冷泻，自合用热药，中间有一等伤暑，又伤生冷，非连理汤不可，理中汤加茯苓、黄连，下泄无度，泄后却弹过响，肛门热，小便赤涩，心下烦渴，又喜冷，此药为宜。原是暑泄，经久下元虚甚，日夜频并，暑毒之势已尽而泻不已，复用暑药，则决不能取效，便用姜附辈，又似疑似，酌宜用此。

风脉浮而缓，声重鼻塞涕出，为伤风新病。先用参苏饮，不效，再与五苓散加苍术、防风、升麻。

若春伤于风，夏生飧泄，完谷不化，泄泻注下，是风邪乘虚，入客于肠胃之中。古方用胃苓汤，不若五苓散加升麻、防风妙。久泻，补脾不应，加藁本妙。

痰：脉弦而滑，或泻或不泻，或多或少，或下白物，胸中懊憹不舒者，痰也，宜化痰平胃，二陈加海石、青黛、黄芩、神曲，丸服。或用升柴二术二陈汤，或吐以提之。

脾虚：脉微弱或细，饮食入胃即下注，完谷不化者，属气虚，宜升阳益气，加减参苓白术散主之。或用补中益气汤，去归，加炒白芍、苍术。一云：泻水腹不痛，四肢倦怠，不思饮食，俱属中气虚，宜四君加黄芪，倍白术、升、柴、防风，补以提之。

一法，虚泻用四君子，加曲、蘖、升、柴，吞二神加木香丸。

伤食：因饮食过多，脾胃之气弱，运化不及而泻，其人必噫气如败卵臭，宜先消导，加暖药，如砂仁、豆蔻一二味，助脾腐熟之。或食一物过伤而泻，后复食之即泻者，以脾为所伤未复而然，宜大健脾汤。寒者可用，仍烧所伤之物，存性为末，三五钱重，调服。不止，治中汤加砂仁半钱，曲、蘖、枳术丸，或七香

---

① 得：原作"的"，音近而误，径改。

丸、红丸子杂用。如腹痛而泻，不可遽用治中兜住，必用消化。

积：右关及寸脉滑而弦，口燥渴，膨胀，小便赤涩，大便肛门如沃以汤，臭秽异常，痛甚则泻，泻后痛减者，属食积有热。宜先以木香槟榔丸，或枳实导滞丸。以推逐之，后以胃苓加神曲、麦芽之类，以安胃气。丹溪法：用神曲、大黄，作丸服。

积滞泻，腹必耕痛方泻者是也。或肚腹满，按之坚者，亦是也。受病浅者，宜神曲之类消导，病深而顽者，必用进退承气，下之方安。

气泻：肠鸣气走，胸膈痞闷，腹急而痛，泻则腹下稍可，须臾又急，亦有腹急气塞而不通者，此由中脘停滞，气不流转，水谷不分所致，戴氏用七香丸，入米煎服。久而不愈，五膈宽中丸吞震灵丹，仍佐以米饮调香附末，或调气散。

寒：脉沉细，或弦迟，身冷口不渴，小便清白，或腹中疼痛，或绵绵作痛而泻，属寒，宜温中理胃，理中汤对五苓散，加炒砂仁。

暴泻如水，周身汗出，一身尽痛，脉沉而弱，气少而不能语，甚者加吐，此名紧病，宜浆水散。

泻水多者，必用五苓散，去桂即不效。

薛氏曰：泄泻，若脾胃虚寒下陷者，用补中益气汤加木香、肉豆蔻、补骨脂。若脾气虚寒不禁者，用六君子汤加炮姜、肉桂。若命门火衰，脾土虚寒者，八味丸。若脾肾气血俱虚者，用十全大补汤送四神丸。若大便滑利，小便闭塞，或肢体渐肿，喘嗽唾痰，为脾肾气血俱虚，十全大补汤送四神丸。

肾虚：脉沉弱，或虚大无力，按之不鼓，大便滑利，小便闭涩，喘嗽唾痰，为脾肾亏损，宜《金匮》加减肾气丸。

《保命集》云：虚滑不止者，多传变为利，太阴传少阴，是为鬼邪，先以厚朴枳实汤，防其传变。按：此法实者用之，虚者不若四神丸，实肾之为愈也。收涩之剂，固肠丸、诃子散，皆治热滑，扶脾丸、桃花丸、诃子丸、赤石脂余粮汤，皆治寒滑。

泻泄，诸药不效者，宜作丸子服。

世人治泻，多用涩剂，果以病虚者，或可，若初得而误用，必变他症，为祸不小。殊不知泻多因于湿，分利小水为上策也，如久泻谷道不合，或脱肛，乃元气下陷，大肠不行收令而然，用土炒白术、白芍、神曲、陈皮、肉豆蔻、诃子肉、五味子、乌梅为丸，以四君子加防风、升麻，煎汤送下。一法，泻久不止，诸药不应，用针砂、地龙、猪苓三味，捣末，生葱调汁方寸匕，于脐上贴之，小便长而泻止。

一妇，日久不止，右关脉滑而急，饮食辄腹痛，乃食积也，予木香槟榔丸一服，下宿物碗许而痛止，胃苓汤一服顿愈。

老人五更作泻，日久名肾泻，乃右肾命门火衰，不能分别水谷而然，服二神丹最佳。

老人奉养太过，饮食伤脾，常时泻泄，是脾泻，用炒白术二两，炒黄芩、炒白芍、制半夏各五钱，山楂、炒神曲各两半，共末，青荷叶包饭丸桐子大，食前白汤下。

一人，泻而左脉浮急，自汗鼻塞，乃伤风作泻也，与五苓散加防风、白芷、升麻、葛根，姜、葱煎服。

一人，过食瓜果，时值夏月，大泻不止，中脘大痛，烦渴引饮，自服天水散，及香薷饮。余脉之，右关寸俱沉伏，因作停冷治，香砂六君子汤加炮姜、厚朴，一服痛渴俱止，只以胃苓调理而安。

一人，泻而口舌干燥，脉洪数，与六一散一服知，二服已。又一人，服不应，用芩连四苓散效。

一老妪，久泻，服补剂不应，以参苓白术散加黄连、肉豆蔻少许，作丸服，未半斤永不发。

一稚子，久泻，作前丸，用灯心汤化下十数丸亦效。

若久泻胃气下陷，分利不应，用参、术、芪、草、茯苓为

190

君，以扶中气，升、柴为佐，升提清气，再加羌活、防风、苍术、白芷等风药以平之，再加炮姜少许以固之。

谨按：泄泻之病，湿、火、痰、虚、暑、积、风、冷，八者之殊，必以渗湿燥脾为主，而随症加减。湿则导之，火则清之，寒则温之，虚则补之，痰则豁之，暑则驱之，积则消之，风则解之，是其大法也。虽然八症既明，三虚宜辨，三虚者何？脾虚、肝虚、肾虚是也。脾虚者，饮食所伤也。肝虚者，忿怒所伤也。肾虚者，色欲所伤也。饮食伤脾，不能运化，色欲伤肾，不能闭藏，忿怒伤肝，木邪克土，皆令泄泻。然肾泻、肝泻间或有之，惟脾恒多耳，盖人终日饮食，一或有伤，便致泄泻。又常论之，泄泻疟痢，同乎一源，多由暑月伤脾所致，饮食才伤，便作泄泻，为轻，停滞既久，则疟痢为重。而疟与痢，又有分别，饮食为痰，充乎胸膈，则为疟，饮食为积，胶乎肠胃，则为痢。古云"无痰不成疟，无积不成痢"，良有以也。王节斋曰：泻本属湿，多因饮食不节。致伤脾胃而作，须看时令、寒热、新久而治。大法渗湿、补脾、消导、分利为主，亦有宜升提下陷之气者，有用风药以胜其湿者，又有肠胃虚滑不禁，宜收涩者，不可不知。久泻不止，加破故纸、肉豆蔻、山药佳。

[芩连四苓散]

火泻。

条芩　黄连　泽泻　赤茯　苍术　陈皮　白术

腹胀加木通、厚朴。灯心三十根，煎八分，空心服。

[胃苓汤]

治四时诸泻，以分利之。

陈皮　厚朴　甘草　苍术　泽泻　猪苓　白术　茯苓　桂少许

渴而脉数，小腹不痛闷者，去桂。

参苓白术散见脾胃门

[脾泻丸]

治老幼久泻，脾虚不能转送。

人参　白术土炒　白茯　山药　陈皮各一两　黄连炒,五钱
山楂五钱　麦芽一两　肉豆蔻三钱　泽泻一两

六一①散见暑门

[香砂六君子汤]

治夏月胃虚，食冷作吐泻不止。

二陈　人参　藿香　砂仁炒

姜三片，徐徐服，如口干喜冷，浸冷服。

纵欲伤肾，闭藏失职，五更洞泄，百药无效，五味子散佳，
五味一两，吴茱萸半两，共炒为末极细，陈米汤下二钱，不已，
二神丹主之。

[二神丹]

治一切脾肾俱虚，清晨作泻，或饮食少思，或食而不化，或
呕或泻，或久泻不止，乃命门真阳虚不能腐熟水谷，犹釜中无火
也，脾虚久湿，大便不实神效。立斋先师，治一中年人，遍身肿
胀，诸药不应，进数服肿势渐消，兼补脾而愈。大抵老人脾泻，
非此不除，或煎四苓散送下。

破故纸四两,炒　肉豆蔻二两,生用

上为末，大红枣四十九枚，生姜四两切碎，同枣用水煮熟，
去姜取枣，和丸桐子大，每服五十丸，空心盐汤下。加吴茱萸、
五味子，名四神丸。

肾司闭藏，肝司疏泄，二经气虚，则门户不能约束而泻泄
也，参苓白术散加肉果、熟附子为向导，以峻补之。丹溪法：当
归厚朴汤，治肝经受寒，面青惨厥而泄者，二味加官桂良，是散
寒补脾也。

---

① 一：原作"乙"，音近而误，据文意改。

久泻不止，肉豆蔻一个，剜窍入乳香少许，面裹煨熟，去面研末，作一服，空心陈米饮调下。或单用肉豆蔻，面裹煨去油，为末，和面榾柮①服亦妙。大抵泻宜补脾，肠滑不禁宜止涩，肉豆蔻、诃子、乌梅、龙骨末、赤石脂之类。初起必须分利，有积腹痛作泻，须行去之。

丹溪治气暴脱而虚，顿泻不知人，口眼俱闭，呼吸甚微，殆欲绝者，急灸气海，饮人参膏十余斤而愈。

治阴虚而肾不能司禁固之权者，峻补其肾。

治积痰在肺，致其所合大肠之气不固者，涌出上焦之痰，则肺气下降，而大肠自复。

治忧思太过，脾气结而不升举，陷入下焦而成泄泻者，开其郁结，补其脾胃，使谷气开发，泻自止。

脾胃久虚，不受饮食者，食毕即肠鸣腹急，尽下所食之物方快。不食则无事，名录食泻，经年累月，宜快脾丸。

因伤于酒，每晨起必泻者，宜搜风顺气丸，或遇仙丹。轻者酒煮黄连，或煎解醒汤吞之，不已，理中汤。

因伤面而泻者，养胃汤加莱菔子炒，一钱，痛者加木香五分，泻甚者去藿香，加炮姜如其数。

［快脾丸］

生姜六两，净洗切片，以飞面四两和匀，就日中晒干　橘皮一两　甘草炙　丁香不见火，各二两　缩砂仁三两

上为末，炼蜜丸如弹子大，每服二丸，食前姜汤送下。

五苓散见暑门　木香槟榔丸　枳实导滞丸俱见伤食门　七香丸调气散见气门　五膈宽中丸见膈噎门　遇仙丹见积门

［四柱饮］

治元脏气虚，真阳耗散，腹脐冷痛，泄泻不止。

---

① 榾柮：音骨剁，块、木块意。

白茯苓　附子炮　人参　木香各一两

上咬咀，每服三钱，水一盏半，姜五片，盐少许煎，空心服，滑泄不止加豆蔻、诃子煎，名六柱散。

痢　门

痢属湿热积滞，分多少而治。

脉滑或弦，见于关，腹痛后重者，积滞多。

脉洪而数，口干烦躁者，热多。

脉缓而濡，不渴，身重，便溺不利者，湿多。

寸关滑数有力，腹痛后重，属积滞，宜木香槟榔丸下之。

脉浮数，外症身痛发寒热，挟外感者，宜先解散，败毒散主之。

疫痢同法。

初起脉浮数，头身不痛，但发热后重者，宜小柴胡汤去参，加香连、芍药、槟榔。

初起脉弦滑，后重者，必推荡，芍药汤主之。

下痢，腹痛异常，脉沉而紧，无热症者，宜先以姜、桂之类温之，后理积滞。

《脉经》曰：肠澼下脓血，脉小留连者生，洪大数热者死。

肠澼筋挛，脉小安静者生，浮大而紧者死。

《脉诀》曰：下痢，微小却为生，脉大浮洪无瘥日。此指大病而言。

凡下痢纯血，或如尘腐色，大孔开如竹筒者，如屋漏水者，唇如朱红者，俱死。如鱼脑髓者，身热脉大者，俱凶。

久痢积滞已去，但腹中隐隐痛不止，乃肺金之气郁于大肠也，宜升提药加苦梗开之。若脉洪实有力，仍后重，属余滞不净，香连丸或木香槟榔丸。痢兼小便涩，六一散，凉水调一服如神。

后重属气滞，宿物不得下，宜和气消积，香连、槟榔等药。如积滞已行，后重不减，脉无力不食者，属虚，宜升阳益气。

后重，有虚有实，初起积滞未净者，实也，分轻重利之，日久及元气素弱人，悉属虚，补中兼升提。

后重，本因邪压大肠坠下，故大肠不能升上而重，是以用大黄、槟榔辈，泻其所压之邪，此实也。若邪已泻，其重仍在者，知大肠虚滑不能自收而重，是以用御米壳等涩剂，固其滑，收其气，用亦愈也。然大肠为邪坠下之重，其重至圊后不减，大肠虚滑不收之重，其重至圊后随减，以此辨之，百不失一。亦有积已去，又复过食肉面生冷而后重者，消导为主。

后重，服升消药不愈者，用秦艽、皂角子煨大黄、当归、桃仁、枳壳、黄连等剂，若大肠风盛，可作丸服。其或下坠在血活之后，此为气滞症，前药加槟榔一枚。后重当和气，积与气坠下者，当兼升兼消，升谓升麻之类，消谓木香、槟榔之类。下痢，发热不止，左脉数而无力者，属阴虚，宜四物去地黄，加芩、术、升、柴。右脉数而无力者，属气虚，宜补中益气汤加香连、芍药，倍陈皮。

大孔，肛门也，痛乃热流于下，实者清之，香连、槟榔、黄芩加炮姜。脉滑有力，中有热是也，虚者温之。久病身冷，自汗，脉微小者是也，炮姜、归、芍之类，古方真人养脏汤加减。

日久大孔痛，亦分寒热，熟艾、黄蜡、诃子，烧烟熏之。

因寒而痛，烧盐熨之，炙枳实熨之。丹溪用瓦片敲钱大，烧红，淬童便中，急取起，纸包熨痛处，因时寒，恐外寒乘虚而入也，以人参、当归、陈皮作浓汤饮之，食淡味自安。

血痢，属暑毒入于血分，宜凉血和血，不应，兼升举，当归、条芩、桃仁之类，势盛者加熟大黄清之。血痢久不愈，四物加地榆、升、柴、阿胶。

湿热盛于下焦，小便涩少，兼之腹痛后重，脉洪大而缓者，宜渗湿清热，桂苓甘露饮下保和丸三四十粒。

脉缓不数，食少，腹痛后重，夜多利下，属湿与积，宜分渗消导，胃苓汤加木香，水下保和丸，下如豆汁者，亦属湿。

脉弦紧，腹胀痛，后重，食少，属脾胃不和有积，宜平胃散加芍药、肉桂、白术、茯苓，下保和丸。

脉细弱，或虚大，微汗时出，面色痿黄，或枯白色，倦怠，后重，不食兼腹痛者，属气虚有积，宜黄芪建中汤下保和丸。

虚甚者，四君子汤下保和丸。久痢、年高、产后，及病后诸疮疽病痢，悉属虚，补中益气加炮姜。产后有此症，稍实者，香连丸，虚者同上法。

诸涉虚者，二神或四神丹佳。

脉弱力倦，气少恶食，但后重不痛者，属虚，宜归、芍、苓、术主之，甚者，加人参、陈皮，虚回而痢自止。脾虚下陷，后重日久，脉虚大，补中益气倍升、柴。痢后调补，用四君子加陈皮一钱，名异功散，或七珍散。恶甜者，平胃加人参、茯苓各五分。

劳痢，因痢久不愈，耗损精血，致肠胃空虚，变生他症，或五心烦热，如劳之状，宜蒳莲散。赤多倍石莲肉，白多倍山药，二味为末，生姜茶煎汤调下三钱。

下脓血久，诸药不效，人参一两，樗皮炒，同为末，空心酒下二钱。

脉弦细无力，秽积已行，糟粕未实，宜固脾气，少加涩药，诃子、肉豆蔻之类，须佐以陈皮，恐太涩作痛也。

一法，用炒芍药、炒白术、炙甘草、陈皮、茯苓煎汤，下固肠丸二三十粒，然此丸性燥，有去湿实肠之功，若滞气未净者，未可遽用，宜酌量之。

196

如气行血和积去，但虚作努责①，此为无血症，四物用生地，倍归、芍，加桃仁泥佐之，复以陈皮和胃，血生自安。

凡后重逼迫而得大便者，为有物而然，今虚坐而不得大便，知其血虚也，故用当归为主，芍药佐之。

若初起肠中有积，后重腹痛，又恶心，心膈作胀，乃新饮食未曾腐熟也，不可遽用凉药，先消导之，俟下膈不恶心，不胀懑，方可攻下，如恶心甚者，先以盐汤吐之。

噤口下痢，恶心不食，俗谓之噤口是也，古方悉云胃虚，有热，然亦有宿食痰饮挟热，因下焦不通，泛上而作呕者，不可不辨。

食滞，胸膈必胀，宜先消导，不可遽用凉药。

脉洪而弱，属胃虚有火，当用古方姜制黄连、人参煎汤，细细呷之。如吐，少时再强饮，但一呷下咽，便开。又方，以田螺捣合脐中，以引下其热。胃中结热，但当开以降之，人多不知，概用温药，妄谓胃寒，以火济火，以滞益滞也。亦有误用热药犯胃而致者，当推明治之，解毒用粪蛆焙干，为末，清米饮下一钱匕，甚效。

一法，田螺一个，加麝半分，捣傅脐，引热下行。又法，用木鳖子仁，加麝如上法，频以热手熨之。又法，木鳖子仁捣，以烧饼切两开，安木鳖合脐中，冷换。

脾胃不弱，头痛心烦，手足温热，未尝服凉药者，乃毒气上攻，所以呕而不食。宜败毒散四钱，陈米一百粒，姜、枣煎服。

如气口脉洪数有力者，属实火与痰，宜二陈加姜炒黄连，徐徐服。

又曰：噤口不食，虽曰脾虚，盖亦热气闭塞心胸间也。俗用木香则失之热，用山药则失之闭，惟真料参苓白术散加石菖蒲

---

① 责：原作"溃"，形近而误，据文意径改。

末，以陈米饮调下，或人参、茯苓、石莲子肉，入些少菖蒲末与之，胸次一开，自然思食矣。

诸病坏症，久下脓血，或如死猪肝色，或五色杂下，频出无禁，有类下痢，俗云刮肠。此乃脏腑俱虚，脾气欲绝，故肠胃下脱。若投痢药则误矣，六柱饮去附子，加益智仁、白芍，或可救其万一。

时疫作痢，长幼相传染是也，宜审寒暄，分表里而治。

噤口痢，诸药不应，用石莲肉晒干为末，每服二钱，陈米汤调下，便觉思食，仍以东壁土炒真橘皮，姜、枣煎汤佐之。

一方，用黄连半斤，生姜四两切作片，与连同炒，伺姜焦黄为度。只取黄连为末，同陈米饭捣烂，为丸桐子大，每服七八十丸，赤者陈米饮下，白者陈皮汤下，赤白相兼二汤相合下。

痢后脚渐细，不治成鹤膝风，用苍术二两，白芍、龟板各二两半，黄柏五两，粥糊丸，以四物加陈皮、甘草煎汤送下，气虚加参、术，甚者大防风汤，或多以骨碎补三分之一，同研取汁，酒调服，外以牛膝、杉木、白芷、南星、草薢煎汤，熏洗。

丹溪曰：痢后痛风，系恶血入脏腑下未净，复还经络，不得行故也，松明节一两，以乳香二钱炒焦，二妙散二两，紫葳半两，甘草五钱，桃仁去皮不去尖，一两，俱末，每服三钱，生姜同杵细，水荡起二三沸服。

丹溪治一人，痢后痛风，号叫撼邻里，乃恶血入经络，血受湿热，久为凝浊，所下未尽，留滞隧道，所以作痛，经久不治，恐成枯细，以四物汤加桃仁、红花、牛膝、黄芩、陈皮、甘草，煎生姜汁，研潜行散，入少酒饮之，数十帖。又与刺委中出黑血，近三合而愈。

小儿痢疾，属暑毒与食积者多，治同大人，但丸剂差小耳。

大抵痢疾初起，有表症者，用败毒散，表症既除，当审积滞微甚而下之。日久不愈，当理气血，胃气为急，不可骤用止涩药，若误用之，使毒气不得出，必上攻胃而成噤口矣。如果积滞已净，大便未固者，于养胃药内，或少加肉豆蔻、诃子，亦涩可去脱之意，第不可孟浪耳。

一方，加粟壳醋炒、乌梅二味于四君汤中，屡效，久泻痢殊验。有下症者，木香槟榔丸最稳。势甚者，芍药汤倍大黄，断不可用巴豆、牵牛慓悍毒药攻之，以伤脾胃清和之气，戕人天年，乃古今至论，后学幸毋忽略。

下痢，发热不食，脉弦滑者，败毒散加陈仓米，姜、枣煎服良，名仓廪汤。

下坠异常，积中有紫黑血块者，属死血，宜擂桃仁泥、滑石行之，治痢不止，盐水梅除核一枚，合腊茶加醋汤沃服，一啜而瘥。又方，三物散，胡黄连、乌梅肉、灶心土等分，为末，茶调下，食前服。

下痢必须断饮食，一切油腻肉面痛绝之，服药乃验，若宿滞未净，又增新者，肠胃何由以清？渐渐壅塞，直至恶心不食，成噤口矣。谚云"撑不死痢疾"，谓痢疾不宜噤口，非强食之谓也，今人不知，往往强与肉食，以滞益滞，误人多矣，明哲幸察之。

湿热伤气，成白痢者，宜调气渗湿为主，兼清热，湿热伤血，为赤痢者，宜凉血清热为主，兼渗湿，气血俱伤，宜兼治。

一老人，深秋患痢，发呃逆呕吐，黄柏炒燥研末，陈米饭为丸小豌豆大，每服三十丸，人参、白术、茯苓，三味浓煎汤下，连服三剂即愈，切不可下丁香等热药。

一人病痢，发寒热头痛，左脉浮紧，而右脉滑大，乃内伤挟外感也。先用败毒散加姜、葱一服，表症悉退，但中脘作胀闷，后重不已，以平胃散加枳壳、木香、槟榔、山楂，又二服，胀闷移于小腹，投木香槟榔丸三钱，下粘硬物而愈。

一妇病痢，自投承气汤二服，不应，余诊之，左脉浮而带弦，右三部俱沉，关脉略滑，必郁闷中食物所致，病家云素恼怒，遂以厚朴、苍术、香附、抚芎舒郁，山楂、槟、橘、木香理气，芍药调中，三服愈。

一人痢初愈，遂饮烧酒，杂进肉面，胸口胀溃，发寒热，右脉弦滑倍常，知饮食酒毒为患也。予谓病后中气未复，火邪尚存，多食自难传化，烧酒复助其毒，势在不救，今食填胸中，得吐乃有生意，即《内经》云"在上者，因而越之"之意，彼不信，自服巴豆丸药，下咽去血升许而殂。

一人，夏月运行饮酒，致下痢皆纯血，日夜无度，心下胀不食，三部俱弦滑而数。先与山楂、枳实、槟榔、橘红、香连以和其中，次与木香槟榔丸以导其滞，胀闷已除，下血愈急，遂以四物，用生地、条芩、荣、连、牡丹皮，二剂血止一半，再加地榆，三服已。

一人，痢胀痛，自服大黄丸，一时痛转甚，手足俱冷，脉沉伏，知寒凉用早也。投炮姜理中汤加厚朴、苍术、山楂一服，外用炒盐熨之，下膈周时即定，后用香连、芍药、厚朴、枳壳等调理。

一人，病痢二月不愈，秽污在床，六脉弦而弱，投补中益气加酒炒白芍药，八帖始止，二十帖瘥。

一人，病痢日久不止，四肢俱肿而脉细小，尚可救，予参苓白术散加肉豆蔻少许，作汤服愈。

一妇，病久痢，食时身热，左脉浮数，右脉滑数，询其饮食，虽病未减，至剧始不能食，与仓廪汤，先去其热，后以枳、术、人参、陈皮、楂、曲，又二服，腹中渐宽，后重不止，乃以调中益气汤，下木香槟榔丸二服，下秽物碗许愈。

李时珍曰：血痢已通而痛不止者，乃阴亏气郁，药中加川芎，气行血调，其病立止。乃医学妙旨，圆机之士，始可语之。

一法，治痢止痛如神，方用拣净川连片一两，枳壳一两，槐

200

花二三两用水浸片时，漉净，同川连先炒老黄色，次入枳壳，再炒待燥，拣出槐花不用，只①将黄连五钱、枳壳五钱作一服，水煎七分，去渣，调乳香、没药净末，各七分五厘，服之，次照前方再服一剂，腹痛即止，痢即稀，神效。此方有服之如醉者，乃药力行也，不妨。

一法，久痢秽积已去，糟粕未实，昼夜五六次，脱肛不安，诸药不效。用鳖一个，如法修事，加姜作羹，入砂糖一块，不用盐酱煮熟，吃汤及薄肉少许，二三日而安。盖久病脾土受虚，不能生金，肺与大肠无所禀受，以故不行收令，乃母能令子虚也。鳖乃介虫，属金而有土，性温能补脾肺。又况肺恶寒，先得芩、连寒凉之味已多，今用生姜之辛以补肺，砂糖之甘以补脾，肺气既实，大肠亦随而实，故得以行收令也。学者若不深谙物性，何能扩充得此妙境哉。

一法，久痢不止，虚滑甚者，用椿根白皮，东南行者，长流水内漂三日，去黄皮，切片，每一两配人参一两，入煨木香二钱，粳米一撮，煎汤服。

后重有积下坠者，香连丸利之。

大肠气滞，坠下，四君子送香连丸。

大肠气虚下陷，宜四君子加升、柴，送香连丸。

若大肠血虚后重，四物加参、术，送香连丸。

丹溪曰：里急者，腹中不宽快也，亦有虚坐而大便不行者，皆血虚也，血虚多里急后重。

医案：少宗伯顾东江，停食患痢，腹痛下重，或用疏导之剂，两足胀肿，食少倦怠，烦热作渴，脉洪数，按之微细，以六君子加姜、桂各二钱，吴茱萸、五味子各一钱，煎熟冷饮，即睡觉而诸症顿减，此假热而治以假寒也。

---

① 只，原作"止"，音近而误，径改。

太常边华泉，呕吐不食，腹痛后重，自己用大黄攻药一剂，腹痛益甚，自汗发热，昏愦脉大，用参、术各一两，炙甘草、炮姜各三钱，升麻一钱，一剂而苏，再以补中益气加炮姜，二服全愈。

又一八十妇，患痢，渴饮水，腹喜手按，脉大有力，乃真气虚而邪气盛也，用人参五钱，白术、茯苓各三钱，陈皮、升麻、附子、炙甘草各一钱，服之，睡觉，即索食而愈。

[芍药汤]

行血则便脓自愈，和气则后重自除，用：

白芍药二钱　黄芩　黄连各一钱　槟榔五分　大黄一钱　肉桂三分　木香五分　当归五分　甘草三分

灯心煎，空心服，初病窘迫甚者，倍大黄，便硬者加芒硝一钱，治脏毒下血，加黄柏一钱。

木香槟榔丸　保和丸见伤食门

[加味香连丸]

黄连十两　吴茱萸半斤，汤浸二次，同黄连拌一宿，同炒去茱　木香二两　槟榔三两　大黄四两

共为末，水丸绿豆大，每服任轻重用。

[固肠丸]

樗白皮不拘多少细切

上为末，米糊丸桐子大，每服三五十丸，或用陈米汤下，或以炒白芍、炒白术、炙甘草、陈皮汤下。

[仓廪汤]

败毒散加陈仓米。

[局方香连丸]

轻者调之。

黄连二十两　吴茱十两，二味各以酒拌，温一宿同炒　木香四两八钱，不见火

上为细末，醋调面糊丸桐子大，每服三五十丸，清米饮下。加石莲肉半斤，治噤口痢，石莲即莲子，亦云莲米，世人用巴壁虎者非。

[清六丸]

治血痢神效，又治湿热泄泻不止，小便涩者。

六一散一料，加红面五钱。

细末，汤浸蒸饼丸服。

[温六丸]

治食积泻，或兼呕吐，及痢皆效。

六一散加干姜，或生姜汁，加蒸饼丸服。

[纯阳真人养脏汤]

治大人小儿冷热不调，下痢赤白，或便脓血，有如鱼脑，里急后重，脐腹绞痛，及脱坠下，酒毒湿毒，便血，并宜服之。

人参　白术　当归各六钱　白芍药　木香各一两六钱　甘草肉桂各八钱　肉豆蔻面裹煨，半两　御米壳蜜炙，三两六钱　诃子肉一两二钱

每服四钱，水煎服。

小柴胡汤见伤寒门　败毒散见瘟疫门　补中益气汤见内伤门　桂苓甘露饮见暑门　七珍散见虚损门　胃苓汤见泻门　六味饮见泄泻门平胃散见湿门　大防风汤见脾胃门　黄芪建中汤见虚损门　潜行散见痛风门　二神丹见泻门　四神丹见泻门

疟　门

一日一发者受病浅，二日一发受病深，三日又深，连发二日，住一日者，气血俱病。

疟疾，多主乎内伤郁结，或寒或热，或热后大渴，或出汗，皆宿食与痰之所为耳。须消导化痰，宽中理气，次随症治，数发

之后，人壮气实者可用截药，虚者只宜补中益气，兼化痰消导，慎勿妄施猛剂，损人天年。虽有风暑牝牡之分，未必不由内伤而生寒热，柴平汤加槟榔、草果，即小柴胡对平胃散也。

疟疾初起，先寒后热，胸膈饱闷，或战后大渴，清中驱疟饮主之，即清脾饮加减。

四五次，脉弦实而气壮者，须推荡之，宿滞已下而不止，脉有力者，六丁散主之。

痰滞胸膈，大便燥实不通者，滚痰丸利之。

已服消导、化痰，克伐不止，脉弱体倦，或脉来虚大者，调中益气汤佳。

夏月热多寒少，大渴，脉虚细，宜人参白虎汤，烦躁渴极，或二三日后热多，来后渴躁，凉水调六一散妙甚，兼饮食作饱，宜先消导，不能食者，必于饮食上得，当从食治。

暑月汗多作渴，宜解暑固元气。

虚者，必用参、术一二帖，托住其气，不致下陷，后随症治。

若无汗，要有汗，散邪为主，带补，苍术、川芎、升麻、葛根、柴胡、白术之类。若有汗，要无汗，扶正气为主，带发散。参、术、黄芪、白芍之类。

四五发之后，便宜截而除之，迁延日久，中气大伤，病邪转深，卒难取效。

宿滞与痰胶于膈中，痞闷多热，口干燥实，大柴胡汤利之愈，或用枳实导滞丸。

久疟不得汗，以二陈、二术加槟榔，倍苍术。

老疟，系风暑入于阴分，宜用血药，引出阳分而散，芎、归、红花、二术、黄柏、甘草、升、柴，露一宿服。胃不和，膈有痰，须用软坚化痰健脾药。小儿疟疾，治同大人。日久不愈，成痞块者，古方用生地、芍药各一钱半，陈皮、川芎、炒黄芩、

204

半夏各一钱，甘草二分，生姜煎成，调醋煮鳖甲末。

疟疾初起，头痛身拘急，有表症者，先以大羌活汤汗之，须详时令。

日久腹中有块，作寒热者，名疟母，用丸药消化之。醋炙鳖甲为君，三棱、蓬术、香附、海石、青皮、桃仁、红花、神曲、麦芽，随症加减为丸，醋汤下。久病脾虚，补养为主，鳖甲等为佐可也。

痎疟，老疟也，三日一发，阴经受病也。夫疟得于暑，当以汗解，或取风凉，令汗不得泄，郁而成痰，又复嗜欲纵饮，及轻试截药，胃气大伤，其病难愈，必须用参、术、归、芍、陈皮等补剂，佐以本经药引用之。若得汗而体虚，又须重补，俟汗通身，过委中方是佳兆，仍节饮食，避风寒，远房劳，无不愈者，此古法也，至妙至妙。今见膏粱家，惟纵口腹，不守禁忌，病后伤脾，有此者，十居八九，贫寒衣食不充，劳役复损脾气，又不可不审，大抵补中益气，消导化痰，断不可少，苟骄恣不加调节，又非药所可治者。

《内经》有六经之疟，学者自宜搜究，丹溪先生悉以二陈为主，各加引经药，可见无痰不成疟也。一凡疟方发时，不可服药，如服须在未发之先，否则药病交争，转为不安，戒之。或躁热将止时服，亦妙，所谓避其锐气，击其惰归是矣。

大抵疟初起，宜散邪消导，日久养正调中，所谓气虚则恶寒，血虚则发热，二者不可不知，日数虽多，饮食未节者，未可便断为虚，须禁食消导，凭脉下手可也。

体厚之人，多湿痰，发则多畏寒，日久不已，脉软而沉带滑，用补中益气加熟附二三分佳。

疟后不喜食，四肢倦怠，面色痿黄，六君子加山楂、麦芽、黄连、枳实良，或参苓白术散。

久疟不止，元气虚甚者，用人参、常山各五钱，剉碎，微火同炒，去常山，只以人参煎汤，未发前服，屡验。

一法，人参、生姜各一两，煎汤于发前三时服，或发日五，更连进二服，无不愈者。

疟疾，每发呕吐不止，以盐汤探之，吐出积痰为佳。呕定，投清中导滞药。

[**清中驱疟饮**]

半夏　橘红　柴胡　黄芩　槟榔　草果　山楂　青皮　厚朴
苍术

姜、枣煎。口干热多，加花粉、黄连，泻加五苓。

[**六丁散**]

量轻重虚实增减。

丁香一钱　槟榔一钱二分　草果一钱　知母一钱　贝母一钱半
常山一钱

水、酒各一碗，煎一碗，露一宿，五更温服。

[**调中益气汤**]

人参　白术　白茯　陈皮　槟榔　山楂　青皮　柴胡　苍术
黄芪①　升麻　熟半夏②

久疟在阴分者，加芎、归。

[**六和汤**]③

虚疟，服补剂十数服不止，六和汤最捷。

人参　知母　草果　贝母　乌梅　白芷各钱半　槟榔　常山
柴胡各一钱

白水煎，空心服。

五脏气虚，七情过度，结聚痰饮，日久不止，四兽饮妙，妙

---

①　黄芪：原作"黄芩"，据《脾胃论》改。
②　夏：疑脱，据文意补。
③　六和汤：原无，据体例加之。

在煎法，即六君子汤加草果、乌梅、姜、枣，以盐腌食顷，厚纸包，水润湿，灰火中炮令香，焙干，煎服，取咸软坚之意。

砒石劫痰最妙，须要消导已净方可。一方，砒二钱，雄黄、绿豆各五钱，研细，面糊丸箸头大，朱砂为衣，每服一丸，用桃、柳条各七寸煎汤，露一宿，临发，空心凉服。一方，用真绿豆粉一两，砒一钱，雄黄五钱，井水、河水各半，和丸绿豆大，每服三丸。

又法，苍术为末一两，豉一两，蒸烂研均，加砒三钱，丸桐子大，每服一丸，冷水下，俱妙。须忌热汤水一日，不尔即吐。

阿魏善化肉积，加朱砂等分，糊丸桐子大，每服二十丸，空心白汤下妙，久病气虚，人参汤下。

［克效饼子］

宿滞已去而疟不止，用此截之。

龙脑　麝香　淀粉各五钱　荷叶　绿豆　甘草各五两　朱砂一两二钱半，研　信①醋煮，两半　金箔二十五张为衣

共末，炼蜜和匀，每一两作二十饼。每服一饼，新汲水磨化服之。

夫人以脾胃为主，未有脾胃实而患疟痢者，若专主发散攻里消导，不理脾胃，治标不治本，则轻者变重，重者变危矣。《医案》载一人，停食伤寒患疟，用清脾截疟，反变浮肿等症，其心下胀痛，脾虚不能克化也，小腹重坠，脾虚不能升举也，腿足浮肿，脾虚不能运行也，吐食不消，脾虚寒无火也，治以补中益气汤，加吴茱萸、炮姜、木香、肉桂，一剂诸症顿退，数剂而愈。

大凡停食，必因于脾弱，宜六君加枳、朴、山楂、神曲，食已消而不愈，六君子汤。

---

① 信：即指信砒。

内伤外感，用藿香正气散。

若内伤多而外感少，人参养胃汤，若劳伤元气，补中益气加川芎。

若劳伤兼停滞，补中益气加神曲，甚者加山楂。

若气恼兼食，用六君加香附、山栀。

若口酸咽酸，多是饮食，须节之。

天热大渴大躁，以姜汤乘热饮之，此去疟根良法，今人取一时之快，恣与冷水，脾胃转伤，食愈结紧而转剧矣。

大抵内伤饮食者，必恶食，审的，劳伤元气，虽有百病，皆以补中益气为主，其病自愈，兼外感者，主以补养，佐以解散，其邪自退。邪既退，即当用补中益气，以实其表。若邪去而不实其表，或过服发表，亏损脾胃，腠理虚豁，邪乘虚而易入矣，百病皆然。凡疟日久，不问阴阳日夜，皆以补中益气，多服自验，乃不截之截也。

久疟及涉虚，体微弱者，立斋法：用参、术各一两，生姜四两，煨熟，煎服即止，或以大剂补中益气汤加煨姜尤妙，生姜一味亦效。

大剂参、术、芪、归各三钱，甘草减半，炮姜二钱。

杨仁斋法：风疟，自感风而得，恶风自汗，烦躁头疼，转而为疟。风，阳气也，故先热后寒，可与解散风邪，川芎、白芷、青皮、紫苏之类，或佐细辛、槟榔。温疟，亦先热后寒，乃伤寒坏症，热多寒少，小柴胡汤加减。寒疟，自感寒而得，无汗恶寒，五积散加桂，寒月附子理中汤。暑疟，一名瘅，但热不寒，小柴胡对香薷饮，热多躁甚者，少与竹叶汤，常山、柴胡，乃对症药。湿疟者，冒袭雨湿，汗出澡浴得之，身体痛重，肢节烦痛，或呕逆胀满，五苓散、除湿汤，即二陈、平胃加藿香、白术，寒多加附。牝疟者，久受阴湿，阴盛阳虚，阳不能制阴，所以寒多不热，气虚而泄，凄惨振振，柴胡、姜，减半黄芩，加半

208

夏。食疟，一名胃疟，饮食无节，饥饱有伤致然也，凡食啖生冷，咸藏鱼盐肥腻，中脘生痰，皆为食疟，其状苦饥而不能食，食则中满呕逆，腹痛，青陈皮、半夏、草果、缩砂、白豆蔻煎服，或四兽饮下红圆子。瘴疟，感岚瘴溪源蒸毒之气所成，自岭以南，地毒苦热，燥湿不常，人多瘴，其症血乘上焦，不能言，皆败血蓄于心，毒涎聚于脾，治须凉膈解毒，疏通大肠，小柴胡加大黄，治瘴，木香丸、观音丸皆为要药。

戴复庵曰：不问寒热多少，且用清脾饮、草果饮、二陈汤加草果，柴平汤加草果、前胡，初发有表症者，必兼发散，得汗为佳。饮水多而渴甚者，乃痰挟水，停蓄膈间，致津液不得上行，须五苓散利之，或吐去积水为妙。

《准绳》载：一八十孺人，夏患疟，用柴胡、升麻、葛根、羌活、防风之甘辛气清以升阳气，使离于阴而寒自已，以知母、石膏、黄芩之苦甘寒引阴气下降，使离于阳而热自已，以猪苓之淡渗分利阴阳，使不得交并，以穿山甲引之，以甘草和之，一剂而止。赵以德曰：尝究本草，知母、草果、常山、甘草、乌梅、槟榔、穿山甲，皆言治疟。集以成方，为知母性寒，入足阳明药，治阳明独盛之火热，草果性温燥，治足太阴独盛之寒，二经和合则无阴阳交错之变，是为君药也。常山吐胸中痰结，是为臣药也。甘草和诸药，乌梅去痰，槟榔除痰癖，破滞气，是佐药也。穿山甲者，以其穴山而居，遇木而入，则是出阳入阴，穿其经络于荣分，以破暑结之邪为之使也。然此方，乃脾胃有郁痰伏涎者，用之收功，若无痰，止是暑结荣分，太阴受病而热者，当发唇疮而愈，于此方则无功矣。

东南滨海，风无常，所食鱼盐，多停饮，故多风疟、食疟，乌头、草果、陈皮、半夏、施得其宜。西北高旷，隆冬则水冰地裂，盛夏则灼石流金，人多中寒伏暑，故多寒疟、暑疟，柴胡、常山，故应合用。东南西北往来其间，病在未分之际，可与藿香

209

正气散、草果饮，是犹养胃汤也。

治北方疟，以马鞭草茎叶煎一盏，露一宿，早服。寒多加姜汁。

白豆蔻能消能磨，流行三焦，佐二陈治疟呕，大验。

疟家多蓄黄水，常山为能吐之利之，是固然矣。其或纯热发疟，或蕴热内实之症，投以常山，大便点滴而下，似泻不泻，须用北大黄为佐，大泄数下，然后获愈。又云：凡疟皆因腹中停蓄黄水，惟水不行，所以寒热不歇，此疟家受病处也。

治法：暑疟，以香薷饮加青皮、大黄、二个乌梅同煎，侵晨温服。寒疟多寒，以二陈加青皮、良姜，多用姜同煎，侵晨吞神保丸五丸，并欲取下毒水，去其病根，寒热自解。又曰：疟有水，有血，水即水饮也，血即瘀血也，惟水饮所以作寒热，惟瘀血所以增寒热，常山逐水饮固也，苟无行血药品佐助其间，何以收十全之效耶？今疟家，或衄血，或大便血丝，或月候适来适去、皆是血症，当于疟药中加五灵脂、桃仁为佐，入生姜、蜜为煎，以治之。又曰：疟之经久而不歇，其故何耶？有根在也。根者何？曰饮，曰食，曰败血是耳。惟癖为疟之母，惟败血为暑热之毒，惟饮与寒皆生水热，故暑之脉虚，水饮之脉沉，癖之脉结，挟水饮者，为之逐水消饮，结癖者，胁必痛，为之攻癖。仁斋之论固是矣，其于治末也，大黄止能去有形之积，不能去水，其取瘀血，亦必醋制，及以桃仁之属引之而后行，不然不行也。常山治疟是其本性，虽善吐人，亦有蒸制得法而不吐者，疟更易愈，其功不在吐痰明矣，亦非吐水之剂，但能败胃。一人用常山截疟，大吐，疟亦不止转重，调补愈，后年余，偶谈及犹兀兀欲呕也，药讵可轻试哉？

外有伤寒往来寒热如疟，劳瘵寒热如疟，伤食、劳碌、脚气、疝气、肿毒初起，俱作寒热似疟，非真疟也，各照本病治。凡寒热有期者，疟也，无期者非也。

[红圆子]

蓬术　三棱　橘皮　青皮　胡椒　干姜　阿魏　矾红

上每服六十丸，姜汤下。

[人参养胃汤]

加桂治感寒发疟。

草果　茯苓　人参各半两　甘草炙，七钱　橘红七钱五分　厚朴姜制　苍术炒，汤泡　半夏各一两　藿香洗去土，五钱

上每服四钱，水一盏半，姜七片，乌梅一枚，煎至七分去渣，热服。

[草果饮]

治寒热疟疾初愈，服此进食理脾。

草果仁　紫苏　良姜炒　川芎　青皮去白炒　白芷　甘草炒，各等分

上㕮咀，每服四钱，水一钟，姜三片煎，热服。

[神保丸]

治心膈痛，腹痛，血痛，肾气胁下痛，大便不通，气噎，宿食不消。

木香　胡椒各二钱半　巴豆十粒，去皮、心、膜，研　干蝎七枚

上四味为末，汤浸蒸饼，为丸麻子大，朱砂为衣，每服五丸，心膈痛，柿蒂、灯心汤下，腹痛，柿蒂、煨姜煎汤下，血痛，炒姜醋汤下，肾气胁下痛，茴香酒下，大便不通，蜜汤调槟榔末一钱下，气噎，木香汤下，宿食不消，茶、酒、浆饮任下。

[治瘴木香丸]

牵牛一斤，淘去浮者，焙捣取末，四两别顿　鸡心槟榔　陈橘红各二两　青木香　人参　熟附子　厚朴制　官桂　京三棱　羌活　独活　干姜炮　甘草炙　川芎　大黄　白芍药各半两　肉豆蔻六个

为末，磁器蜜收，临用称牵牛末一两，诸药末共一两，研和，炼蜜丸桐子大，每服一十丸，橘皮煎汤下，以通利为度。

[观音丸]

取下暑瘴毒。

半夏生　乌梅肉　母丁香　川巴豆不去油，每件各十枚

为末，姜面糊丸麻子大，上下以厚纸盖贴，有油又再易纸，每服五丸，临卧冷水下。此方，舟人于海角遇一白衣授之。

人参白虎汤　大柴胡汤　小柴胡汤　大羌活汤俱见伤寒　参苓白术散见脾胃　枳实导滞丸见伤食　六一散　六和汤　香薷饮俱见暑门　藿香正气散见瘟疫　五积散见中寒　五苓散见泄泻

何首乌，本草不言治疟，而世传捷疟殊效。锡用之于积滞已去之后，每每奏功。其法用白者一两，青陈皮各三钱，甘草一钱，水二钟，煎一钟，露一宿，空心服，虚人老人减半。

一法，减青皮，用厚朴、参、归各一钱，水酒煎，亦妙。

四　卷

中 风 门

类 中 风

大率因气虚，血虚，有痰，或挟火与湿。

张三锡曰：病人昏愦，四肢不遂，举世皆以中风名之，殊不知类中者，十居八九，今搜集诸名家古今切用要法，为跧蹄焉。

痰涎壅盛，喉中作声，卒然晕倒，脉微而数，或左关弦急，右寸关洪滑而急，不寒不热，面赤直视，类中风也，悉属痰火。

有暴怒气实人，忽然如此，属气厥，当从气治，肥人卒中，属气虚有痰，参、芪①对生脉散。瘦人属阴虚火盛，六味地黄汤。口禁不能进药，以生半夏为末，吹鼻中，或以通关散吹喉及鼻取嚏，有嚏可治，无则不可治，更须急掐人中，稍苏随证处治。

脉沉滑，因于气者，乌药顺气加减。

脉弱气虚，八味顺气俱加竹沥、姜汁。

按：竹沥乃阴虚有大热者仙品，中年痰火，舍此必不成功，特为拈出，能食而气稍实者，荆沥妙。

脉洪大或数，面赤目赤，口干燥属火多，导痰汤加芩、连、

① 中风门……参、芪：此段原脱，今据《医学六要》补。

栀、柏、薄荷、花粉、竹沥、姜汁，须治痰理气为先，补养次之。实者，导痰汤加荆沥。

痰涎壅盛，口眼㖞斜，不能言语，皆用吐法，轻而省者，用瓜蒂散或稀涎散，重而口噤，用藜芦少许加麝，灌鼻中吐之，惟实者宜，虚人年高忌之，用虾汁吐邪出亦妙。卒然昏愦，口眼㖞斜，痰涎上涌，咽喉有声，六脉沉伏，或虚大，乃真气虚而风乘之，三生饮加人参一两，煎服妙。

按：三生饮乃行经治寒痰之药，有斩关夺门之功，必加人参两许，以驾驭之，扶正驱邪，否则不能成功。

牙紧不能进药，霜梅擦牙自开。

脉弱，或虚大无力，元气素弱，卒然晕倒，浓煎人参汤加竹沥、姜汁。

有元气素弱，过于劳役，或伤于嗜欲，而卒然厥仆，类中风者，手必撒，口必开，非大剂参、芪，用至斤许，安能回元气于无何有之乡哉？若不仆，但舌强语涩，口眼㖞斜，肢体不遂者，作中风治必殆，以六君子加诸汁治之。肥人多湿痰，少加制附子行经。

洁古云：手足不遂，中腑也。初起脉浮数，作寒热，或有汗，或无汗，是为表证，有痰郁火于四肢，不能运行而然者，虽非外邪，亦当汗解，二陈、羌、独、苍术、防风，在上加薄桂、威灵仙，下加防己、牛膝，或佐以芎、归一二服，审气血治，此与痛风门并看。湿痰肿痛，黑虎丹最妙。

又曰：耳聋目瞀，唇缓失音，中脏也，必兼舌干便秘，即是里证，脉实滑而实者，方用三化汤、牛黄通膈汤以疏之。

东垣曰：半身不遂，大率多痰，在左属死血与血少，四物、桃仁、红花，在右属气虚与痰，宜四君子，俱加二陈、竹沥、姜汁。

李时珍曰：气虚则痰入于右，而为右瘫，血虚则痰入于左，

214

而为左瘫。乃至精至当之论。

三锡曰：半身不遂，古称偏枯，犹老树之津脉不能遍达，而枯废其半也。人之肾主五液，所以荣养百骸，中年肾水虚乏，荣卫失常，痰涎阻滞经络，火邪燔灼骨筋，故手足不遂，或偏于左，或偏于右，而不为我用也。以左右分气血，固不可易，犹当观人肥瘦，参以脉症，庶无差忒。如肥白人，右寸关弦滑，或沉缓软弱，肢冷者，方可作气虚治。黑瘦人，两手俱数疾，左为甚，或虚大无力，肢热者，方可作血虚治，气血是本，痰火是标。左右通治方，用黄芪为君，人参、归、芍为臣，防风、桂枝、钩藤为佐，荆、竹沥、姜汁、韭、葛、梨、乳汁为使，舍此而杂用乌、附、羌、独，是促其死尔。声如鼾睡，属气虚，独参汤加竹沥、姜汁。痰多火盛，口眼㖞斜，手足𦙑①拽，言语謇涩，晨昏痰壅，间服滚痰丸，或《圣济方》保命金丹，妙。

稍健人，手足不遂，用五枝汤浴，或蒸法皆妙。酒客膏粱家，四肢痹而不遂，脉滑实有力，邪甚者，非寻常汤剂所可治，必用大辛大散，加活络丹、大乌药顺气散、换骨丹、续命丹、四生丸、黑虎丹等，皆内有乌头、地龙、乳、没、麻黄、蝎、蛇等散走药，所以祛邪开结，是病已深重，须毒以攻之。又不可拘于脑、麝引风入骨，如油入面之说，要在用之合宜尔。

遗尿者，属气虚，多以参、芪补之，少加益智子频啜，妙。若卒中有此，兼诸恶症者，为肾绝不治。

若已醒日久，不时遗尿者，猪、羊尿胞煮食，伴青盐妙，原汤煎大剂参、芪、术、草、归、芍、续断，加升麻提之。

桑枝性平，不寒不热，能祛风散热，皮肤燥痒，四肢麻痹，清肺止嗽，聪耳目，用桑枝一升，炒香，水煎服，无时。

《千金方》：半身不遂，蚕沙两石，分作三袋，每袋可七斗，

---

① 𦙑：音朵，下垂意。

蒸热，一袋着患处，如冷再换一袋。依前法，数数换易。

口禁：

初中时口禁，不知人事，药不得下，用皂角末取嚏，再以霜梅擦牙即开，或用南星研末，加白龙脑，揩大牙，每用一字，苏合香丸擦牙亦可。或郁金、藜芦末，水调搐鼻。肥人以黄芪、防风各十斤，煎汤熏。

一法，用甘草，比中指截五截，于油中浸，炭火上炙，候油入甘草，以物掰开牙关，令咬定甘草，可如人行四五里时，再换一截，后灌药。

丹溪曰：凡类中风症，悉以二陈汤加竹沥、姜汁为主。风痰盛，喉中如拽锯者，加南星、枳壳、皂角、瓜蒌仁。血虚加四物，用生地，有瘀血，加桃仁、红花。气虚加四君、黄芪，自汗，倍芪，少用茯苓、半夏，或少佐以附子。头目不清，或头痛如破，加川芎、白芷、荆芥穗、细辛、蔓荆。顶痛，去川芎加藁本，或加酒芩。如无汗，身体痛，脉浮缓有力，或浮紧，或浮弦，是火邪郁于表，本方加羌活、防风、川芎、白芷、苍术、秦艽之类，甚者，小续命倍麻黄，须审寒暄。如大便秘结，四物、三化微利之，三五日一行可也，轻则滋肠五仁丸佳。心血亏欠，心神恍惚，加黄连、远志、石菖蒲。或心动摇悸，更加茯神、酸枣、侧柏叶、竹叶，或补心丹佳。

凡风症小便不利，不可利之，热退自解也。

肥人中风，口眼㖞斜，手足麻，不分左右，皆属痰火，用贝母、蒌仁、南星、半夏、陈皮、二术、芩、连、黄柏、羌活、荆芥、威灵仙、桂枝、甘草、花粉。因湿者，加附子二三分，竹沥、姜汁，入酒一二匙，行经行火。

瘦人中风口㖞等证，悉属阴虚火盛，四物、三补、知母、牛膝，入竹沥、姜汁，有痰加痰药。

左瘫者，芩、连、黄柏俱酒制，防风各半两，甘草半两，南

216

星一两，附子制三片，丸弹子大，酒化下。肥人忧思气郁①。

右手瘫，口渴，补中益气加痰药，仍佐竹沥、姜汁。

中风口眼㖞斜，语言不正，口角流涎，半身不遂，或全体不能举，因元气虚弱，兼酒色之过，更挟外邪，用四君、四物为君，羌活、荆芥、薄荷、葛根、白芍为佐，黄芩、天麻、细辛、皂角为使，甚者加麻黄，仍加竹沥、姜汁，外以艾灸治风穴道，取微汗而愈。

因寒而中者，姜附汤，随病加减。手足不仁加防风，挟湿加白术，筋脉牵急加木瓜，肢节痛不可当加薄桂一钱，姜、枣煎服。

古方愈风汤、四白丹，药多辛散，恐非类中所宜，半身不遂，病久补气血化痰药外，更常服稀莶丸佳。

口眼㖞斜悉属风热，血脉受病也。手足阳明之筋络于口，会太阳之筋络于目，寒则筋急而僻，热则筋缓，故左寒则逼热于右，右中寒则逼热于左，寒者急，而热者缓，急者皮肤顽痹，荣卫凝滞。治法，急者缓之，缓者急之。

此症少年平时亦有，不独中风。历诊其人，多是阴虚火盛，亦有痰生热者，往往用滋阴凉血养血药，及滚痰搜风，六味地黄加坎离等丸，调理殊效。详见口门

一法，黄芪二钱，人参、归、芍各一钱，甘草、桂枝各五分，升麻、葛根、秦艽各一钱，白芷、防风、苏木、红花、酒黄柏各五分，水、酒各半煎，稍热服，初起有表症，加连须葱三茎，取微汗。

一膏粱贵介，酒色过度，口㖞，服搜风化痰药不应，用八味丸料煎服，三服即正，乃阴虚之验也，六味滋阴，桂附行经，妙不可言。

---

① 肥人忧思气郁：此六字恐为错简，当删去。

戴氏曰：中而口眼㖞斜者，先烧皂角烟熏之，以逐外邪，次烧乳香熏之，以顺血脉。

[改容膏]

敷口㖞绝妙。

蓖麻子—两　真冰片三分

共捣膏，左㖞敷右，右㖞敷左，寒月加干姜、附子各一钱，或以蜣螂、冰片敷之，或以鳝血、冰片敷之，俱妙。

言语謇涩：痰火壅塞上窍，气血虚不能上荣，则舌机不转，宜寻痰寻火，兼补养之。亦有真气虚极，不能言，右寸弦滑无力，宜大补之，独参汤加竹沥。能食者，用荆沥，或用梨汁、陈酱汁、人乳汁、生葛汁。《难经》曰：三焦之气通于喉，喉咙之声则发矣，气弱不能上通故也，虚回痰自下①。脉滑而弦，痰壅舌强者，酒芩、连，导痰加竹沥，兼服转舌膏。

以上皆类中风症也，世之病此者良多，若果属外邪，当从古法治。

大肠之脉散舌下，如舌暗而大肠秘，用逍遥散、秦艽、槐角。

失音不语，一法竹沥、荆沥、大梨汁各三杯，生葛汁、人乳各二杯，陈酱汁半杯，和匀，顿温服。

薛立斋曰：舌暗不能言，足痿不能行，属肾气虚弱，名曰痱症，大补为主。

真中风 东南绝无，悉是大虚症

上古朴质，穴居野处，多真中风，故治皆驱邪慓悍药，今人情欲无涯，阴虚内伤，在东南尤甚，宜遵东垣、丹溪法。然中年

---

① 《难经》曰……虚回痰自下：此段恐为衍文，当删去。

218

血气弱，真为风所中者，庸或有之。仅录一二要法，以备参考。

古云：西北二方多真中风，以地高风劲故也。学者拘泥一偏，恐非通士。

脉浮而数，四肢拘急不仁，面加五色，恶风恶寒，表中风也，为中府，小续命加减。

脉沉而滑，或数而弦，九窍塞滞，唇缓不收，舌强失音，耳聋目瞽，二便秘塞，里中风也，名中脏，三化汤主之。

古云：治须少汗，亦须少下。多汗则虚其卫，多下则损其荣。

外无六经形症，内无便溺阻隔，但手足不遂，语言謇塞，乃邪中于经也，宜养血通气，大秦艽、愈风汤主之。

有腑脏兼中者，宜审孰急，或一气之微汗，或一旬之通利。

产后中风，角弓反张，手足瘈疭，脉浮而虚，荆芥炒末，豆淋酒下三钱，童便亦可，其应如神，又治血晕，四肢强直，或调芎归汤。

脉虚缓浮迟者生，急实大数者死。口开，手撒，眼合，遗尿，摇头，声如鼾睡，吐沫，直视，面赤，汗出如珠，皆属危症。方：

[增减乌药顺气散]

局方中麻黄、白芷、干姜、僵蚕等风药，恐非无外邪者所宜，今增损之，一以顺气化痰为主，凡一切气，气厥、气膈、气痛，七气为患，仙品。

乌药　川芎　青皮　陈皮　香附童便浸　半夏　枳壳　桔梗
前胡下气极速

有火，加凉药二三味随病出入。

[八味顺气散]

治气厥挟虚症。

四君子汤加乌药、青皮、白芷、陈皮，有痰加星、半，引子随宜。

[通关散]

治一切卒中，昏愦不省，牙关紧急，汤水难入。

细辛洗净　牙皂去核，各一两

上为细末，以纸拈，搐畜取嚏。

[稀涎散]

治中风，痰涎壅盛，口眼歪斜，膈塞不通。

明白矾一两，半生，半枯　猪牙皂角四荚，去皮弦，炙黄

上为末，每服三钱，温水下，以吐为度。

[独圣散]

治诸风膈实，痰盛，及诸痫痰饮，塞溢等症。

甜瓜蒂一两，炒黄熟，脱落者佳

上为末，每服半钱，或一钱，量人虚实用之，以酸齑水调下，以吐为度，宜于天气清朗日行之，晦日难得吐，病急暴者不拘。先令病者隔宿勿食，如服下不吐，再以热齑汁投之。如吐，风痫病，加全蝎半钱，微炒，如有虫者，加猪油五七匙，雄黄末一钱，甚者加芫花半钱，立吐其虫，如湿热肿满，加赤小豆末。然此药不可常用，大要辨其虚实，实者可吐，稍虚即不可妄用。吐后可服降火，利气，安神，定志药。

牛黄通膈汤　二陈汤　导痰汤见痰门　四君子汤　四物汤见虚门

[活命金丹]

治神不清，上焦火盛，神效。即凉膈散见火门内加青黛、蓝根，为末，蜜丸弹子大，朱砂为衣，金箔盖。每服一丸，茶清化下，临卧服。

[正舌散]

风痰舌本强硬，语言不正，此散主之。

全蝎梢去毒，二钱五分　茯神去木微炒，一两　薄荷焙，一两

上为细末，每服一二钱，温酒调下，或用以擦牙颊亦可。

[**清心散**]

治舌强不语。

青黛二钱　白硼砂二钱　冰片二分　牛黄三分　薄荷二钱

上为细末，先以蜜水洗舌上，后以姜汁擦之，将药蜜水调稀，搽舌上。

痰火壅滞上焦，舌强不语，转舌膏最验。即凉膈散加石菖蒲、远志，如活命丹法。

脉虚体倦，痰迷上窍，舌强不言，涤痰汤妙。

南星姜制　半夏二钱半　枳实　茯苓各二钱　橘红半钱　石蒲人参各一钱　竹茹七分　甘草半钱

即导痰汤加人参、竹茹、菖蒲，姜、水煎服。

[**青州白丸子**]

治男妇风痰、湿痰壅盛，手足瘫痪，吐涎沫，及小儿惊风皆治，随症加减。

半夏　南星姜制　川乌头去皮脐，五钱

上为末，以密绢袋盛于井花水中，摆出，未出者再擂，再揉，令净为度，于磁器中，日晒夜露，每日一换新水，搅而复澄，春五，夏、秋七，冬十，去水晒干，如玉片碎，以糯米粉煮粥清，为丸如绿豆大，每服二十丸，姜汤下，惊风薄荷汤下。

[**仙传黑虎丹**]

治男妇血气虚弱，筋骨枯槁，外邪乘虚传入经络，或湿痰流注，足胫手足麻木，腰腿疼痛，久成偏枯，左瘫右痪，口眼歪斜，诸痰火湿热有余之症。

苍术米泔水浸二宿，去皮切片　草乌洗净去皮，切作片　生姜洗净擂碎，各一斤　葱半斤全用，捣碎

上四味和一处拌匀腌之，春五夏三，秋七冬十日，每日一番拌匀，候日数足晒干。

221

五灵脂洗净　乳香研　没药研, 各五钱　穿山甲炮, 二两　自然铜火煅醋焠七次

上同前药为末, 用好醋糊为丸, 如桐子大, 每服三十丸, 空心热酒送下, 间日服尤妙。妇人血海虚冷, 白带, 肚腹作痛, 空心醋汤下, 止服二三十丸, 不可多服, 忌生冷冰浆凉物, 但觉麻木为效。孕妇忌之。

血虚有痰, 四肢遍枯挛拳者, 虎胫骨酒佳。

石斛去根　石南叶　防风去芦　虎胫骨炙　川芎　当归去芦　茵芋叶　杜仲去粗皮, 炒断丝　川牛膝去芦　川续断　金毛狗脊燎去毛　川巴戟去心, 各一两

上剉如豆大, 绢袋盛药, 用无灰酒一斗渍之, 十日后任饮。

口眼㖞势缓者, 豨①莶丸佳。

[换金丹]

治风势客于上焦, 口眼㖞斜。

荆芥穗　白僵蚕　甘草　防风各一两　天麻　川乌头生用　白附子生用　蝎梢炒去毒　羌活去芦　细辛　川芎　藿香各半两　薄荷二两

上为细末, 蜜丸弹子大, 每服一丸, 细嚼茶酒下。如左㖞, 再以此涂于右, 右㖞涂左。

[三蚣散]

治诸风口眼㖞邪。

蜈蚣三条, 用蜜炙一条, 酒浸一条, 纸裹煨熟　白芷半两　南星三个, 每个作四块, 逐个似蜈蚣法制

上为末, 入麝少许, 热酒调一钱, 食后服。

[牵正散]

白附子　白僵蚕　全蝎去毒, 并生用

---

① 豨: 原作"稀", 音近而误, 径改。

上为末，每服二钱，热酒调下，不拘时服。

[**天仙膏**]

天南星大，一钱　白及二钱　大草乌头一个　僵蚕七个

上为末，用生鳝鱼调成膏，涂喎处，正则洗去。

[**天南星膏**]

南星一味为末

生姜自然汁调，右喎敷左，左喎敷右。

一法，蓖麻捣烂敷亦可，或生鳝血加麝亦效。

口喎灸法，以笔管五寸长，插入耳内，外以面塞四围，勿使透气，一头以艾灸二壮，右灸左，左灸右，耳痛亦效。

又法，耳垂下用麦粒大艾炷灸三壮，左灸右，右灸左。

有人麻木体软，痰涌口斜，语涩謇，身痒白屑等症，其人臂麻体软，脾无用也，痰涎自出，脾不能摄也，口斜语涩，脾伤也，头目晕重，脾不升也，痒起白屑，脾不营也，补中益气汤加神曲、半夏、茯神，三十剂乃愈。

预防中风

张三锡曰：病之生也，其机甚微，其变甚速，达士知机，思患而预防之，庶不至于膏肓。即中风一证，必有先兆，中年人但觉大拇指及次指时作麻木，或不仁，或手足少力，或肌肉微掣，三年内必有暴病。急屏除一切膏粱厚味，鹅肉面酒，肥甘生痰动火之物，即以搜风顺气丸，或滚痰丸、防风通圣散，时间服之，及审气血孰虚，因时培养。更远色戒性，清虚静摄，乃得有备无患之妙。肥人更宜加意慎口绝欲，人参汤加竹沥煎膏，日不辍口，方是。

大抵中年以后，多有此，水弱火盛，热极生风明矣，治火为先。古方愈风汤、四白丹，药多辛散，大非所宜，故皆不录。

《薛氏医案》载：一人，形体魁伟，中满吐痰，劳则头眩，所服皆清痰理气。立斋曰：中满者，脾气亏损也，痰盛者，脾气不运也，头晕者，脾气不能升也，指麻者，脾气不能周也，遂以补中益气汤加茯苓、半夏以补脾土，用八味丸以补土母。而后惑于乾坤生意，不加补养，只服搜风丸，致大便不禁而殁。大抵预防之理，当养气血，节饮食，戒七情，远房帏可也，若徒事风药，适足以招风取中也。

［搜风顺气丸］

治肠胃积热，以致膈间痞闷，大便结燥，小便赤涩，肠风痔漏，腰膝酸疼，肢节顽麻，手足瘫痪，行步艰难，语言謇涩，诸风诸气，膏粱之家，中年宜常服之。此药宣通气血，清热润燥，通利大小便，诸病自愈。

车前子两半　白槟榔　大麻子微炒，去壳，另研　牛膝酒浸二宿　干山药各二两　枳壳去穰，麸炒　防风去芦　独活各一两　郁李仁泡去皮，研　大黄五两，半生半熟

上为末，炼蜜丸桐子大，每服五六十丸，茶酒任下，早晨、临卧各一服，久之觉大便微泻，以羊肚肺羹补之，老年大肠无血，大便结燥最宜。

［防风通圣散］

治热极生风，皮肤风疹，燥痒，头目不清，痰涎阻滞胸膈，宜加减用之。

防风　大黄　芒硝　川芎　当归　黄芩　滑石　石膏　薄荷山栀　荆芥　桔梗　麻黄　白术　甘草　连翘　芍药

加生姜煎服，体麻者加羌活、天麻、僵蚕，痰多加星、半，如大便不实减硝、黄，表虚自汗，减麻黄，加参、芪。

古方牛黄清心丸中有犀角、干姜，皆辛散慓悍药，牛黄入肝主筋，脑子入肾主骨，麝香入脾主肉。果真中风在骨者，能引风出，否则引邪入骨，古人有如油入面之说。今闽广岭南，视为仙

224

品，以其地湿而多瘴气也，用之罔不获效，若于他处，多不相宜。

按：此方药性，一于攻邪，挟虚类中，妄用反增。亦有暴厥，藉其开窍，亦是痰火盛而气实乃可。癫狂神昏，言语謇塞，亦可酌用。今人不深察药性，一概谬谓服后则他药不效。又或不审寒热虚实，凡有不安，即乱投之，多致不救，良可悯也。一广中士夫，有妾随任京都，产后发热，自服四丸，大汗大喘而卒，此可为轻信者之戒。

[**牛黄清心丸**]

治有余痰火。

白芍 麦冬去心 黄芩 当归 防风 白术各一两半 柴胡 桔梗 芎藭 白蔹 杏仁各一两二钱五分 神曲 蒲黄 人参各二两半 羚羊角 麝香 龙脑各一两 大豆黄卷炒 肉桂炒 阿胶炒，各一两七钱半 白蔹 干姜各七钱半 牛黄研，一两二钱 犀角屑二两 雄黄飞，八钱 甘草炒，五钱 干山药七钱 金箔千二百片，内四百片为衣 大枣蒸烂去皮核，研

上除杏仁、金箔、二角屑、牛黄、雄黄、脑、麝外，共末和匀，炼蜜与枣膏为丸，每两作十丸，金箔为衣。每服一丸，食后温水下。

[**小续命汤**]

真中风有表证者可用。

麻黄去节 人参去芦 黄芩去腐 芍药 甘草炙 川芎 杏仁去尖、皮，炒 防风 肉桂 防己 附子炮，去皮脐

剂随轻重增损。

[**麻黄续命汤**]

治中风，无汗恶寒。

麻黄 防风 杏仁

有汗恶风，用桂枝续命汤。

桂枝　芍药　杏仁

[**大秦艽汤**]

原为中血脉之证而设，方用四物加二活、芷、防、细辛、芩、术、白茯、石膏。

按：秦艽乃阳明除湿圣药，湿痰盛而筋痿，于前四物、四君、二陈方中加而用之，大获奇效，第不可执定一方也。

活络丹，治有余痰火，经络郁滞，拘挛不能屈伸，大是捷药，第药性辛散，功在开通郁结耳，不可妄用。

[**三化汤**]

中风，内有便溺阻隔，是风热内实也，宜此。

大黄泻湿热　厚朴　枳实化痰消滞除痞　羌活祛风

上等分，水煎服。

豨莶草，一名火炊草，叶似苍耳，对节而生，春生苗叶，秋初开花，秋末结实，法于五月五、六月六、七月七、八月八、九月九，采其叶，去根、茎、花、实，洗净曝干，入甑中用酒、蜜蒸之九遍，焙干捣筛细末，炼蜜丸如桐子大，空心用酒，或米汤下四五十丸。百服后耳目聪明，千服须鬓变黑，筋骨强健，大益气血，四肢不遂，大有功。

风热，膏粱厚味，饮酒无度，积热生风，或遍身瘾疹，头痒白屑，生痰气促，气实人宜防风通圣散宣之，或搜风顺气丸，久久凉血养血，苍耳丸、苦参丸，俱佳。

苍耳丸，五月五日，采苍耳叶，洗净晒干为末，炼蜜丸桐子大，每服四五十丸，日三服。若身体有风处，逐出如麻豆粒，乃风毒出也，以针刺出黄水愈。

火 门

有实火，有虚火，有郁火，有阴火。

脉洪盛有力，口燥渴，目赤疮疡，大便秘塞等证，实火也，芩、连、栀、柏分经泻之。

脉数而无力，或虚大，羸瘦，两颧赤，咽干，消渴，午后热，咳嗽有血，或衄，属阴血虚火盛，宜滋阴降火。

脉大而无力，或缓而数，色白心烦，自汗手心热，倦怠，早饭后转剧，九窍不利，食减，头时痛，虚火盛，宜补中益气。

丹溪曰：火与元气不两立，一胜则一负，元气一回，火自退矣。

脉沉伏而数，肌表热如燎，扪之烙手，五心烦热，属郁火，郁于肺则咳，郁于胃则呕，忌用寒凉，必先升散。两尺洪大，为肾经命门龙火，平人两尺脉洪大者，必遗精，阴火盛也。

丹溪曰：阴虚火盛者，难治，虚火可补，参、术、生甘草之类，实火可泻，芩、连解毒之类。郁火可发，看在何经，风寒外束者宜发，凡火盛者，不可骤用寒凉，必兼辛散，火急甚者，必缓之，生甘草兼泻兼缓，参、术亦可。人壮气脉实，火盛颠狂者，可用正治，硝、黄、冰水之类。人虚火盛狂乱，以生姜汤从治之，若投以硝、黄正治，立危，补阴则火自降，炒黄柏、地黄之类。凡气有余，便是火，气从左边起者，肝火也，从脐下起者，阴火也，五志过度，喜怒悲思不节，正气亢而郁滞不清，变而为火。

东垣曰：火者，元气之贼。谓浊气所变之火，非真阳也，烦躁者，气为火所升也。黄连泻心火，枯芩、栀子泻肺火，条芩泻大肠火，柴胡、黄连泻肝胆火，木通下行，泻小肠之火，知母泻肾火。白芍泻脾火，冬月酒浸，石膏泻胃火，人中白泻肝火，芩、连以猪胆汁炒，泻肝胆之火最速，黄柏加细辛，泻膀胱之火，青黛能收五脏郁火，小便降火极速，阴虚火动，非此不除，山栀子降火，性能屈屈下行，从小便中泻出，玄参制浮游之火，四物加马胫骨，降阴火，以代芩、连。体薄之人，有气如火，从脐下起，入腹者此虚极也，乃火起九泉之下，古谓十不救一，倘能清心绝欲，养阴滋肾，使真阴得复，更加补益，亦可挽回，若徒事服药而不禁忌，多致不救。其附子末津和，贴涌泉穴，引火下行法，亦间或取效。壮盛人，或酒客辈，有此属湿热。阴虚发热者，四物加炒黄柏、知母，乃补阴降火至要之剂，气虚加参、术、芪、草，或加龟板。胃气弱者，忌地黄泥膈，先扶胃。

丹溪曰：阳旺则能生阴，如失血后，即当用参、芪、归、地大补之，若迁延日久，虚火克肺，即难用矣。

手心热，属热郁，当用火郁汤，或以栀子、香附、白芷、川芎、神曲为丸服。体厚有郁者，越鞠丸。四肢倦怠而热，属内伤，两手脉弦急而数，呕吐口干，耳鸣胁痛，吴茱萸炒黄连佳。与点丸，一名清金丸，泻脾肺火效，用黄芩酒浸，一味为末，粥丸。白睛赤，烦渴引饮，皮肤如火燎，而以重手取之不甚热，热在肺也，黄芩一物汤妙。

火之为病者，十居八九，须分经络虚实，兼痰挟气，务得其实，方可下手。上焦火盛，头不清，口干面赤，凉膈散去硝、黄，实者全用；中焦火盛，心嘈怔忡，恶心痞满，芩、连、二陈、姜炒栀子；下焦火盛，二便阻塞，八正、硝、黄之类，皆泻有余之火也。左金丸，原佐金以平木，方用吴茱萸炒黄连，大治肝火，胁痛耳鸣，目赤呕吐至妙。脉实势盛，龙荟丸妙。肝、心、脾、肺、大肠、小肠、胃与胆皆能有余成火，以五志过极也，惟膀胱肾中龙火，悉属阴虚。

[**黄连解毒汤**]

治一切火热毒，狂躁，烦心，口燥咽干，有余之火，及伤寒

228

汗下后不解，目赤唇焦，神昏喘促，欲成坏证。

黄连　黄柏　栀子_{大者，生用}　黄芩_{各等分}

上，水煎服。

[宣明金花丸]

治中外诸热，寝汗咬牙，睡语惊悸，溺渴淋闭，咳血衄血，瘦弱头痛，并骨蒸肺痿火嗽。加栀子，去黄连，名栀子金花丸。

黄连　黄柏　黄芩　大黄_{各等分}

为末，滴水丸小豆大，每服二三十丸，新水下。

[当归龙荟丸]

治肾水阴虚，风热蕴积，时发惊悸，筋惕，肌肉瞤瘛，胸膈不利，耳鸣耳聋，下疳淋秘，肠胃燥涩，狂乱惊悸等症。

当归　草龙胆　大栀子　黄连　黄柏　黄芩_{各一两}　大黄
芦荟　青黛_{各半两}　木香_{一钱}　麝香_{半钱}

上为末，炼蜜丸小豆大，每服二三十丸，姜汤下。

[神芎丸]

治一切湿热痰火，二便阻塞，酒积食积，清利三焦，宣通郁结。此药下湿热，导滞甚捷，阴虚禁用。

大黄　黄芩_{各二两}　牵牛　滑石_{各四两}　黄连　薄荷　川芎<sub>各
半两</sub>

上为末，水丸小豆大，白汤下十丸至十五、二十丸。

紫雪、红雪内皆犀角、羚羊、硝、麝等，无非解毒、辛凉、升散，且黄金百两，固非寻常可力办者，未经用过，不敢收入。

中气虚而风热郁结于三焦，防风当归饮最佳，用大黄泻阳明之湿热，滑石利三焦之邪火，使热从小便出，黄芩凉膈，柴胡解肌，防风清利头目，人参、甘草以补气，当归、芍药以补血，泻心肝之阳，补脾肾之阴，不用辛香燥热之味，方大有理，治温热病后余热未退，尤妙。

[凉膈散]

治上焦火盛妙品。

黄芩　栀子　薄荷　连翘　大黄　朴硝　甘草

水煎服，一可为末。因时增减，加蜜一匙和匀服。

[火郁汤]

治血中伏火，身热手心热，先发散。

葛根　赤芍　防风　人参　柴胡　甘草　羌活　升麻

姜、葱煎，热服。

升阳散火汤见发热门

[三补丸]

泻三焦。

黄芩　黄连　黄柏

上等分为末，水丸。

[左金丸]

治肝火，佐金以平木也。

黄连六两　吴茱萸一两，汤泡浸半时，焙干

上为末，粥丸，白术煎汤下。

[抑青丸]

治肝火。

黄连

上为末，糊丸麻子大，每服二三十丸，白汤下。

[石膏丸]

泻胃火并食积痰。

石膏煅

上为末，醋丸绿豆大，米汤下。

丹溪曰：上焦湿热，须用酒洗片黄芩，以泻肺火，实者宜之，虚人反伤肺气，须用天门冬保定肺气，然后用之。如去中焦与痛，须用黄连，以泻心火，中焦有实热者宜，若脾胃气虚，不能转运，及中焦有郁热者，当用茯苓、白术、黄芩、葛根代之。若胸中烦热，须用栀子，实热者切当，若虚烦，须用补药为主，

230

人参、白术、黄芩、芍药、茯苓、麦门冬、大枣之类。下焦湿热肿痛，并膀胱有火邪者，须用酒洗防己、草龙胆、黄柏、知母，固是捷药。若肥白气虚者，宜二术、二陈、南星、滑石之类，如黑瘦人，下焦湿热肿痛，必用当归、红花、桃仁、牛膝、槟榔、黄柏之类。柴胡泻肝火，须用片芩佐之，片芩泻肺火，须用桑白皮佐之。栀子泻三焦之火，在中上二焦，连壳用，在下焦，须去壳，水洗去黄浆，炒焦色，研细用之。人中白非独泻肝火，又能泻三焦火，及膀胱之火从小便中出，盖膀胱乃此物之故道也。

[人中白散]

治阴虚火盛，及五心烦热等症。

人中白二两　黄柏盐水拌，炒褐色　生甘草　青黛各五钱

上为末，每服二钱，童便调服。

[导赤散]

治小肠实热。

生地黄　木通　甘草梢

入竹叶煎服。

[泻心汤]

治心热。

黄连

上为末，水调服。

[泻黄散]

治脾热。

藿香七钱　石膏五钱　山栀一两　甘草三两　防风四两

上为末，用蜜酒拌匀略炒，服二钱。

[泻白散]

治肺火肺热，骨蒸自汗，宜此泻之，或佐栀子、黄连，更审气虚实。

桑白皮二两，炒　地骨皮一两　甘草五钱

上为末，每服二钱，入粳米百粒同煎，食后服。

[滋肾丸]

壮水制火。

黄柏三两，酒拌，阴干　知母二两，同上　肉桂一钱半

上二味气味俱阴，以同肾气，故能补肾而泻下焦火也，桂与火同体，故曰热因热用。凡诸病在下焦，皆不渴，炼蜜为丸服。

玄明粉：此药大治上焦火邪，膈上痰火，脏腑秘塞，燥渴，能流湿润燥，以朴硝煎过，澄清五次，至夜于星月下，露至天明，自然结作清白块，磁罐按实，于炭火上，从慢至紧，自然成汁，煎沸直候不响，再加顶火一煅，便取出于净地下，上用盆合盖了，以去火毒，然后研为细末，每二斤入甘草生熟二两为末，一处搅匀。临卧酌量用之，或一二钱，以桃仁汤，或葱汤下。

[局方妙香丸]

解五脏潮热、积热，大治时疫、伤寒，及小儿惊症，功在开痰降火。

巴豆净肉一百二十个　牛黄　片脑　腻粉　麝香各七钱半　辰砂九两　金箔九十片

上研极细末，炼蜡六两，入蜜七钱半，同炼令匀，每两三十丸，每服一丸，小儿绿豆大二丸，白汤下。

肾虚火不归经，游行于外而发热者，烦渴引饮，遍舌生疮，两唇黑裂，喉间如烟火上攻，两足心如烙，痰涎涌盛，喘急，脉洪大而数无伦，按之微弱者是也，宜十全大补吞八味丸。或问：燥热如此，复投桂、附，不以火济火乎？曰：龙雷之火，在人伏于肾中，因嗜欲阴虚而妄行，故有以上诸症，桂附与火同气也，据其窟宅而招之，同气相求，火必下降矣。人间之火，可以湿伏，可以水折，龙雷之火，见水益炽，天阴转燔，太阳一照，火自寻灭，人之相火似之，故肾虚火不归经，口破烦热，必用八味丸是也。蜀中火井，投以水即炽，以灰扑即止。

《医按》载：一七十九岁翁，与少妾入房，致头痛发热，眩晕喘急，痰涎涌盛，小便频数，口干引饮，遍舌生刺，缩敛如荔枝然，下唇黑裂，面①目俱赤，烦躁不寐，或时喉间如烟火上冲，急饮凉水少解。已濒于死，脉大无伦，且有力，扪其身烙手，此肾经虚火游行于外，若误作伤寒治，必死。乃以十全大补加山茱萸、山药、牡丹皮、泽泻、麦门冬、五味子、附子一钟，熟寐良久，脉症俱减三四，再与八味丸服之，诸症悉已，后畏冷物而痊。

大尹沈用之，不时发热，口饮冰水数碗，寒药屡进，热渴益甚，形体日瘦，尺脉洪大而数，时或无力。王太仆曰：热之不热，责其无火；寒之不寒，责其无水，法当补肾，加减八味丸，不月而愈。

一人年四十六岁，仲夏过欲，烦热作渴，饮水不绝，小便淋沥，大便秘结，唾痰如涌，面目俱赤，满舌生刺，两舌燥裂，遍身发热，或时如芒刺而无定处，两足心如烙，以冰折之则痛，脉洪大无伦。以肾阴虚，阳无所附，浮散于外，非火也。盖大热而甚，寒之不寒，是无水也，当峻补其阴，遂以八味丸料一斤，肉桂一两，以水顿煎六碗，冰冷，与饮，半饷已用大半，睡觉而食温粥二碗，诸症悉退，翌日畏寒，足冷至膝，诸症仍至，或以为伤寒，余曰非也，大寒而甚，热之不热，是无火也，阳气亦虚矣，急以八味丸，一剂服之稍安，四剂诸症复退，大便至十三日不通，以猪胆导之，诸症复作，急用十全大补汤，数剂方痊。

---

① 面：原作"而"，形近而误，径改。

暑　门

体虚冲斥道途，忽然晕倒，脉微而虚，或浮大而散，或伏，外症自汗身热，微烦渴，为中暑，亦名中暍。脉虚身热，得之伤暑，暑伤于气，所以脉虚也，脉虚大，身大热，躁烦大渴，汗大泄，倦怠为伤暑，暑伤肺，宜人参石膏汤解之，汗少加苍术。小水不利，烦渴身热者，辰砂六一散，解暑圣药也。恶心吐泻，烦渴脉虚者，宜消暑分利，黄连香薷饮对五苓散。

脉虚，倦怠，食不甘，为热伤胃气，宜补中益气对生脉散，升麻、柴胡俱用蜜炒，果劳碌受暑，加香薷、黄连。

按：香薷味辛淡，辛能发散，淡能渗泄，乃夏月解表利水之剂，果身热烦躁，呕吐，小便不利者，君黄连以解暑，靡不应手获效。若气虚胃弱之人，食少体倦，自当多服参、芪，岂可堪此发泄，苟误用之，是虚其虚也，今人不分虚实当否，夏月少有不快，一概用之。医家往往为馈，所谓讹上传讹也，因表而出之，以为重生者劝。

薛师曰：香薷饮乃散阳气、导真阴之剂也。须审有伤暑症而服，有何患哉？若元气素弱，或犯房过劳而饮之，适所以招祸也。

戴氏曰：暑有冒，有伤，有中，三者轻重之分。或腹痛水泻者，胃与大肠受之，恶心者，胃口有痰饮，二者冒暑也，可用黄连香薷饮，黄连退热，香薷消暑。或身热头疼，躁乱不宁，或身如针刺，此为热伤在肉分也，当以解暑，白虎汤加柴胡，气虚加人参。或咳嗽，发寒热，盗汗不止，脉微者，热在肺经，火乘金，为中暑，宜清肺汤、柴胡天水散之类，急治则可。古方治暑风，用苏合丸大非。

234

暑风

夏月卒倒不省人事，为暑风。其因有二，有相火合暑邪，内外炎灼而卒倒者，有暑气入而鼓激痰饮塞碍心窍，则手足不知动摄而卒倒者。皆可用吐法，即《内经》火郁发之之义，吐醒后，方可用清暑之剂调之。亦有虚而不可吐者，清暑用黄连香薷饮增减，或辰砂益元散。亦有挟食挟气而致者，宜详审。小儿多惊痰与食滞，详脉症为主。惟脉虚者，方可作暑治。

暑风卒倒

暑中人，先入心，各从其类也，一时昏迷，切不可饮冷水，并卧湿地。其法先以热汤灌之，或童子小便亦可，更以布蘸汤熨脐并气海，续续令暖气透彻脐腹，候醒，然后进药。若途中卒然晕倒，急扶阴处，掬道上热土，作窝于脐中，令人尿其内，即醒却灌人尿，或搅地浆水饮之半碗，或车轮上土五钱，冷水调，澄清服亦妙。

辛苦役作市井人，日间冒热经营，夜间露卧，或开窗取凉，而病头疼寒热，即同非时暴感。若作疟状者，六和汤加减，或鼻流清涕，出热气者，六和汤加川芎、羌活、黄芪。一方，用大蒜三两瓣，细嚼温汤下，禁冷水。远行受暑，闭住汗孔，急取热汤，嚼生蒜三四瓣妙。无病之人，避暑深堂水阁，内餐冰果，轻则霍乱吐泻，重则腹痛厥逆，当从阴症治，古方大顺散是也。

古方清暑益气汤，原为感长夏湿热之气而病者设，内有二术、泽泻、黄柏，是渗湿清热也，不可不知。

夏月无病，只宜服补剂，以阳气尽发于外，体内虚也，惟生脉散加芪、术、陈皮、炒黄柏，煎汤妙，切忌发泄。

近制 [清暑益气汤]

人参　白术　麦门冬　五味子　陈皮　甘草炙　黄柏炒　黄芪蜜炙　当归身

随人加减，姜、枣煎。

235

治暑之法，清心利小便，黄连香薷饮是也。暑伤气，汗多体倦，须补气，忌分利。行人、农夫，于日中劳役得之，为中暍，其病必苦头疼，发躁热，恶热，扪之肌肤大热，大渴引饮，汗大泄，无气以动，乃天热外伤元气，宜益气清暑，十味香薷去厚朴、木瓜，加五味、石膏、知母。取凉大过，寒热无汗，是周身阳气为寒所遏也。当从伤寒治，大羌活汤加减。兼内伤冰果生冷，当温中发散，炮姜、缩砂之类。

[治暑渴方]

生地　麦门　牛膝　黄柏炒　知母　葛根　甘草

水煎服。

[生脉散]

生津止渴，夏月摄生者，不可少。

孙真人曰：夏月宜五味以补五脏气。夫夏月宜补者，补天真元气，非补热火也，人参之甘，补元气泻热火，麦冬之苦寒，补水之源，而清肃肺金，五味之咸酸，以滋肾水。汗多加黄芪，食少不运，加白术、麦芽。

人参　麦门冬　五味子

水煎，汤代茶。

薛氏曰：若人元气不足，用白虎、香薷等不应，宜补中益气汤，大抵夏月阳气浮于外，阴耗于内，若人劳倦饮食，内伤中气，或酷暑劳役，外感暑气者，多患烦热，汗渴，倦怠，头痛，有类外感，法当调补元气为主，少佐解暑，先哲多用姜、桂、附子者，乃从《内经》舍时从症之良法也。今患暑殁而手足指甲皆青紫，皆不究其因，不温补其内，而泛用香薷饮之类所误也。

[人参白虎汤]

治中暑，自汗，烦渴，脉虚。

人参一钱　知母二钱　石膏五钱　甘草炙，一钱

入粳米一撮，水二钟，煎一钟。如伏暑作寒热未解，宜和五

236

苓散同煎服。如无汗躁烦加桂煎服，不拘时。

[十味香薷饮]

消暑，和脾胃。

香薷一两　人参　陈皮　白术　黄芪　扁豆　甘草　厚朴
干木瓜　白茯苓各五钱

上为末，汤调二钱，不若煎服妙。

[五物香薷饮]

驱暑，和中通用。

香薷去土，三两　白扁豆炒　厚朴姜制　白茯各一两　甘草五钱

上，每服五钱，水煎服。内加黄连，名黄连香薷饮。

[东垣清暑益气汤]

治长夏湿热蒸人，人感之四肢困倦，精神短少，懒于动作，
胸满气促，肢节疼痛，或气高而喘，身热而烦，心下膨闷，小便
黄而数，大便溏而频，或痢或渴，不思饮食，自汗体虚。

黄芪　苍术　升麻各一钱　人参　白术　神曲　陈皮　泽泻
各五分　炙甘草　炒黄柏　麦门冬　当归　葛根各三分　五味子九
粒　青皮二分半

水二钟，煎一钟，温服食远。

[益元散]

治中暑身热，小便不利，此药性凉，除胃脘积热，又淡能渗
湿，故利小便而散湿热也。

[五苓散]

治中暑烦渴，身热头痛，霍乱吐泻，小便赤涩。如心神恍
惚，加辰砂与桂，名辰砂五苓散。不应，桂苓甘露饮。

[桂苓甘露饮]

桂心　人参　黄芪　茯苓　白术　甘草炙　葛根　泽泻　石
膏　寒水石各一两　滑石二两，火煅，另研　木香一钱　藿香半两

上为细末，每服三钱，白汤调下。

夏月多饮冷水，或食瓜果、冰凉太多，中脘痛，霍乱吐泻，古方用大顺散，或香砂理中汤。痛者去参、术，加肉桂，吐加厚朴、二陈，泻加五苓，当从食阴治。

一人，夏食羊肉太多，作渴烦躁，自为受暑，用凉水调一元散①，躁渴愈甚，诊之，脉虽滑不鼓，随以盐汤吐之，得生肉碗许，乃以二陈加草果、肉桂、厚朴、山楂调理而安，若用凉药作暑治，立见其毙。

夏月烦渴，不可遽为暑热，而用香薷益元散，须斟酌之，果脉虚大，自汗烦渴，远行不曾用冷物，无房事，方可作暑治。

[大顺散]

治夏月过食冰果冷物，引饮过多，霍乱，水谷不化、不分，阴症。

甘草　干姜　杏仁去皮，炒　肉桂

水煎服。腹痛脉小欲绝，手足青冷者，加熟附子、炒白芍。

[六和汤]

治脾胃不调，夏月饮水过多，气不升降，霍乱吐泻，转筋，寒热，胀懑。

缩砂　半夏　杏仁　厚朴　人参　甘草　藿香　木瓜　香薷　赤茯　白扁豆

姜、枣煎服。

夏月病者，不可遽为暑，必凭症分阴阳，辨寒热，察虚实以治。缘夏月阳气尽出于外，兼之出汗，元气虚者，十居八九，所以体倦多睡，虚烦手足心热，或腹痛泻者，皆脾弱所致，必补中理脾为主，误服寒凉，祸必旋踵。浅见者，夏月有病，悉指为暑，富贵高庭大厦，暑从何来？必冲斥道途，劳碌而脉虚身热出汗者，方是暑，以暑伤气，所以脉虚细也。

---

①　一元散：恐为"益元散"之误。

238

[来复丹]

治伏暑，上盛下虚，里寒外热，泄泻如水等症，第石药之性悍，不若补脾为佳，姑录之以备参考。

硝石　硫黄各一两，共末，微火炒，用柳枝搅，研末，名二气末　太阴玄精石研飞　五灵脂　青皮　陈皮各一两

共拌匀，醋糊丸豌豆大，每服三十丸，空心米饮下。

伤暑泄泻，胃苓汤佳，妙在肉桂，以夏月人多用冷饮，食梅汤冰果也。腹痛甚，须加砂仁、炮姜，有积加木香、槟榔。果脉洪数，口苦干燥，见火症，乃可用黄连香薷饮加五苓，及益元散。

呕吐恶心，有宿滞，气口必滑，当从食治。果受暑，暑气伤胃者，黄连香薷饮加藿香。呕而作渴，香薷汤浸冷服。

伤暑发热，有表症脉数者，大羌活汤。

冒暑饮酒，引暑入肠内，酒热与暑气相并，发热大渴，小便不利，其色如血，生料五苓散，去桂加黄连一钱，或五苓散去桂，吞酒煮黄连丸。

暑气入肠胃，而大便艰涩不通者，加味香薷饮，仍佐以三黄丸。

暑气入心，身烦热面赤者，辰砂五苓散或香薷加黄连一钱。

伤暑而伤食者，其人头疼背寒，自汗发热，畏食恶心，噫酸臭气，胸隔痞满，六和汤倍砂仁。

若因暑渴，饮食冷物，致内伤生冷外伤暑气，亦宜此药。

湿　门

有表有里，有湿热，有寒湿，有风湿，有湿痰。

脾虚多中湿，脉濡而浮，外症关节疼痛，四肢痿弱，表中湿也，名曰湿痹，宜渗泄分利，五苓加减，发黄加茵陈。若关节重

痛浮肿，喘满，腹胀，烦闷，昏不知人，其脉必沉而缓，或沉而微细，宜除湿汤，或白术酒，此名中湿。有破伤处，因澡浴，湿从疮口入，其人昏迷沉重，状类中湿，名曰破伤湿，宜白术酒。

湿热：脉濡细而数，遍身痛痹，小水短涩，属湿热，详上下部，或汗或渗。详见痛风门

寒湿：脉沉迟而濡，身无热，但吐泻，小水自利清白，口不渴，身痛重着，或手足肿痛者，为寒湿，宜分渗温中，胃苓加炮姜、木瓜，重者加附子。

风湿：脉浮身重，不能转侧，自汗，或额上多汗，为风湿，乃先伤于风，又冒风所致，不宜大汗，宜微解，渍渍然似欲汗者，则风湿俱去矣，若大汗，则风去湿在，大羌活汤最妙。湿郁于头，鼻塞发黄，瓜蒂散搐鼻妙。

湿痰：脉濡而滑，或沉缓而滑，四肢流注，或项背强，恒见于肥白之人，是湿痰，宜渗湿化痰，二陈、二术、羌活、防风等加减。详见痛风门

湿在上，宜微汗而解，湿在中，宜利小便，久在下而势微，宜升提之，须兼补脾。湿有自外而得者，坐卧卑湿，冲斥风雨，汗出沾衣是也，自内而得者，恣饮乳酪酒浆，多食柑橘瓜果，热气拂郁，有如气汗水是也，大抵皆宜发汗，及利小便，使上下分消为佳。

丹溪曰：湿本为土气，火热则生湿土，故夏热则万物滋润，秋凉则万物干燥，而热气拂郁，则生湿，湿郁则生痰，故用二陈加酒芩、羌活、防风，去风行湿，盖风能胜湿也。大抵以利小便为上策，故曰：治湿不利小便，非其治也。湿盛，腹胀满甚而小水不利，葶苈木香散佳。

治湿者，固当以二术为君，以补脾为主，然亦有湿气盛膨胀者，又当以利小便行湿为先，补脾药未可遽用，或以二术为君，而利水药为臣使，或以木通、泽泻、猪苓、葶苈、车前子等利水

药为君，参、术、茯苓补脾为臣使。有本而标之者，有标而本之者，全看缓急处治。

《本草》曰：苍术治湿，上下部俱可用。脾胃受湿，沉困无力，怠惰好睡，须二术为君。

上部湿，苍术最烈；下部湿，宜升麻提之。外湿宜表散，内湿宜渗泄。湿盛身重痛，羌活胜湿汤、平胃散之类。风湿相搏，一身尽痛，防己黄芪汤佳。湿盛而气实者，以神佑丸、舟车丸下之。虚者，补脾渗湿。肥白人怠惰，是湿痰气虚，二陈、人参、白术，瘦人怠惰，是血虚有热，黄芩、白术、归、芍。湿盛身痛，小便不利，体重发渴者，五苓散加羌活一倍，煎服妙。

若因浴出，未解裙衫，身上未干，忽尔熟睡，攻及肾经，外肾肿痛，腰背挛曲，只以五苓散一帖，入真坏少许，下青木香丸，如此三服，脏腑才过，肿消腰直，其痛自止。

脾胃为水谷之海，七情劳碌，郁悒内伤，脾弱不能运化，水谷之气拂郁成热，热气熏蒸，酿成湿气，传化不及，溃入四肢，为肿为痛。人壮气实而初病者，先攻其湿，渗利小便，虚人攻补兼施，健脾导水，乃标本兼治。若一概妄治，愈攻愈虚，肿痛愈甚，渐加气短，妄认为喘，五子五皮，反泻其气，卒至夭枉，莫之能误，悲夫。

[**麻黄白术散**]

治感风湿身痛，无汗发热者。

麻黄　白术　甘草　桂心　杏仁

水煎服。

[**羌活胜湿汤**]

治感风湿脊痛，项强，腰似折，项似拔，上冲头痛，及足太阳经不行。

羌活　独活　藁本　防风　蔓荆子　川芎　甘草

如身重腰沉沉然，乃经中有湿热也，加黄柏一钱，附子三分，苍术二钱，水煎服。

[平胃散]

治脾胃不和，湿气阻碍清道，用此以平其埠埠。

苍术米泔水浸，五斤　厚朴姜汁炒　陈皮各三斤二两　甘草炒，三十两

上为细末，每服五钱，姜、枣煎，入盐一捻，或沸汤点服。

[防己羌活汤]

治风湿相搏，客在皮肤，四肢少力，关节烦痛，脉浮身重，汗出恶风。

防己一钱　甘草炙，五分　白术七钱半　黄芪一钱二分

姜、枣煎服。喘加麻黄，胃不和加芍药，气上冲加桂心，下有寒加细辛。

升阳除湿汤

治脾虚不能运化，湿盛泻泄。见泻门

三花神佑丸见痰门

[舟车丸]

大黄二两　甘遂　大戟　芫花　青皮　陈皮各一两　牵牛头末，四两　木香半两

上为细末，水丸桐子大，每服六十丸，白汤下。二方药性剽悍，非气实湿盛认真者，不可轻用，慎之慎之。

[茯苓汤]

治脾虚，手足浮肿，小便赤涩，气急喘满。

赤茯苓　泽泻　香附子　桑白皮　大腹皮　陈皮　干姜各等分

病后产妇须大补脾，虚回肿自消。

苍术丸，有盐、酒二制者，有加童便、米泔四制为丸者，无非渗湿补脾，以脾喜燥故也，大抵肥盛人宜此，瘦人液少忌用。

一切痰涎湿热，蕴结脏腑，秘涩肠胃，积热留饮，神芎导水

242

丸佳，即神芎丸减黄连、薄荷、川芎各五钱是也。

[**葶苈木香散**]

葶苈子　茯苓　猪苓　白术　木香　泽泻　木通　甘草　桂枝　滑石

原方为末，汤调不若煎服妙。

经验白术酒，治中湿遍身疼痛，不能转侧，及皮肉痛难着席，白术一两，无灰酒盏半，煎一盏，去渣，温服。

[**甘草附子汤**]

治风湿相搏，一身尽痛，不得屈伸，近之痛剧，汗出短气，小便不利，恶风不欲去衣，身体微肿而痛。

甘草　桂枝　附子　白术

姜、枣煎服。

[**瓜蒂散**]

治寒湿中头，面黄鼻塞而烦，脉数大。

瓜蒂一味为末

上以些少吹鼻中，其水自下，湿痰浊液，留于上焦，头目肩背，胀痛麻痹者，立验。

燥① 门

脉涩而紧，或浮而弦，或细而涩，或芤而虚，大都因血虚有火，变为燥病。《易》曰"燥万物者，莫熯②乎火"是也。在外则皮毛枯槁，在上则咽干口燥，在中则烦渴不已。治宜生津养血，凉血滋阴润燥，切忌燥剂，如半夏、苍术之类。

丹溪曰：皮肤皱揭，折裂血出，大痛，或肌肤燥痒，皆火烁

---

①　燥，原作"躁"，音近而误，据文意径改。

②　熯：同"暵"，音汉，干燥意。

肺金，燥之甚也，宜四物去川芎，加麦门冬、人参、天花粉、黄柏、五味子之类治之。

[**生血润燥饮**]

治血中有火，时值秋燥，皮肤折裂，手足枯燥，搔之血出，痛楚，指甲反出，而莫能搔痒。

川归　生地　熟地　黄芪各一钱　天门钱半　麦门一钱　五味九粒　片芩酒洗，五钱　瓜蒌仁　桃仁泥各五分　酒红花一分　升麻二分

水煎服，大便燥加麻仁、郁李仁。

[**琼脂膏**]

治血虚皮肤枯燥，及消渴等症。

生地黄二十斤，洗净，细捣取汁　鹿角胶一斤　白沙蜜二斤，煎一二沸，掠去上沫　真乳酥油一斤　生姜二两，捣取真汁

先将地黄汁，文武火熬数沸，以绢滤取净汁，又煎二十沸，下鹿角胶，次下乳酥及蜜，同煎良久，候稠如饧，以瓷罐盛，每服一二匙，空心温酒调下。

琼玉膏，治症同前，及肺虚咳嗽甚者。见虚损门

[**天门冬膏**]

治血虚肺燥，皮肤折裂，及肺痿唾脓血症。

天门冬新掘者，不以多少，无则用干者

去皮心，润透捣烂，绞取汁，澄清以布滤其渣，用银砂锅慢火熬成膏，每用一二匙，空心温酒调服。

[**地仙煎**]

治诸燥症。

山药一斤，杵细　杏仁去皮尖　生牛乳汁二升

上将杏仁研细，入牛乳、山药拌匀，绞取汁，用新瓷瓶密封，重汤煮一日。每服一二匙，空心温酒，或汤调下。

和血益气汤，治口燥舌干，便数，舌上赤脉，此药生津液，

除干燥，生肌肉。见消渴门

当归润燥汤，治大便秘塞，干燥结硬，兼喜温饮，阴头退缩，舌燥口干，眼涩难开等症。

生津甘露汤，一名清凉饮子，治消中，能食而瘦，口干舌燥，自汗大便硬，小便数。

生津甘露饮，同上法。

辛润缓肌汤，治诸燥饥渴，及皮肤燥涩等症。四方俱见消渴门

润肠丸，治大肠干燥秘结，能润燥和血。

润燥汤，治同上。

活血润燥饮，治大肠风秘血秘，常常燥结。

通幽汤，治在幽门，以辛润之。四方俱见秘结门

中 寒 门

脉沉迟，或伏，或微弱，外症四肢强直，口噤目瞪，面色清白，或自汗，或吐利，卒然得于严寒之时。气虚衰弱，寒邪乘虚，直入于三阴之经所致，与中风相类，但脉不浮，无痰声为异耳。当温中散寒，兼表症，脉浮迟微弱者，五积散；沉迟而微者，理中汤加桂枝；重者，加附子。乃仓卒受邪，暴病，不分经络，惟当温补，参、术、炮姜、肉桂，有汗加黄芪，脉不至加当归。

[霹雳散]

用附子一枚，炮熟细研，入真腊茶一钱，用一半，水一盏，煎六分，临熟入蜜半匙，放温服之。

[五积散]

治表里虚豁，寒伤内外，外症身痛脊强，头疼恶寒，或热或不热，内证中脘脐腹绞痛，吐泻霍乱，脉沉伏欲绝者，急煎投之。

川芎　当归　白芍_{酒炒}　二陈　桂　麻黄　桔梗　枳壳　厚朴　炮姜　人参　白芷　苍术

姜、枣煎。

[真武汤]

治寒中少阴，小腹绞痛，小便不利，四肢沉重，泻利。

附子_{钱半}　茯苓　白芍_炒　生姜_{各三钱}　白术_{二钱}

水煎服。

葱熨法，阴症，直中肾少阴之经，欲事后感寒，或多欲阳虚，寒乘虚入，脐腹绞痛，手足青紫，厥逆，脉微欲绝，急煎附子理中汤，外用葱一束，如茶盏大，扎紧，切一指厚一段，置脐上，以熨斗火熨之，热气透入腹，逼邪外出为佳。

中寒脉伏，昏愦，急用艾灸丹田、气海二三十壮，以续阳气妙。

冻死人，微有气，速灸丹田，灌姜汤即活。若用火烘，逼寒入心，则大笑而死，与热死人，不可与冷水义同。

[理中汤]

人参　白术　甘草　干姜_炮

水煎服。

伤寒病中惟此最难，要得其肯綮耳，其详细具见六书，此特钩①其玄耳，医者先看六书，后从此用药，自无差忒矣。

霜降以后，春分以前，凡有头痛恶寒，四肢拘急，身大热，脉浮而紧者，是即病伤寒，须麻黄汤加羌活、防风、川芎汗之，脉净身凉为愈。看所挟而兼用药，如汗出不辄，仍见太阳证，犹宜汗之，不解，即传变矣，须分经络。

脉浮而长，或目痛鼻干不眠，属阳明，升麻葛根汤加减。脉弦而长，外症耳聋胁痛，呕吐，属少阳半表半里，小柴胡加减。

---

① 钩：原作"钓"，形近而误，据文意径改。

246

脉不浮而沉数，腹胀满，咽干自利谓泻也，属太阴，柴苓汤加减。脉沉数有力而洪，舌干口燥，属少阴，黄连解毒、白虎、陷胸、大柴胡汤选用。脉愈沉数，舌卷阴囊缩，烦躁胀满，属厥阴，三承气看轻重用。

小腹胀满，小便自利，其人如狂，为蓄血，一名热入血室。男女俱有此血室，在男子则下血谵语，在女子则经水适来适断，其血必结，小柴胡加归尾调之，男子谵语，其血自下者吉。结而如狂，发黄者，桃仁承气汤。

此六经脉症治法，大略如此，至有随机应变，又有不同，或发汗，或解肌，或和解，或分利，或攻下，或润燥，神而明之存乎人，初无定法，大都不越乎阴阳表里，寒热虚实而已。

其春夏秋三时，有感冒非时，暴寒而病者，脉病与伤寒同，惟治法少异。表症见者，羌活冲和汤微汗之，汗后不解，头身不痛，但热不寒，反兼胸膈饱闷者，小柴胡加枳、桔，口干，加小陷胸。里症见者，大柴胡汤微利之，大抵四时，此症挟内伤饮食者，十居八九，治之须审轻重。左脉浮紧，大于右手，外见表症，内有微热，兼饱胀恶心者，属外感重而内伤轻。右手紧滑大于左，胸口胀痛，呕吐寒热，头痛，身不甚拘急，属内伤重而外感轻，初起必先发散，藿香正气加减，后清热消导。热甚，口干黄苔，心下硬痛，属燥屎为患，陷胸、白虎解润之，不已，枳实导滞丸，势盛用大柴胡，或加芒硝，如无外邪，只从伤食治。

脉沉迟微弱，或虽大按之无力，头不痛，但身痛如被杖，四肢厥逆，或虽渴不欲饮水，舌上白苔，躁极欲坐卧于泥水中，或腹痛泻利者，属阴，属寒；脉浮数弦长，形壮有力，头痛身热，烦渴引饮，舌干口燥，目赤唇焦，属阳，属热。脉浮紧，或浮缓，若浮紧有力，无汗为表实；浮缓无力，有汗为表虚。头痛脊强，目胀，恶寒发热，为表实；脉沉实而数，或迟，沉实有力，为里实；虚迟无力，为里虚；腹坚满痛，多日不大便，属里实。

脉微涩，虚浮无力，自汗短气，出言懒怯，手足冷逆，身虽热而神短，属虚；脉实形壮有力，或洪，身热无汗，出言壮厉，躁乱不宁，为实。邪气盛则实，凡狂妄中满，呕吐，头痛，拘急，按之石硬，二便秘塞，一切有余皆实也；正气夺则虚，凡倦怠、体羸，不食不眠，喘汗，一切不足皆虚也。

脉不浮不沉，或弦或长，或数或洪，外无表症，内无里症，但寒热往来，口苦，或胁痛，或胸满者，属半表半里。此病之常，脉症如此，其变又有不同。

浮为表症。浮紧有力，外症无汗恶汗①，为表实；浮缓无力，外症自汗恶风，为表虚。

沉为里症。沉实有力，内见腹满坚硬，大便硬，咽干口燥，舌苔，为里实；沉迟无力，外症面青，厥逆腹痛，泻利呕吐，为里虚。

脉数为热。浮数为表热，沉数为里热。数而有力惟实热，无力为虚热。

节庵先生论脉，不分浮沉大小，但指下无力，重按全无者，必是伏阴，忌下凉剂，犯之必死，以发前人之所未发，旨哉言乎。第内伤元气一病，脉皆无力，不可不辨。

皆当以所兼之症，并所得之因参之，庶无差谬。或元气素弱，色欲过度，腠理疏豁，寒邪乘虚，而直入于三阴之经，故曰阴症，乃初起不见热症，暴病也。若不即治，逼其虚阳上攻，反见面赤烦躁等热症，名阴盛格阳，一名阴极似阳，其躁时欲坐卧于泥水中，内虽渴不欲饮水，脉又无力，以此别之。

有病本属阳，未传入里，误服凉药，过饮冷水，变为阴症，或过食冷物，或食后饮冷水，为食阴之病，皆当从阴治，而用炮姜、肉桂等热剂。若脉虽无力，外症身热，自汗体倦，手足心

---

① 恶汗：据文意，恐为"恶寒"之误。

热，忽时作寒，口不知味，出言懒怯者，自属内伤元气，补中益气汤之病，当从内伤门。若将内伤元气阴虚之病，误认为伏阴，妄投热药，祸不旋踵，法具内伤门。

两　感

初起头痛脊强表症，又兼口燥渴等里症，是为两感，谓表里俱感也。三阳经形症，兼三阴形症，表里不一，治难措手，所以多死。善治者，当审孰急，以法治之，如表症多者，当先解其表，里症多者，当先攻其里，仲景所谓治有先后是也。余常以六神通解散加芩、连，次用解毒合白虎，加熟大黄，往往获效，要在临时变通耳。

合病并病

三阳经，或二阳经，悉受其邪，相合而病者，为合病，症多自利。一经病未尽，又过一经，其邪归并于一经者，为并病。当随症施治，无越表里，汗下和解。

一痉、湿、暍、风温、风湿、温疟、痰饮、食积、虚烦、内伤，皆类伤寒，脉症相类也，不得与伤寒同治，各见本门。

伤寒见风，伤风见寒

外症属伤寒，头痛脊强，无汗恶寒而脉浮缓，为伤寒见风，以伤寒之症，见伤风脉也。外症属伤风，自汗恶风，而脉浮紧，为伤风见寒，以伤风之症，而见伤寒之脉也。二者为荣卫俱病，冬时用大青龙汤，麻黄、杏仁以散荣中之寒，桂枝、石膏以解卫中之风。风宜辛散，寒宜甘发，辛甘相合，乃能散荣卫之邪也，他时羌活冲和汤妙。

[**麻黄汤**]

冬月正伤寒表药。

麻黄　桂枝　杏仁　甘草

每服三钱。

[**桂枝汤**]

冬月伤风表药。

桂枝　白芍　甘草

姜、枣水煎服。

[**葛根汤**]

阳明经表药。

葛根　赤芍　葱白　生姜　麻黄　桂枝　甘草　大枣

[**小柴胡汤**]

少阳经和解药。

柴胡　黄芩　半夏　人参　甘草

姜、枣煎。

[**小青龙汤**]

桂枝　芍药　甘草　五味子　生姜　麻黄　半夏　细辛

每服五钱，水煎服。

[**大青龙汤**]

治伤寒见风，伤风见寒，烦躁头痛，身热兼有水伏胸膈。

麻黄　桂枝　杏仁　甘草　石膏

姜、枣煎。

[**大柴胡汤**]

治表热未净，里症又急，不得不下，只得以此汤，通表里而缓治之。

柴胡　黄芩　半夏　赤芍　大黄　枳实

姜、枣煎，量轻重下药。

［**大承气汤**］

大热结实用之，乃三焦俱受病，痞、满、燥、实、坚全见。

芒硝　大黄　枳实　厚朴　甘草

厚朴、枳实去满，大黄泻实去热，芒硝咸寒润燥软坚，姜、枣煎。

［**小承气汤**］

病在上焦，则为痞实，前方去芒硝，恐伤血分之真阴，谓不伐其根也。

［**调胃承气汤**］

病在中焦，则有燥、实、坚三症，用调胃承气汤，前方去枳实、厚朴，恐伤上焦虚无氤氲轻清之元气。

［**桃仁承气汤**］

治下血谵语，或经水适断，下尽黑物则愈。

桃仁　桂枝　芒硝　大黄　芍药

节庵加柴胡、青皮、甘草、枳实，姜三片，煎成。《捉法》①加苏木汁三匙。

［**小陷胸汤**］

邪传心下，未全入胃，用此以泻心下之邪。

半夏　黄连　瓜蒌

姜、枣煎。

［**大陷胸汤**］

下早，邪客心下，按之实硬痛，大结胸也。用此泻之。

芒硝　大黄　甘遂

［**白虎汤**］

治正阳明腑症，舌干口燥，或下后舌不润，烦渴。

石膏　甘草　知母　粳米

---

① 《捉法》：即指《伤寒六书》中《伤寒杀车捉法》。

[玄参升麻汤]

治少阳阳明二经热盛，咽痛，斑毒不出。

玄参　升麻　甘草

白水煎。

[黄连解毒汤]

治汗下过经不解，一切坏症，伤寒余热不净，神方。

黄连　黄柏　栀子　黄芩

凉膈散，治上焦热盛，及杂症热极生风。见火门

九味羌活汤，治非时感冒。见疫门

[六神通解散]

解利两感，及春夏感冒，暴寒头痛，寒热躁渴。

麻黄　滑石　石膏　苍术　甘草　豆豉　黄芩

姜、葱煎服，取微汗愈。

久汗不出，药中加青皮、紫苏则出。

伤风门

寻常伤风，头痛眼胀，鼻塞清涕，咳嗽脉浮数者，火郁于上也，参苏饮加桑、杏，妙在木香。

冬月加麻黄，轻于解散，不必大取汗也。

[参苏饮]

治感冒发热，头疼，或因痰饮凝积，发以为热，并宜服之。若感冒发热，亦如服养胃汤法，以被盖卧，连进数服，微汗即愈，尚有余热，更徐徐服之，自然平治。因痰饮发热，但连日频进此药，以热退为期，不可预止。虽有前胡、干葛，但能解肌耳，既有枳壳、橘红辈，自能宽中快膈，不致伤脾。兼大治中脘痞满，呕逆恶心，开胃进食，无以逾此。毋以性凉为疑，一切发热，皆能取效，不必拘其所因也。小儿室女，亦宜服之。

干葛　前胡　半夏　人参　茯苓去皮,各七分半　木香　枳壳
麸炒　桔梗　甘草　紫苏叶　陈皮去白,各五分

水一盏半，姜七片，枣一枚，煎六分去渣，温服不拘时。

[藿香正气散]

治伤寒头痛，憎寒壮热，或感湿气，霍乱吐泻，常服除山岚瘴气，伏暑吐泻，脚转筋。加香薷、扁豆、黄连，名藿薷汤。

大腹皮　白芷　茯苓　苏茎叶　藿香各三两　厚朴　白术
陈皮去白　苦梗　半夏各二两　炙甘草一两

上每服三钱，姜三片，枣一枚，煎热服。

瘟疫门

众人一般，长幼相传染，乃天行疫疠也。然毒气滋蔓，甚于燎原，迎之者，靡不焦烂。良工须详脉症，分别经络，庶乎用药无误。今将古今经验大法，疏注于下，以为初学之阶梯云。

瘟疫初起，表症见者，九味羌活汤、败毒散，消息散之，微汗而解。如已汗而热不解，脉洪而长，或弦急，眼胀鼻干，或耳聋胁痛，少阳阳明症见者，柴葛解肌汤主之。如再不解，须看有无斑症，或心烦不安，身痛如束，或足冷耳聋，或咳或呕，便是发斑之候，升麻葛根汤主之，以斑尽出为度。脉伏心烦，谓之欲斑，烦止人静，肌肤中无隐隐之状，始为斑净。斑已出而口干，脉洪，用竹叶石膏汤以化之。洪而无力，兼体虚烦渴，本方加人参、麦门冬、知母，冷汗出自愈。脉洪数有力，心下硬痛，舌干而胎色渐黄黑色，乃燥粪为患也，大柴、承气，看微甚而下之，更衣舌润，为愈。或燥粪未净，舌仍燥者，量元气虚实，斟酌汤剂，势微而气虚者，小陷胸汤加枳实、柴胡、厚朴，或枳实导滞丸，徐徐调理，取下滞为佳，禀壮而气实者，犹当下之。若汗后不解，身不疼，不烦躁，但身热而呕者，小柴胡加减和之。若心

253

下有滞而里热浅，去芩加消导药。膈上满闷，小柴胡加枳、桔。心下胀满，小柴胡加枳实、厚朴。三四日不解，热又渐深，烦渴，硬痛，关寸实大有力，分轻重下之。若无里症，但热而泻者，小柴对五苓散，渴者去桂留芩，不渴者去芩留桂。

内有寒而腹痛，理中汤温之，须脉沉小，不渴无热症，方可用之，服后痛泻俱止，但热未净，仍用小柴胡和之。亦有伏寒在内，逼其虚火上攻，反面赤烦躁，欲坐卧于泥水中，饮水即吐，为阴极似阳之症者，又不可不辨。阴寒之痛，绵绵不止，虽脉洪大，按之无力，阳症之痛，时作时止，脉实有力，小便必数而黄，但烦不躁，此为异耳。若传染在春夏间，热症殊多，寒症差少。若脉来洪数无表里症，但目赤唇焦，烦渴昏愦，当用凉膈散去硝、黄，加解毒一二味，势甚者，三黄石膏汤主之，汗热止为愈，其妙正在麻黄，今人不知，减去，往往未得取效。若表已解，小便不利，是膀胱本病，五苓散利之，桂不可减。

热毒郁极，必发黄，小柴合去桂五苓散。不退，用茯苓渗湿汤。发狂不识人，脉实者，大柴胡加当归微下之。狂而自利，先用柴苓，不应，三黄石膏解之。

若初起未的，且先以败毒散发之，看归在何经，随经施治。大抵疫初起，宜辛凉解散，次则和解解毒，必里症全具而脉实，舌燥口干，心下坚满，方可攻下，若饮食在胃脘中，未曾腐熟，糟粕未成，虽芩、连、瓜蒌等，俱不可用，况硝、黄乎？世有润肠丸一方，原为肠中热甚，津液干涸，粪得燥而滞于幽门之分，不得出，以致小腹满闷，或痛而设，故用桃仁泥、柏子等油润药，以润其燥，使屎易下，乃立方之初意也，今人不知，惟务速效，竟以大黄、巴豆类聚成丸，若粪未燥，尚在胃中，未入广肠，一概用之，食为苦寒所郁，结而不下，中气被伤，传导失职，宜乎有结胸之变也。予小子非敢妄议，第恐入门之士，懵而蹈辙，况忝居司命之职，不容不辩，明哲幸谅之。若表已解，余热不尽，其人狂而不甚，小腹硬满，小便自利，乃蓄血为患也，宜桃仁承气加减。

饥荒岁多疫，然荒必因水旱气候失和，偏寒偏燥，加以饮食失节，以身之虚，逢天之虚，则病作。岁在万历壬午，久旱民饥，热疫流行，起于寒热拘挛，次变斑黄狂躁，死者相继。大抵渴躁发斑者多，右气口脉多大，皆饥饱不时所致，用人参败毒散，先发其表，次用人参柴胡汤以和解。右脉大于左，自汗，心下不胀，无表里症见者，补中益气汤，活者甚多。因中气先因饥馁受亏，已属内伤不足之病，若用正伤寒之法，大汗大下，宁不杀人。

疫病，当分天时寒喧湿燥，病者虚实安逸，因时制宜，不可拘泥。如久旱天时多燥，热疫流行，忌用燥剂，宜解毒润燥，天久淫雨，湿令大行，脾土受伤，民多寒疫，多兼泻利，忌用润剂，宜渗湿理脾。

丙戌壬午二年，冬旱，病从颐颔肿，先用败毒散微汗之，次以酒芩、连、薄荷、玄参、甘桔、鼠粘子、升麻、连翘，大便实者加熟大黄，频频缓服，多效。一人，多用犀角水加服，亦是散阳明经邪热也，效。疫气中人，有浅深，由所禀异也，表实则感邪轻而浅，体虚则感邪重而深。治当从中，而用阳明、少阳二经药，目痛鼻干，脉弦而长，属阳明，升麻葛根汤，往来寒热，耳聋胁痛，脉弦而数，属少阳，小柴胡汤随症加减，殊为切当。

丹溪曰：众人病一般者，此天行时疫也。治有三，宜补，宜散，宜降。用大黄、黄芩、黄连、人参、防风、滑石、紫草、人中黄、神曲糊丸，每服六七十丸，气虚四君子下，血虚以四物汤下，痰多二陈汤下，热甚者，加童便。

瘟疫，渴，用小柴胡加石膏、知母。湿瘟，渴，苍术白虎汤。

[三黄石膏汤]

春夏温热病，至六七日，舌燥目赤，斑后，用此神效。

石膏三钱　黄芩　黄连　黄柏各钱半　豉半合　麻黄一钱　栀子

水煎热服。

[败毒散]

治瘟疫初起，表药四时通用。

羌活　独活　前胡　柴胡　川芎　枳壳　桔梗　白茯　人参等分　甘草减半

上为末，每服三钱，加生姜三片，水盏半，煎至一盏，温服，或沸汤点服亦可，此药治瘟疫表症效。

九味羌活汤见伤寒门

[黑奴丸]

治瘟毒发斑，烦躁大渴，及时行热病，六七日未得汗，脉洪大而数，面赤目眩，身痛大热，狂言欲走，渴甚，及五六日以上不解，热在胸中，昏愦谵妄，或不能言，为坏伤寒，医所不治，弃为死人，精魄已竭，心下尚温，掰开口灌之，药下即活。

黄芩　釜底煤　芒硝　麻黄　梁上尘　小麦奴　灶突墨各一两　大黄一两三钱

上为细末，弹丸子大，新汲水化服。服下足发寒，寒已汗出乃瘥，时顷不汗，须见微利，若不渴，不可与此药。

[大无神术散]

治四时瘟疫，头痛项强，憎寒壮热，身痛，山岚瘴气之妙剂也。

陈皮二钱　苍术　厚朴各一钱　甘草　石菖蒲各一钱半　藿香

上为细末，作一服，姜三片，枣一枚，水盏半，煎一盏，去渣温服。一方无菖蒲，有香附一钱，名神术散气散。

一家传染者，缘家有病人，则忧患而饮食少，食少则气馁，时与病人相近，感其病气，从口鼻而入，治须兼舒郁。

张三锡曰：瘟疫，已经发汗而热不止，右气口弦滑，症兼恶心，饱闷，躁渴，必是宿滞太多，消导为主，不必论斑黄等，俟口舌燥，加瓜蒌仁润之。不已，十数日不大便，大柴胡微利之，更衣热自止。

已汗而热不解，心下饱，兼恶心，必是宿食为患，消导为主。比比皆是。

若已汗而热不清，身渍渍汗出，右寸关虽弦大，按之无力，心下不痞不饱，四肢倦怠，属中气弱，内伤虚热，补中益气汤主之，汗止身凉为愈。一属有余，一属不足，有余误作不足，犹不大害，不足认作有余，必不可救。

时　毒

疫毒发于面鼻，耳项作肿如疽疖，相传染者是。有表，有里，有虚，有实。脉浮作寒热，身形拘急，头痛无汗，宜败毒散汗之，或解毒升麻汤。

脉沉数或涩，口干舌燥，不恶寒，自汗烦渴，大便硬痛，邪在里，五利大黄汤下之。

表里症俱见，势急脉弦数，舌干恶寒者，防风通圣散，解毒攻里。无表里症者，或已经汗下，肿不消者，小柴胡加连翘、玄参、花粉、酒芩连、桔梗、鼠粘子、薄荷，和解之。

肿甚焮痛，汗下不消，宜砭去恶血，内服解毒药，势不可散。欲脓，脉弱不溃者，宜托里。荒岁普患者，不宜峻剂，宜扶正祛邪，审而治之。咽下肿痛，水浆不入，甘桔汤加鼠粘子，先须荆防败毒散。众人一般，无表里症，但肿而热，普济消毒饮解之。饥年传染，先因胃虚，饮食不节，邪乘虚入，宜从轻治，发散解毒，必加人参以固元气。时毒焮肿，咽喉不利，频用通气散取嚏。

　　大抵初起如伤寒，五七日间能杀人，治者宜精辨之，不可骤用托里药，须凭脉症。有表症脉浮者宜汗，有里症而脉实者宜下，脉沉涩者，邪气深，气实之人，宜急服化毒丹以攻之。热实大便不利，大黄汤下之。在表者，解毒升麻汤，又于鼻内搐通气散，取十余嚏，以泄其毒，搐药不嚏，不可治，左右侍疾之人，时用搐药嚏之，必不传染。经三四日不解者，不可大下，犹宜和解，犀角连翘散主之。至七八日，二便通利，头面肿起赤而高者，可服托里散、黄芪散，宜针镰砭割出血，泄其毒气，十日外不治自愈。若五日以前，精神昏乱，咽喉闭塞，语声不出，头面不肿，食不知味者，必死。

　　此疾有阴有阳，有可汗，有可下。常见粗工但云热毒，骤用寒凉，不知病有轻重，治有逆从，岂容轻忽也。

　　荆防败毒散，即人参败毒散加二味。

防风通圣散见风门

[葛根牛蒡子汤]

治时毒，脉数而有力者。

葛根　管仲①　甘草　江西豆豉　牛蒡子半生半炒，各二钱

上一剂，水二钟，煎一钟，热服。

[五利大黄汤]

治时毒，焮肿赤痛，烦渴便秘，脉实数。

大黄煨　黄芩　升麻各二钱　芒硝　栀子各一钱二分

上作一剂，水钟半，煎六分服。

[栀子仁汤]

治时毒，大便秘塞，脉沉数。

郁金　枳壳麸炒，去穰　升麻　山栀子仁炒　大黄煨　牛蒡子

_____

　　①　管仲：即指贯众，出《本草纲目》。

258

炒研，各等分

上为细末，每服三钱，蜜水下。

[消毒托里散]

治时毒，已经汗下，解毒不消，势欲成脓，未成即消，已成即溃。

人参　黄芪_{盐水拌炒}　当归_{酒拌}　川芎　芍药　白术_炒　茯苓各一钱　白芷_{七分}　甘草_{五分}　金银花_{七分}

水二钟，煎八分，分疮上下，食前后服之。

治时毒，法无出《外科心法》，学者宜熟记之。大抵热不止，不可与谷食，恐助邪热也，脉虚无停滞者，不在禁例。

外用紫金锭水磨敷。

大头天行

丹溪曰：大头天行，乃湿热在高巅之上，用羌活及酒黄芩、酒大黄，随病加减，切不可用峻药。

东垣曰：阳明邪热太甚，资实少阳相火而为之也。湿热为肿，木盛为痛，此邪见于头，多在两耳前后先出。治法大不宜药速，速则过其病，所谓上热未除，中寒复生，必伤人命。宜用缓药，徐徐少与，当视其肿势在何部分，随经虞治之。阳明为邪，首大肿，少阳邪出于耳前后也。

[二黄汤]

治大头病。

黄芩_{酒制炒}　黄连_{酒制炒}　生甘草_{各等分}

上细切，每服三钱，水一盏，煎七分，温服，徐徐呷之。如未退，用鼠粘子不拘多少，水煎，入芒硝等分，亦时时少与，不可骤用饮食。如不消，只服前药，取大便，邪气已则止。

前方宜各加引经药，阳明渴加石膏，少阳渴加瓜蒌根，阳明行经，升麻、芍药、甘草、葛根，太阳行经，甘草、荆芥、防风，并与上药相合服之。或曰头痛酒芩，舌干口渴干葛，身痛羌活、桂枝、防风、芍药，酌而用之。十余日表症仍在，恶寒头痛，身痛无汗者，仍用羌活、防风、紫苏、薄荷、连翘、花粉微散之。有下症者，大柴胡汤微利之。

[普济消毒饮子]

泰和二年四月，民多疫疠，初觉憎寒壮热，体重，次传头面肿盛，目不能开，上喘咽喉不利，舌干口燥，俗云大头伤寒，诸药罔效，渐至危笃。东垣曰：身半以上，天之气，邪热客于心肺之间，上攻头面而为肿，须用下项药，共为细末，半用汤调，时时呷之，半用蜜丸，嚼化服尽良愈。时人皆曰仙方，遂勒诸石，以传永久。

黄芩半两，酒浸炒　黄连同上　人参三钱　陈皮去白，二钱　甘草二钱　连翘一钱　玄参二钱　白僵蚕七分，炒　升麻七分　柴胡五分　桔梗三钱　板蓝根一钱　马勃一钱　鼠粘子一钱，研

上为末服，如上法。或加防风、川芎、薄荷、当归身，细切，每服五钱，水煎，徐徐热服亦可。如大便硬，加酒蒸大黄一钱，或二钱，以利之。肿势盛者，以砭刺之。

人中黄，解疫毒大效。用大竹，下留节，内大国老①于中，塞紧，竖粪缸中。冬月起至春分取出，将竹外净洗，晾风处待干，收罐中待用。

春夏初晴，山谷蒸气，胃弱者感之，面肿，发寒热，先用平胃散加羌活、防风、荆芥、桔梗等微散之，次加酒芩、连，以降热。

山岚瘴气、毒雾皆湿热也，山广岭南，人中之即死，缘中多毒蛇所吐之气故耳，行者预宜大补气，微饱食，更饮酒，则邪气

---

① 国老：即指甘草。

不侵。

时毒从颐颔肿者，名鸬鹚瘟，俗以耳下颈与咽中肿胀，声不得出者，为虾蟆瘟，皆风热不正之邪，伤于上焦所致。防风通圣散加减先散，后兼解毒，或先以小柴胡加防风、羌活、荆芥、薄荷、桔梗煎服，外以侧柏叶捣汁，调大蚯蚓粪敷之，或用丁香、附子尖、南星醋磨敷之，或五叶藤、车前草，皆可捣汁敷之。

冬应寒而反温，人感之，多咽喉肿痛，甘桔汤加减。

夏应热而反寒，感之伏于少阴之经，咽痛且泻，名肾伤寒，宜半夏、桔梗、甘草各一钱，姜五片，煎服。

［人黄散］

治四时疫疠。

粪缸岸置风露中，年远者佳，水飞细研，一两　甘草三钱　辰砂雄黄各钱半

上为细末，每服二钱，煎薄荷、桔梗汤送下，日三服，湿盛作泻，加藁本、白术，风能盛湿也。

［葳蕤散］

治冬瘟头面肿。

葳蕤二钱半　石膏钱半　麻黄　白薇　羌活　杏仁　甘草川芎　青木香各半钱　家菊花钱半

上水煎服。

仲景曰：三月、四月，其时阳气尚微，为寒所折，病热犹轻，五月、六月，阳气已盛，为寒所折，病热则重，七月、八月，阳气已衰，为寒所折，病热亦微。天久淫雨，湿令大行，人多腹疾，泻且痛，胃苓汤加炮姜、肉桂。

斑　疹

有色点而无颗粒者，曰斑，春夏多此，皆冬月不谨，邪乘虚

入，至春变为温病，至夏变为热病，毒留积胃中，自然发斑，名曰温毒发斑。

疫气传染，多发斑，大抵汗后热不净，烦躁脉伏，便是发斑之候。初见红影兼身痛者，升麻葛根汤加羌活、防风，再表而出之，已出而热盛，脉数者，小柴去半夏，加花粉、芩、连、赤芍、连翘、薄荷等辛凉药。呕者，大半夏汤加减，心下迷闷，气口紧滑，又兼恶心，必是宿食，消导为主，兼清凉药，泻者，柴苓汤加减。斑症或吐或泻者吉，谓毒气上下俱出也。舌干口渴，烦躁，是毒聚于胃也，化斑汤，或阳毒栀子汤。斑症，舌燥黄苔，即是阳毒发斑，不问日数，便投白虎合解毒柴胡一二味。心下胀闷而里症见者，大柴、承气，看微甚而下之。发斑兼咽痛，玄参升麻汤，势盛者，阳毒升麻汤。大抵胃热极，则发斑，故升麻、犀角，乃阳明经升散药，古方往往用之，势盛，须兼解毒以降之。

内伤斑：内伤，元气不足之病，误作外感，虚火游行于外，亦发斑，第脉虚大，倦怠懒于言动，自汗为异耳。因气血虚，亦身痛心烦作热，若妄作外感有余治，立见倾危，速进补中益气汤，熟眠热止为愈。

丹溪曰：内伤发斑者，胃气极虚，一身之火游行于外，宜补以降之，大健中汤佳。夏月蚊迹类斑，谬者误认为斑，而用斑药，杀人殊速。但先红后黄者蚊迹，先淡后红赤者斑，又蚊迹多见于手足，发斑多见于胸腹。欲斑之脉，或隐或伏，多躁闷。

[升麻葛根汤]

治邪客阳明经，鼻塞眼痛，不眠，脉微洪而长，斑症未出者。

升麻　葛根　甘草　赤芍

姜、枣煎，热服。头痛，加葱白。

[阳毒升麻汤]

治伤寒一二日间，身发斑斓，或吐下后，变成阳毒，腰背脊

262

痛，面赤狂言，或自利，脉洪大咽痛。

射干　犀角　人参　甘草　黄芩　升麻

水煎。

[化斑汤]

治斑已净多燥，阳明症见者，即人参白虎汤加玄参。如无汗干热，加苍术、姜、豉，再解之。

疫毒发斑，无表里症，但发热无汗，葱、姜、豆豉煎汤，热服妙。

[**玄参升麻汤**]

治发斑咽痛，烦躁谵语。

玄参　升麻　甘草

阳毒内外烦热，百节痛，发斑舌燥，兼辛凉解散。阳毒栀子汤主之。

升麻　栀子仁　黄芩　芍药各一钱　石膏二钱　知母一钱半　杏仁七分半　柴胡一钱　甘草五分

姜三片，豉一百粒，煎热服。

内有伏阴，或误服凉药，逼其虚阳浮散于外而为阴斑，脉虽洪大，按之无力，或手足逆冷，过乎肘膝者，先用炮姜理中汤，以复其阳，次随症治。仲景阴毒升麻鳖甲汤，专主阴斑，用者宜审之。若内伤冷食，外感寒邪而发阴斑，调中汤最捷。

[**升麻鳖甲汤**]

升麻二钱　当归　甘草各一钱二分　蜀椒二十粒　鳖甲炙，一钱　雄黄研，四分

水二钟，煎一钟，调雄黄末服。

[调中汤]

治内伤外感阴斑。

苍术钱半　陈皮一钱　砂仁　藿香　芍药煨　甘草　桔梗去芦　半夏汤泡七次　羌活　枳壳各七分　川芎五分　麻黄　桂枝各三分

263

白芷七分

姜三片，煎七分，温服。

[**黑膏**]

治温毒发斑，冬月大温，人受不正之气，至春发斑如锦纹，脉浮散属阳，沉伏属阴，用此以消疫毒。

生地半斤　香豉一斗

上二味细切，以猪膏二斤，合煎之，取液如膏，用雄黄、麝香如豆大，内中搅匀，每服弹子大，白汤化下。

[**大建中汤**]

治中气不足，无根失守之火，出于肌表而为斑，认的进此立愈，须脉大无力，倦怠懒于言动，乃可用。

人参　黄芪　当归　芍药酒炒　桂心　甘草　半夏　黑附子制

姜、枣煎服。

[**大青四物汤**]

治瘟疫发斑。

大青四钱　阿胶炒成珠　甘草炙，各一钱　香豉一合

水煎服。

疹

疹属风热，浮小有颗粒，随出即没，而又出一翻者是。亦有痰热在肺，不得散，发于皮毛而变此者，先须微汗以散，次化痰清肺。与小儿疹同，遍身作痒，抓之即成大疙瘩，俗名冷饭疙瘩，属血热生风。消风解热为先，不可骤与寒凉，必先升散。

丹毒：俗名火丹，言皮色赤如丹是也，四肢上下俱有，乃毒热蓄于血分，随经而变出于部分也。方书言恶毒蕴蓄于命门，遇君相二火，合热即发，恐未尽病情，若果发于下部命门之分，方

264

可独指此经，大抵三阴受积热，膏粱厚味，变此疾者多。若发于上部，俗名赤游风，久之变癫，无非风热，毒之微甚耳，防风通圣散加减。

三锡曰：一切风热㾦疹，疙瘩丹毒，已经升散而内热盛者，凉膈散倍大黄泻之，大腑不秘，脉弦数多火，宜凉血养血，四物生地、玄参、连翘、酒芩、连。

丹毒，遇温暖炎天，宜辛凉解散，寒月必兼辛散。

丹毒，先四肢而后入腹者，凶。

小儿丹毒，属胎毒，剪刀草捣计调原蚕沙，敷之愈。

[消风散]

治风热隐疹，痒。

荆芥　防风　甘草　陈皮　厚朴　蝉退　人参　茯苓　川芎　藿香　羌活　白僵蚕

上为末，每服二钱，荆芥汤下，茶清亦可。

[加味败毒散]

治瘟疫及瘾疹，即败毒散加生地、薄荷、苍术、白术、芍药、荆、防，大抵随症出入为佳。

[犀角消毒饮]

治发斑瘾疹，内热盛者。

犀角磨水，一钱　牛蒡子四分　荆芥　防风各二钱　甘草二钱

水煎，加犀角水服。

[解毒防风汤]

治同上。

防风　地骨皮　黄芪　芍药　荆穗　枳壳　牛蒡子炒，七分半

水煎服。

丹毒害人极速，虽有消毒升散等法，无如砭之为上。其法用麻油涂患处，以磁砭之，毒血去即愈。详见《外科心法》

其法用细磁器击碎，取有锋芒者，以箸一根劈破一头夹定，

两指轻撮箸，稍令芒磁正对患处悬寸许，再用箸一根，频击箸头，令毒遇刺皆出，却以神功散敷之。毒入腹作喘者，不救。

一切丹毒、疹，痒痛，内热小便涩者，大连翘饮妙。

大半夏汤见呕门　柴苓汤　大柴汤　大承气汤俱见伤寒　补中益气汤见内伤门

[大连翘饮]

治斑疹丹毒瘙痒，或作痛，及大人小儿风热焮痛作痒，小便涩。

连翘　瞿麦　荆芥　木通　芍药　当归　蝉退　甘草　防风　柴胡　滑石　山栀炒　黄芩各一钱

水煎服，小儿为末，服一二钱，白汤下。

五　卷

胀　满　门

有寒，有热，有气滞，有气虚，有血虚，俱属脾。

寒：初起脉沉伏，或食寒凉伤脾而胀，属寒，平胃理中汤，辛以散之。

热：脉弦数，膏粱酒色伤中，湿热郁于中而胀者，属热，小便必短数，芩、连、栀子、滑石，苦以泄之，大便秘而脉数有力者，遇仙丹或茵陈栀子大黄汤，以通大便。

气虚：脉缓弱无力，或气口大四倍于人迎，食少倦怠，朝急暮宽，属中气虚，补中益气汤加厚朴。气不运，加木香，不能食者，先用六君子汤。

血虚：脉弦数或涩，黑瘦口干，二便阻涩，暮急朝宽，属血虚，四物加二冬、苏子、红花、桃仁泥，以生血润燥。有火，加姜制黄连，大便秘，用搜风顺气丸，一二服。

气滞：脉沉结，或伏或弦，昼夜不减，频叹气，属气滞，因暴怒或抑郁而成，用木香流气饮或七气汤增减。

三锡曰：胀满，悉属脾虚，运化不及，浊气填塞所致。初起微，佐以消化舒郁为先；势盛而二便涩滞者，微利之；弱人，或稍久，一切病后、疮疽后、产后，必参、术、芪、芍，大补脾气为主，而佐以消化，厚朴、木香、黄连三类。然王道无近功，必数十服以渐取效，常见用商陆、牵牛等行水法，一泻即消，三日后复起而死者，比比皆是，良由病家不明理，医者求速效，夭人

267

天年，悲哉。历考古今明医，无逾于丹溪、东垣、薛新甫、王损庵矣，岂肯旷日持久，而不知克伐之功速耶？其如中气何，可与高明言，难与俗人道尔。

肥白人腹胀多是湿痰，二术、二陈、平胃、五苓加减。瘦人腹胀是热，用炒黄连、厚朴、白芍、香附。

死血：有口嗜煎煿及热酒物，致血蓄于中而胀者，大便必见黑物，抵当汤丸下之，不若桃仁承气汤加红花、苏木、韭汁佳。

宿食：如气口紧滑，恶心饱闷而胀者，是食积，口干内热者，木香槟榔丸，或枳实导滞丸下之。

初起挟寒食而脉弦者，木香、厚朴、丁香、砂仁、神曲、香附。

内有湿热，外被寒郁而胀者，用藿香、麻黄、升麻、葛根、桂枝，亦表散之。

怒则气逆，两胁胀满，两手脉弦，青、陈皮、木香、栀子仁、芦荟，甚者，当归芦荟丸。

厚味太过，脾伤运化不及而胀者，二术、二陈加姜制黄连、姜制厚朴、萝菔子，或保和丸。

因食肉过多而胀者，山楂、枳、术、香附、半夏曲，有火，加炒芩连。

胀而喘：喘则必生胀，胀则必生喘，二者相因之病，脾不运而浊火上炎，肺不得清则喘，肺气被郁，喘而不得下降则胀，治分新久、虚实。初起脉实者，二陈、苏子、葶苈泄之，二便通畅，喘胀俱减其功易，久病中气弱，食少，多郁悒人，必用参、术补中药，佐黄芩、麦冬以清肺，其效难，医者不可因其难而妄攻下也。

丹溪曰：瘅腹胀乃脾虚之甚，必用大剂参、术，佐陈皮、白茯、苍术、厚朴之类。或曰腹已胀矣，反用参、术何耶？曰：乃《内经》塞因塞用之法，正气虚而不能运行，浊气滞塞于中，今扶助正气，使之自然健运，邪无所留而胀消矣。

《素问》曰：下气虚乏，中焦气壅，欲散满则恐虚其下，欲补下则满甚于中，况少服则资壅，多服则宣通，遂乃峻补其下，以疏启其中，则中满自消，下虚自实，乃塞因塞用也。如下痢日百度，反用大黄通利，乃因通而用通，故曰：塞因塞用，通因通用，且参术之性，少用则滋壅于上，多服则峻补于下。又曰：中满者，必须峻补其下，以疏启其中，然气既得峻补，则上行而启其中焦运行之令，使之疏通，乃轩岐奥旨，世多不解，因详著而发明之。

补脾药必佐姜制厚朴，以其温能益气，辛能宽胀也。

王损庵曰：每见俗工不明此道，专守下之则胀已者一法耳，虽得少宽一二日，然真气未免因泻而下脱，而邪气既不降，必复聚成胀，遂致不救，可胜叹哉，因书一二证以验之。嘉定沈氏子年十八，患胸腹身面俱胀满，医治半月不效，诊其脉，六部皆不出也，于是用紫苏、桔梗之类，煎服一盏，胸有微汗，再服则身尽汗，其六部和平之脉皆出，一二日其证悉平。又一男子，三十余，胸腹胀大，发烦躁渴，面赤不得卧而足冷。予以其人素饮酒，必酒后入内，夺于所用，精气溢下，邪气因从其上逆，逆则阴气在上，故为腹胀。其上焦之阳，因下逆之邪所迫，壅塞于上，故发烦躁。此因邪从下而上，盛于上者也，于是用吴茱萸、附子、人参辈，以退阴逆。冰冷饮之，以解上焦之浮热，入咽觉胸中顿爽，少时腹中气喘如牛吼，泄气五七次，明日其证愈矣。

风寒暑湿胀，藿香正气散。七情胀，五膈宽中散、木香流气饮、沉香降气汤。或饮食所伤，脾胃虚弱，以致水谷聚而不化，此寒湿郁遏而胀，香砂调中汤。大怒而胀，分心气饮。忧思过度而胀，紫苏子汤。湿热内甚，心腹胀满，小便不利，大便滑泄及水肿，大橘皮汤。失饥伤饱，痞闷停酸，早食暮不食，名谷胀，大异香散。鸡矢醴，治心腹胀满，旦食不能暮食，由脾元虚弱，不能克制于水，水气上行，浸渍于土，土湿不能运化水谷，气不宣流，上下痞塞，故令人中满。且，阳气方长，谷气易消，故能食。暮，阴气方进，谷不得化，故不能食。其脉沉实滑，病名谷胀，用鸡矢白半升，以好酒一斗渍七日，每服一盏，食后临卧温服。脾土受湿，不能制水，水渍于肠胃，溢于皮肤，漉漉有声，怔忪喘息，名水胀，大半夏汤。烦躁漱水，迷忘惊狂，痛闷喘恶，虚汗厥逆，小便多，大便血，名血胀，人参芎归汤。有因积聚相攻，或疼或胀者，初用七气消聚散，日久元气虚，脾胃弱而胀者，参术健脾汤，少佐消导药。

瘀蓄死血而胀，腹皮上见青紫筋，小水反利，脉芤涩，妇人多有此疾，先以桃仁承气汤，势重者，抵当汤，如虚人不可下者，且以当归活血散调治。劳倦所伤，脾胃不能运化而胀者，补中益气汤加减，法见劳倦门。大病后饮食失调，脾胃受伤，运化且难而生胀者，先以化滞调中汤，次以参苓白术散。泻利后，并过服通利药，以致脾胃太弱而胀，专以补脾为主，若泻痢未止，间用胃风汤。喘满不得卧，虚则人参生脉散之类，实者葶苈汤之类。胸膈满胀，一身面目尽浮，鼻塞咳逆，清涕流出，当用小青龙汤二三服，分利其经，却进消胀药。经久患泄泻，昼夜不止，乃气脱也，宜用益智子煎浓汤，服之愈。

凡腹胀、小腹胀，皆有肾热、三焦虚寒、石水肠痈、女劳疸。

诊法曰：胀满脉弦，脾制于肝，洪数热胀，迟弱阴寒，浮为虚满，紧则中实，浮则可治，虚则危急。高阳生曰：腹胀浮大，是出厄，虚小病深命应促。

平胃理中汤　补中益气汤见劳伤门　遇仙丹　茵陈栀子大黄汤见湿门　六君子汤见脾胃门　搜风顺气丸见风门　木香流气饮见气门　抵当汤见蓄血门　桃仁承气汤见蓄血门　当归龙荟丸见胁痛门　保和丸见伤食门　藿香正气散　五膈宽中散见反胃门　沉香降气汤

见气门 木香流气饮见气门

[**香砂调中汤**]

治饮食所伤脾胃，呕吐，胸膈嗳噫，或胸腹胀痛。

藿香 砂仁各一钱二分 苍术米泔浸，二钱 厚朴姜制 陈皮半夏 茯苓 青皮 枳实各一钱 甘草三分

姜三片，水煎，食前服。

[**紫苏子汤**]

治忧思过度，致伤脾胃，心腹膨胀，喘促烦闷，肠鸣气走，漉漉有声，大小便不利，脉虚紧涩。

真紫苏子炒，搥碎，一钱 大腹皮 草果仁 半夏制 厚朴木香 陈皮去白 木通 白术 枳实麸炒，各一钱 人参五分 甘草三分

姜五片，水煎服。

[**大橘皮汤**]

橘皮 厚朴姜制 猪苓 泽泻 白术各一钱二分 槟榔 赤茯陈皮 半夏 山楂 苍术 藿香 白茯各一钱 木香五分 滑石三钱

姜三片，水煎，食前服。

[**大异香散**]

[**平脾饮子**]

专治喜怒不节，肝气不和，邪乘脾胃，心腹胀满，头晕呕逆，脉来浮弦。

防风 桂心不见火 枳壳 赤芍 桔梗 甘草 人参 槟榔当归 川芎 陈皮

姜、枣，煎服。

[**木香顺气汤**]

治浊气在上，则生膜胀，及七情所伤，辛散郁结也。

二陈去甘草 平胃散加白术 豆蔻 木香 益智仁 吴茱萸

升麻　当归　柴胡　泽泻　干姜

水煎服。

[中满分消汤]

治中满寒胀，寒疝，二便不通，阴躁厥冷，食入反出，中寒心痞，奔豚寒疝。

益智仁　半夏　青皮　柴胡　当归　吴茱萸　木香　茯苓　川乌　泽泻　升麻　麻黄　人参　荜澄茄　黄芪　干姜　厚朴　黄连　草豆蔻　黄柏

姜水煎，温服。

[鸡屎醴散]

治旦食不能暮食。

大黄　桃仁　鸡屎干者

上等分为末，每服一钱，姜三片煎，调，临睡服。

水 肿 门

三锡曰：水肿悉属脾虚不能运化，浊气横溢四肢头面，而为肿，初起邪盛宜治标，分在上在下。仲景曰：腰以上肿宜发汗，腰以下肿宜利小便。即《内经》"开鬼门，洁净府"之意，开鬼门，是发汗，洁净府，谓利小便，稍久即是脾虚，补中行湿利小便，治本为上策也。丹溪曰：因脾虚不能制水，乃浊气抑遏邪水，非天一也。水渍妄行，当以参、术补脾土，气得实则自能健运，自能升降，运动其枢机，则水自下，非五苓之行水也。

肿病不一，或遍身肿，或四肢肿，面肿，脚肿，皆谓之水气。然有阳水，有阴水，并可先用五皮饮，或除湿汤，加木瓜、腹皮各半钱，如未效，继以四磨饮，兼吞桂黄丸，仍用赤小豆粥佐之。遍身肿，烦渴，小便赤涩，大便多闭，此属阳水，轻宜四磨饮，添磨生枳壳，兼进保和丸，重则疏凿饮子利之，以通为

272

度。亦有虽烦渴而大便已利者，此不可更利，宜用五苓散，加木通、大腹皮半钱，以通小便。遍身肿不烦渴，大便自调，或溏泄，小便虽少而不赤涩，此属阴水，宜实脾饮。小便多少如常，有时赤，有时不赤，至晚则微赤，却无涩滞者，亦属阴也，不可遽补，木香流气饮，继进复元丹。若大便不溏，气息胀满，宜四磨饮下黑锡丹。四肢肿，谓之肢肿，宜五皮饮加姜黄、木瓜各一钱，或四磨饮，或用白术三两，㕮咀，每服半两，水一盏半，大枣三枚拍破同煎至九分，去渣，温服，日三无时，名大枣汤。面独肿，苏子降气汤，兼气急者尤宜，或煎热去渣后，更磨沉香一呷。

有一身之间，唯面与双脚浮肿，早则面甚，晚则脚甚。经曰：面肿为风，脚肿为水，乃风湿所致。须问其大小腑通闭，别其阴阳二症，前后用药，惟除湿汤加木瓜、腹皮、白芷各半钱，可通用。或以苏子降气汤、除湿汤各半帖，煎之。罗谦甫导滞通经汤，治面目、手足浮肿。

感湿而肿者，其身虽肿而自腰下至脚尤重，腿胀满尤甚于身，气或急或不急，大便或溏，但宜通利小便为佳，以五苓散吞木瓜丸。内犯，牵牛亦不可轻服，间进除湿汤加木瓜、腹皮各半钱，炒莱菔子七分半。

因气而肿者，其脉沉伏，或腹胀，或喘急，宜分气香苏饮。

饮食所伤而肿，或胸满，或嗳气，宜消导宽中汤。不服水土而肿者，胃苓汤加五皮汤。

有患生疮，用干疮药太早，致遍身肿，宜消风败毒散。若大便不通，升麻和气饮。若大便如常或自利，当导其气自小便出，宜五皮饮和生料五苓散。腹若肿，只在下，宜除湿汤和生料五苓散，加木瓜，如泽泻之数。

以上数条，为有余之症。

大病后浮肿，此系脾虚，宜加味六君子汤，白术三钱，人

273

参、黄芪各一钱半，白茯苓二钱，陈皮、半夏曲、芍药、木瓜各一钱，炙甘草、大腹皮、木瓜各五分，姜、枣煎服，小便不利，间入五苓散。有脾肺虚弱，不能通调水道者，宜用补中益气汤补脾肺，六味丸补肾。

有心火克肺金，不能生肾水，以致小便不利而成水证者，用人参平肺散以滋肺，滋阴丸以滋小便。

若肾经阴亏，虚火烁肺金而小便不生者，用六味地黄丸以补肾水，用补中益气汤以培脾土，肺脾肾之气交通，则水谷自然克化。二经既虚，渐成水胀，又误用行气分利之药，以致小便不利，喘急痰盛，已成蛊证，宜加减金匮肾气丸主之。

以上数条，为不足之证。

不足者，正气不足，有余者，邪气有余，凡邪之所凑，必正气虚也。故以治不足之法治有余则可，以治有余之法治不足则不可。

涩，古法，如水肿因气为肿者，加橘皮。因湿为肿者，煎防己黄芪汤，调五苓散。因热为肿者，八正散。如以热燥于肺为肿者，乃绝水之源也，当清肺除燥，水自生矣，于栀子豉汤中加黄芩。如热在下焦，阴消，使气不得化者，当益阴而阳气自化，黄柏内加黄连是也。如水胀之病，当开鬼门，洁净腑也，白茯苓汤主之，白茯苓汤能变水，白茯苓、泽泻各二两，郁李仁五钱，水一碗，煎至一半，生姜自然汁入药，常服无时，从少服。五七日后觉腹下再肿，治以白术散，白术、泽泻各半两，为末，煎服三钱，或丸，亦可煎茯苓汤下三十丸，以黄芪、芍药建中汤之类调养之。平复后忌房室、猪、鱼、盐、面等物。

香薷熬膏，丸如桐子大，每服五丸，日三渐增，以小便利为度。

冬瓜不限多少，任吃。

鲤鱼一头，重一斤以上者，煮熟取汁，和冬瓜、葱白作羹食之。

青头鸭或白鸭，治如食法，细切和米，并五味煮粥食之，宜空腹时进。

除湿汤见中湿门

[**五皮饮**]

治风湿客于脾经，气血凝滞，以致面目虚浮，四肢肿满，心腹膨胀，上气促急，兼治皮水，妊娠胎水。

五加皮　地骨皮　生姜皮　大腹皮　茯苓皮各等分

一方加白术，磨沉香、木香入。上㕮咀，每服三钱，水煎，热服无时。

四磨饮见气门　木香流气饮见气门　桂黄丸缺　黑锡丹见诸逆冲上　苏子降气汤见气门　五苓散见消瘅

[**消导宽中汤**]

白术钱半　枳实麸炒　厚朴姜制　陈皮　半夏　茯苓　山楂神曲　麦芽　萝卜子

水煎，姜三片。小便不利加猪苓、泽泻。

[**消风败毒散**]

人参　独活　柴胡　桔梗　枳壳　羌活　茯苓　川芎　枳壳荆芥　甘草　防风

姜三片，水煎，食远服。

六味丸见虚劳门　人参平肺散见喘门　补中益气汤见劳倦门

[**金匮肾气丸**]

治肺肾虚，腰重脚肿，小便不利，或肚腹肿胀，四肢浮肿，喘急痰盛，已成蛊证，其效如神。此证多因脾胃虚弱，治失其宜，元气复伤，而变此证，非此药不能救。

白茯三两　附子五钱　川牛膝　官桂　泽泻　车前　山药山茱萸　丹皮　熟地

上为末，和地黄，炼蜜丸如桐子大，每服七八十丸，空心白汤下。

薛新甫曰：每见用克伐，伤损脾肾，泻喘肿胀，已不可救，往往用此转危为安，妙在桂、附，以补脾之母也。损庵公亦屡称其神，锡常加参、术，活人殊众，后人毋得忽略。

八正散见淋门　栀子豉汤见虚烦门

痞满门

有实痞，有虚痞。

脉弦急而滑，胸中痞懑，乃肝气与食滞而成，宜疏肝、消导、化痰。

脉弦或沉弱，或虚大无力，气口为甚，日久脾胃受亏，或过服克伐之药，中焦痞满，属虚，宜健脾，补中益气汤、六君子汤加减。

大法黄连、黄芩、枳实之苦以泄之，厚朴、半夏、生姜之辛以散之，人参、白术之甘温以补之，茯苓、泽泻之咸淡以渗之，大概与湿同法，使上下分消，可也。

戴氏曰：诸痞塞及噎膈，乃是痰为气所激而上，气又为痰所隔而滞，痰与气搏，不能流通，并宜二陈加枳实、砂仁、木香，或木香流气饮入竹沥、姜汁。

海藏曰：治痞独益中州脾土，以血药兼之，其法无以加矣。

丹溪曰：凡心下痞闷，须用枳实、黄连。

肥人心下痞闷，内有湿痰也，宜二术、二陈，有火加炒芩、连，实者去白术，或滚痰丸，妙。

湿者，四肢困重，小便短，宜平胃和五苓以渗之。郁者，脉必沉，越鞠加减。

热则烦渴溺赤，以苦药泄之，大消痞丸煎汤，用黄连、葛根、升麻发之，便结者利之。

276

瘦人心下痞闷，乃郁热在上焦，宜枳实、黄连以导之，葛根、升麻以发之。

如饮食后冒风寒，饮食不消，或食冷物而作痞闷，宜温中化滞，吴萸、宿砂、藿香、平胃、草豆蔻之类。

脾气虚弱，转运不及，饮食不化而作痞者，宜四君子汤加山楂、麦芽之类。

有因伤寒下之太早而成痞闷，枳桔小柴胡汤，不已，对小陷胸。气口紧滑，恶心痞闷，因于食也，从伤食治。

有酒积杂病，过下伤脾，脾虚不运，亦作痞，养胃兼和血，参、术、归、芍之类，佐升提胃气，升、柴。

伤寒汗下后，脉净身凉，但痞闷、口干、便燥者，乃亡阴，津液受亏也，四物加参、芩、白术、升麻、柴胡，少佐陈皮、枳壳之类。

大病后，元气未复而胸满气短者，补中益气汤、橘皮枳术丸。

阴火上炎，时作痞闷，嗳气，炒黄柏为君，或少佐四物、知母。

两寸关脉弦滑带涩，属肝气郁而不伸，膈上有稠痰也，宜吐以达之，后舒郁、疏肝、平胃。

中焦湿痰盛作痞，四肢困，小便短，宜平胃、五苓渗之，肥人多此，妇女倍香附、川芎。

胸中有热，膈上有痰作痞闷者，黄芩利膈丸，佳。七情所伤，郁悒不舒，脏腑不和，心腹痞闷，七气汤，佳。

大抵心下痞闷，必是脾胃受亏，浊气挟痰，不能运化为患，初起宜舒郁、化痰、降火，二陈、越鞠、炒黄连、黄芩之类，久之固中气，参、术、芩、草，佐以他药。有痰治痰，有火清火，郁则兼化，方是。或以枳术为君，随病加减，作丸殊效。若妄用克伐，祸不旋踵。

大怒之后成痞，或痰中见血，或口中作血腥气，是瘀血，用牡丹皮、江西红曲、麦芽、童便浸香附、桔梗、通草、穿山甲、降香、红花、山楂肉、苏木各钱许，酒、童便各一钟，煎服。甚者，加大黄，临服，入韭汁、桃仁泥。

脾胃气虚，心腹胀懑疼痛，时作时止，厚朴温中汤主之。

[厚朴温中汤]①

厚朴　陈皮　茯苓　草豆蔻　甘草　木香各半钱　干姜一钱

水煎服，不应加参、术。

有痰挟瘀，血成窠囊作痞，脉沉涩，日久不愈，多郁人悲哀过度有之，宜从血郁治，桃仁、红花、香附、牡丹皮、韭汁之类。

[东垣失笑丸]

治右关脉弦，心下虚痞，恶食懒倦，开胃进食。

干姜　甘草　麦蘖炒　白茯苓　白术各二钱　半夏曲　人参各三钱　厚朴姜制，四钱　枳实麸炒黄色　黄连各五钱

上为细末，蒸饼，丸梧桐子大，每服七八十丸，白汤下。

[东垣木香顺气汤]

治䐜胀，心腹懑闷，药稍辛散，初病无火最妙，或过用寒凉用此开郁，一二服而止，有验。

木香　益智　陈皮　苍术　草豆蔻各半钱　厚朴姜汁制　青皮各四分　茯苓　泽泻　半夏各六分　干姜　茱萸各三分　当归　人参各五分　升麻　柴胡各一钱

水煎服。

[大消痞丸]

治远年不愈者，其中用人参、白术补脾，二陈化痰和中，枳实、厚朴消闷，猪苓、泽泻分利浊气，干姜、砂仁散郁，姜黄下

---

① ［厚朴温中汤]：原无，据体例及文意补。

气，佐芩、连以降火，神曲开胃，腐熟水谷，最得立方之妙。昧者，谬以为杂，殊可太息。

干姜　神曲炒　甘草炙，二钱　半夏汤泡七次　陈皮　人参各四钱　猪苓二钱半　泽泻　厚朴姜汁炒　砂仁各三钱　枳实五钱，麸炒　黄连　黄芩俱用陈壁土炒，各六钱　姜黄　白术各一两，炒

上为细末，浸，炊饼丸桐子大，每服五十丸至百丸，空心白汤下。

胸痹不得卧，心痛彻背，瓜蒌薤白半夏汤主之，是饮为患也。

一方，瓜蒌炒熟连皮，或丸，最荡涤胸中垢腻。

调中益气汤见内伤门　越鞠丸见郁门　四君子汤见虚损门　大柴胡汤见伤寒门　橘皮枳术丸枳术丸加橘皮　黄芩利膈丸见痰门

吞酸门 俗谓之咽酸

中宫气不清，败痰停饮，宿食酿造而成，初起恶心饱闷，脉两关并右气口弦滑，乃食为气滞，用吐法，后消导和中、舒郁，二陈、平胃、越鞠加减。

日久脉沉滑或弦，属郁结，恒多见于女子或失意人，宜以吴茱萸去梗，汤浸半日为君，佐二陈、香附、炒黄连，或栀子。

丹溪曰：治酸必用茱萸，顺其性而折之。

因食郁有痰而致者，二陈加南星、黄芩，或生料平胃散加神曲、麦芽、姜、枣，同煎服。

脾胃虚弱，饮食入胃，呕吐作酸，不能腐熟者，脉必右寸关弦滑无力，宜六君子加丁香、砂仁，佳。丹溪加味二陈汤，治痰饮为患，呕吐、头眩、心悸，或因食生冷硬物，时吐酸水，原方加丁香。

[茱萸丸]

治平时吞酸，最妙。

茱萸汤浸半日　陈皮　黄芩壁土炒，各五钱　黄连土炒，一两　苍术米泔浸，七钱半

上为细末，神曲打糊为丸，绿豆大，每服二三十丸，津液咽下。

一方，吴茱萸、黄连二味，随时寒暄，迭为佐使，寒月倍茱，夏月倍连，苍术、茯苓为辅，汤浸炊饼丸，水下吞之。

作酸，必须断厚味，必蔬食自养，则病易安。

不时清水上溢或吐出，用苍术陈壁土炒、茯苓、滑石、白术、陈皮，煎服。

大抵曲直作酸，木气郁而不伸，痰饮因而阻塞，故酸味蜇心，宜从治之，不宜大寒凉，必佐以辛味，吴茱萸、白蔻、砂仁、苍术、半夏、厚朴之类，佐以炒栀子及炒黄连。

平胃散见湿门　越鞠丸见郁门　六君汤见脾胃门　二陈汤见痰门

噎膈门

饮食之际，气忽阻塞，曰噎，心下隔拒，或食到膈间不得下，曰膈，良久复出者，翻胃。

丹溪曰：少壮者，多是痰火七情；年高者，必是血液干槁。乃千古不易之确论也。

血干：黑瘦面不泽，左脉微弱，右寸关滑大或实，胸中不宽，久之必噎膈，大腑必燥。左脉弱，知血少，大便难，右脉滑，知痰火盛，必妨碍食，乃屡验者，必养血润燥，兼清中上二焦。若急于舒郁快膈，辛香助火，胃汁速干，去死不远矣。虽半夏、苍术、厚朴，俱不可用，况丁、沉、砂仁、蔻、桂乎？四物加竹沥、姜汁，乃丹溪妙用也。余尝以归、芍、二门、二母、花

粉、橘红、麦芽，少佐枳实、白术，煎成加竹沥、姜汁，多服大获奇验矣。胃气稍开，仍用四物加二门、生地、白术、梨汁、竹沥、白蜜炼膏，殊效。右寸关虚大者，加人参。

痰盛：体厚色白，右脉沉滑，或数或濡，多兼恶心，属胃热有痰，宜二陈、枳术，加竹沥、姜汁。初起元气实，滚痰丸妙，稍久人倦，必养胃为主，六君子加减。

痰多，食才下，便裹住不得下，以来复丹控其痰涎，用涤痰丸、霞天膏和者。

郁悒：脉弦滑沉，多郁悒失意人，或孤男寡妇，初起自当舒郁，久之必兼补养，须分气血。

丹溪曰：大率因气血虚而有痰。

叔承子①曰：胃中气血虚，食少津液不生，干涸痰凝所致。

戴氏曰：气虚者，脉必缓而无力，血虚者，脉必数而无力，痰者，寸关必沉伏而滑大，有气滞结者，寸关必沉涩。

张鸡峰曰：噎，是神思间病，惟内观静养可安。此言深中病情。

屎如羊屎者，不治，大肠无血故也，年高者危。戴氏曰：气血俱虚者，则口中多出沫，但见沫大出者，死。

吐痰多者，不必治痰，补以化之。

活法用童便、竹沥、韭汁、牛羊乳，或加驴尿，气虚入四君子，血虚入四物汤，切不用香燥药，宜薄滋味。

服耗气药过多，中气不运而格拒饮食，当补气使自运，补气运脾汤，方用四君加黄芪、橘红、砂仁，煎服。

初起有痰火盛，脉洪滑者，宜用黄连炒三钱，姜汁、山楂肉二钱，保和丸一钱，同为末，糊丸麻子大，胭脂胚为衣，人参汤加竹沥下五十丸。

---

① 叔承子：即张三锡，字叔承。

一法，马匏儿即野田瓜烧存性，陈米汤调下。一法，匏儿一钱烧存性、好红枣肉四枚、平胃散二钱，温酒调下，即可进饮食，然后审气血虚实调理。一法，左金丸加贝母、瓜蒌子、牛转草，丸服。

一法，用韭汁二两、牛乳一盏、生姜半两，捣汁和匀，顿服。

有气结者，开导之，有阴火上炎，作阴虚治，有积血者，消息之，韭汁能消膈上瘀血。

食物下咽，屈曲自膈而下，梗涩作微痛，多是瘀血，用前膏子药润补之，后以代抵当丸下之。

虚而胃液干，噎食不下，生姜汁、白蜜、牛酥各五两，人参末、百合各二两，重汤煮膏，不时抄半匙津下。

古方用人参以补肺，御米以解毒，竹沥以清痰，四物以养血，粟米以实胃，蜜以润燥，姜以去秽。有治寒者，必当时有因于寒者，古方用干姜，恐误，或作响导可也。

如服药不吐，切不可便与粥食，每日用人参五钱、陈皮二钱，作汤，细细呷之，以扶胃气，觉稍安和，渐加人参，旬日半月间，方可小试陈仓米饮及糜粥，仓廪未固，不宜便贮米谷，常见即食粥饭者，遂致不救。

寒者，或遇食冷所致，稍久，郁即成热，今人悉因痰气久误于医传变而成，其无寒也，明矣。

[人参利膈丸]

治噎膈胸中不利，大便结燥，痰嗽喘满，脾胃壅滞，推陈致新，乃治标法也。

木香　槟榔各七钱半　人参　当归　藿香　甘草　枳实麸炒，各一两　大黄酒浸，蒸熟　厚朴姜制一两脾胃稍开，只①可米饮、牛乳、韭菜清虚之物，切不可骤食糕点、粘腻，恐复伤胃也，或少用鲞②汤、牛、鸭、清汤，以助胃气。

李绛法，呕吐无常，粥饮入口即吐，困倦无力，垂死者，以上党人参三两，劈破，水一大升，煮取四合，顿服。

大便燥结如羊屎，闭久不通，似属血热，不可顿攻，止可清热润养，小著汤丸，累累加之。关扃③自透，滋血润肠汤、姜汁炙大黄、人参利膈丸、玄明粉少加甘草，然服通利药过多，致血液耗竭而愈结者，当用前膏子润之。有火逆冲上，食不得入，其脉洪大有力而数实者，滋阴清膈饮加枇杷叶二钱、芦根一两。

丹溪曰：凡膈噎、反胃，悉以二陈汤加姜汁、竹沥、童便、韭汁之类为主，如胸中觉有热闷，本方加土炒黄连、黄芩、瓜蒌、桔梗之类。

如血虚瘦弱之人，本方合四物汤，可加杏仁泥、红花、童便、韭汁之类，仍不可缺，若饮酒人，本方加砂糖、驴尿入内服。

如朝食暮吐，暮食朝吐，或食下须臾即吐者，此胃可容受，而脾不能传送也，或大小肠秘结不通，食返而上奔也，本方加酒蒸大黄、桃仁之类，以润之。脾不磨者，本方多加麦蘗、神曲之类，以助传化之令。

气虚肥白之人膈噎者，本方合四君子汤，亦加竹沥、姜汁，为要药也。

如因七情郁结成噎膈者，本方加香附、抚芎、木香、槟榔、瓜蒌仁、砂仁之类。

---

① 只：原作"止"，音近而误，径改。
② 鲞：音响，干鱼意。
③ 扃：音炯，门户意。

凡大便燥结，用大黄，乃急则治标之剂也，仍用牛羊乳、四物、韭汁、竹沥、姜汁，为上策也，但不可以人乳代之，盖人乳有饮食烹饪之火，存乎中故耳。

有进半钟米饮，反吐二三碗痰水者，不必治痰，但审气血孰虚，及养胃气为急。

[秘方润肠膏]

治膈噎燥结，饮食良久复出，及朝食暮吐，暮食朝吐，其功甚捷。

取，新威灵仙四两，捣汁，五月开花者　生姜四两，捣汁　真麻油二两　白砂蜜四两，煎沸掠出上沫

上四味，同入银石器内搅匀，慢火煎，候如饧，时时以箸挑食之，一料未愈，再服一料，决效。

[经验大力夺命丹]

治膈噎不下食，及翻胃等症。

杵头糠　牛转草各半斤　糯米一升

上为末，取黄牛口中沫，为丸，如龙眼大，入锅中慢火煮食之，加砂糖二三两入内，尤妙。

又法，杵头糠、人参末、石莲末、柿霜、玄明粉等分，舐吃。

枇杷叶拭去毛、陈皮去白各一两，生姜半两。水煎，分温服。

《正传》载：一人五十三，得噎膈症，食不下，良久复出，大便燥结，人黑瘦殊甚，其脉右寸关前弦滑而洪，后略沉小，左三部俱沉弦，尺尤，乃中气不足，木来侮土。上焦湿热，郁结成痰，下焦血少，故大便结燥，阴火上冲吸门，故食不下，用四物以生血，四君以补气，二陈以祛痰，三合成剂，加姜炒黄连、炒枳实，少加砂仁，又间服润肠丸，或服丹溪坠痰丸，半年服前药百余贴，病全安。

又一妇，四十九，身瘦，勤于女工，得膈噎症半年矣，饮食绝不进，而大便燥结不行者，十数日，小腹隐隐然疼痛，求治。六脉皆沉伏，以生桃仁七个，令细细嚼，杵生韭汁一盏送下，片时，病者云：胸中略觉宽舒，以四物六钱，瓜蒌仁一钱，桃仁泥半钱，熟大黄一钱，酒红花一分，煎成，加温羊乳一盏，合而服之。半日后下宿粪若干，腹痛渐止，徐进稀粥，而乃以四物加羊乳，五六十服，遂不再举。

丹溪法：用霞天膏加补虚药中，曾一人则吐泻积痰，皆调理而愈，须年未衰惫者，乃可。

治反胃，用新汲水一大碗，留半碗，将半碗水内细细浇香油铺满水面上，然后将益元散一贴轻轻铺满香油面上，须臾，自然沉水底，此即阴阳升降之道也。用匙搅匀服，却将所留水半碗荡药碗，漱口令净，吐既止，却进末子凉膈散通其二便，未效，再进一贴益元及凉膈，即效也，此方极验。

[治反胃噎膈极验方]

童便降火　竹沥行痰　韭汁行血　人乳　牛乳补虚润燥　芦根汁止呕　茅根汁凉血　姜汁佐竹沥行痰　甘蔗汁和胃　驴尿杀虫

仍入烧酒、米醋、蜜各少许，和匀，隔汤顿温服。

[自制通肠丸]

治症同前。

大黄酒浸　滑石飞,研,各二两　陈皮去白　厚朴姜汁各一两五钱,制　人参　当归　贯众去毛　干漆炒烟尽,各一两　木香　槟榔各七钱五分　三棱煨　蓬术煨　川芎　薄荷　玄明粉　雄黄　桃仁泥　甘草各五钱

俱各另研，取细末，用竹沥等汁各二杯，烧酒、姜汁一杯，隔汤煮浓，和丸，如芥子大。每服三钱，去枕仰卧，唾津咽下，通利止后服。服此丸及前诸汁后，得药不反，切不可便与粥饭及诸饮食，每日用人参五钱、陈皮二钱，作汤，细啜，以扶胃气。

一人冬月日饮剂剁酒三盏，自后每食必屈曲下行膈间梗塞微痛，乃污血在胃口也，用韭汁半盏，细细冷呷尽，半斤而愈，以韭汁能开提气血也。

又有反胃，因叫呼极力，破损气喉，气喉破漏，气壅胃管，胃受气亦致反胃，法在不治，或用牛喉管焙燥服之。

王安道曰：内膈呕逆，食不得入，是有火也，若病久而吐，食入反出，是无火也。治法，若脾胃气虚而胸膈不利者，用六君子汤，壮脾土，生元气，若用辛热之剂而呕吐、噎膈者，四君子加芎、归，益脾土以抑阴火。胃火，内膈而饮食不入者，六君子加芩、连，清火养胃。若呕吐，食入反出者，六君子加木香、炮姜，温中补脾。若误服耗气之剂，血无所生，而大便燥结者，用四君子加芎、归，补脾生血。若火逆冲上，食不得入者，四君子加山栀、黄连，清血养血。若痰饮阻滞而食不得入者，六君子加木香、山栀，补脾化痰。若脾胃虚寒，饮食不化，或入而不化者，六君子加木香、炮姜，补脾胃。更非慎房劳、节厚味、戒气怒者，不治。年高无血，亦不治。

脾胃阳火内衰，其脉沉、微而迟者，以辛香之药温其气，丁沉透膈汤、五膈宽中散、嘉禾散，仍佐益阴之药。

瘀血在膈，阻碍气道而成者，以代抵当丸，令其搜逐停积。至天明利下恶物，却好将息，五灵脂治净为细末，黄犬胆和丸，龙眼大，每服一丸，好酒半盏服，不过三服，效，亦行瘀法也。亦有有虫者，以秦川剪红丸取之，此丸亦取瘀血。

[五膈宽中散]

治七情四气，伤于脾胃，以致阴阳不和，胸膈痞满，停痰气逆，遂成五膈，并治一切冷气。

白豆蔻二两　甘草五两　木香三两　厚朴制，一斤　缩砂仁
丁香　青皮　陈皮各四两　香附子炒，去毛，一斤

上为细末，每服二钱，姜三片，盐少许，不拘时白汤调服。

[滋阴清膈饮]

治阴火上冲，或胃火大盛，食不入，脉洪数者。

当归　芍药　黄柏　黄连各一钱五分　黄芩　山栀　生地黄各一钱　甘草三分

水煎七分，加竹沥、姜汁各半酒杯，食前服。

[丁沉透膈汤]

治脾胃不和，痰逆恶心，或时呕吐，饮食不进，十膈五噎，痞塞不通，并皆治之。

白术二两　香附子　缩砂仁　人参各一两　丁香　麦蘖　木香　肉豆蔻　白豆蔻　青皮各半两　沉香　厚朴　藿香　陈皮各七钱半　甘草一两半　熟半夏　神曲炒　草果各二钱半

每服四钱，水一盏，姜三片，枣二枚，煎七分，不拘时热服。

来复丹见暑门　涤痰丸见痰门　霞天膏见积聚门　抵当丸见蓄血门　六君子汤见脾胃门　嘉禾散见虚损门①

眩　运　门

眩运悉属痰火，但分虚实多少而治。

肥人脉沉滑，属湿痰，白术半夏天麻汤，妙。

瘦人脉弦数，乃阴虚相火上炎也，宜滋阴降火，如两手脉伏，面色痿黄，憔悴，属气虚生涎，浊气泛上，其涎亦令头眩，恒见于郁悒之人及妇女辈，宜舒郁。

中年之人，大病初起，元气未复，起则眩倒，脉必缓弱，或右手寸关大而无力，宜补中益气，倍参、芪，加天麻，有痰加二陈，有火加炒黄柏。

---

① 六君子汤……见虚损门：原缺页，据《医学六要》补。

夏月头眩，偶冒暑劳形，脉虚细，烦闷口渴，属伤暑，先以六一散，后用大剂生脉散加黄柏。

刘宗厚曰：眩运，上实下虚所致。所谓下虚者，血与气也，所谓上实者，痰火泛上也。急则治痰火，缓则补元气。

脉弦实有力，口烦渴，壮盛之人，头眩者，属实痰实火，或过饮恣口所致，宜降火化痰，酒芩、栀子、二陈、枳、桔、薄荷、荆芥、花粉出入，不恶心，加酒煮大黄三二钱，妙。

丹溪法，眩运不可当者，大黄酒煮二次为末，茶调下，每一钱至二钱。

淫欲过度，肾虚不能纳气归元，使诸奔上，宜益气补肾汤。

中宫湿痰盛，壅塞清道，因而头眩，脉必缓弱，宜平胃渗湿。

产后血晕悉属虚，清魂散加童便，甚者，独参汤加童便一大杯、姜汁三茶匙。

《正传》云：人肥白而作眩运者，治宜清痰降火为先，而兼补气之药，人黑瘦而作眩运者，治宜滋阴降火为要，而带抑肝之剂。

丹溪曰：眩运者，中风之渐也，如肥白人气虚挟痰，四君、二陈、倍蜜炙黄芪，少加荆穗、川芎，以清利头目，或加蔓荆子。

风痰眩运，头痛恶心，吐酸水，半夏、南星、白附子生为末，滴水丸桐子大，以生面为衣，阴干，每服十丸至二十丸，姜汤下。

头面喜暖，手按则运定，此阳虚也，大剂参、芪。

痰盛气虚，六君子加黄芪，少佐炮附子，煎成入竹沥、姜汁。

如体瘦阴虚，兼痰火盛者，二陈、四物，加片芩、薄荷，入竹沥、姜汁、童便。

288

天麻、荆穗、薄荷，乃消上焦风热妙品，非治本药也。因痰治痰，因火治火，或补气，或补血，或滋阴，要在变而通之。

古方芎术汤，治冒雨中湿眩运，呕逆头运，呕逆不食等症，殊效，用川芎、半夏、白术各钱二分，甘草六分，姜七片，煎服。

亡血家作眩，芎归汤，胸中有死血，饮韭汁酒，良。

上焦风热作眩，脉浮数，兼头痛眼赤，作寒热者，防风通圣散出入。

诸失血崩漏，肝虚不能收摄，荣气而上逆，补肝养荣汤，方用四物加陈菊、甘草，煎服。

严氏玉液汤，治七情感动，气郁生涎，随气上冲，头目眩运，心懵怔忡，眉棱骨痛，用大半夏泡七次，去皮脐，薄切四钱，姜十片，煎，入沉香，水磨，一呷服，大效。

两手脉缓大无力，饮食减而微渴，大便三四日一行，亡血人，乃大虚证，参、芪、归、术、芍药，作大剂，浓煎，下连柏丸三十粒，连、柏皆姜汁炒，冬加干姜少许，更以姜汁煮，糊丸。

冬月冒寒，鼓激痰涎，亦作眩运，宜从寒治。

一老妇白带眩运，专治带而安。

早起眩运，须臾自定，乃胃中老痰使然，古方用黑锡丹劫之，药用桂、附、沉、硫、黑锡、芦巴、故纸、茴香、阳起、金铃、木香，大辛大热，恐劫不开，转增病耳，不若礞石镇坠之药，徐徐取效，更慎口腹为佳。

古方用鹿茸五钱，酒煎汤，加麝少许，治元阳虚眩运，必虚而无火者宜之。

严氏曰：外感六淫，内伤七情，皆能眩运。风则脉浮有汗，项强不仁，消风散、都梁丸、青州白丸子。寒则脉紧无汗，筋挛掣痛，不换金正气散加川芎、白芍。暑则脉虚、大，自汗烦闷，十味香薷饮。湿则脉沉细，体重节痛，吐逆涎沫，肾着汤、除湿汤。肝家风热，用钩藤散，七情相干，眩运欲倒，十四友丸、安肾丸，二药夹和七气汤送下，仍间用乳香泡汤下。汗多亡阳，或中气虚，大剂补中益气加菊花。痰结胸中，眩运恶心，独圣散吐之，或以盐汤探吐亦可，吐定用导痰药。二便结滞，搜风顺气丸，佳。

[钩藤散]

钩藤、陈皮、半夏、麦冬、茯苓、石膏、人参、甘菊、防风等分，甘草减半，加姜煎服。

有因虚致晕，虽晕定，面常欲近火，欲得暖手按之，盖头为诸阳之会，阳气不足故耳。

诊法：左手脉数热多，脉涩有死血；右手脉实痰积，脉大是久病。

[大安肾丸]

治肾经久积阴寒，膀胱虚冷，下元衰惫，耳重唇焦，腰腿肿疼，脐腹撮痛，两胁刺痛，小腹坚痛，下部湿痒，夜梦遗精，恍惚多惊，皮肤干燥，面无光泽，口淡无味，不思饮食，大便涩泄，小便滑数，精神不爽，事多健忘，常服补元阳，益肾气。

肉桂去粗皮 　川乌头去皮脐,炮,各一斤 　桃仁麸炒 　巴戟去心白蒺藜 　山药 　茯苓 　石斛去根,炙 　肉苁蓉 　萆薢 　白术 　破故纸各四十八两

上末，炼蜜丸，桐子大，每空心盐汤下三十丸，小肠气，茴香汤下。

[益气补肾汤]

人参 　黄芪各一钱二分 　白术二钱 　白茯苓一钱 　甘草炙,五分山药 　山茱萸各一钱五分

水煎服。

半夏白术天麻汤见头痛门 　清魂散见产门 　防风通圣散见风门

290

消风散见斑疹门 十四友丸见癫门 都梁丸见头痛门 青州白丸子见风门 七气汤见气门 不换金正气散见伤寒门 补中益气汤见内伤门 十味香薷饮见暑门 益气补肾汤 肾着汤 除湿汤见湿门 搜风顺气丸 导痰汤俱见风门

麻 木 门

荣卫滞而不行则麻木，如坐久压住一处，麻不能举，理可见矣，属痰属虚。木则全属湿痰死血，一块不知痛痒，若木然是也。

脉沉滑，体厚人，属痰与湿，二术、二陈，或少佐风药，羌、独、桂枝一二味，兼参、芪补气。

妇人及素有郁悒者，当舒郁。

脉微弱或弦大无力，病久体羸者，属气虚，补中益气，或加制附子一片，夏月对生脉散。

一块不知痛痒，阴寒益甚，或日轻夜重，脉涩而芤或弦，属痰挟死血，宜活血行气，芎、归、桃仁泥、红花、牛膝、二陈之类，加韭汁，大便见黑而便闭者，桃仁承气下之。

丹溪曰：十指麻木，属胃中湿痰死血，宜二术、二陈、桃仁、红花，少加附子行经。

补气和中升阳汤

一妇人病，六脉俱中，得弦洪缓相合，按之无力，弦在上是风热下陷入阴中，阳道不行。其诊，闭目则浑身麻木，昼减而夜甚，觉而开目则麻木渐退，久则绝止，常开眼则此症不作，是以不敢合眼，致不得卧，身体皆重，时有痰嗽，觉胸中不利，烦躁，气短喘促，肌肤充盛，饮食不减，二便如常，此非风邪，乃气不行也。治宜补益肺气自愈，如经脉中阴火乘其阳气，动为麻木者，当兼去其火则安矣。

补中益气汤加苍术、草豆蔻、泽泻、茯苓、黄柏、佛耳草、生甘草、白芍，气不运加木香，随病加减。

[三妙丸]

治湿热下流，两脚麻木，或如火燎之状。

黄柏去皮，酒拌炒，四两　苍术六两，米泔浸，炒　牛膝去芦，二两

糊丸，桐子大，每服七八十丸，空心盐汤下。忌鱼腥、荞麦、煎炒。

[人参益气汤]

治两手指麻木，四指困倦，怠惰嗜卧，热伤元气也。

黄芪二钱　甘草炙　升麻各半钱　五味子三十粒　柴胡六钱　甘草生　人参各一钱二分半　白芍七分

白水煎，稍热服。

桃仁承气汤　生脉散见暑门

大理卿韩珠泉，遍身麻木，不能举动，求损庵公治，公以神效黄芪汤加减授之，用芪一两二钱，参、芍各六钱，他称是，一服减半，彼欲速效，遂并二服为一服，服之旬日，病如失。谕以元气未复，宜静养，完固而后可出，渠不能从，盛夏遽出，见朝谒客，劳顿累日，忽马上欲坠仆，从者扶归，邀公视，公辞不治，数日没，呜呼！行百里者，半于九十，可不戒哉？

头 痛 门

有风，有寒，有火，有痰，有湿热，有气虚，有血虚，有食郁，有疮毒。

伤寒：脉浮而紧，身形拘急，恶寒，脊强，身大热，伤寒头痛也，冬用麻黄汤，余月羌活冲和汤。

292

伤风：脉缓而浮，或左脉微急，症兼鼻塞眼胀，自汗，伤风头痛也，宜解肌，冬月桂枝汤，余月十味芎苏饮。

火：两寸脉洪而大，症兼口干目赤等火症者，上焦实火也，宜清散兼降，川芎茶调散之类，加酒芩、连、栀子、石膏，势盛而脉实者，用熟大黄以泻火也，丹溪法用酒大黄半两，茶煎服。

食郁：右关寸脉滑而实，症兼呕吐恶心，心下痞闷、或痛或寒热如疟，乃食郁头痛也，治须消导，二陈、山楂、厚朴、枳实、神曲，从伤食治。

娄全善曰：病在胃而头痛者，必下之方愈也，如孙兆以利膈药下，张学士伤食头痛，郭茂恂以黑锡丹下其嫂产后污血头痛，皆下咽即安也。

《内经》曰：寸口脉，中指短者，头痛也。

《脉经》曰：阳弦则头痛。又曰：寸口脉浮，伤风发热头痛也，脉紧，伤寒。《脉诀》云：头痛，短涩应，须死；浮滑，风痰，必易除。

痰厥：两寸脉滑而弦，或恶心吐清水，昏重，乃痰厥头痛也，半夏白术天麻汤。

湿热：脉数而濡，或两寸脉沉、伏而数，身重肢节重，或四肢面目浮肿，乃湿热头痛也，此多见于酒客，宜散湿解热，二陈、二术、酒芩、羌、独、防风之类，不已用嗅鼻法。湿家一身尽痛，发热面黄而喘，鼻塞心烦，头痛者，湿在上也，瓜蒂散内鼻中，吐之。

气虚：右脉大而无力，或按之不数，或弱或弦，或两尺洪盛，四肢怠堕无力，饮食不思，口淡无味，乃气虚头痛也，四君子汤加黄芪、蔓荆子，或调中益气汤加蔓荆子，重者加细辛。

血虚：左脉大而无力，或濡、细而数，自鱼尾上攻于头，是血虚头痛也，四物倍川芎，加酒芩。眉尖后近发际，曰鱼尾。

脚气：脉细而缓或濡，肢节痛，大便秘，或吐逆，脚膝软弱而头痛者，属脚气，当从脚气治。

子和曰：头痛不止，三阳经受病也，三经各有部分，区别以治。

额痛及眼，或兼鼻塞，脉浮而长，阳明受病也，升麻、葛根、葱白、白芷主之。

自汗，脉洪，口渴，属阳明里症也，白虎、解毒、承气选用。

眉棱痛：眉棱骨痛连两角，脉弦细，往来寒热，少阳受病也，小柴胡主之。

眼眶痛：有二症皆属肝，有肝虚而痛，才见光明则眼眶骨痛甚，宜生熟地黄丸。

如痛久不止，久则丧目，胸间必有宿痰，先以茶调散吐之，吐讫再用川芎、薄荷清上药。

三阴脉至颈胸而还，不循于头，惟厥阴循喉咙之后，上连目系，顶巅，故有头痛，症多呕吐涎沫，四肢厥冷，脉多沉、伏，吴茱萸汤主之。

脉沉而细，足寒气逆，或身微热而头痛者，属里虚受寒，乃太阳脉似少阴也，麻黄附子细辛汤主之，以附子温中，麻黄散寒，加细辛是汗剂之重者。

头久痛，非火非风，膈上有痰也，浓煎茶一碗，取吐，苦水出乃止，不损人，待渴自止。

平人头痛，属火与痰者多。

肥人头痛，多是湿痰，二陈、苍术。

瘦人头痛，多是血虚与火，酒芩、连、荆、防、薄荷、芎、归。

风热在上，脉浮洪而痛者，宜天麻、荆子、台芎、酒芩。

顶巅痛，加藁本、酒炒升麻。

头风：偏头风，在右属痰，属热。痰用苍术、半夏，热用酒

294

炒黄芩，不应，滚痰丸最捷。在左属风热与血虚。亦云：形瘦色弊而头痛者，属血虚。风热用荆芥、薄荷、川芎、酒芩、玄参，血虚用四物、酒炒黄柏、知母，诸家不分所属，故多不效。

少阳偏头痛，便秘者，或可下之。

偏正头痛不可忍者，玄胡索七枚、青黛二钱、牙皂二个去皮子为末，水丸杏仁大，每以一丸水化灌入鼻内，随左右咬铜钱一个，当有涎出，随愈。

东垣：一粒金，用荜拨以猪胆拌匀，入胆内阴干，玄胡索、青黛、白芷、川芎各一两，为细末，无根水丸化开，搐鼻中，外以铜钱咬，出涎。

一人素病黄，忽苦头痛不已，发散降火，历试无效，诊得脉大而缓，且一身尽痛，又兼鼻塞，乃湿家头痛也。投瓜蒂散一匕，内鼻中，黄水去大杯而愈。

疮毒：脉弦数，曾病梅疮而痛不止，或咽中痛，或臂膊有一块痛，属疮毒，愈毒汤，多服自止。

张三锡：屡见头苦痛，百法不应，询之曾生过梅疮，用土茯苓四两，白鲜皮、苦参、金银花各三钱，黄柏一钱，皂角子三十粒，薏苡、木通、防风各二钱，气虚加参、芪，血虚加四物，大获奇验，身痛亦效。

一人头痛，脉滑而数，乃痰火上攻也，二陈、荆芥、羌活、酒芩，不应加石膏，二剂稍可，终未尽除，前方加熟大黄三钱，食远煎服，病去如脱。

一人苦头痛，众作外感治，诊得右手寸口脉大四倍于左，两尺洪盛，乃内伤气虚头痛也，外兼自汗倦怠，以补中益气汤加炒黄柏，一剂知，二剂已。

一人头痛而面色黧黑，身体羸瘦，左寸关俱不应指，两尺独洪盛，因作阴虚治，用滋阴，四物加黄柏、知母、玄参，二服减半，十日全。

一妇苦头痛，误为外感治，发散，三黄、白虎、硝、黄，愈投愈甚。诊之气口急、大而数，按之即濡，右脉亦虚大，询之先不热，服药后始热。余曰：风寒必先发热，在一二日间，岂有先不热而后热者？此气虚头痛也，观其短气不足以息，余皆可知，今发散过度，复耗其气，又复下之，复损其血，气血两伤，宜乎虚火独炽，而身反热也，非大补拒能挽回，遂以补中益气汤大剂，加熟附子一片为响导，服下即熟睡，觉而痛止，第人事不清，复加筋惕肉瞤，振振不宁，彼归咎于补剂。余曰：虚极所致，复更一医，用柴胡表药，致一身之火游行于外，变为斑烂，彼益信为伤寒矣，化斑、承气日进，卒至气绝而已。

一人头痛，身形拘急，恶寒，便秘，恶心，作食郁治，不应。诊得气口脉平和，独尺数而细，且行步艰难，乃脚气欲动也，从脚气治而愈。

一人头痛，作外感治，不应。左脉平和，气口独盛，症兼饱闷恶心，乃食郁也，消导而愈。

一人牙与头角互痛，乃少阳、阳明二经火盛之故，清胃散对小柴胡，去半夏、人参，加薄荷、石膏，二剂瘳。

一老妪头痛连额，发散降火，备用不效，面上皆出小红泡，有微水，不甚溃，一月后痛悉移于右，左眼胞上红肿，且懒于言动，饮食不甜，用辛凉，愈投愈甚，六脉濡弱如珠丝，初按稍弦，因作气虚治，六君倍黄芪，加蔓荆子，三服后渐安，心跳不眠愈急，乃以调中益气汤加茯神、玄参、酸枣仁、柏子仁，连进数服，顿愈。

[川芎茶调散]

治诸风上攻，头目昏痛，鼻塞声重。

川芎 荆芥各二两 防风 白芷 甘草各一两 薄荷四两 羌活一两 细辛五钱

上为末，每服二钱，食远茶汤调下。

[加味调中益气汤]

治气血俱虚头痛。

陈皮　黄柏酒炒,各三分　升麻　柴胡去芦,各四分　苍术　人参　炙甘草各六分　黄芪一钱　川芎六分　细辛二分　蔓荆子三分更加当归

白水煎服。

[吴茱萸汤]

治厥阴头痛连巅顶,吐涎沫,厥冷,脉沉缓。

吴茱萸　生姜各半两　人参二钱五分

枣一枚,煎服。

[半夏白术天麻汤]

治痰厥头痛,眼黑头旋,恶心烦闷,气喘上促,无力以动,心神颠倒,目不敢开,若在风云中,头痛如裂,身重如山,四肢厥冷,不得安卧。

黄柏炒一钱　干姜三分　泽泻　天麻　黄芪　人参　苍术各五分半　神曲　白术各五分　麦蘖　半夏　橘红各七分　白茯五分

上,姜三片,稍热服,此头若痛甚,谓之痰厥头痛,非半夏不能除,眼黑生花,风虚内作,非天麻不能已,黄芪甘温,泻火,补元气,实表止汗,人参甘温,泻火,补中益气,二术俱苦甘、温,除湿补土,泽泻、茯苓淡渗利小便,湿因而导去,橘皮苦温,益气调中。神曲消食,荡胃中滞气,麦蘖宽中助脾,干姜辛热,以涤中寒,黄柏苦辛,以疗冬天小火在泉发躁也。

[羌活汤]

治风热上壅,上攻头目,昏眩作痛。

炙甘草分半　泽泻二分　酒黄连　酒洗花粉　白茯苓　酒黄柏各四分　柴胡五分　防风　酒芩　羌活各六分

临睡服。

[玉壶丸]

治风热头痛,亦治痰厥。

雄黄一钱　南星煨，裂　半夏炮七次　天麻　白芷各二钱

上为细末，姜汁炊饼丸绿豆大，每服一钱，食远白汤下。

[白芷散]

治诸热头痛。

郁金一钱　白芷　石膏各二钱　雄黄　芒硝　薄荷各三钱

上为细末，含水鼻内吹之。

[清上泻火汤]

昔人于气海、三里穴过灸，至老苦热厥头痛，虽冬月内，犹喜风寒吹之，痛即愈，稍暖，或见烟火即作，服此遂已。

酒红花　荆穗　川芎　荆子　当归　苍术　细辛　酒连　生地　柴胡　藁本各四分　生甘草　升麻　防风　酒黄柏　炙甘草黄芪各五分　酒芩　酒知母　羌活各八分

白水煎服。

[安神汤]

治头痛，头旋眼黑。

甘草各二分　防风二分半　升麻　柴胡　生地黄酒洗　知母酒炒，各五分　黄柏酒拌炒　羌活各一钱　黄芪钱半

将熟再加蔓荆子五分、川芎三分，再煎至一盏，临睡热服。

大法曰：高巅之上，惟风可到，一切痰火气血为病，须加风药，如荆芥、川芎、薄荷、羌活、白芷、藁本之类，即前各加引经药是也。

眉棱骨痛，风热与痰，酒芩、白芷等分为末，茶调散，妙，不应，选奇汤，不已，滚痰丸。

[选奇汤]

治眉棱骨痛不可忍，神效。

羌活　防风各二钱　甘草一钱，夏生冬炙　酒黄芩冬不用，有火痛甚亦用

水煎服。

298

又方，酒炒片黄芩、白芷等分为末，每二钱，茶下。

[清空膏]

治偏正头痛，年深日久不愈，兼治心烦头痛，病在膈中。

川芎五钱　柴胡七钱　黄连酒炒　防风　羌活各一两　炙甘草两半　片芩三两，一半酒浸，切片，炒，一半生

上为细末，每服二钱，热盏内入茶清少许，汤调如膏，临睡沫口内，少用白汤送下，若头痛，每服加细辛二分，如太阴脉缓有痰，名痰厥头痛，减羌活、防风、川芎、甘草，加半夏曲一两五钱，如偏正头痛，服之不愈，减羌活、防风、川芎一半，加柴胡一倍，如发热恶热而渴者，属阳明，只服白虎汤加白芷，良。

头痒风屑发黄，酒炒黑大黄末，茶调二钱，妙。血虚有火，弱人，四物用生地，加玄参、牡丹皮。

一方，山豆根浸油搽，妙，甚者，以汤洗，俟发半干，擦藜芦末，紧缚一夜即止。

产后头痛：古方用芎归汤，然亦须分剖明白，果血虚，宜此，气虚自汗，须益气，食滞心下，须消导，恶露不净，小腹痛，兼去恶露。

雷头风：头痛肿起核块，或作赤肿，或作寒热，拘急，皆风热挟火炎上所致。雷属相火，故名。古方用升麻、苍术，加荷叶，名升麻汤，莫若荆防败毒散为便。子和曰：雷头风，可用茶调散吐之，次服神芎丸下之，后乃以乌荆丸及愈风饼之类，轻者可用凉膈散、消风散，疙瘩不消，只用排针刺去毒血。

神芎丸，实热热郁于上者，宜之。方见火门

[愈风饼子]

川乌炮，半两　川芎　甘菊　白芷　防风　细辛　甘草炙　天麻　羌活　荆芥　薄荷以上各一两

上为末，炊饼为丸，捏作饼子，每服三五饼，细嚼茶下。

头重：东垣曰：头重如山，湿气在头也，红豆散搐鼻，妙。

羌活根，烧　连翘各三钱　红豆半分

共末，搐鼻，病在上，若用服药则诛伐无过也，故于鼻内取之，犹物在高巅之上，必射而取之。

头摇：属风属火，高年病后，辛苦人，多属虚，因气血虚而火犯上鼓动也，即《内经》：徇蒙招尤，目瞑耳聋①。上实下虚之义，徇，疾也。目不明曰蒙，招为掉摇不定，尤为甚。

头痛巅疾，下虚上实，名肾厥头痛。戴复庵用来复丹并黑锡丹等，如不应，茸朱丹。

[茸朱丹]

好朱砂　草乌　瞿麦　黄药子各一两

上为粗末，瓷碗一个，以姜汁涂炙数次，入朱砂在内，上铺诸药，复以碗盖了，掘一小坑，安药碗在内，用熟炭五斤，煅令烟尽，吹去草药灰，将砂末研细，每服一钱半，淡姜汤下，或加鹿茸，炙去毛为末丸，人参汤下。

面痛：三锡曰：面痛属阳明胃家积热，以肠胃为市，饮食之毒聚于中而发于外也。王损庵方用犀角升麻汤，犀角解毒，升麻、黄芩入胃，阳明经脉环唇挟舌，起于鼻交额中，循挟车上耳前，过客主人循发际，出头颅，阳明有热则诸处俱痛也。

一老人过劳与饥则面痛，用补中益气汤加连翘、黍粘、玄参、芩、栀而愈。

一人因郁悒，用越鞠、贝母、连翘、橘红而愈。

颈项痛：邪客三阳则痛，寒搏则筋急，风搏则筋弛，左属血，右多属痰。丹溪治一人项强痛不可忍，以回顾作痰客太阳经治之，用二陈汤加酒芩、羌活、红花，服后二日愈。

若人多有挫闪及失枕而项强痛者，皆由肾虚不能荣筋也，六

---

① 徇蒙招尤，目瞑耳聋："徇蒙招尤"，目疾不明，首掉尤甚，谓暴病也。"目瞑耳聋"，谓渐病也。出自《内经·五藏生成篇》。

味地黄丸佳。

麻黄汤　升麻葛根汤　麻黄附子细辛汤　羌活冲和汤　白虎汤　桂枝汤　解毒汤　小柴胡汤　芎苏饮俱见伤寒门　黑锡丹见呕吐门　滚痰丸见痰门　补中益气汤见内伤门

胃脘痛门

有寒，有火，有痰，有气郁，有食积，有死血，有虫积。

初起，大法初痛，宜辛散，久即多火，须监凉药，恶心者，先以盐汤探吐，吐定用药极妙。

寒痛：脉沉迟或伏，手足逆冷，忽然大痛者，属寒，二陈、炮姜、苍术、白豆蔻、肉桂、平胃之类。

火痛：右寸关脉洪数而疾，口干渴，时痛时止者，火也，二陈汤加姜汁、炒黄连、栀子、香附、抚芎主之。大概胃中有热而作痛者，非山栀子不可，须佐以姜汁，多以台芎开之。

痰积：脉滑而实，症兼恶心，吐酸清水，胸中胀满而痛，痰也，大剂二陈加香附、苍术、贝母、胆星。一方，湿痰作痛，心下有块，时作恶心，用螺蛳壳煅服。一方，用蛤海粉，佐香附末，用川芎、山栀、生姜汁，煎辣汤，调服为佳。又法，牡蛎煅粉，酒下二钱。一法，明矾溶化，就丸鸡头子大，姜汤下一丸。

肥人中脘痰多作痛，小胃丹妙。

食积：右寸关沉滑有力，心下痛手不可近，症兼呕吐，食积也，就吐中，以鹅羽探之，吐出宿物为佳，如吐不出，当用二陈加山楂、枳实、厚朴、苍术消导和中，初必加辛散药，香砂、豆蔻、炮姜之类，数日不止，反加口燥渴，火症者，减辛热，佐以姜汁炒芩连，不恶心加炒栀子，再不止，枳实导滞丸最佳。脉弦实，七八日不大便，下之亦可，痛随利减也。

左脉数，热多，涩者，死血；右脉紧实，痰多，弦、大、必

301

是久病。

死血：脉涩而滑或芤，口中作血腥气，日轻夜重者，死血也，越鞠加牡丹皮、郁金、归尾、桃仁、红花，不已，桃仁承气汤、韭汁之类。一方，用韭汁炒山栀，煎汤佳，或入越鞠内，以韭汁能清胃脘之血故耳。

气郁：脉沉伏，或结或弦，胸中胀痛者，气郁也，二陈加制香附、川芎、木香、青皮、蓬术之类，不减亦加炒山栀。

心痛，用山栀等劫药，复发，前药必不效，玄明粉，一服立止。

大凡胃脘痛，俗名心气疼，妇人多此，气挟痰食者多，二陈对越鞠为要药，甚者加炮姜，初起必用辛热，炮姜、白豆蔻、二陈、芎、苍、青皮、山楂、神曲之类。

虫积：脉乍大乍小，面上白斑，唇红，能食或偏嗜一物，时作时止者，虫也，二陈加苦楝根煎汤，或用追积丸，当从虫治。蓝叶取汁，和姜汁服，佳，青黛亦可。胃中有火者，宜之。

丹溪曰：心即胃脘，痛须分新久、虚实。若明知身犯寒气，口伤生冷，而得于初痛之时，当用温散温利之药。病久则成热，热则成郁矣，若欲行温利温散，宁无助火添病耶。由是古方多用山栀子为君，诸热药为之响导，则邪易伏，病易退。病安之后，若纵恣不改前非，厚味仍前不谨，病必再作矣，此病日久，不食不死。又曰：中宫食积与痰饮而生病者，胃气亦赖所养，卒不便虚，日数虽多，不食无损，若痛止即吃物，痛必复作，勿归咎于医也，必须再服三五贴药后以渐而将息，方可获效①。

心膈大痛，攻走腰背，发厥呕吐，诸药不效者，就吐中以鹅羽探之，出积痰碗许，而痛立止。

恶心吐清水，中有积滞作疼，诸药不效，干漆二钱炒烟净，

---

① 效：原脱，据文意补。

302

醋糊丸，桐子大，每服五七丸，热酒下，或醋汤下。

若平人喜好热物，致死血留胃脘而作痛者，用桃仁承气下之，轻者用韭汁、桔梗开提其气血，药中兼用之。

中气虚：以物柱按而痛定者，属虚，二陈加炮姜和之，不应，炮姜理中汤，妙。

痛久洗刷太过，脉大或数无力，必是中气虚六君子加炮姜，佳。

脉沉、伏，不渴，唇青逆冷，面时赤而躁，欲坐卧于泥水中，属寒，太阴湿土受症，二陈加炮姜、草豆蔻、苍术、厚朴，不应，理中汤。

丹溪曰：草豆蔻一味，性温能散滞气，利膈上痰。若果因寒而痛者，用之如鼓应桴，若湿郁结痰成痛者，服之多效，若因热郁而痛者，理固不可用，但以凉药兼之，若炒芩、连、栀子之类，其效犹捷。东垣草豆蔻丸，寒厥心痛，大获奇验。但因热者，不可多用，久服恐有积温成热之患。若久热郁热已甚，诸香燥药断不可用也。胃中若有清痰留饮作痛，腹中漉漉有声，及手足寒痛，或腰膝脊胁抽痛，用小胃丹，或三花神祐丸，或控涎丹，渐渐服之，能彻去病根而止。

一法云：轻者散之，麻黄、桂枝之类，重者加石碱、川芎、苍术、炒栀子去皮，作丸服。

半夏一味，切碎油炒为末，姜汁炊饼丸，姜汤下二三十丸，治痰厥心疼，效，又治哮喘。

一方，黄荆子炒焦为末，米汤调下二钱，立止，又治白带①。

妇人心气痛不可忍，五灵脂净好者、蒲黄等分，为末，每二钱，醋半盏，熬成膏，水一盏，煎七分，热服，名失笑散。

---

① 带：原作"滞"，形近而误，径改。

手拈散，治心痛，妙。括曰：草果、玄胡索、灵脂并没药，酒调二三钱，一似手拈却。

大抵中宫气不清则痛，有挟痰者，有日久成积者，有挟火者，古方用陈皮、香附、甘草末为君，因所挟而兼用药，挟痰加海粉，挟火加栀子，积则蓬术醋煮，死血加干漆，要在用之合宜耳。

一妇苦胃脘痛，每发辄大吐，多方不应，以盐汤探吐，出积痰碗许，痛良愈，后常作恶心，知胃中有痰也，以橘、半、枳、术加制香附、抚芎、白螺壳、南星、海粉、神曲，打糊丸，白汤下钱半，未及一半，病去如脱。

一老妪性急而痛已六日，诸辛药历试无验。诊得左关弦急，而右寸更甚，其痛一来即不可当，少选稍定，口干，面时赤，知肝气有余成火也，乃以越鞠加吴茱萸、炒黄连、姜汁、栀子，二剂顿愈。一妇痛几一月，右关寸俱弦而滑，乃饮食不节所致，投滚痰丸，一服下痰及宿食三碗许，节食数日，调理一月而愈。

一妪痛久，诸药不应，六脉微、小，按之痛稍定，知中气虚而火郁为患也，投理中汤，一服随愈。

一中年人因郁悒心下作痛，一块不移，日渐羸瘦，予桃仁承气汤，一服下黑物并痰碗许，永不再发。

[和中蠲痛汤]

治一切胃脘暴痛。

草豆蔻须用建宁者，无则用白豆蔻　山楂　香附　川芎　半夏　苍术　厚朴　宿砂　枳实　炮姜

生姜煎服。

[清中蠲痛汤]

痛久，脉数有火。

炒黑栀子　炒黑姜　川芎　黄连姜汁炒　橘红　制香附　苍术　神曲

白水煎服。

腹痛，面色黄中青赤，是脾弱肝盛也，补中益气汤下左金丸。

胃脘痛，吐虫，曾服打积不愈，是中气伤，香砂理中汤。

王节斋曰：凡心腹痛，但是新病，须问曾服何药、饮食、因何伤感、有无积滞，便与消导和中药。若日数已多，曾多服过辛温药，呕吐不纳，胸隔饱闷，口舌干燥，二便阻滞，则内有郁火矣，或原有旧病，因感而发，延绵日久，见症如前者，俱用开郁行气、降火润燥之药，川芎、香附、炒山栀、黄连、姜汁之类，甚者加芒硝，但治心腹久痛，须于温散药内加苦寒、咸寒之药，温治其标，寒治其本也。

越鞠丸见郁结门　二陈汤见痰门　平胃散见脾胃门　枳实导滞丸见食门

腹 痛 门

中脘痛属太阴脾，当脐属少阴肾，小腹属厥阴肝。

有寒，有火，有积滞，有食积，有死血，有虫。

寒：六脉沉迟，腹暴痛，绵绵无停止，面青白色，不渴，或暴吐泻者，寒也，香砂理中汤主之。呕吐用香砂、二陈、平胃、白豆蔻、炮姜、官桂之类。或日虽久，凉剂不应，脉虽洪、大，按之不鼓，亦属伏阴，理中汤加熟附子一片，浸冷服。

火：脉数而疾，时痛时止，或泻黄沫，症属口干恶心头眩者，火也，恒见于酒客，二陈加姜制黄连、木通、苍术、川芎、厚朴主之，不已，用熟大黄泻之，金花丸最妙。

气：脉沉结或伏，痛引两胁及肩背不得俯仰者，气滞也，二陈、川芎、木香、青皮、枳壳、香附主之，恒见于妇人，甚者加三棱、蓬术，或先以香棱丸破滞气。

痰：右关脉沉滑或弦，症兼呕吐头眩，或呕冷涎，或下白积，小便不利而痛者，痰也，宜导痰解郁，二陈、香附、苍术、川芎、枳壳主之，有火症者，滚痰丸最佳。

食：气口紧盛或沉实，痛有形在中脘，痛甚即泻，泻后痛减，食积也，宜化积消导，二陈、楂、曲、平胃、越鞠、炮姜等，不应，虽泻仍用化积丸推逐之，乃通因通用法也。如手不可近，呕吐，就吐中以鹅羽探之，吐出宿物为佳，如吐不出，当从食积治，脉坚、实，不大便，下之亦可。

血：日轻夜重，关脉沉涩或芤，其痛有常处，一块不移而痛者，是死血，有嗜热饮辣汤，或多怒，或闪挫而成，宜韭汁、桃仁、归尾、牡丹皮、郁金、香附之类，当从血郁治。大便燥结，桃仁承气下之。一方，用韭汁拌栀子炒，每用一合，煎汤，极验。《本草》言：韭汁开蓄血，栀子能清胃脘之血，信然。

虫：脉乍大乍小，面上白斑，唇红，能食，或偏嗜一物，时作时止而痛者，虫也，二陈加苦楝根，煎服，良。古方取虫丸，有雷丸、锡灰、使君子，最妙。如吐虫，脉细小，责之胃寒，非虫也，理中汤加花椒，佳。

虚：凡痛以手柱按而痛定者，属虚，宜温补，参、术、姜、桂之类，重者加附子二三分为响导。

手不可近者，属实，宜导滞清中，枳实、山楂、二陈之类，重则用硝黄。

肥人腹痛，多是湿痰与气虚。

瘦人腹痛，多是积热、血虚，大便多燥结。

当脐硬痛有形，多燥屎，已经攻伐不应，用四物加桃仁泥、红花、升麻、麻子仁、熟大黄、槟榔空心煎服，润以导之，痛随利减。

小腹痛属厥阴肝，多属肝气郁结，宜青皮、木香、香附、归尾、酒白芍、柴胡、泽泻主之。如小水不利，宜分渗，加木通、车前、栀子及龙胆泻肝汤加减。如小水不利，宜分渗，大抵小腹胀痛，中必有物，小便利者则是蓄血之形，小便不利则为溺塞之症，宜分两途。小腹胀痛如覆碗为实，其法有二：气壅塞于下，用吐法以提之；脉沉弦，小水不通者，是血污于下，桃仁之类破之。

如小腹痛引阴，或睾丸肿硬暴痛不可忍，即是疝，宜从疝治。

燥屎滞于幽门，当脐闷痛，当用导滞通幽汤，不已，润肠丸。方见秘结门

腹心卒然互痛不安，欲吐不吐，欲泻不泻，属干霍乱，乃饮食填塞所致，急以盐汤探吐，得吐乃生，后随症治，即绞肠痧。

脐下或大痛，人中黑者，多死。

治痛必兼温散，以郁结不行，阻气不运故也。

大法川芎、香附诸痛不可少，或以三味加白芷为末，入汤调服，妙。

白芍药止治血虚腹痛，以酸收故耳。

食积作痛，有火症见不大便者，木香槟榔丸。

气虚之人，伤食腹痛，宜补中调胃气，兼消导，参、术、山楂、神曲、麦芽、枳、朴、木香、砂仁之类。

腹中觉有如火作痛，此为积热，宜调胃承气下之，酒积同法，玄明粉亦可。

小腹实痛，用青皮以行其气。

小腹因寒而痛者，肉桂、吴茱萸。

因寒作痛，小建中汤加干姜、官桂、台芎、苍术、白芷、香附，因热而痛者，脉必数疾，二陈、炒芩、连、栀子，痛甚者加炒干姜，从治之。

腹痛不禁下者，宜川芎、苍术、香附、白芷、茯苓、滑石，加姜煎服，痛泻皆止。

腹中窄狭：腹中窄狭，须用苍术。

若肥人自觉腹中窄狭，乃是湿痰流滞脏腑，气不升降，燥湿用苍术，行气用香附。

瘦人自觉腹中窄狭，乃是浊气与火熏蒸脏腑，宜黄连、苍术，大腑燥，加血药。

平人腹饥则鸣，理可见矣，肥人漉漉有声，须作痰治，二陈、二术、人参主之。

[**高良姜汤**]

因寒心腹痛。

高良姜　厚朴　官桂

作一服，水钟半煎一钟，去渣，稍温服。

[**草豆蔻汤**]

治脐腹虚胀作痛。

泽泻一钱　木香三分　神曲四分　半夏　枳实麸炒　草果仁　黄芪春夏去之　益智仁　甘草炙,各一钱五分　青皮　陈皮　川归　茯苓各七分

生姜三片，煎服。

[**益胃散**]

治因服寒凉过多，腹痛不止。

人参　厚朴　甘草　白豆蔻　姜黄　干姜　砂仁　泽泻各七分　益智仁六分　陈皮七分　黄芪七分

加姜，水煎服。

[**厚朴温中汤**]

治胃虚冷，胀满痛闷用。

厚朴　陈皮各一钱　茯苓　草豆蔻　甘草　木香各半钱　干姜三分

加姜，水煎服。

[**六合散**]

治一切燥热郁结，汗后余热，宣转不通，并治小肠气，心腹

308

满闷，胸中痞结，走注痛。

大黄酒拌蒸，一两　白丑　黑丑略炒　甘遂各五钱　槟榔三钱
轻粉一钱

上为末，每服一钱，蜜水调下。

[没药散]

治一切心腹疼痛不可忍者。

没药另研　乳香另研，各一钱　穿山甲五钱，灰火炮　木鳖子四
钱，去壳

上为细末，每服五分，或一钱，酒大半盏，煎三五沸，服。

[木香槟榔丸]

治食郁气滞作痛。

木香三钱　槟榔三钱　青皮五钱　陈皮五钱　枳实六钱炒　白术
五钱　厚朴四钱，姜汁炒　麦蘖面七钱

上为细末，汤浸，蒸卷丸，桐子大，每服五十丸，白汤送
下。

[枳实导滞丸]

治伤湿热之物不得施化，腹痛满闷不安。方见伤食门

[瓜蒌散]

治伤食填塞太阴，闷乱大痛，兀兀欲吐，以此吐之，吐定用
消导和中药见中风门。

[霹雳散]

治腹痛身冷，脉微欲绝，因于寒者，凡痛极脉必伏，当从温
散，不可遽认为阴。

附子一枚炮，取出以冷灰培之，去皮脐

上以一味，取五钱，入真腊茶同研细为末，分作一服，水一
盏，煎七分，入蜜一匙，稍凉服。

[酒煮当归丸]

治小腹寒痛及妇人白带疝瘕大寒暴痛等症。

茴香五钱　黑附子炮　良姜七分　当归一两

上四味，细切，以无灰上好酒升半，煮至酒干，焙干入后药：

炙甘草　苦楝生用　丁香各五钱　木香　升麻各一钱　柴胡二钱　炒黄盐　全蝎各三钱　玄胡索四钱

上与前四味共为细末，酒煮面糊为丸，桐子大，每服五七十丸，空心淡盐汤下。

[芍药甘草汤]

治四时腹痛。

白芍　甘草炙

各等分，姜三片，温服。

《医垒元戎》曰：腹痛，脉弦伤气用本药，脉洪伤金加黄芩，脉涩伤血加当归，脉缓伤水加桂枝，脉迟伤寒加干姜。

[加减小柴胡汤]

治寒热脉弦，腹痛，本方去黄芩加白芍药。

[四物苦楝汤]

治脐下虚冷腹痛。

四物六钱　加玄胡索　苦楝根各钱半

水二盏，煎一盏，服。

[苦楝丸]

治奔豚小腹作痛。见疝门

[一捏金散]

治脐腹大痛及奔豚、小肠气等症。

玄胡索　川楝子　全蝎去毒，炒　茴香

上等分为细末，每服二钱匕，温酒调下。

丹溪曰：腹痛多是血脉凝涩不行，必用酒炒芍药，恶寒而痛加桂，恶热而痛加黄柏。

因饮食太过而作痛者，必问因伤何物，如伤生冷硬物而作痛者，东垣木香见睍丸、三棱消积丸之类。

如伤热物而痛者，枳实导滞丸、三黄枳术丸之类，看强弱寒热，用而下之。

因跌扑损伤腹中痛者，或日轻夜重，是瘀血，宜桃仁承气汤下之。

如跌扑后腹中隐隐痛有处，是腹肠膜有损，宜活血行气兼补养之，不可妄认为痰为火，用峻利破泄药。曾见一人醉后踢门用力，遂小腹痛不止，汤药乱投，临死小腹肿青，方悟夕日受病之因也。

中宫有沉积挟血，结久痛不止，干漆二两，捣碎，炒用出烟，细研，醋煮面糊丸桐子大，酒下五丸至七丸，醋汤亦可。块痛在中脘，诸药不效，玉簪花根洗净，捣浓汁，和好酒一半，热服。

一人中脘大痛，脉弦而滑，右为甚，乃食郁也，二陈、平胃加山楂、草豆蔻、木香、砂仁，一服顿愈。

一人痛当脐，绵绵不已，脉弦伏无力，因作狭阴治，理中汤加肉桂八分、附子三分煎，冷服，随愈。

一人中脘至小腹痛不可忍已十三日，香燥历试，且不得卧，卧则痛柱上，每痛急则脉不见。询之，因入房后过食肉食而致，遂以为阴，而投姜、附。余思之，饮食自倍，中气损矣，况在房劳之后，宜宿物之不能运化，又加燥剂太多，消耗津液，致成燥屎，郁滞不通，所以不得卧而痛也。古云：胃不和则卧不安，遂以枳实导滞丸三钱，去黑屎碗许，小腹痛减矣。又与黄连、枳实、瓜蒌、麦蘖、厚朴、山楂、莱菔子，二服痛复移于小腹，乃更与润肠丸二服，更衣痛除，第软倦不支，投补中益气汤，调理半月而起。

一人痛引腰胁，不可俯仰，脉弦数有力，知肝火郁结也，投龙荟丸五十粒，顿愈。

一人腹痛而泻，口干面时赤，乃食积也，与木香槟榔丸一服，去硬物，愈。

一酒客每日腹痛泻黄沫，知积热也，投芩、连、厚朴、炒栀子、木通、泽泻、赤茯，二剂稍可，复以酒蒸大黄为丸，酒下二钱，凡三服，遂不再举。

一妇小腹痛，医作阴治，投热剂不应，又作燥屎治者，硝黄润肠丸等药，屡用不减。余询之，七日前作寒热起，遂腹痛，左三部皆绝小无力，右寸关俱弦、滑，必起于外感，内伤挟气，下早，故食滞不下，每痛则下黄水，止作无时，下伤津液，故作渴。遂以炒白芍、白茯保脾，木香、青皮疏气，炒山栀清块中之火，当归润燥，陈皮、甘草和中，小水不利加泽泻、升麻、车前。二剂黄水虽少，痛块不减，随用葱、豉熨法，复投二剂，二便大去而安。

小腹痛不止，绕脐生疮，小便数似淋，恶寒，身上皮肤甲错，或自汗恶寒，属肠痈，当从肠痈治，详见外科心法。

肠鸣：《内经》曰：中气不足，肠为之苦鸣。娄全善曰：肠鸣多属脾胃虚。一男子肠鸣食少，脐下有块耕动，若得下气多乃已，已则复鸣，屡用疏气降火药，半年不愈，乃以理中汤为君，佐芩、连、枳实，一服肠鸣止。又，每服吞厚朴红豆蔻丸，其气耕亦平。东垣曰：胃寒肠鸣、泄泻，升阳除湿汤加益智、半夏、姜、枣，妙。

丹溪曰：腹中水鸣，火击动其水也，二陈加芩、连、栀子，必脉滑数，胃气强壮者乃可。

病后鸣，悉属虚。

取虫丸见虫门　龙胆泻肝汤见胁痛门　理中汤见寒门　香棱丸金花丸见火门　滚痰丸见痰门　桃仁承气汤见伤寒门　调胃承气汤见伤寒门

312

积 聚 门

有形为积，或聚或散为聚。有食积，有痰积，有虫积，有血积。

三锡曰：积，在中为痰饮，在右为食积，在左为死血，乃丹溪确论也。然胃脘有食积而病发在中者，亦有肝气与宿食相假，而积在左者，又不可拘泥也。曾治一少年，体薄弱，且咳血，左边一块不时上攻作痛，左金、芦荟俱不应。诊其脉，三部虽弦，而细涩不流利，因作阴虚治。四物加知、柏、玄参、牡丹皮，不六剂顿愈。此又阴虚似肝积也。推此，虽因部分名积，诊视之际犹当详审，病病皆然，惟圆机者，不昧此语。

食积：酸心腹满，大黄、牵牛之类，甚者，礞石、巴豆。

酒积：目黄口干，葛根、麦蘖之类，甚者，甘遂、牵牛。

气积：噫气痞塞，木香、槟榔之类，甚者，枳壳、牵牛。

涎积：咽如拽锯，朱砂、腻粉之类，甚者，瓜蒂、甘遂。

痰积：涕唾稠黏，半夏、南星之类，甚者，瓜蒂、藜芦。

癖积：两胁刺痛，三棱、广茂之类，甚者，甘遂、蝎梢。

水积：足胫胀满，郁李、商陆之类，甚者，甘遂、芫花。

血积：打扑闪朒，瘀血，产后不月，桃仁、地榆之类，甚者，虻虫、水蛭。

肉积：赘瘤，腻粉、白丁香，甚者，阿魏、硇砂，或砭刺出血。

河间曰：肠胃之络伤，则血溢肠外，与痰沫相搏，复遇外寒，凝聚而成积矣。居于皮里膜外，苟非剖腹割肠之技，何能涤除？但不妨碍饮食，抵宜养胃补中。

大法，咸以软之，坚以削之，行气开痰为主。

积块不可专用下药，徒损其气，病亦不去，当消导使之熔

313

化，块去须大补。

积久胃弱形羸，曾经攻下不消，脉弱或大无力，宜养胃气，善乎！洁古之论曰：养正积自除，辟如满座皆君子，纵有一小人，自无容地而出，真气盛胃气强，积自无矣，乃千古至确之论。

或中或右，硬痛不移，呕吐饱胀，或作寒热，身痛，有类外感，气口紧盛，或弦急，为食郁，二陈导痰，山楂、枳实、神曲、香附平胃，有下症者，枳实导滞丸、保和丸，随症加减。

五脏之积，古方有五积丸，皆辛散咸软，巴豆、姜、附、棱、术等出入，学者因时制宜，大抵不外行气开痰等法，猛剂恐未可骤用也。

因肉食成积者，阿魏丸佳。

恶心嘈杂，心下痞塞忽时眩晕，麻木，脉沉滑，为痰积，二陈、海粉、香附、枳、术、越鞠之类，作丸服，有火症者，滚痰丸妙。

口出清水，或时吐虫，或偏嗜一物，脉乍大乍小，面上白斑，唇红能食，时痛时止，为虫积。上半月头向上易治，下半月头向下难治。先以肉汁及糖蜜食，引虫头向上，用化虫丸、万应丸，或苦楝根、槟榔、鹤虱，煎汤饮妙。

石碱，去痰积、食积，涤垢腻最妙。

瓦楞子，能消血块，次消痰积。烧红以醋淬三度，醋膏为丸，治一切气血块癥瘕。

痞块在皮里膜外，须以二陈汤加补药、香附开之，兼二陈汤，先须断厚味为要。

木香、槟榔去气积，流金膏去酒积，桃仁、红花、苏木去血积，甚则用虻虫、水蛭，山楂、阿魏去肉积，牵牛、甘遂去水积，雄黄、腻粉去涎积。

积块，方用海石、三棱、莪术、香附俱醋煮、桃仁、红花、

314

五灵脂之类，为丸，石碱、白术汤下。

黄蜀根煎汤，治小腹有块，曾服涩药止经，因而血滞成块。丹溪用此法妙，入人参、白术、青陈皮、甘草、牛膝煎膏，入研细桃仁、玄明粉各少许，热饮之，二服当见块下。病重者，补接之后，加减调理，或再行一度，去块一二次，去葵根、玄明粉。

[**取虫丸**]

胡黄连　芜荑　雷丸　鹤虱　大黄　使君子　锡灰　三棱蓬术　木香　槟榔　青皮

肠中疾积，行倒仓法妙，但虚人不可轻试耳。

[**三圣膏**]

贴积，用未化白石灰半斤为末，瓦上炒红，提出稍冷，入大黄末一两炒热，仍提出，入桂心末五钱略炒，以米醋熬成膏，厚摊烘热贴之。

[**琥珀膏**]

用大黄朴硝各一两为末，以大蒜捣膏贴之。

[**阿魏丸**]

治肉积成块。

阿魏　山楂各一两　连翘五钱　黄连六钱五分

上，以三味为细末，以阿魏用米醋煮糊丸桐子大，每服五十丸，脾胃虚者，以白术三钱，陈皮、茯苓各一钱，煎汤下。

一方，加半夏一两，以皂角水同煮透，晒干用石碱三钱。

又一方，以醋煮神曲为丸，兼连翘。

又一方，兼诸方，而又有瓜蒌、贝母、南星、风化硝、胡连、莱菔子、麦蘖，面汤浸蒸卷丸服。治诸般积聚皆妙，智者因病增损，原无一定，妙在合宜耳。大温中丸，俱因食积或痞块，面色痿黄，肌肤虚肿，饮食无味等而设，药虽稍峻，对症必奏奇效，药笼中亦不可不并蓄也。方见疸门

妇人腹中有块，多属死血。

一方，治妇人死血、食积、痰饮成块在两胁，动作雷鸣，嘈杂眩运，身热时作。

黄连两半，半用吴茱拌湿炒、半用益智同炒　莱菔子两半　台芎
栀子　三棱　蓬术　麦曲　桃仁去皮、各五钱　香附童便浸　山楂各一两

上为细末，蒸饼丸黍米大，每服一百丸，姜汤下。

一法，醋煮香附一斤，先浸半日，煮焙干为末，醋糊丸，醋汤下七十丸，治经候不调，疝瘕积块，头运恶心，加莪术、当归各四两，俱酒浸，名济阴丸，消血块刺痛妙。

一方，治妇人血块如盘，有孕难服峻药。

香附四两　桃仁一两，去皮　白术一两　海石二两，醋淬
上，神曲为丸，每服二钱，白汤下。

[广术溃坚汤]

治积块坚硬如石，形大如盘，令人坐卧不安，中满腹胀。

[半夏厚朴汤]

治症同前，见肿胀门。

[东垣草豆蔻丸]

治酒积，或伤寒冷之物，胃院痛，咽膈不通。

草豆蔻面煨　白术各一两　大麦芽　神曲各炒　黄芩　半夏半两　枳实炒二两　陈皮　青皮　干姜各二钱，炒　炒盐半两

炊饼丸绿豆大，每服百丸，白汤下。

[木香通气丸]

治痃癖气滞，心腹痞满，呕吐咳嗽，一切气滞，顺气消痰，进食消痞。

人参　木香各一两　玄胡索一两　陈皮　牵牛各六两　槟榔
丁香各半两　三棱　莪术各三两，炮　半夏　茴香　木通　神曲
麦糵各二两　青皮

上末，糊丸小豆大，每服三四十丸，生姜汤下。

[千金硝石丸]

磨积块，不令人困，须量虚实用之。

硝石即朴硝，六两　大黄八两　人参　甘草三两

上为细末，以三年陈醋三升，置瓷器中，用竹片作准，每入一升，作一刻。先入大黄，不住手搅，使微沸，尽一刻，乃下余药，又尽一刻，微火熬使可丸，如弹子大，每服一丸，白汤下，或丸如桐子大，每服三五十丸，服后下如鸡肝，或如米泔赤黑色等物，乃效。下后忌风冷，宜微粥将息。

[局方妙香丸]

治久年陈积。方见火门

两关脉弦急，胁痛有块，是肝实也，龙荟丸二钱半，加桃仁、姜黄各五钱，蜜丸服。

[胜红丸]

治脾积气滞，胸膈满闷，气促不安，呕吐酸水，丈夫酒积，妇人血积，小儿食积并妙。

陈皮　青皮　莪术　三棱二味醋炒　干姜　良姜各一两　香附二两

上末，醋糊丸桐子大，每服二十丸，姜汤下。

[肥气丸]

治肝之积，在左胁下，如覆杯，有头足如龟鳖状，久不愈，发咳逆呕，其脉弦细。

当归头　苍术各两半　青皮炒，一两　莪术　三棱　铁孕粉各三两，与棱术同入醋煮一伏时　蛇含石煅，醋淬，五钱

上为末，醋煮米糊丸绿豆大，每服四五十丸，当归浸酒下。

[伏梁丸]

治心之积，名曰伏梁，起脐上，大如臂，犹梁之横架于胸间，久不已，令人烦心，身体胫股皆肿，环脐作痛，脉沉而芤。

枳壳麸炒　茯苓　厚朴　人参　白术　半夏　三棱煨，各等分

317

上为末，面糊丸桐子大，米饮下二十丸，作散，酒下亦可。

[**痞气丸**]

治脾积在胃脘，覆大如盘，久不愈，令人四肢不收，发黄疸，饮食不为肌肤，心痛彻背，背痛彻心，其脉浮大而长。

附子半两　赤石脂煅，醋淬　川椒炒出汗　干姜　桂心半两　大乌头二钱半，泡去皮脂

上末，蜜丸桐子大，朱砂为衣，每服十丸，米饮下。

[**息贲汤**]

治肺积在右胁下，大如覆杯，久不愈，病洒洒恶寒，气逆喘咳，发肺壅，其脉浮而毛。

半夏汤泡七次　吴茱萸汤洗　桂心　人参　甘草炙　桑白皮炙葶苈各一两五钱

上剉，每服四钱，水钟半，姜七片、枣二枚煎八分，食远服。

[**奔豚汤**]

治肾之积，名曰奔豚，发于小腹，若豚状，或上或下无时，久不愈，令人喘逆，骨痿少气，其脉沉滑。

甘李根皮焙干　干葛各一两二钱　当归　川芎　半夏汤泡七次，四两　白芍　甘草炙　黄芩各二两

上剉，每服四钱，水钟半，煎七分服。

茶癖、用石膏、黄芩、升麻，上为末，砂糖水调下。

一方，食茶叶面黄用白术、软石膏、片芩、白芍、胆星、薄荷，共末，糖调成膏，临睡津液下。

大凡偏食一物，中必有虫，即以所好投之，随下虫药，无不应手获效。

一人饮茶过度，且多愤懑，腹中常辘辘有声，秋来发热寒似疟，以十枣汤料，黑豆煮晒干，研末，枣肉和丸芥子大，而以枣汤下之。初服五分，不动，又服五分，无何腹痛甚，以大枣汤

318

饮，大便五六行，皆糖粪无水，时盖晡时也，夜半乃大下数斗积水而疾平。当其下时，瞑眩特甚，手足厥冷，绝而复苏，举家号泣，咸咎药峻，嗟乎！药可轻哉！

一法，病人果有积水瘀血，实者，可用小胃丹行水，抵当汤行血，虚者，不若且以淡渗之剂，加竹沥、姜汁，以治痰而于随症药中，加桃仁、韭汁之属，以活血，以渐而平，慎无取旦夕之功，而贻后悔也。

一切有余湿热，痰火，痰涎壅滞，酒客膏粱，实人脉滑实有力者，遇仙丹妙，又治血积，气积，痰癖肢节肿痛等症。

白牵牛头末四两，半炒，半生　白槟榔一两　茵陈五钱　蓬术三棱俱醋煮，各五钱　牙皂炙去皮，五钱　一方加沉香一两

上末，醋糊丸绿豆大，每服三钱，五更时凉茶下，天明看所去之物，有积去积，有虫去虫，小儿减半，孕妇勿用。

[霞天膏]

即倒仓法，有人指授韩懋天爵，投煎剂治痰，而遂推广之。黄牯牛一具，选纯黄肥泽无病才一二岁者，上洗净，取四腿、项脊，去筋膜，将精肉切作块子如栗大，称三十斤，或四五十斤，于净室以大铜锅或新铁锅，加长流水煮之，不时搅动，另以一新锅煮沸汤旋加，常使水淹肉五六寸，掠去浮沫，直煮至肉烂如泥，漉去渣，却将肉汁以细布漉入小铜锅，用一色桑柴，文武火候，不住手搅，不加熟水，只以汁渐如稀饧，滴水不散，色如琥珀，其膏成矣。此即火候，最要小心，不然坏矣。

大段每肉十二斤，可炼膏一斤，瓷器盛之，用调煎剂，初少渐多，沸热自成溶化，用和丸剂，则每三分，搀白面一分，同煮为糊，或同炼蜜。寒天久收若生霉，用重汤煮过，热天冷水窨①之，可留三日。

---

① 窨：音印，藏于地窖之中意。

枳实导滞丸　保和丸俱见伤食门　化虫丸　万应丸俱见虫门
十枣汤　小胃丹俱见痰门　抵当汤见血门

胁　痛　门

胁痛有火，有痰流注，有死血，有气滞。

肝火：痛在左，左关必弦，右脉亦然，属肝木有余，宜平肝
清火，柴胡、炒栀子、归尾、醋制青皮、橘红、酒芍药主之，不
已，加吴茱萸、炒黄连，甚者加酒炒胆草，审果木气实，当归龙
荟丸。

痰饮：在右，体厚，脉沉滑，属湿痰流注，宜二陈、苍术、
白芥子、酒芩、胆星、枳壳、香附，煎成加木香水三茶匙，不
已，控涎丹。

因怒气大逆，肝气郁甚，谋虑不决，风中于肝，皆使木气太
实，故火盛肝气急也，故痛，宜疏肝降火。

因痰下流注于厥阴之经，亦能使胁痛，病则咳嗽气急，相引
而痛，从痰治，嗽而胁痛者，当疏肝气，脉弦滑，用二陈、南
星、青皮、香附、青黛、姜汁，脉细涩属阴虚，四物加青皮。

左痛宜醋制青皮，右痛加枳壳、郁金。

食积：胁痛，发寒热，痛引心下，恶心恶食，右手脉沉滑，
当作食积治，先以盐汤探吐，吐定用二陈、苍术、枳朴、山楂、
川芎、柴胡、紫苏，有表，加表药。

气滞：两手脉沉伏或弦，痛引肩背胸胁，不得俯仰，属气滞
也，宜疏气开郁，二陈加川芎、枳壳、苏子、莱菔子、乌药、青
皮、香附、木香之类，甚者，加蓬术。

肝苦急，急食辛以散之，用抚芎、苍术，或用小柴胡汤，盖
本方原为胁痛、发寒热者必用之剂。

左痛以柴胡为主，加佐使药，川芎、青皮、草龙胆之类。

两胁走痛，因于痰者，控涎丹佳，以痰在胁下，非白芥子不能除也。

胁下一条扛起，挟食积痛，消导药中加吴茱萸、炒黄连。

气弱之人，胁下痛，脉细紧或弦，多从劳役怒气得之，八物汤加木香、青皮，或加桂心煎服。

去滞气须用青皮，乃肝胆二经药，人多怒胁下有郁积者固宜，以解二经之实者，若二经气血不足者，先当补血气，少佐青皮可也。

气虚：肥白人，气虚发热而胁下痛，用参、芪补气，柴胡、黄芩退热，木香、青皮调气。

阴虚：瘦弱人，寒热胁下痛，多怒，必有瘀血，宜桃仁、红花、柴胡、青皮、大黄之类。

发寒热胁痛，似有块痛，必是饮食太饱，劳力所致，必用龙荟丸治之。

解痛治标，贴琥珀膏妙。又方，芥菜子，水研敷。又方，以吴茱萸水研敷。又方，以韭菜叶捣细炒熟贴，而以熨斗盛火熨之。

房劳过伤，肾虚羸怯之人，胸膈胁肋多隐隐微痛，乃肾虚不能约气，气虚不能生血之故。气血犹水也，盛则流畅，少则壅滞，宜破故纸之类补肾，四物之类和血，若作寻常胁痛治，即殆矣。

[推气散]

治右胁痛甚，胀满不食。

片姜黄　枳壳麸炒　桂心各五钱　甘草炙，二钱

上为末，每服二钱，姜汤调下，水煎亦可。

[枳芎散]

治右胁下痛不可忍。

枳实麸炒　川芎　甘草炙，钱半

上细末，酒调下，或白汤。

[异香散]

治腹胁膨胀，痛且噎塞，辛以散之。

蓬术醋煨　益志仁　甘草炙　荆三棱各一钱　青皮　陈皮各五分　厚朴姜制　莲肉各三分

上姜三片，枣一枚，白盐少许，煎服。

[分气紫苏饮]

治腹胁痛，气促喘急。

五味子　桔梗　苏叶　桑白皮蜜炒　草果仁　陈皮　大腹皮酒洗　茯苓　甘草炙，各半钱

姜三片，白盐少许煎。

河间[芎葛汤]

治胁痛不可忍，用桂枝、川芎、细辛、干葛、防风各八分，芍药、枳壳、麻黄、人参、甘草各四分，皆散表之药，必冬月有表邪者乃可。

丹溪曰：凡胁痛，多是肝木有余也，宜小柴胡加青皮、川芎、芍药、龙胆，甚者煎成正药，入青黛、麝香。

痰流注，本方倍半夏，加橘红、南星、二术、茯苓、川芎、白芥子之类，气实脉滑有力，十枣汤最佳。

瘀血：瘀血作痛者，小柴胡合四物，加桃仁、红花，或乳香、没药，煎服，痛甚元气壮实者，桃仁承气汤下之。

性急多怒之人，时常腹胁作痛者，小柴胡加川芎、芍药、青皮之类，煎服，甚者以煎药送下龙荟丸，甚速甚效。

妇女多郁结，兼舒气。

[当归龙荟丸]

泻肝火太甚之要药，因内有湿热两胁痛甚，用以伐肝木之邪，必脉弦急而气实者，宜之。

当归　龙胆　栀子仁　黄连　大黄文武火炒，各五钱　木香二

322

钱半　芦荟　青黛各五钱　麝香五分，另研

上为细末，神曲糊丸桐子大，每服二十丸，生姜汤下。

一方，加柴胡五钱，青皮一两，热甚者，烘热服。

一方，水气实者，用川芎、苍术、青皮、芍药、柴胡、甘草、龙胆各等分，水煎服。

［**左金丸**］

佐金平木之义，泻肝火，行湿，为热甚之反佐。

黄连六分　吴茱萸一分

上为细末，汤浸蒸饼为丸绿豆大，每服三五十丸，淡姜汤下。

一方，破血行气，治死血作痛之症。

桃仁去皮留尖，另研　红花酒洗焙干　川芎　青皮　香附童便浸，各等分

上细切，水煎服。

《正传》治验：一人左寸尺弦数而涩，关芤且数，右三部皆虚且静，明是血症，因一年前坠马，次年遂痛，用抵当丸一服，下黑血二升，后以四物加减调理而愈。

又遇劳与饥则胁痛，用八珍加牛膝、木瓜、山药、石斛、薏仁、酸枣仁、柏子仁、桃仁，数数服之，顿愈。

又一人同此，医投平肝药痛甚而殒，谨录之以为世戒。

［**柴胡清肝散**］

治肝胆三焦热，疮疡，或怒火，憎寒发热，或疮毒结于两耳前后，或身外侧至足，或胸乳小腹下，或两股内侧至足等症有验。

柴胡　黄芩炒　人参各三分　山栀炒　川芎各五分　连翘　桔梗各四分　甘草三分

上水煎服。

［**龙胆泻肝汤**］

治肝经湿热两胁肿痛，或腹中疼痛，或小便涩滞等症。

龙胆草酒拌炒煮　泽泻各一钱　车前子炒　木通　生地黄酒拌
当归酒拌　山栀炒　黄芩炒　甘草各五分

上水煎服。

小柴胡汤见伤寒门　桃仁承气汤见伤寒门　八物汤见虚损门　琥
珀膏见积聚门　十枣汤见痰饮门

腰 痛 门

腰痛有湿热，有湿痰流注，有闪挫，有瘀血，有肾虚，有气
滞，有寒，有风。

湿热：六脉数急而弦，或沉濡而数，小便黄，腰痛不得俯
仰，遇天阴及久坐便痛，属湿热，宜渗湿清热，当归拈痛汤出
入，有寒热者，当先发散。

东垣曰：身重腰沉沉然痛，乃经络中有湿也，羌活胜湿汤加
黄柏一钱，附子五分，苍术二钱。

湿痰：脉滑或沉伏，动作便有痰，或一块作痛，是湿痰，多
见于肥盛之人，宜快气豁痰，使痰随气运，加味豁痰汤主之，不
应，控涎丹徐徐取之。方见痰门

闪挫：肝脉搏坚而长，或两尺脉实，忽然不可俯仰，属闪
挫。此虽起于偶然，亦必有所觉，方可作闪挫治，宜先以乳、没
研细，冲酒饮之，次用活血行气药，复元通气散主之，不效，必
有瘀血，五积加桃仁、大黄、苏木各一钱，当归倍原数。

瘀血：脉涩滞，或芤，日轻夜重，大便黑小便黄，转侧如锥
刺，属瘀血，宜顺气活血，元戎加味四物汤，或加桃仁、红花主
之。人壮气实者，桃仁承气加红花、桂下之，果因闪挫，打扑瘀
血为患乃可。

肾虚：脉大，或两尺洪盛，疼之不已，是肾虚。宜滋肾四物
加黄柏、杜仲、五味之类，吞补肾丸，或青娥丸，或大补阴丸、

萆薢丸。

阴虚：因辛苦劳碌而得者，宜补养兼利肢节，四物加杜仲、牛膝、羌活、独活，少入肉桂为响导，有火加知母，甚者十补汤吞青娥丸。

风伤肾而痛：脉必带浮，或左或右，痛无常处，牵引两足，宜五积散加防风半钱，全蝎三个，小续命汤、独活寄生汤选用，仍吞三仙丹。《三因方》用杜仲三钱，炒，煎酒服，又牛膝酒，治风毒攻肾刺痛，伤湿腰痛如坐水中，久坐湿地，或为雨露所伤，乘肾虚久客，脉必带缓，遇天阴及久坐而发，宜渗湿汤，不效，肾着汤或生附散。

感寒而痛：腰间如冰，其脉必紧，见热则减，见寒则增，宜五积散去桔，加吴茱半钱，或姜附汤加辣桂，外用摩腰膏，挟热者，脉必洪数而滑，发渴便秘，宜甘豆汤加续断、天麻，大便秘，宜微利之。

偶被风寒湿所郁而作痛，宜五积散加减，须羌独为主。

诸腰痛甚者，不可用补气药，及寒凉药，初必加温散，和血快气，后必加补肾药，四物牛、杜之类。房劳辛苦之人，悉宜补，审气血孰虚治，各加制附子少许为引，下响导最妙。

肾着一病，腰重若带五千钱，腰下冷如冰，小便自利，兼用温药，三因肾着汤主之。

气滞而痛，脉必沉弦，或伏结，实人初起，木香流气饮，日久，宜理气养血。

一人，因太劳，又过饮酒，致湿热乘虚入客于经，作痛，夜更甚，不得俯仰，脉濡而弱，先与拈痛去参、术，二贴稍愈，遂改用四物加杜仲、牛膝、独活、肉桂，顿愈。

一人，脉症同上，服拈痛渐减，一人，改用桂附遂攻出一痈，出脓，大补消。

一人，肥盛而肢节痛，腰更甚，脉沉濡而滑，知湿痰也，予

325

二陈加南星、二术、二活、秦艽、防风，十剂愈。

一人，体厚腰间常冷，予肾着汤加星、半、苍术，三服全愈。

一人，因堕马后痛不上，日轻夜重，瘀血谛矣，与四物去地，加肉桂、桃仁泥、红花、苏木，四服，大便下黑而瘥。

一人，素有脚气，每发则引腰痛不可俯仰，其人雄饮，明是湿热，脉濡而数，投拈痛汤八剂渐减，遂以捉虎丹酒下二九，空心凡三服，腿腕出黑汗，永不再举。

丹溪曰：久腰痛，必用官桂开之，方止，腹胁痛亦然。橘香丸，治腰痛经久不瘥，亦用官桂开之之义也。

［当归拈痛汤］

治湿热为病，肩痛沉重，肢节腰胁疼痛，胸膈不利。

白术八分　人参　升麻　苦参酒炒　葛根　苍术各一钱　知母　泽泻　黄芩　猪苓　当归各八分　生地酒洗　茵陈酒炒　炙甘草　羌活各一钱　防风

食远服。

［加味豁痰汤］

治痰流注腰痛。

半夏　赤茯　甘草　陈皮　南星　苍术　羌活　枳壳　独活　防风

姜煎服。

［《元戎》加味四物汤］

治瘀血腰痛。

本方加桃仁泥、酒洗红花、肉桂少许，或加苏木。

［补肾丸］

黄柏　龟板　杜仲　牛膝　陈皮各一两　干姜五钱　少加五味子

上为末，姜打糊丸，温酒或白汤下。

[煨肾散]

治肾虚腰痛。

酒炒杜仲三钱，炒断丝，一味为末，以猪腰子一枚，批作五七片，以椒盐腌去腥水，掺药末在内，以荷叶包裹，更加湿纸二三重，微火中煨熟食，无灰酒下。

[《三因》青娥丸]

治肾虚腰痛，常服壮筋补虚。

杜仲一斤，酥炙　生姜十一两，炒　破故纸一斤，炒

上为末，用胡桃一百二十个，汤浸去皮膏，加蜜些少，丸桐子大，每服五十丸，盐汤下。

五积散见中寒门

[肾着汤]

治肾着腰冷痛。

干姜炮　茯苓各钱半　甘草炙，五分　白术二钱半

水煎服。

[捉虎丹]

草乌头　五灵脂　木鳖子一两，去壳　白胶香两半　地龙去泥土净，一两　京墨二钱半　乳香　没药各七钱半　当归七钱半　麝香二钱半

上为细末，糯米饭丸桐子大，每服一丸或二丸，多至三五丸，空心温酒下。

按：白胶香乃枫香树脂，药肆无此，皆松香之白者，殊非立法之初意，如用，必于夏月山中于枫树上流出者，采用方妙。

[萆薢丸]

治肾损骨痿不能起于床，腰背腿皆痛。

萆薢　杜仲炒去丝　苁蓉　菟丝子酒浸

上等分，细末，猪腰子捣烂，丸桐子大。每服五十丸至七十丸，空心温酒下。

[摩腰膏]

治老人、虚人腰痛，并妇人白带。

附子尖　乌头尖　南星各二钱半　雄黄一钱　樟脑　丁香　干姜　吴茱萸各钱半　朱砂一钱　麝香五粒，大者

上为末，蜜丸桐子大，每用一丸，姜汁化开如粥厚，火上顿热，置掌中摩腰眼，候药尽粘腰上，烘绵衣，包缚定，随即觉热如火，日易一次。

[补髓丹]

补肾强筋骨。

没药一两，同研　杜仲去皮炒，十两　鹿茸二两　补骨脂十两，用脂麻五两，同炒黑去麻

除没药另研外，共末和匀，入胡桃肉三十个去皮杵为膏，入面少许，酒煮面糊丸桐子大。每一百丸，温酒盐汤下。

庞元英《谈薮》载：一少年，新婚后得脚软病疼甚，众作脚气治不效，孙琳用杜仲一味，寸断片折，每以一两，用半酒水煎服，三日能行，又三日全愈。

大抵诸腰痛皆起于肾虚，既挟邪气，则当先去其邪，若子和以甘遂、陈皮、当归等分为末，服三钱，酒下者。《准绳》用黑白丑炒末、五灵脂各三钱，狗脊微炒半两，萆薢炒三钱，没药二钱，胡桃肉五个，醋糊丸，甚者，加湿纸煨熟巴豆五粒，下五七次后，用煨肾散及无比山药丸，是先泻后补也。

腰痛，足太阳经也，胯痛，足少阳胆之所过也，若因伤于寒湿，流注经络，结滞骨节，气血不和，而致腰胯痛，宜除湿丹，或渗湿汤加芍药、青皮、苍术、槟榔，有痰滞经络，导痰加槟榔、青皮、芍药，丹溪以为肾肝伏热，治用黄柏、防己。

背 痛 门

看书，久坐，对弈而腰背痛者，属虚，补中益气为主，八物

汤。肥人多痰，年高必用人捶而痛快者，属痰属虚，除湿化痰，兼补脾肾，醉饱后多痛欲捶，是脾不运而湿热作楚也，须节饮。瘦人多是血少阴虚，亦不禁酒及厚味而然，养血清火，四物、酒芩连、牡丹皮。背痛须加羌活、防风引经，肥人少佐附子。

有素虚人，及病后、产后、经行后心痛，或牵引乳胁，或走注肩背，此元气上逆，当引使归元，不可复下疏刷，愈刷愈痛，发汗人患此者众，惟宜温补，拘于痛无补法之法，误矣。汗者心之液，阳受气于胸中，汗过多则心液耗，阳气不足，故致痛也。

丹溪治一男子，忽患肩背肿缝一线疼，上胻肩至胸前侧胁而止，其痛昼夜不息，不可忍，其脉弦数，重取豁大，左大于右。夫胛，小肠经也，胸胁，胆经也，此必思虑伤心，脏未病而腑先病，故痛从背胛起。谋虑不决，又归之胆，故痛至胸胁而止，乃小肠火来乘胆木，子来乘母，是为实邪。询之，果因谋虑不遂而病，以人参四钱，木通二钱，煎汤下龙荟丸，数服愈。

痛 风 门

平居四肢百节，或上或下，或偏于左，或偏于右，或游走不定而痛者，是名痛风，一名痛痹，又名白虎历节风。有火，有痰，有湿，有血虚，有瘀血。

火：六脉洪数，或大有力，症兼口干燥而痛者，属火，宜清火和血，四物易生地、酒芩、柏、知母、秦艽，看上下加减。

热盛则痛。

湿：脉沉滑，症兼恶心，头眩而痛者，属湿，二陈加酒芩、二活、苍术、秦艽、竹沥、姜汁。

湿盛则肿。

湿热：脉濡缓，或沉细，身体重着而痛者，属湿。湿热相兼，脉必沉濡带数急，以二陈、二术加羌活、独活、防风、秦艽

329

等风药，以风能胜湿故也。有热，加酒连、知柏。

血虚：脉芤大，如葱管无力，四肢濡弱而痛甚于夜者，属血虚，宜补血滋阴，四物加知、柏之类。

死血：脉涩滞，隐隐然痛在一处不移，脉涩者，属瘀血，宜芎、归、赤芍、桃仁、红花及大黄微利之。

肢节痛：须羌活，若肥人多是风湿，与痰流注经络，脉必滑，治痰为急。

上下牵引疼痛，是痰涎伏于膈间，必兼头目昏重，夜间喉有痰声，控涎丹，不过数服佳。

瘦人多血虚有火，脉必数涩而细疾，养血为先。

上部痛：宜兼发散，二陈、二活、防风、苍术、酒芩、薄桂、威灵仙、姜、葱微汗。

下部痛：宜分利小便，四苓散加防己、木通、牛膝、黄柏、苍术、归身。若肿痛而大便不通者，宜大柴胡汤微下之。上下痛，属湿热者，当归拈痛汤最佳。

丹溪曰：因湿痰浊血，流注为病，若在下焦道路深远，非乌附气壮不能下达，须少加引经用之，若以为主而治，非徒无益，而反有杀人之毒，善治者，必行气流湿舒风，导滞血养新血，降阳升阴，治有先后，须分肿与不肿可也。

痛家，断不可食厚味与肉，肉属阳，大能助火。

活血丹与四物苍术各半汤，治遍身疼痛如神。

血虚：产后，胎前，一切大病后，血少不能荣筋作痛，脉涩弱，或芤大无力，四物养血为主。

如素有火盛而痛者，因少水不能灭盛火，再加厚味，必加口有干燥，中有痞闷，下有遗溺，须速将一切油腻、肉面、鱼腥、椒料、酒、羊等厚味痛绝之，乃以二陈加酒浸白芍药，少佐黄连降心火，看作何应，又为区处也。

大法，苍术、星、芎、酒芩、归、芷，在上加羌活、桔梗、

330

威灵仙。

下焦湿热肿痛，用防己、草龙胆、黄柏、知母，固是捷药，若肥人病此，宜苍、白术、南星、滑石、茯苓之类，瘦人加当归、红花、桃仁、牛膝、槟榔。

下部肿痛，须利小便，五苓、八正、大橘皮加灯心、竹叶主之。

薄桂，味薄者，能横行手臂，领南星、苍术等药至痛处。

威灵仙，治上体痛风，弱人勿用。

汉防己，治下体痛风，胃弱忌之。

高年举动则筋痛，是血不能养筋也，名筋枯不治，四物主之。

两手十指，一指疼了一指疼，疼后又肿，骨头里痛，左膝痛了右膝痛，发时多在五日，少则三日，昼轻夜重，痛时觉热，行则痛轻，肿则重。《解》曰：先血后气。《素问》曰：先痛而后肿者，气伤形①也，和血散气汤主之。

[苍术复煎散]

治寒湿相合，脑痛恶寒，烦闷，脊骨押眼、膝膑俱痛，脉沉数。

苍术四两，水二钟，煎一钟，去渣入下项药：

羌活　升麻　泽泻　柴胡　藁本　白术各半钱　黄柏三钱　红花少许

煎八分服。

一方，治上下痛风。

黄柏酒炒　苍术泔水浸一二宿　南星各二两　神曲炒　台芎各一两　防己　白芷　桃仁各五钱　威灵仙酒炒　桂枝　羌活各二钱　胆草各钱半　酒红花五钱

---

① 气伤形：原作"形伤气"，据《黄帝内经·素问》改。

上为末，神曲糊丸桐子大，每服一百丸，空腹服。

血痢止早，恶血留于经络作痛，甚者，四物加桃仁、红花、牛膝、黄芩、陈皮、甘草，煎生姜汁，研潜行散，入少酒饮之，多服自验，于委中刺黑血妙。

一方，用明松节一两，加乳香一钱，炒焦存性，苍术一两，紫葳一两，甘草半两，黄柏一两，桃仁去皮尖一两，俱为末，每服三钱，加姜汁重汤烫沸服。

凡久痢后，两脚酸软痛，或膝肿如鼓槌，此亡阴也，宜以芎归、熟地等补血药治之，自愈。挟气虚者，加参、芪，挟风湿者，加羌活、防风、白芷之类。切不可纯作风治而用风药，反燥其血，终不能愈，足枯细，但膝肿大，名鹤膝风，大防风汤。

丹溪方，治气血两虚有浊痰，阴火痛风。

人参　山药　海石　南星各一两　白术　熟地　黄柏酒炒褐色　龟板酥炙，各二两　干姜各存性　锁阳各五钱

酒糊丸。

丹溪曰：肢节肿痛，痛属火，肿属湿，盖为风寒所郁而发动于经络之中，湿热流注于肢节之间而无已也，宜微汗先以散之。

麻黄去根节　赤芍各一钱　防风　荆芥　二活　白芷　桔梗各五分　葛根　川芎各五分　甘草　归梢　升麻各二分

下焦加酒柏，妇人加酒红花，肿甚加槟榔、大腹皮、泽泻，更加没药一钱，定痛尤妙。

一云：脉涩滞者，有瘀血，宜桃仁泥、红花、芎、归，甚者，加大黄微利之。

[二妙散]

治下部湿热为病。

黄柏酒炒，二两　苍术米泔浸，春秋二宿，冬三宿，夏一宿，四两

上为末，沸汤入姜汁调服。或用蒸饼为丸，姜盐汤下，二味皆雄壮下行之气，表实不得汗者加酒少许佐之，仍看所挟气血

增减。

[潜行散]

黄柏一味,酒浸晒干为末,每服方寸匕。血虚有火痛风,煎四物汤调下最胜。

手臂痛,是上焦湿痰横行经络中作痛也。

二术　二陈　香附　酒芩　威灵仙

姜三片,食后服。

又方:

赤芍　青皮各钱半　紫葳　台芎各七分五厘　威灵仙　木鳖子钱半　防风钱半　甘草钱半

酒煎服。

妇人胸背胁走痛:

赤芍一钱　桂枝　苍术各三分　香附　炒黄柏各一钱　威灵仙钱半　甘草五分

白水煎服。

治走注痛:

威灵仙　苍术　桃仁泥各一钱　川芎钱半　川归　桂枝

姜五片,童便竹沥各半盏,煎一盏,热服。

外贴方:牛皮胶一两,水熔成膏,芸薹子、安息香、川椒、附子各半两,为细末,入胶中和成膏,涂纸上随痛处贴之。蓖麻子一两,草乌头半两,乳香一钱另研,右以猪肚脂炼去沫成膏,方入药搅匀。涂摩痛处,以手摩如火热妙。

[定痛丸]

治风湿一切痛。

乳香　没药　金星草　地龙去土泥　五灵脂　木鳖子等分

炼蜜丸弹子大,每服一丸,酒磨下。

丹溪曰:世俗有用草药而获效者,如石丝为君,过山龙为佐,皆性急而燥湿者,不能养血舒筋,惟能燥湿。病之浅者,湿痰得燥而开，瘀血得热而行，故有速效，若病深而血少者，愈劫愈虚，而痛愈急矣，戒之戒之！

[独活寄生汤]

治肝肾虚弱，感冒风湿，致湿痹两足缓纵，软弱不仁。

大抵身痛因风寒湿外感者，已见本门。其平人或上或下痛者，肥人责之痰，瘦人责之血少，遇劳则痛属气血两虚，与久坐眈书痛同，八物为主，体厚多湿痰，二陈加桂、附、二术、秦芄、二活，以胜湿也。

[防风天麻汤]

治风湿麻痹，肢节走痛注痛，中风偏枯，或暴不语，内外风热，壅滞昏眩。

防风　天麻　川芎　羌活　白芷　草乌头　白附子　荆芥　当归　甘草炙，各五钱　白滑石二两

上为末，蜜酒下。

[舒筋汤]

治臂痛不能举，盖是气血凝滞，经络不行所致，一名通气饮子，一名五痹汤，其效如神。

片子姜黄二钱　甘草炙　羌活各二钱　海桐皮去外皮　当归去头　赤芍药　白术各一钱

姜三片，煎成，入磨沉香少许入内服。

《本草》海桐皮，能行经络达病所，又入血分及祛风杀虫，古方治腰腿痛用二两，牛膝、芎藭、羌活、五加皮各一两，甘草五钱，薏苡二两，生地十两，浸酒二斗，早晚午各一杯。此方不得加减。

[经验九藤酒]

治远年痛风，与中风左瘫右痪，筋脉拘急，日夜作痛，叫唤不已。

青藤　钓钩藤　红藤（即省风藤）　丁公藤（又名风藤）

334

桑络藤　菟丝藤（即无根藤）　天仙藤（即青木香）　阴地蕨（即地茶）取根四两　五味子（俗名红内消）　忍冬藤各三两

上细切，以无灰酒一大斗，用瓷罐一个盛酒，其药用真绵包裹，放酒中浸之，密封罐中不可泄气，春夏七日，冬十日，夏五日。每服一盏，日三服，随病上下早晚进。

[经验加味二妙丸]

治两足湿热疼痛，或如火燎，从足跗热起，渐至腰胯，或麻痹痿软，皆湿为病。

苍术四两，泔浸　黄柏二两，酒浸晒　牛膝一两，去芦　归尾一两，酒洗　防己一两　川草薢一两　龟板酥炙，一两

酒糊丸桐子大，每一百丸，空心盐姜汤下。

木通一味，每用二两，长流水煎汁顿服，服一时许，遍身痒甚出红丹及汗为佳。

昼减夜甚，痛彻骨如虎咬，名白虎历节风，如掣者寒多，肿甚为湿多，出汗为风多。通用虎骨、犀角、沉香、青木香、当归、赤芍、牛膝、羌活、秦艽、骨碎补、桃仁各一两，甘草半两，槲叶一握，每服五钱，煎服，临服入麝少许。

洗法

用樟木屑泡汤置大桶中，桶边放一小凳，安痛处于汤上蒸之，外用绵被覆定。其汤不可近眼，屡验。

[通气防风汤]

治肩背痛不可回顾。此太阳经气郁而不行，以风药散之。脊痛项强，腰似折，项似拔者，属太阳经气不通也。

二活各一钱　藁本　防风　甘草各半钱　川芎　荆子各三分

水煎服。

[蠲痹汤]

治风痰湿火郁于四肢，手足顽痹者，此方主之。

黄芪蜜炙　防风　羌活　赤芍　姜黄炒　当归酒洗，各二钱五分

335

甘草各五分，炙

环跳穴痛俗名胯眼是。

丹溪曰：环跳穴痛不已，防生附骨痈。方以苍术佐黄柏之辛，行以青皮，冬加桂枝，夏加黄芩，体虚者加杜仲、牛膝，以甘草为使，大料煎，入酒。深者，恐术、柏、桂等发不动，以少麻黄一二帖。又不动者恐痈将成，撅地成坑，以火煅赤，沃以小便赤体坐其上，以被席围抱下体，使热蒸腠理间，血气畅而愈。

时行毒气，攻手足痛不可止，同上法，用酒沃。凡手足痛，热醋浸妙。

《衍义》法：治痛风并瘫痪有余症，酒拌蚕屎甑中蒸热，铺油单上，就患处蒸之，仍覆衣被，虚人防虚晕。

臂痛：东垣曰：臂痛有六道经络，各加引经药乃验。以两手伸直，垂下，大指居前，小指居后而定之。其臂臑之前廉痛者，属阳明经，以升麻、白芷、干葛行之。后廉痛者，属太阳，以藁本、羌活行之。外廉痛者，属少阳，以柴胡行之。内廉痛属厥阴，以柴胡、青皮行之。内前廉痛者，属太阴，升麻、白芷、葱白行之。内后廉痛，属少阴，细辛、独活行之。

臂痛为风寒湿所搏，或饮液流入，或因提挈重物，皆致臂痛，有肿者有不肿者。除饮证外，其余诸痛，并用五积散，及乌药顺气散，或蠲痹汤。

若坐卧为风湿所搏，或睡后手在被外为寒所袭而痛者，五积散加减。

曾有挈重伤筋，以致痹痛，宜琥珀散，或劫劳散，或和气饮。每服加白姜黄半钱，以姜黄能入臂也。

痰饮流入四肢，令人肩背痠疼，两手软痹，医误以为风，则非其治。宜导痰汤加木香、姜黄各半钱。重者控涎丹，轻者指迷茯苓丸。一法，控涎丹加去油木鳖子一两、桂枝五钱，治臂痛，每服二十丸，加至三十丸。

外有血虚，不能荣于筋而致臂痛，宜蠲痹汤合四物煎服。

有气血凝滞经络不行而致痹痛，宜舒筋汤。

手气，手肿痛，悉属风热挟痰，五痹汤、蠲痹汤。白姜黄，能引至手臂尤妙。

肩背痛不可回顾，东垣谓手太阳气郁而不行，以风药散之。然亦有劳伤，及房劳过度而痛者。一少年新婚且劳，胸间与肩背痛，痰火药遍试不应。脉得右寸关虚大无力，投以补中益气汤一服减，三服全。

四物汤_{见血门} 当归拈痛汤_{见腰痛门} 大防风汤_{见脚气门} 八物汤_{见虚损门}

[和血散痛汤]

羌活 升麻 麻黄_{各钱半} 桃仁 柴胡_{二钱} 红花 当归_{各一分} 防风_{一钱} 甘草_{一分} 独活 猪苓_{五分} 黄柏_{一钱} 知母_{一钱} 黄连_{酒炒，一分}

水煎服。

脚气门 _{当互考腿痛门}

湿气①：初起，发寒热殊类伤寒，第脚膝痛，或肿是也，均属湿热。虽因坐卧湿地，涉水履冰，久必变而为热。初必发散，后兼分利，与湿同治。大法，二术以去湿，黄柏、知母、条芩、山栀之类以清热，归、芍、生地之类以调血，木瓜、槟榔之类行其气，二活利关节兼散风湿，佐以木通、防己、川牛膝之类以引药下行，及消肿去湿。气虚肥白人，加人参，兼化痰二陈。瘦人，脉弦涩大便燥者，忌燥药兼补阴，坎离加减。

丹溪曰：脚气湿流于下，须提起其湿，随气血用。入心则恍

---

① 湿气：原本无，据《医学六要》补。

惚谬妄，呕吐不食，眠卧不安，左寸乍大乍小，或乍有乍无，死，不治。

方书以肿者名湿脚气，不肿为干脚气。虽曰湿盛则肿，亦当分新久虚实。

入肾则腰脚肿，小便不通，呻吟，目与额皆黑，气冲而喘，尺绝，死。

肥人腿痛，多是湿痰气弱，宜燥湿化痰，兼补气。脉必沉滑，久之必加补养，八味丸。

瘦人腿痛，多是血虚有火，宜养血滋阴。脉必弦数，六味丸。

脚气冲心，丹溪用四物加炒柏，以附子末津调敷涌泉穴，以艾灸引泄其毒。

[《金匮》八味丸]

治脚气上攻，虚者宜之。

槟榔末三钱，童便调下，五子五皮散，薏苡仁散，俱实者宜之。

脚气上气，喘促，初起有表邪者，小青龙加槟榔。实者，五子五皮散，或苏叶三两，制桑皮二两，前胡去芦一两，槟榔二枚，杏仁去皮尖二十枚，姜五片，水二盏，煎一盏，温服。已经攻泄，分利，致不得眠上喘属虚，八味丸料作大剂煎冷服。脾胃虚，用参术。初攻胃呕逆，二陈平胃加木瓜。小便不通，初起实者，五苓加木瓜。虚者，八味丸加车前、牛膝。

脚气发热，有表症者，五积散发之。有里症不大便者，大黄左经汤下之。

五子五皮散见胀门　平胃散见湿门

[薏苡仁散]

薏苡仁一两　当归　川芎　干姜　茵芋　甘草　官桂　川乌防风　人参　羌活　白术　麻黄　独活各半两

338

上细末，每空心临卧服，酒下二钱，日三服。

《外台》曰：第一忌嗔，嗔则心烦，烦则脚气发。第二禁大语，大语则伤肺，肺伤亦发。又不得露足，当风入水，两足犹不宜冷，虽暑月当须着绵裤，令常暖出微汗佳。于寅丑日去手足指甲，去气。夏月勿追凉，常宜按授，勿。使邪气留。数劳动关节，常令通畅。此并养生之要，拒风邪之法也。

治湿热脚气方

紫苏　黄柏盐酒拌炒　芍药　木瓜　泽泻　木通　枳壳麸炒黄色　槟榔　苍术　甘草炙　香附　羌活　防己

痛加木香，肿甚加大腹皮，发热加大黄、黄芩。

[防己饮]

防己大伤胃，胃弱者忌之

黄柏酒　苍术盐水炒　白术　防己各七分　生地　槟榔　川芎各半钱　木通　犀角屑　甘草节　黄连各三分

水煎服，有热加黄芩，痰加竹沥、姜汁、南星，小便涩加牛膝，如常肿者，专主乎湿热。肥人加痰药。

邪客三阳，属表，见寒热拘急，宜汗。邪客三阴，属里，见二便阻涩，宜渗利。

[健步丸]

有二，皆下行分渗除湿风药，当审气血方妙。

食积流往用。

苍术、防己、黄柏酒炒、南星、川芎、白芷、犀角、槟榔，血虚加川牛膝、龟板，酒糊丸服。

[羌活导滞汤]

治脚气初发，一身尽痛，或肢节肿痛，便溺阻膈。先以此药导之，后用当归拈痛汤。

羌活　独活各一钱二分　防己　当归尾各七分　枳实五分　大黄二钱四分

上细切，水煎空心服。

[五积散]

治寒湿流注经络，脚膝肿痛。见中寒门

[导水丸]

治脚气跗肿疼痛，或发热恶寒，湿热大盛者。

大黄　黄芩各二两　黑丑取头末　滑石各四两

上为细末，调水丸桐子大。每服四五十丸，温水送下，以利为度。

[除湿丹]

治诸湿病，腰膝肿痛，足胫浮肿，筋脉劲急，津液凝涩，便溺不利等症。

槟榔　甘遂　赤芍　泽泻　威灵仙　葶苈子各二两　乳香没药各一两　黑丑半两　大戟炒，三两　陈皮四两

上细末，面糊丸桐子大。每服五十丸，温水下，以利为度。

[三花神祐丸]

治湿热流注，足膝浮肿，肢节烦疼，行步重坠等症。见痰门

[杉木饮]

治脚气发热，两足肿大，心烦体痛，欲死者。

杉木节四两　槟榔七枚　大腹皮酒洗　青橘叶四十片，如无则用皮

长流水三碗，煎一碗，分三服，一日服尽。如大便通利，见黄水，其病除根。未愈，过数日再煎一剂服之，病根去为度。外以杉木橘叶煎汤洗之，神效。一方用童便煎更佳。

[胜湿饼子]

治远年脚气，足胫肿如瓜者。

黑丑一两，取头末半两　白丑一两，取头末半两　甘遂连珠五钱

上三味，再同研极细，外用旧麦面两半，连末药和匀，水调捏为饼子，如折三钱大，放饭上蒸热。每服一饼，空心嚼茶清

340

下，以利为度，未利，再服一饼。忌甘草、松菜、生冷、油腻、鱼腥。

脚气隐痛，行步艰难，用平胃散加赤曲同煎服最妙，鸡鸣散亦佳，脚气两胫肿满，是为壅疾，南方多见两足粗大，与疾偕老者。初起宜重剂，宣通壅滞，或砭恶血而去其重势，后以药治。《素问》曰：畜则肿热，砭射之也。

足少阴脚气入腹，疼痛上气喘促，欲死，八味丸佳。阳衰肾虚有寒之人，多此，乃肾乘心，水克火最笃。

大凡湿痰、湿热、死血流注关节，非辛温之剂开发腠理，流通隧道，使气行血和，焉能得愈？须佐以辛凉，毋大热耳。草乌、肉桂、黄柏、苍术俱不可少，甚者加附子，要在临用斟酌。

平胃散见脾胃门

[鸡鸣散]

治脚气肿痛，不问男女皆可服。如人感寒湿流注，脚走痛不可忍，筋脉浮肿宜服。

槟榔七枚　陈皮去白　木瓜各一两　吴茱萸　紫苏叶各三钱
桔梗去芦　生姜和皮，各半两

上㕮咀，用水三大碗，慢火煎至碗半，将粗再煎一碗，共一处。鸡鸣时冷服，冬月稍温，作三五次服完，以干物压下。天明去大便见黑粪水，是湿毒下也，此原非峻剂。

鹤膝风①：一膝肿痛不消，防生鹤膝风。以膝肿如鹤，足胫细，脉多弦紧，乃三阴经虚，寒湿流注为患。须用大防风汤，若用寻常攻毒之药，祸不旋踵。

附骨疽②：一环跳穴在胯眼及腿根彻痛不已，外皮如故，脉沉数，或滑，防生附骨疽。乃毒气附着于骨而成，人多误为湿

---

① 鹤膝风：原本无，据《医学六要》补。
② 附骨疽：原本无，据《医学六要》补。

热，及至脓成，气血大亏，已不可救矣。不知鹤膝风与附骨疽，肾虚者多患之，因真气虚弱。邪气得以深袭。若真气壮实，邪气焉能为患？前人用附子者，以温补肾气，而又能行药势，散寒邪也。亦有体虚之人，秋夏露卧，为冷气所袭，寒热伏结，多成此症。不能转动，乍寒乍热而无汗，按之痛应骨者，是也。若经久不消，极阴生阳，寒化为热而溃也。若被贼风伤患处，不甚热而洒淅恶寒，不时汗出，熨之痛少止；须大防风汤及火龙膏治之。若失于早治，用寒凉必成废疾。或挛曲偏枯，或痿弱不起，或坚硬如石，或为石疽，日久始溃，皮肉俱腐，为缓疽。大抵下部道远，非桂、附不能下达药性。况肾主骨，而臀以下俱属肾，桂、附乃肾经药也。学者不可不知，详见《外科发挥》臀痈下。少壮酒客，痰火湿毒，盛而不得开，活络丹妙，不可拘泥引风入骨之说。

筋挛痹纵，两腿无力，不能步履，三因胜骏丸。

河间曰：脚气由肾虚而生，然妇人亦有病脚气者，由血海虚而得，与男子肾虚类也。男女用药固无异，更当兼七情治之，无不效也。

酒毒湿气①：

嗜酒人患脚气，肿痛实而初起者，以巴戟半两，同糯米炒，米熟去米净，加酒蒸大黄一两，为末，熟蜜丸。温水下五七十丸，仍禁酒。

脾家酒毒湿痰，遇仙丹佳，虚者禁用。

脚气生疮肿痛，用漏芦、白蔹、槐白皮、五加皮、甘草各七钱半，蒺藜了二两，煎汤，于无风处淋洗。

脚气，跟注一孔，深半寸许，每下午痛甚，乃脚气下注成漏也。以人中白于火上煅，中有水出，滴入疮口。

---

① 酒毒湿气：原本无，据《医学六要》补。

脚心痛，用大圣散二钱，入木瓜末一钱，豆淋酒调。仍用川椒、香白芷、草乌煎汤洗。大圣散，用芎、归、参、芪、麦冬、炙草、白茯、木香，俱养气血药也。脚心痛多属虚劳，乃不用克伐。

脚气，内热郁甚，二便阻塞，右关脉数，乃足阳明湿热下注也，大黄左经汤主之。

脉涩微，或弦数，腿酸痛似痹，属血虚不能养筋，加味四斤丸妙。

脚气，呕恶不食，痞闷吞酸，胃虚有痰，先化痰正胃，百病皆然。

[外应散]

治脚气用此熏蒸。

石楠叶　矮樟叶　杉片　紫荆皮　藿香　藁本　独活　大蓼　白芷　紫苏　羌活

加大椒五十粒，葱一握，煎水二斗，置盆内。令病者以足加其上，用厚衣盖覆熏蒸痛处，候可下手时，令人淋洗。

一方，用蓖麻子七粒，去壳，研苏合香丸和匀，贴脚心即止痛。又法，用草乌末，以曲酒糟捣匀，贴患处，如无糟姜汁亦可。

[大防风汤]

治三阴之气不足，风邪乘之，两膝作痛，久则膝大腿愈细，因名曰鹤膝风，乃败症也。非此方不能治痢后脚痛，缓弱不能行步，或腿膝肿痛。

附子一钱，炮　白术炒　羌活　人参各二钱　川芎一钱五分　防风二钱　甘草炙，二钱　牛膝酒浸，一钱　当归酒拌，二钱　黄芪炙，二钱　白芍炙，二钱　杜仲姜制，二钱　生地酒拌，蒸半日，忌铁

水二钟，姜三片，煎八分，空心服。愈后尤宜谨摄，更服还少丹，或加桂，以行地黄之滞。若脾胃虚寒之人，宜服八味丸。

[火龙膏]

治风寒湿毒所袭，筋挛骨痛，或肢节疼痛，及湿痰流注经络作痛，或不能行走，治鹤膝风痛尤效。

生姜八两，取汁　乳香为末　没药为末，各五钱　麝香为末，一钱　真牛皮胶二两，切碎，广东者佳

先将姜汁并胶熔化，方下乳没调匀，待少温下麝，即成膏矣。摊贴患处，更服五积散。如鹤膝风，须用大防风汤。

[大黄左经汤]

治四气流注足阳明经，致腰脚肿痛不可行，二便秘，或恶食气，喘满自汗。

细辛　茯苓　防己　羌活　大黄煨　甘草炙　前胡　枳壳　厚朴姜汁炒　黄芩　杏仁去皮尖，各二钱

姜、枣煎八分，食前服。

当归拈痛汤见腰痛门

[开结导引丸]

治脚气饮食不消，心下痞闷。

白术　橘红　泽泻　茯苓　神曲炒　麦芽面　半夏炮七次，各一两　枳实麸炒　巴豆霜各三钱半　青皮　干姜各五钱

蒸饼丸绿豆大，每服二三十丸，白汤下。

予按：脚气，多属脾家湿气郁积之久，痞闷之余，下注足胫为肿为痛。如脉沉缓，兼痞闷而大便虽软不畅者，可用此以运脾下结。脉数口干，兼火症者，须前条羌活导滞汤，以宣之。学者，固不可执一法于胸中。

[麻黄左经汤]

治风寒湿流注足太阳经，腰脚挛痹，关节肿痛，憎寒壮热，无汗恶汗，或自汗恶风，头痛脚软等症，并皆治之，宜于寒令。

麻黄　干葛　细辛　白术　茯苓　防己　肉桂　羌活各五分　甘草　防风去芦，各三分半

姜、枣煎服。

[半夏左经汤]

治少阳经为风寒湿流注，发热，腰胁疼痛，头目眩晕，呕吐不食，热闷烦心，腿髀缓纵，不能行步。

半夏　干葛　细辛　白术　麦冬　茯苓　肉桂　防风　干姜　黄芩各半钱　小草　甘草　柴胡各三分

姜、枣煎服。

[六物附子汤]

治四气流注于足太阴经，骨节烦疼，四肢拘急，自汗短气，小便秘，手足肿。

附子炮　肉桂　防己各一钱　甘草炙，五分　白术　茯苓各七分半

姜三片，煎服。

[《局方》换腿丸]

治足三阴经为四气所乘，发为挛痹，缓纵上攻背胁，下注脚膝，酸痛，足心热，行步艰难，老年足不任地，最妙。

薏苡　南星　石斛　槟榔　石南叶　草薢　羌活　防风　川牛膝酒洗　木瓜各四两　黄芪　归尾　天麻　续断各一两

上细末，糊丸梧桐子大。每服五十丸，空心盐汤下。

[八味丸]

治命门火衰，不能上生脾土，致脾胃虚弱，饮食少思，或食不化，日渐瘦及虚劳渴欲饮水，腰重疼痛，小腹急痛，小便不利及肾气虚寒，脐腹作痛，夜多旋溺，脚膝无力，肢体倦怠。

即肾气丸加肉桂、附子各一两。其附子每日用新童便数碗，浸五六日，切作四块再浸数日，以草纸包裹，水湿火炮半日，去皮脐，切作大片，以无白星为度。凡用俱照此法，每服五十丸，空心盐汤下。

[虎骨四斤丸]

治肝肾气血不足，足膝酸痛，步履不随，如受风湿致脚

气者。

虎胫骨一两, 酥炙　没药另研　乳香另研, 各五钱　附子炮去皮尖, 二两　肉苁蓉洗净　川牛膝　木瓜去瓤　天麻各一两半

余为末, 将木瓜、苁蓉捣如膏, 加酒糊丸桐子大。每服七八十丸, 空心盐汤下。

[《三因》胜骏丸]

治元气不足, 为寒湿所袭, 腰足挛拳, 或脚面连指走痛无定, 筋脉不伸, 行步不随。常服益气壮筋骨。

附子炮　归身　天麻　牛膝　木香　枣仁　乳香各五钱　麝香二钱　全蝎炒　没药　甘草炙, 各一两　木瓜　羌活　防风

上为末, 用生地三斤, 无灰酒四升, 煮干杵烂如膏, 和末杵匀, 每两作十丸。每嚼一丸, 空心酒下。

内伤酒食, 脾胃营运之气有亏, 不能上升, 下注为脚气, 其症心下痞闷, 腿脚肿痛。用巴豆等丸先推逐之, 开结导引丸佳。

白术炒　陈皮炒　泽泻　茯苓　神曲炒　麦芽炒　半夏姜制, 一两　枳实炒　巴霜各一钱半　青皮　干姜各五钱

上为末, 汤浸蒸饼丸桐子大。每服五六丸, 或十丸, 温水下。此药能引水下行, 运脾中浊气。

脾家湿热壅遏不通, 面目手足作痛, 导滞通经汤佳。即五苓散减猪苓、官桂, 加木香、陈皮, 每服三钱, 滚汤调下。此是末子妙。

诊脉浮弦为虚, 濡细为湿, 洪数为热, 迟涩为寒, 微滑为虚, 牢坚为实。浮表, 沉里, 沉紧为寒, 沉细为湿。入心则恍惚谬妄, 呕吐食不入, 眠不安, 脉左寸乍大乍小, 乍有乍无者, 不治。入肾则腰脚皆肿, 小便不通, 呻①吟, 口额黑, 冲胸而喘, 左尺绝者, 不治。但见心下急, 气喘不停, 或自汗数出, 或乍寒

---

① 呻: 原作"呷", 形近而误, 径改。

346

乍热，其脉促而数，呕吐不止者死。

足跟痛：有痰，有湿热，有阴虚。饮酒人有此，悉属湿热，当归拈痛汤佳。

脉滑，肥人属湿痰，二陈、二妙加木瓜。有表症作寒热者，先以五积发之。

瘦人脉数，属阴虚，坎离加牛膝。

平人脚转筋，属肝热，松节一两，剉碎，乳香一钱，砂锅中炒焦，研细，木瓜酒下。

又方，赤蓼茎水酒煎服。外以大蒜磨脚心，桃、柳、楮、桑、槐五枝，煎汤洗亦佳。

外捷法，樟木煎汤浴，先熏。

又法，荆条叶烧烟熏涌泉穴，出汗妙。

《薛氏医案》：一人，每劳则肢体痛，用清痰理气药益甚，加导湿滋阴转肿，形体倦怠，内热盗汗，脉浮大，按之微细，此阳虚寒。用补中益气加附子一钱，人参五钱，肿痛悉愈。又以十全大补，百余剂而康。计服过人参一十三斤，姜、附各斤余。

腿 痛 门

有血虚，有湿，有湿热，有痰流注，有阴虚，有阳虚。前廉为阳明，白芷、升麻、葛为引。

后廉太阳，羌活、防风。

外廉少阳，柴胡。

内廉厥阴，青皮、吴茱萸。

内前廉太阴，苍术、白芍。

血虚：脉细弱，或左脉芤大，足不任地，行则振掉，属血虚。宜兼补肾，四物加黄柏、牛膝、杜仲之类。恒多见于瘦弱之人。

湿热：脉濡细或数，痛自腰胯以至足胫，或上或下，或肿或红，症兼小便赤涩，属湿热。宜渗湿清热，当归拈痛汤主之。

湿：六脉沉濡或伏，两膝隐隐然痛，或麻木作肿，症兼遍身沉重者，属湿。初宜微表，后兼分利，羌活胜湿汤、茯苓渗湿汤加减。肥人加痰药。

痰：脉沉滑或弦，腰脐一块互换作痛，症兼恶心头眩者，痰也。宜豁痰行气，羌独、二术、二陈，加减豁痰汤主之。

阴虚：脉细而数，或两尺洪盛，肌体羸瘦，足心及胫痛不能任地，属阴虚。滋阴降火，大补丸、四物加知母、黄柏、牛膝、杜仲之类。

阳虚：脉沉弱，或虚大，两足浮肿，或大便泻①，小水短少，而痛不能动，属命门火衰，阳虚之症。补中益气加桂、附。

下部道远非乌附不能达，况湿热浊痰郁久，固非寻常二妙等所可治者。如舟车丸、捉虎丹、趁痛丹，当用必用，要在用之当耳。虚者，必加桂、附。

[趁痛丸]

脚气上攻，两脚痛不可忍。

白甘遂　白芥子炒　大戟　白面各二两

上滴水捏作饼子，瓦上焙黄，碾碎作末，醋煮糊丸绿豆大。冷酒下十丸，利则止。

湿热肿痛，二便阻塞势盛者，大黄左经汤利之。或羌活导滞汤，服后用拈痛汤，以散病根。

羌活　独活　当归　大黄　枳实　防己

水煎服。

一人，体瘦质弱，性复嗜酒，致腰及两胫痛不可忍，作肾虚治不应。予诊之，左脉濡细而数，乃血虚受热也。遂以四物易生

---

① 泻：原脱，据文意补。

地，加知、柏、牛、杜、肉桂少许，二剂知，十剂已。

一人，素肥盛，半年渐瘦，两膝与背互痛，两尺沉滑，古人有言：昔肥而今瘦者，痰也。遂以加减豁痰汤，连进数服。一日食后或作恶心，乃以瓜蒂散一钱投之，吐稠痰半升而愈。

又一人，肩背与膝相引而痛，寸脉弦，知痰饮为患也。投小胃丹一服，吐痰半升，间日再进一服，泻痰水有如胶者一升许，病根已。

一人，体厚，自觉遍身沉重，难于转侧，两膝时痛肿，不红不硬，六脉濡弱，天阴更甚，因作湿郁治。加减羌活胜湿汤，不十剂愈。

筋骨痛①：脚气，筋骨疼，金银花末，酒下二钱，或加木瓜、归、芍、甘草、肉桂，水酒煎服。

当归拈痛汤见腰痛门

[加减羌活胜湿汤]

二术　二活　二防　木通　木瓜　南星　半夏　泽泻

瘈　疭

瘈者，筋脉拘急也，疭者，筋脉张纵也，俗谓之搐，是也。小儿吐泻之后，脾胃亏，津液耗散，故筋急而搐，为慢惊也。俗不知风乃虚象，因名误实，反投牛黄、抱龙等祛风药，夭枉者不知其几。大抵产后、血后、病后、痈疽出脓后，气血津液过伤，不能养筋而然，与筋惕肉瞤颤振，大抵相同，补养为先。分气血孰缓孰急以治，庶有生理。

经曰：肝主筋而藏血，盖肝气为阳为火，肝血为阴为水，产后阴血去多，阳火炽盛，筋无所养，故瘈疭。痈疽脓水过多，金

---

① 筋骨痛：原本无，据《医学六要》补。

疮出血过多，及呕血、衄血、下血后，或伤寒邪在表，误发其汗，或虚弱人，误汗误下，气血津液受亏而致此者，轻则加味逍遥散，或八珍散加丹皮、钩藤，以生阴血则阳火自退，诸症自愈。不应，四君加芎、归、丹皮、钩藤，以补脾土。盖血生于至阴，至阴者，脾土也，故小儿慢惊，当大补脾土为急。若阳气脱陷者，补中益气加姜、桂，阳气虚败者，十全大补加桂、附，亦有复生者。然筋抽搐颤掉，肢体恶寒，脉微细，人皆知为虚也，是为真象，至于脉大，发热烦渴，是为假象。呜呼！粗工不知，而误认有余，复泻之者，多矣。若抽搐戴眼，反折，汗缀如珠，俱不治。

加味逍遥散　四君子汤　补中益气汤　十全大补汤俱见痉门

颤　振　门

颤，摇也，振，动也。筋脉约束不住，而不能任持，风之象也。经曰：诸风掉眩，皆属肝木，乃初起热极生风之病。若病后、老年，悉属血液衰少，不能养筋而然。《素问》曰：骨者髓之腑，不能久立，行则振掉，髓将惫矣。至如戴人治马叟手足振掉，若线提傀儡，用涌法，涌痰数升而愈。必痰症痰脉，而年壮气实也，学者不可不知。

气虚手足颤，补中益气汤。心虚而振，补心丹。挟疾，导痰佐竹沥。老人战，宜定振丸。

[**秘方定振丸**]

治老人颤动，皆因风气所致，及血虚而振。

天麻　秦艽　全蝎去头尾　细辛各一两　川芎　熟地黄　生地黄　当归酒洗　芍药各二两　防风　荆芥各七钱　黄芪　白术各一两五钱　威灵仙酒洗,五钱

上为末，酒糊丸桐子大，每服七八十丸，食运白汤下，或温

酒下。

补中益气汤见内伤门　补心丹见怔忡门

挛 谓手足拘挛而不和也

《内经》言：挛，皆属肝，肝主身之筋，故也。有热，有
寒，有虚，有实。

热挛者，经所谓肝气热，则筋膜干，筋膜干，则筋急而挛。
又曰：因于湿，首如裹，湿热不攘，大筋软短，小筋弛长。软短
为拘，弛长为痿是也。筋膜干者，生地当归之属濡之。大筋软短
者，薏仁散主之。暴感寒则筋挛拳，骨痛。发表兼和血，五积之
类。

经曰：虚邪抟于筋，则筋拳。又云：脉弗荣，则筋急。仲景
曰：血虚则筋急，四物增减。

实挛者，湿热挟痰，郁于四肢，大便秘结，即痛风初起症
也，分表里治。如戴人用煨肾散，上吐下泻而愈。东垣法，用桂
枝、甘草，以劫其寒邪而缓其急搐；黄柏之苦寒滑，泻实而润
急，救肾水；用升麻、葛根，以升阳气；人参补元气，为辅佐；
当归去里急而和血润燥，名曰活血通经汤，更暖室中，近火按摩
为佳。

六　卷

三　消　门

三锡曰：津液三焦枯涸，火邪独盛，水弱不能灌溉，随脏腑之虚而变。多生于厚味酒色之徒，藜藿山林，庸或有之。方书云：能食者，必传发背脑疽，即膏粱之变。饮食之毒，聚于肠胃，消谷善饥久久毒发，殆莫能救。可见，皆真水消耗之所致。人之津液、气血、精髓自有限量，醇酒、炙煿、情欲无涯，宁不消耗？积耗成枯，死期迫矣，譬之煅铁家，以一盂水，早晚淬铁，水岂能久，纵口恣欲，有甚淬铁，重生者试思之。

凡平人不时口干作渴，久之必变疽毒，须预服八味丸，慎口节欲，可勉此患，乃屡验者，其说详具《外科心法》，三消已愈，防发痈疽，须兼服忍冬丸、黄芪六一汤。

渴家，心烦怔忡不眠，补心丹佳，乃劳神所致。

上消者，肺也，多饮水而少食，小便如常。

下消者，肾也，小便数淋，如膏之状。

中消者，胃也，善食而瘦，小便赤黄。

丹溪曰：养气降火，生血为主。

三锡曰：渴家误作火治，凉药乱投，促人生命，必多服生脉散为佳。

又曰：三消均属血虚。不能生津液，俱宜四物汤为主治。上消者，加人参、五味、二冬、花粉，煎成加生藕汁、生地、人乳，饮酒人加生葛汁。

中消者，本方加知母、石膏、滑石、寒水石，以降胃火，一二服而止。

下消者，本方加黄柏、知母、五味子之类，以滋肾阴，又当间饮缫丝汤为上。心移热于肺，则为膈消，即上消也。肺为火郁，津液不通，则渴，宜辛以润之。

古方用蜜煎生姜汤，冷定，时时呷之。辛散甘缓津液流通，火得下降，其渴乃除。

一法，用麦冬治肺中伏火，止渴为君。天花粉、知母泻热，为臣。甘草、五味子、生地、葛根、人参生津益气，为佐。然心火炎上于肺者，必由心有事焉不得其正，以致虚火上攻。用茯神安心定智，竹叶清火。麦冬以安其宅，则火有归息矣。

胃中热则消谷善饥，即中消也，当用甘辛降火。洁古方用黄连末，生地、白藕各取自然汁，牛乳各一升，熬成膏，和黄连末丸桐子大，每服三五十丸，白汤下，日三，猪肚丸亦可。

肾阴血虚，足膝痿弱，小便数而稠浊如膏，名肾消，即下消也，古方用六味地黄丸，犹当斟酌加减。如下焦元阳虚损，无阳则阴无以生，津液不足者，又当兼补相火，古方八味肾气丸最妙。譬之釜中有水，下以火暖之，暖气上腾，则覆盖润。若无火力，则水不能上升，盖终不润，又如地气不得上升，则不能为云为雨，理可见矣，妙在桂附。

仲景曰：消肾，饮一泄二者死。八味地黄丸救之，或作汤服。又法，肾气丸去附，加五味两半。

三消俱宜戒厚味、酒面、房劳，不禁忌，虽药无功，小便不利而渴，是内温不能宣达也，当利之。如湿热作泻烦渴，用胃苓汤是也

小便自利而渴，是内燥无阴以化也，当润之。

脾胃虚，食少不能生津液而渴者，当理脾，补中益气加二门、五味，能食而渴者，白虎加人参汤，不能食而渴者，钱氏白

术散，倍葛根，乃洁古法也。

火盛，大抵治须分新久虚实，如膏粱之家，醉饱浓鲜，脉滑实，口干作渴，是痰火盛也，宜滚痰丸先荡涤之，势盛调胃承气汤，当从实火治、脉实而坚大者，死。细而浮短者，死。俱无胃气也。

阴虚，如劳碌失意，躯体薄弱之人，有此，悉属阴虚，养血滋水为主。

脉洪大无力，形气不足而渴，悉属阴虚。

天花粉，渴家圣药，亦是润剂，大便燥者宜之。

若脾弱作泻者，恐非所宜。

渴家，禁半夏，及不可发汗。

素病渴，虽有外邪，当汗当下者，当从轻治，以津液之原竭也。

气血两虚，身倦色白而渴，两手俱无力，右寸或虚大，琼玉膏最捷。大病后，亡津液而渴者，补养为主。生脉散加知母、花粉、甘草、茯神、竹叶，或加葛根，以开发胃气，上消脉虚者，亦妙，即河间麦门冬饮子。

痈疽溃后，渴，悉属虚。黄芪六一汤，时时代茶佳，或加生脉散，黄芪六两，甘草一两。

脉虚数，口干燥兼火症者，降火药中兼生津液，便秘兼润剂，如东垣生津甘露饮，用石膏、芩、连、栀、柏、升、柴，又有人参、麦门、当归、知母，加减在人，不必拘泥也。

劳役饥饱失时，中气受亏，虚火炎上，口燥舌干，有似于渴，误用凉剂渐危，宜补中益气汤。

戴氏曰：无病而渴，与病后、疮疽、产后同，悉属气虚津少，四君子及参苓白术散、缩脾汤加葛根开提清气，引津上潮，或七珍散。如少食而瘦，八味丸兼黄芪汤，果积水在腹，小便不利而渴者，明知是水阻，真水不潮者，乃可用春泽汤，即五苓加

354

人参也。

戴院使曰：三消不宜用燥剂，峻补之，惟当滋养。除消脾外，心肾二消，用黄芪六一汤，或参汤吞八味丸，或玄菟丹、小菟丝丸，又竹龙散、六神饮，皆可用，惟脾消加当归，去黄芪。三消小便既多，大便多秘，宜常服四物汤用以润大肠，加人参、木瓜更妙，仍煮四皓粥，及糯米折二泔饮之，口燥咽干，不可谬指为火。

诊心脉微小为消瘅，滑甚为善渴。肺肝脾肾微小，皆为消瘅。心脉软而散者，当消渴自已，脉实大，病久可治，悬小坚，病久不可治，数大者生，细小者死。消渴，多洪数无力，洪数者，虚火盛也，无力者，气血不足也。

渴欲饮水不止，仲景以文蛤一味，捍为散，沸汤和服方寸匕。经验方，用大牡蛎于腊月，或午日，黄泥裹煅通赤，放冷，取出为末，鲫鱼汤下一匕。盖二药性收涩回津故也，《纲目》以为咸软者，非。《三因方》用糯谷旋炒作爆，桑根白皮厚者，切片，每一两，水一碗，煮半碗，渴即饮之。夫水谷之气上蒸于肺而化为津，以溉一身，此金能生水之意。二药固肺药也，而又淡渗，故助之。《保命集》蜜煎生姜汤，大器贮，时时呷之。法曰：心肺之病，不厌频而少。又曰：辛以润之，开腠理致津液，肺气下流，故火降而燥衰矣。有食韭苗而渴愈者，亦辛润之义。

消肾为病，比诸为重，古方谓之强中，又谓之内消。多因恣意色欲，或饵金石，肾气既衰，石气独在，精水无所养，故常发虚阳。不交精出，小便无度，唇口干焦，黄芪饮吞玄菟丹、八味丸、鹿茸丸、加减肾气丸、小菟丝子丸、灵砂丹，皆可选用。未效，黄芪饮加苁蓉、五味、山茱萸各四分，荠苨汤、苁蓉丸。

[猪肚丸]

黄连五两　麦门冬　知母　栝楼根各四两

上为细末，入雄猪肚内，缝煮极烂，于臼中捣烂，或加炼蜜丸桐子大。每服一百丸，食后米饮下，清心止渴妙。一方有粱米，《济生方》加人参、熟地。

藏器方，石燕和水牛鼻煮汁饮，治消渴。

[嚼化丹]

生津止渴，远行不可少。

百药煎　乌梅肉　紫苏叶　人参　麦门冬　甘草

共为末，炼蜜丸弹子大，嚼化一丸。

百药煎治口干大获奇验。

[古方冬瓜饮]

治中消，善食而饮水多，小便脂麸片，日夜无度。用冬瓜一枚，黄连十两，为细末。将冬瓜破开，去瓤，掺连末在内，仍缚紧于热灰中煨熟，去皮切碎，烂研取汁。每服一盏至二盏，日三夜一。

按：冬瓜性急而走，久病与阴虚者忌之。此方惟用之实火，与酒渴妙。田螺浸水饮，治渴，亦是解热，利小便有余火症。

胎前渴，属火，宜清火润燥养血。

产后渴，悉属虚，八物加麦门、知母、花粉。

诸失血，及产后渴，名血渴，宜补血。

[忍冬丸]

忍冬草一味，不拘数，花茎叶全用，入瓶罐内，用无灰酒浸，以糠火煨一宿，取出晒干，入甘草少许，碾为细末，以所浸酒，打面糊丸桐子大。每服一百丸，不拘时，米饮白汤下。

无病忽大渴，少顷又定，饮蜜汤佳及缩脾汤，或折二泔凉饮数口。酒渴，干葛汤调五苓散佳。

又果木渴，多食果子所致，药中宜加麝少许。

[五豆饮]

能解酒渴及诸消，小儿痘疹不出，并解。

黑豆　黄豆　绿豆　青豆　赤小豆各五升　干葛一斤　甘草一

356

斤　贯众半斤

上一处，用水五升，隔八日，用大锅熬至熟，滤去渣，将汁入磁罐中，箬叶①封固。春夏遇渴症取饮之，随意。小儿痘疹不出，俱效。

[钱氏白术散]

治消中，消谷善饥。

人参　白术　白茯苓　甘草炙　藿香叶一两　枳壳麸炒，半两
干葛二两　木香　北五味　柴胡各半两

每服三钱，水煎服。

[地黄饮子]

治消渴咽干面赤，烦躁。

人参　生地　熟地　黄芪　天门冬　麦门　泽泻　石斛去根炒　枇杷叶去毛炒　枳壳炒　甘草炙，各等分

水煎七分服。

三消久而小便不臭，反作甜气，在溺桶中，涌沸，其病为重，更有浮在溺面如猪脂，溅在桶边如柏烛，此精不禁真元竭也，玄菟丹、苁蓉丸主之。

[荠苨汤]

治消中日夜尿八九升者。

猪肾一具　大豆一升　荠泥　石膏已上各三两　人参　茯苓
知母　葛根　黄芩　磁石绵裹　甘草　瓜蒌仁已上各二两

上㕮咀，用水一斗五升，先煮猪肾大豆取一斗，去滓下药煮取三升，分作三服，渴急饮之。下焦热者，夜服一剂，渴止勿服。

[苁蓉丸]

苁蓉酒浸　磁石煅碎　熟地　山茱萸　桂心　山药炒　牛膝酒

_____

①　箬：音若，箬竹之叶，可以裹粽。

浸　茯苓　黄芪盐酒浸　泽泻　鹿茸去毛切，醋炙　远志去心炒　石斛　草薢　覆盆子　五味子　破故纸炒　巴戟酒浸　龙骨　菟丝子酒浸　杜仲去皮剉，姜汁制，炒丝断，各半两　附子一个，重六钱者，炮去皮脐

上为末，蜜丸如桐子大，每服五十丸，空心米饮送下。

[玄菟丹]

治三消渴利神药，常服禁遗精，止白浊，延年。

菟丝子酒浸通软，乘湿研，焙干别取末，十两　白茯苓　五味子酒浸，别为末，秤七两　干莲肉各三两

上为末，别碾干山药末六两，将所浸酒余者添酒煮糊，搜和得所，捣数千杵，丸如桐子大，每服五十丸，空心食前米饮下。

补心丹见虚损门　生脉散见暑门　补中益气汤见内伤门　六味地黄丸见虚损门　八味丸见虚损门　鹿茸丸见虚损门　加减肾气丸即六味丸加北五味子、归身　小菟丝子丸见便浊门　白虎加人参汤见伤寒门　灵砂丹见呕门　滚痰丸见痰饮门　黄芪饮即黄芪六一汤　见汗门　调胃承气汤见伤寒门　琼玉膏见燥门　四君子汤见虚损门　参苓白术散见内伤门　缩脾汤见暑门　七珍散见虚损门　五苓汤见泻门　四皓粥见泄泻门　六神饮

[竹笼散]

治消渴。

五灵脂另研　生黑豆去皮，各等分

上为末，每服二钱，不拘时，冬瓜煎汤调服。冬瓜子皆可，一日两服，少渴者只一服。渴止后，宜八味丸，仍以五味子代附子。此方沈存中载于《灵苑方》，得效者甚多。

黄 疸 门

五疸，均属湿热伤脾所致，宜分虚实。

大法，宜利小便，除湿热。

脉浮，腹中和，宜汗；脉浮，心中热，腹满欲吐者，宜吐；脉沉，心中懊恢，或热痛，腹满，小便不利而赤，自汗出，宜下；脉不浮不沉，微弦，腹痛而呕，宜和解；脉沉细无力，自汗，泄利，小便清白，为虚，身目黄，大便自利，宜补；饥饱劳役，内伤中州，非外感，宜补。

痛饮人，二便不利，目先睛黄，久变为疸。初起脉有力，能食不大便者，茵陈大黄汤微利之，次用茵陈五苓散，以渗热解热，稍久宜固脾胃，本方倍白术，气虚脉缓弱，体倦，加人参。

酒疸，小便赤涩，用田螺洗净，浸水煎汤，或用煮螺蛳汤亦可。

酒疸，心中懊恢，或热痛，栀子大黄汤主之。

多郁闷人，身痛脉沉伏，不因于酒，身目俱黄，胸膈不快，是谷疸。乃谷气因郁不能四达，遏久脾伤，色见于外也。宜舒郁利膈，兼消导运脾，二陈、二术、香附、抚芎、栀子、茵陈、枳实、麦芽增减。

久病痿黄，倦怠不食，脉缓无力，属脾虚，非疸也。大补脾气，从内伤治。黄不退，加秦艽、薏苡。

干黄，燥也。小便自利，四肢不沉重，渴而引饮，栀子柏皮汤。

湿黄，脾也。小便不利，四肢沉重，似渴不欲饮者，大茵陈汤。

黄如橘而明者，热多，脉必数，解热为主。

黄如熏黄而暗，湿多，脉必沉缓，渗湿为主。

丹溪曰：不必分五，同是湿热，如麴曲相似，轻者，小温中丸，重者，大温中丸。热多加黄连，湿多加茵陈、五苓散，加食积药。

戴氏曰：食积发黄，量其虚实而下之，其余但利小便，小便清利，则黄自退。

或曰：黄疸，宜用倒仓法。又曰：黄疸，倦怠，脾胃不和，食少，胃苓汤加减，小便赤涩，加滑石。

小便赤涩，为湿热盛，清热渗湿，若小便清白，是虚症。

一方，治黄疸。

芩连　栀子　茵陈　猪苓　泽泻　苍术　青皮　龙胆各五分

谷疸加三棱、莪术、宿砂、陈皮、神曲。气不通作胀，或喘加苦葶苈。

气实人，湿热盛于上焦，恶心饱胀，宜吐之。

抚芎　栀子　桔梗各二钱

姜煎，入薤汁服，探吐。酒疸，心中懊㦬，欲吐，吐之愈。

湿热盛于上焦，懊㦬，身目黄，用瓜蒂散，搐鼻中，黄水从鼻流出佳。

瓜蒂二钱　母丁香一钱　黍米四十九粒　赤小豆半钱

上为末，每晚嚹水一口，于两鼻孔，吹上半匙便睡，至明日，取下黄水，便服黄连散，五六服效。若目黄不退，瓜蒂散搐鼻，取黄水出愈。

[黄连散]

治二便秘涩。

黄连　大黄醋炙，各二两　黄芩　炙甘草各一两

共末，每服三钱，食后温水调下，日三服。

一方，用苦葫芦瓢，切枣大，以童便浸二食顷，内鼻中，黄水出妙。

桃枝东引，煎汤亦可。

水湿伤脾，脾寒色见于外，为阴黄，脉沉身冷，是久雨体弱有之，四苓散加炮姜、茵陈，重者加附子，从阴症治。

酒疸，因于酒者，葛根、山栀、豆豉、枳实煎服，发汗利小便，从伤酒治，久则固脾。

疸，久不愈，胃强者，紫金丹。

胆矾　黄蜡二两　大枣五十

上以砂锅，或银石器内，用好醋三碗，先下矾、枣，慢火熬半日，取出枣，去皮核，次下蜡，再熬一二时，如膏，入蜡茶二两，同和丸桐子大，每服三十丸，茶酒任下，酒人下血，色黄目黄色有余者，亦效。

［大温中丸］

黄病久者，名食劳黄，俗名黄胖，此丸妙。

香附一斤，春夏一宿，秋冬二宿　甘草二两　针砂炒红，醋淬七次，一两　厚朴姜制　陈皮　山楂五两　苍术五两，泔浸　白术　茯苓各二两　青皮六两　芍药　黄连　三棱　蓬术　苦参各五两

上为细末，醋丸桐子大。苍黑筋骨露，气实者，米饮下五六十丸，肥白气虚者，白术汤下三四十丸。忌一切油腻，生冷肉面，鹅羊糍粽难化之物。服七日后，便觉手掌心热，口唇内有红晕，半月愈。

［小温中丸］

治黄胖宜草野贫贱人，以内无食积厚味，但燥湿而已。

针砂一斤，以醋炒为末　苦参　山楂　茱萸　白术　苍术　川芎　神曲　香附一斤

上末、醋糊丸桐子大，每服四五十丸，米饮下，忌口，轻者不过五六两，重者七两愈。

湿热盛而口苦作渴，面黄气实者，白术、连翘、羌活、通草，煎汤下。

谷疸丸、保和丸各四十粒，阿魏丸五粒。

[枣矾丸]

食劳黄目黄。

皂矾不拘多少，置砂锅内烧赤，米醋点之

上为末，枣肉蒸烂为丸。每服三十粒，食后姜汤下。

黄疸，寒热呕吐，烦渴引饮，小便不利，茯苓渗湿汤加栀子、青皮、陈皮、枳实，水煎服。

戴氏曰：饮酒即睡，酒毒熏肺，散于皮肤则黄，宜合脾肺治，宜藿杷饮，葛根煎汤，或栀子煎汤，调五苓末，或葛花解酲汤。

酒疸，心胸坚满，不进饮食，小便黄赤，其脉弦涩者，是脾阴受伤也，当归白术汤。

酒疸，久之变中满，面足肿，理脾为急，兼分利，从肿胀治。

秦艽退黄极妙，以性能逐阳明经湿热邪气也。喜食茶叶，久之面黄，宜从茶癖治。

湿热盛，小水不利，茵陈五苓散主之，即五苓散加茵陈。

酒积面黄，腹胀不消，势盛脉实人强者，用甘遂末，以猪膊头肉细切和末，作一丸，纸裹煨令香熟，取出临卧细嚼咽下，取出病根。

治疸，须分新久虚实，初起脉实有力，即当消导分渗。如茵陈、胃苓、茯苓渗湿之类。

然脾胃为湿热所伤，久之气血渐弱，必兼补养。如参术健脾、当归秦艽散，使正气盛，邪自退，庶可收功。

有瘀血发黄，大便必黑，腹胁有块或胀，脉涩或扎，用归尾、桃仁、丹皮消之。大便不利，脉稍实而不堪弱者，桃仁承气汤下尽黑物则退。

失血后，崩后，一切病后，脾胃肺元气大伤，面色痿黄，或淡白色，悉属虚。从内伤治，不可误认作疸。

淋 秘 门

淋者，小便涩滞，玉茎痛，多滑白物，糊于茎端，是也，悉属火热。但分新久虚实，在气在血，解热利小便。

丹溪曰：淋虽有五，无出于热，山栀子之类，解热利小便。

两尺脉弦数，或三部俱弦，小便赤涩，小腹胀闷，或目赤，两胁胀，属肝火，龙胆泻肝汤加减，不应，龙荟丸佳。

色欲过度，或体瘦之人，日久不愈，属虚火，坎离丸主之。色白气虚，小水不通，宜吐，病在下，取之上也，清心莲子饮主之。

瘦白人，脉缓弱，曾经解热利小便不减者，补中益气汤倍升柴。

不渴而小便不利者，热在下焦血分，肾与膀胱主之，滋肾丸。

渴而小便不利者，热在下焦气分，肺气主之，清肺汤以清水之源。

二便俱秘，脉实者，八正散倍大黄。形弱及老人，产后，病后有此，悉从虚秘治。当润燥养阴为主，下用导引法。若作实秘治，转耗精津，祸立见。古方，二便俱秘，用倒换散甚捷。

老人气虚不能施化，淋闭，用补中益气汤加淡渗，茯苓、知母、车前之类。

死血作淋，出血条点，牛膝膏。小腹有块作痛，妇女多有此，桃仁煎最妙。但太峻，须认真乃可。牛膝一味煎汤，名地髓汤，治溺血殊妙。砂淋痛者，亦妙，煎浓汤，加麝香、乳香，各少许。

一法，治热淋，栀子木通汤调益元散效。夏月用茴香汤调。又法，用车前草捣汁，露一宿，清晨稍温，调益元散。

又法，车前子为末，用草捣汁调服，治溺血奇验。痰滞中焦，淋涩不通，二陈汤，煎大碗顿服探吐，以提清气。

淋涩有血，因火燥下焦。无血，气不得化而渗泄之令不行。宜滋阴降火，四物加知、柏、牛膝、甘草梢，或四物汤吞滋肾丸。脉左大而虚，右涩，化气汤佳。

阴茎痛，乃厥阴气滞兼热，用甘草梢，盖欲缓其气耳。

初起淋痛，宜解热，久之当分气血。气虚六君，血虚四物。各加黄柏、知母、滑石、石苇、琥珀。

小便因热郁成淋，不通，用赤茯、黄芩、车前、麦冬、滑石、木通、肉桂、甘草梢，气虚加参、芪、木香脉缓体倦者是。

阴虚淋痛，加黄柏、生地，夏月煎调益元散。

丹溪曰：老人气虚，小便不通，四物加参、芪，吞滋肾丸。下焦血气干者，死。

小便黄，用生黄柏，如涩而数，加泽泻。若湿热流注下焦而小便黄赤涩，用生栀子、泽泻切当。湿多者，宜滑石利之。

下焦血少，脉涩，皮肤枯槁，小便黄且涩数者，坎离加牛膝、甘草稍。伤寒脱阳，小便不通，用生姜汁调茴香末敷熨小腹上，仍服益智茴香丸调益元散。暴感寒，小腹痛，小水不通，并气秘，用葱熨法妙。加生姜亦可。

小便不通，炒盐熨小腹妙。或以炒盐放温，填脐中，用艾炷灸七壮立通。

病后产后，小水不通，悉属虚。血虚脉必涩，当有口干肠秘等燥症，四物、麦冬、知母、黄柏为主。

气虚脉必缓弱，或气口虚大，当有倦怠、色白、自汗等虚症，补中益气加减。

小便不利有三，若津液偏渗于大肠，泻而小便涩少，一也。必分利，泻止自愈。

中风及诸病出汗多，渴家，小便不利者，忌分利，汗止津液回，自便也。误利之，重亡津液，烦热益甚。慎之慎之！

热结下焦，津液不行，二也。必解热分利。

脾胃气虚，不能通调水道，下输膀胱，三也。当补以提之。

小水不通，百药不应，甘遂末水调敷脐下，内饮甘草节汤，觉至脐下二气相攻，立通。

因忍小便，久之不通，取自己爪甲烧灰，米饮下，立通。

小便数，有热有虚。

数而少，为实热，宜渗之。

数而多，色黄，亦为虚，宜滋阴。

数而多，色白体羸，为真阳虚，升者少而降者多。

一方，用酒盐葱煮山药，空心食妙。

[水芝丸]

治下焦真阳虚弱，小便频数，日夜无度。

莲肉去皮，不以多少，用好酒浸一两宿。猪肚一个，将酒、莲肉入肚中，水煮熟，取莲肉焙干为末，酒糊丸芡实大。每服五十丸，空心饮汤下。

下焦元阳虚，而小便频数，色白耳鸣，体倦，须补右尺相火，破故纸、桂、附、参、芪、鹿茸之类。

有人小便日数十次，如稠泔色，心神恍惚，憔悴食减，令服桑螵蛸散，未终一料而安。桑螵蛸①能安神魂定心志，治健忘，小便数，补心气。用桑螵蛸，桑树上者，无则用他树者，同桑皮炒，及远志、菖蒲、龙骨、人参、茯苓、当归、龟甲醋炙，已上各一两为末，以参汤调下二钱。

一人病疯狂，甘遂等利药太过，小水不禁，服此顿愈。

朴硝，雪白者，治痛淋殊效。每服二钱，血淋用冷水下，气淋木通汤下，石淋先隔纸炒，纸焦为度，再研细温水下。

---

① 桑螵蛸：原脱，据文意补。

丹溪曰：小便不通，属气虚，血虚，有实热，痰气闭塞皆宜吐之，以提其气。气升则水自降，盖气承载其水也。气虚用参、术、升麻等，先服后吐，或就参、芪药中，调理吐之。血虚用四物汤，先服后吐，或就芎、归汤探之。痰多，二陈汤探吐。痰气闭塞，二陈加香附、木通探吐之。实热利之，当用八正散，盖大便利，小便自通矣。所以探吐者，病在下上取之。

[琥珀丸]

治诸淋涩痛，小便有血出症。

琥珀　没药　海金砂　蒲黄各一两

上末，空心煎甘草汤下。

又，琥珀一味为末，葱白汤下二钱，治沙淋大效。

丹溪云：琥珀性淡渗，若阴虚血少者服之，反增其病。《本草》云：琥珀消瘀血极验。

[清肺饮]

治渴而小便不利，热在上焦气分。

灯心一分　通草二分　泽泻　瞿麦　琥珀各五分　萹蓄　木通各七分　车前炒, 另研　茯苓　猪苓各一钱

白水煎服。

[海金沙散]

治小便淋涩，及下焦湿热，气不施化，五种淋疾，癃闭不通。

海金沙研　木通　瞿麦穗　滑石　通草各半两　杏仁去皮尖, 炒, 一两

上为末，灯心煎，空心服。

[滋肾丸] 一名通关丸

治不渴而小便不利，热在下焦血分。

黄柏酒洗焙干　知母如上, 各一两　肉桂五分

熟水丸桐子大，每服一百丸，空心白汤下。服后须顿两足，

令药易下也。

[**葵花散**]

治小便淋涩，及下焦湿热气不施化，五种淋疾，癃闭不通。

葵花根一味，水煎服。

[**肾疸汤**]

治肾疸，目黄甚至浑身黄，小便赤涩，用风以胜湿也。

羌活　防风　藁本　独活　柴胡各五分　升麻　白茯二分
泽泻二分　猪苓四分　甘草五分　白术五分　苍术一钱　黄柏三分
人参三分　葛根五分　神曲六分

空心服。

[**小蓟汤**]

治下焦热结血淋。

生地　小蓟根　通草　滑石　栀子　蒲黄炒　淡竹叶　归尾
藕节　草梢各五分

长流水煎服。

[**八正散**]

治二便俱秘，或淋疾初起势盛者。

大黄　瞿麦　木通　滑石　萹蓄　车前　栀子　甘草梢各等
分

水煎服。

[**肾着汤**]

治寒湿客于胞中，小水不通，有似淋疾。

赤茯　白术　干姜　甘草

水煎服。

丹溪曰：淋痛属虚热。余每用滋肾丸百丸，煎四物汤加甘草
梢、杜、牛膝、木通、桃仁、滑石、木香煎汤，空心吞服。甚
者，兼灸三阴交，如鼓应桴，累试屡验。

[**牛膝膏**]

以牛膝一味，合许，细切，新汲水五碗煎耗其四，入麝香

367

少许。

[倒换散]

治二便阻塞，小腹急痛，肛门肿痛。

大黄小便不通甚者，减半　荆芥穗大便不通，减半

各等分，上各另细末，每服二钱，空心温水下。

[铁粉丸]

治二便不通。

大皂角烧存性，右一味为末，不拘多寡，炼蜜丸桐子大。每服六七十丸，白汤下。

[石苇散]

治小便不通，茎中痛。

石苇去毛二两　瞿麦一两　滑石五两　车前三两　冬葵子二两

上细末，每服方寸匕，日三。

[眩膏]

治诸淋痛不可忍，及沙石淋。大萝卜切一指厚，四五片，好蜜淹少时，安净铁铲上，慢火炙干。又蘸又炙，尽蜜二两，反复炙令香软，不可焦。细嚼，以盐汤送下。

[沙淋方]

茎中有砂作痛者是。

石首鱼脑骨五对，火煅出火毒，即黄鱼牙乃脑中骨

滑石拌，共为末，煎木通汤调下。

死血作淋，牛膝膏妙。但虚人能损胃，不宜用。出《千金方》治小便不利，茎中痛欲死，及妇人血结坚痛如神，盖牛膝乃治淋之圣药也。但虚人监以补剂为佳。

[血淋方]

侧柏叶　藕节　车前草

各取汁，调益元散服妙。

[集效方]

地肤草自然汁，空心饮。俗名白地苽。

[桃仁煎]

治下焦瘀血作淋。

桃仁　大黄　朴硝各一两　虻虫半两

上四味为末，以醇醋二升半，砂器中慢火煎取一升五合，下药末，不住手搅，良久冷定，丸桐子大。先日晚不饭，五更初温酒下五丸，日午取下如鸡肝虾蟆衣状，未下再服。如见鲜血即止，续以调血气药补之。

妊　娠　淋[①]

乃肾与膀胱虚热不能制水。然妊妇胞系于肾，肾间虚热而成斯疾。甚者，心烦闷乱，名曰子淋也。若颈项筋挛，语涩痰盛，用羚羊角散。若小便涩少，淋痛，用安荣散。若肝经湿热，用龙胆泻肝汤。若肝经虚热，加味逍遥散。若腿足转筋，而小便不利，急用八味丸，缓则不救。若服燥剂而小便频数，或不利，用生地、茯苓、牛膝、黄柏、知母、芎、归、甘草。若频数而黄，用四物加黄柏、知母、五味、麦冬、玄参。若肺气虚而短少，用补中益气加山药、麦冬。若阴挺痿痹而频数，用地黄丸。若热结膀胱而不利，用五淋散。若脾肺燥，不能小便，生黄芩清肺饮。若膀胱阴虚，阳无所生，用滋肾丸。若膀胱阳虚，阴无所化，用肾气丸。

产后小便不通[②]

产后小便不通属虚者，旧方用陈皮，去白为末，空心酒调下

---

① 妊娠淋：原本无，据《医学六要》补。

② 产后小便不通：原本无，据《医学六要》补。

二钱。外用盐填脐中，却以葱白剥去粗皮，十余根作一缚，切一指厚，安盐上，用大艾炷满葱上，以火灸之，觉热气入腹即通。

按：此法唯气壅不得通者，宜之。若气虚源涸，与夫热结者，不可泥也。

子淋：月分浅而小水不通，或作痛者是。用冬葵子散，栀子、木通、草梢、麦门、灯心，以解热利小便。虚者加参、术，实者加滑石。但滑石、瞿麦能堕胎，虚者去之。

经验法：

小便不通，诸药不效，或转胞至死，危困，用猪尿胞一个，底头出一小眼子，翎筒通过，放在眼内，根底以细线系定，翎筒子口细杖子堵定，上用黄蜡封尿胞口，吹满气七分，系定了，再用手捻定翎筒根头，放了黄蜡，塞其翎筒在小便出头里头，放翎筒根头，手捻其气透于里，小便即出，神效。

小便赤涩

猪苓、泽泻去在表之水，芫花、大戟去在里之水，茯苓、半夏去半表半里之水

汗多而小便赤涩，夏月多此证。盛暑所饮既多，膀胱涩闭，则水不运下。五苓散，一名导逆，内有术、桂收汗，猪苓、泽泻、茯苓分水道，收其在外者使之内，又从而利导焉。发者敛之，壅者通之，义取于此。有虚劳汗多而赤涩者，却是五内枯燥滋腴既去，不能生津，故溺涩而赤，不宜用利药以竭肾水，惟当温养润肺。十全大补、养荣汤之类，自足选用。汗者心液，心主血，血荣则心得所养，汗止津生不待通而溺自清矣。诸失血及患痈毒人，产后大病后，小便赤涩，悉是枯竭不润之病，并宜前法。

小　水

　　《内经》曰：膀胱者，州都之官，津液藏焉，气化则能出矣。故小便由气施化而出。至于热结不通，乃一时有余暴病，故八正、五淋散，为对症药。若久久必责之虚，但有气血之分尔。肥白人，脉虚大或沉弱，责之气虚。黑瘦人，脉弦数，大便燥，小便涩，责之血虚。又有脾肺气虚，不能通调水道，下输膀胱者，补中益气为主。阴虚，用滋肾丸。下焦命门火衰，小便不通，两腿及阴囊肿喘促者，不问男妇有孕，急用八味料煎服，迟则不救。若老年阴痿思色，精不出而内败，小便道涩痛如淋，用八味丸料加车前、牛膝。若老人精已竭，而复耗之，大小便道牵痛，愈痛则愈便，愈便则愈痛，亦治以前药。不应，倍附子。

　　有人小便赤短，体倦食少，缺盆痛，诸药不应。余以为倦怠少食，责之脾肺虚；小便短赤而涩，责之肾弱，当滋化源。用补中益气、六味丸加五味子而安。

　　痢后小便短少，胸腹胀满，两足浮肿，悉属脾虚，补中益气汤加附子。

　　已经分利，或病后有此，属脾肺气虚而不能施化也。补中益气加麦门、五味。

　　尺脉数大，阴火上炎而小便赤少者，六味地黄丸加麦门、五味。肾经阴水亏不能滑渗者，六味地黄，及滋肾丸。

　　下焦元阳虚，阴无以化，八味丸、补中益气汤。

　　若误用分渗泄药，分利复伤阳气，阴无所生而小水不通，目睛凸出，腹胀如鼓，或腿膝肿硬，两腿皮裂流臭水，用滋肾丸、益气丸。每见元气虚而复用猪苓、泽泻，及五子、五皮之类，而症益甚者，急用金匮肾气丸，多有复生者。若妄泄水，立危。

371

遗　溺

劳役太过，色白倦怠，气口脉大无力，属上焦肺气虚。补中益气倍参、芪，有火加黄柏、生地。

因先病淋，服利药太多，致溺不禁者，参、芪大补为主，少佐熟附子。

《内经》曰：水泉不止者，膀胱不藏也。仲景曰：下焦竭，则遗溺。年老真阳弱，补药中加桂、附，及牡蛎，乃涩可去脱也。

丹溪方，治遗溺，桑螵蛸酒炒为末，姜汤下二钱。

大无方，鸡内金散治溺床失禁，用鸡肶内黄皮研为末，每服二钱，酒饮调下。

大人遗溺不知，蔷薇根细研，酒下。

[鹿茸丸]

治脉沉遗溺，下元虚冷，小便白浊，滑数不禁。

鹿茸　椒红　肉桂　附子　牡蛎煅　石斛　赤石脂　肉苁蓉　鸡膍胵即肫　沉香各一两　桑螵蛸十个

已上皆涩而温补之剂，故加沉香，以行其药，恐大滞也。

酒糊丸桐子大，空心三十丸。

有所伤损，污血蓄于胞中，亦令遗失，鹿角屑炙黄为末，调下二钱。

有热郁于下焦而遗者，脉必洪，滋阴清火。

夜遗，少壮责之火，中年责之虚。热则清之，栀子、木通、茯苓等。虚则补之，大菟丝子丸，猪胞炙碎煎汤下。

咳而遗溺属膀胱。

孕妇遗尿，当审虚与热。

《本草》：白薇散主之。

薛氏曰：前症若脬中有热，宜加味逍遥散；若脾肺气虚，补中益气汤加益智仁；若肝肾阴虚，兼燥症者，六味丸。

遗溺，用燕巢中草烧黑，水下方寸匕。

产后遗，用桑螵蛸散佳。若因稳婆不慎，致损胞而小便淋沥者，八珍汤，以补气血，兼进补脬饮。难产伤胞，遗尿失禁，丹溪猪羊胞煎补药法妙。见产门

一方，桑螵蛸三十个炒　牡蛎煨　人参　黄芪

为末，米饮调三钱。或以桑螵蛸炒，龙骨煅，为末，煎参芪汤调亦可。

小便黄赤，皆属下焦热，但有虚实之分尔。虚则补中益气汤。

阴虚有火，用黄柏、知母。实宜分渗。

幼龄精未通而欲窦早开，老年精已竭而复耗，俱致精不出而内损。二阴枯涩，大小便道牵痛，愈疼则愈便，愈便则愈疼，治须补养同劳淋。若再攻下，立危。

小便数 谓频数也

数而少，热也，茯苓琥珀汤利之。

数而多，虚也，薯蓣、莲肉、益智仁之属收之。

生薯蓣半斤，刮去皮，以刀切碎，于铛中煮酒沸，下薯蓣不得搅，待熟加盐、葱白，更添酒。空腹服二三盏。

莲肉去皮、不以多少，用好酒浸一宿，猪肚一个，将莲肉入肚中煮烂。将莲肉焙干为末，酒煮糊丸芡实大。每服五十丸，食前米饮下，名水芝丸。

老人及中年人，夜多小便，悉属肾虚。益智子二十一个，盐五分，水一盏。煎八分，临睡温服。

卫真汤并丸　桑螵蛸散俱见前

戴氏曰：小便多者，乃下焦虚不能摄水，宜菟丝子丸、八味丸、玄菟丹、生料鹿茸丸。

余按：肾气不能摄水，降多升少，非大补莫能，参、芪佐桂附可也。

小便常急，遍数虽多而所出少，放了复急，不涩痛却非淋，多因纵欲或忍尿行房而然。宜生料五苓散减泽泻之半，加阿胶一钱，吞八味丸。此丸须五味子者。

若频频欲去而溺不多，但不痛尔，此肾与膀胱俱虚，客热乘之，虚则不能制水。宜补肾丸、六味地黄丸。

大便硬，小便数，名脾约。仲景用脾约丸，不若养血润燥之为愈也。

秘 结 门

老人产妇病后，汗下吐泻后，大便难，悉属血虚，津液不足。虚秘须用润剂，切不可用牵牛、巴豆、大黄等瞑眩药，以反耗津液也。虽获效目前，久之必变他症。慎之慎之！经曰：脏得血而能液，当补血为主，微加辛以润之。

一切秘结，胃强能食者，通幽汤，间服古方润肠丸微利之。今人急于获效，一味大黄，或加巴霜，云润肠丸，屡秘屡投，卒至夭折终莫之误，悲哉！

丹溪曰：有虚，有风，有湿，有热，有津液不足者，有寒者，有气结者，切不可例用芒硝、大黄等利药。血虚津液枯竭而秘结者，脉必小涩，面无精光、大便虽软，努溃不出，大剂四物汤加陈皮、甘草、红花、通幽汤。

血少兼有热者，脉洪数，口干，小便赤少，大便秘硬，润燥汤、活血润肠丸、四物加酒芩，佐桃仁、红花。

虚秘肠涩，枯槁面不泽，当归润燥汤，投滋肠五仁丸佳。

脾虚不能运化，倦怠懒于言动，补中益气汤倍升麻、当归。清气一升，浊气自降。

热秘，面赤身热，肠胃胀闷，时喜冷，口舌生疮，此由大肠热结，宜四顺清凉饮吞润肠丸。实者，承气。

年高虚人大便秘者，脉浮在气，杏仁、陈皮主之。脉沉在血，桃仁、陈皮主之。所以俱用陈皮者，以手太阴与手阳明为表里也。

膏粱辈二便涩滞，或欲便不辄，搜风顺气丸妙。吐泻后亡津液便秘者，消导加花粉、当归、苏子等润剂，仍以麻子仁，擂水煎药妙。

气结者，脉必沉伏，上下攻走、胀闷，或痛，由气不升降，谷气不行。其人多噫，宜苏子降气汤加枳壳，吞养正丹，或半硫丸、来复丹。未效，木香槟榔丸。少壮气实，用牵牛丸一服无碍。

脉沉实，体健神旺，二便俱秘者，升、柴、二术、二陈汤，先服后吐，以提之。

久病胃中实热，脉弦滑，有力十数日不大便，润肠丸，甚者承气汤。

过食寒冷之物，停滞不便，腹痛，脉沉伏，为寒结，从食阴治。腹痛甚，不通，备急丸。

方书云：由冷气横于肠，凝阴固冷，用藿香正气散加官桂、枳壳，吞半硫丸。热药多秘，惟硫黄暖而通；冷药多泄，惟黄连肥肠而止。

风秘者，脉必浮数，乃热急生风，或遍身虚痒，养血药中加防风、羌活、秦艽、皂角等，活血润燥丸、搜风顺气丸，俱对症药。

方书谓：风传大肠，用小续命汤，去附倍芍，加竹沥，吞润肠丸，恐未必。

老人气血弱，大便秘，苏子麻仁粥妙。用苏子、麻仁淘净。不拘多少，研烂滤汁煮粥。

产后，有三病，郁冒则多汗即血晕也，多汗则大便难，故难用药，惟此粥佳。

注夏大便难，黄芪人参汤加生地、归身、桃仁泥润之。润之久不快利者，少加煨大黄微利之。如服大黄不应，此非血秘，是热生风也，黄芪人参汤加羌活、防风。

[古方润肠方]

麻仁两半，用生绢袋盛，百沸汤中连袋泡水过一指许，次日曝干，砻之，粒粒皆完　枳实麸炒黄色　厚朴姜汁炒　芍药各三两　大黄四两，酒煮　杏仁去皮尖另研，一两二钱

上为末，炼蜜丸桐子大。每服三十丸，空心白汤下。

[滋肠五仁丸]

治津液枯竭，传化艰难。

柏子仁半两　桃仁　杏仁炒去皮尖，各一两　松子仁一钱二分　陈皮四两，另为末　郁李仁炒，二钱

上将五仁另研为膏，入陈皮末研匀，炼蜜丸桐子大。空心下五六十丸。

[通幽汤]

治大便难，上冲吸门不开，噎塞不便，燥结不得下，治在幽门，以辛润之。

甘草炙　红花各三分　生地　熟地各五分　升麻　桃仁泥　归身各一钱　麻仁三钱

临服加槟榔末半钱，加大黄、麻仁为润肠汤。治秘而有火者，大黄酒蒸者，二仁俱后加。

[活血润肠丸]

治大便风秘血秘，常常燥结。

归梢五钱　防风三钱　大黄酒煨　羌活各一两　皂角仁烧存性

376

桃仁二两，去皮尖，另研　麻仁二两半，净肉，另研

上除二仁另研外，共为细末，炼蜜丸桐子大。每服五十丸，白汤下，余丸封固，不可见风。一通之后，即以麻仁煮粥，每日早晚用，庶不再结。

[枳壳丸]

治浊气闭塞三焦，二便不通，水谷不得下。

枳壳二两　陈皮二两　槟榔半两　木香二钱半　黑丑四两，半生，一半炒，取头末

上细末，炼蜜丸桐子大。每服十五丸，姜汤下。

[枳实导滞丸]

治伤湿热之物，不得施化，胸膈作痛。方见伤食门

丹溪治一人，胃虚有滞，不通不纳药。用黄蜡包备急丸，穿一孔，令服三丸，取其不犯胃气，故得迟化，达幽门而出也。次日下结屎升许，继以四物汤加减作汤，吞润肠丸，调理而安。

又一儿，痘后秘结，百药不效，令使婢口含香油，以小筒一个，套入肛门，将油吹入，少时病者自觉油入肛门，如蚯蚓渐渐上行，再过片时许，下黑屎二升，困眠而安。

仲景脾约丸，治胃强脾弱，约束津液不能行于大肠，因而秘结。方用煨大黄六钱，杏仁、麻仁各五钱，枳实、厚朴、芍药各八钱，蜜丸，下二十丸。丹溪曰：既曰脾约，必阴血枯槁，内火燔灼，热伤元气，脾失转输，肺失传化，宜乎大便秘而难，小便数而无蓄藏也。理宜滋养阴血，使阳火不炽，金行化令，脾土健旺，使津液复入于胃，大小便润而通矣。此丸止宜热甚而气实者，与壮盛酒客辈。

《金匮真言论》曰：北方黑色，入通于肾开窍于二阴，故肾阴虚，则大小便难。宜以地黄、苁蓉、车前、茯苓之属，补真阴利水道，少佐辛药，开腠理，致津液而润其燥，施之于老人，尤宜。若大小便燥结之甚，求通不得，登厕时用力太过，便仍不通

而气被挣脱，下注肛门，有时泄出清水，里急后重，不可忍者，胸膈间梗梗作恶，干呕有声，渴而索水，饮食不进，呻吟不绝，欲利之则气已下脱，命在须臾，再下即绝。欲固之则溺与燥屎膨满肠间，恐反增剧。欲升之使气自举，而秽物不为气所结，自然通利则呕恶不堪。宜如何处？惟益血润肠丸，多服自愈。俗以便秘为后牢固，寿考之征，而一时难堪。此方不犯大黄，可以久服。

丹溪曰：余观古方通大便，皆用降气品剂，盖肺气不降，则大便难传送。用枳壳、沉香、诃子、杏仁等是也。又老弱津液少者，宜胡麻仁、阿胶润之。妄用峻药，旋通旋秘，必变肺痿吐血。

[益血润肠丸]

熟地六两　杏仁炒去皮尖　麻仁各三两，以上三味俱捣膏　枳壳 橘红各二两半　阿胶炒　肉苁蓉各两半　苏子　荆芥各一两　当归三两

共末，和前三味杵千余下，加炼蜜丸桐子大。每服五六十丸，空心白汤下。

导引法：先以皂角末，加老蜜作小梃，或加盐，以咸能软坚也。纳肛门中，如不动，乃燥结甚也。以猪胆七八个，取汁加米醋半杯，汤温入鸡膆中，以小纬管接入肛门，将膆捏上，少时通，必转屎气。觉已在肛，不得出，热结乃可。

冷秘，用酱生姜导，或于蜜煎中，加乌头末，以化寒消结。

乌梅，汤浸去核，丸如枣大，亦可导。打烂肉为枣核大导之。

酱瓜削如枣，亦可导。

一儒者，大便素结，服搜风顺气丸后，胸膈不利，饮食善消，面带阳色，左关尺脉洪而虚。余曰：此足三阴虚也。彼恃知医不信，服润肠丸，大便不实，体倦。与补中益气、六味地黄月余而验，年许而安。

若脾肺气虚者，用补中益气汤；若脾经郁结者，用加味归脾汤；若气血虚者，八珍汤加肉苁蓉；若脾经津液涸者，用六味丸；若发热作渴者，用竹叶黄芪汤；若燥屎直肠，用猪胆汁导之；若肝胆邪侮脾者，脉必弦数，两胁胀，小柴胡加山栀、郁李、枳壳。

若膏粱厚味积热者，用加味清胃散。亦有热燥、风燥、阳结、阴结者，当审其因而治之。苟一概妄下，复伤胃气，多成败症。

一法，皂角烧烟于马桶中熏之。

一法，皂角末，加皮硝一撮，水丸炼蜜和成梃子，入肛中佳。

势甚者，用麻油一盏，熟水一盏，入猪尿胞内，溃入肛中，立通。

二便不通，烧盐铺脐内，切蒜一片，于盐上，用艾灸二三壮。

[东流饮]
治大便热结。
细茶一撮　生芝麻　生桃仁　大黄一钱或二钱
用长流水生捣服。
倒换散，治二便不通。方见淋门

阴症，二便不通，及诸杂病，阴症急危者，用牡蛎陈粉，干姜炮，各一两，上为末。男病用女唾调，手内擦热，紧揜①二卵上，得汗出愈。女用男唾，揜二乳上。盖卵与乳，乃男女之根蒂，坎离之分属也，非急不可用。

治二便不通：
六七月间，取大蜣螂粪中者，不拘多少，线穿悬风处阴干，

---

① 揜：掩盖，遮蔽。《礼记·聘义》："瑕不揜瑜，瑜不揜瑕。"

以刀从中切断。如大便秘用上截，小便秘下截。各为末，新汲水调下。二便俱秘，则全用之。

《养生论》一法，用细灰于患人脐上及丹田作一泥塘，径如碗大，一指厚，四围高起。以新汲水调朴硝一两，倾入灰塘中。勿令走，须臾进出。

大小便俱秘，脉盛，皮热，腹胀，前后不通，瞀闷，此谓五实。

脾胃气滞，不能转输，加以痰饮，食积，阻碍浊道，大小便秘涩不快。升、柴、二术、二陈汤数服，能令大便润而小便长。

湿热痰火结滞，脉洪盛，大小便秘赤，肢节烦疼，凉膈散、通圣散、《金匮》厚朴大黄，选用。

丹溪治一妇人，脾疼后患二便不通，此是痰隔中焦，气聚上焦。二陈加木通，先服后吐，渣再煎。烧皂角灰为末，粥清调下。

一法，推车客七个，土狗七个，二物新瓦上焙干为末，以虎杖向东南者取皮，煎浓汤服之。

连根葱一二茎，带土生姜一块，淡豆豉二十一粒，盐二匙，同研烂作饼，烘热掩脐中，以帛扎定。良久气自透，不通再换一饼。

关格，关无出，格无入。关则不得小便，格则吐逆。

寒在胸中则格而吐，热结下焦则不得小便。丹溪曰：寒在上而热在下。故多死。法当取吐以提其气之横格，不必在出痰也，吐中便有降。

久病气不运者，补气兼升降，补中益气汤加槟榔，使清升浊降也。

凡遇此病，吐逆而小便不利，急先灸气海、天枢等穴，各三七壮，其吐必止。后以益元散等药，以利小便。

一法，治吐逆溺塞，用藿六平胃散合五苓散，加姜、枣煎服。

一尼体厚，病吐逆，忽小便不利头汗出，立毙。

[既济丸]

治关格，脉沉细手足冷者。此阳虚之极，用制附子、人参各二钱，麝少许，共末，糊丸桐子大，灯心汤下七丸。

痿 门 附阳痿

痿者，筋骨无力，足不任地，手不能举，俗名瘫痪是也。有气虚，有血虚，有痰，有湿热，有食积，有死血。

黑瘦人，脉涩弱，或左脉虽大按之无力，行步艰难，或兼盗汗等阴虚症者，是血虚有火。宜四物倍知、柏、苍术，下补阴丸。

肥白人，脉沉软，或滑，兼恶心，胸膈不利，属气虚有痰。宜四君子、二陈加苍术、黄柏、竹沥、姜汁。

脉沉滑，兼腰膝麻木，或肿者，属痰。宜二术、二陈、羌、独、芩、柏，入竹沥、姜汁。

脉沉濡而数，症兼小水赤涩，或作肿痛者，属湿热。宜清燥汤加减，或二妙丸、东垣健步丸。

气口洪弦带滑，症兼腹胀痛，或恶食者，是食积，妨碍脾气不得运于四肢而然。宜导痰运脾加山楂、神曲、木瓜、防己。不应，木香槟榔丸，从食积治，积去补脾。

脉涩或芤，或因产后恶血流于腰膝，或因跌扑损伤后，得此者，方可作死血治。四物加桃仁、红花、牛膝、肉桂，徐徐取效。

东垣取黄柏为君，通治诸痿，无一定之法。有兼痰积者，有湿多者，有热多者，有湿热相半者，有挟气者，有挟寒者，临病之际，宜加两审。

大抵起于湿热者多，断不可作风治而用风药。

病痿，须戒厚味酒面，食淡乃佳。

一苍瘦人，每坐辄不能起，左脉微弱，右关寸独弦急，亦无力，因酒色太过所致。用丹溪加味四物汤，不二十剂愈。后服鹿角胶调理。

一人体厚，二足行履不便，时作眩晕，以大剂二陈加南星、二术、黄柏、黄芩，入竹沥、姜汁，数剂顷愈。

一人自觉两足热如火炙，自足踝下上冲腿膝，且痿弱软痛，脉濡而数，乃湿热挟虚也。以苍术、黄柏为君，四两，牛膝二两，龟板、虎胫骨、汉防己各一两，归二两，人参二两，山药糊丸桐子大。每服一百丸，空心盐汤下。古方加附子。

一人，两足沉重不能举，六脉沉数，询之，平居痛饮，遂作湿热治。乃以四苓、二妙加牛膝、木通、防己，数服渐减。用健步丸调理而安。

一老人痿厥，用虎潜丸不应，后于虎潜丸加附子遂愈。盖附反佐之功也。

[加味四物汤]

治诸痿，四肢软弱，不能举动。

归身一钱　熟地三钱　白芍　川芎各七分半　人参五分　黄柏一钱　黄连五分　知母三分　杜仲七分半　苍术一钱　麦门冬一钱　五味子九枚　牛膝三分，足不软者减

水二盏煎一盏，空心服。酒糊为丸，亦可。

[健步丸]

治膝中无力，屈伸不便，腿脚沉重，行步艰难。

羌活　柴胡　滑石炒　甘草炙　瓜蒌根酒洗　肉桂各五分　防风　泽泻各三钱　防己酒洗，一两　川乌炮　苦参酒浸，各三钱

上为细末，汤煮面糊丸桐子大。每七十丸，煎愈风汤下，即荆芥汤。

[经验方]

治两足痿弱软痛，或如火焙，从足踝下上冲腿膝等症，因湿热所成者。

苍术米泔浸一二宿　黄柏酒浸日晒，各四两　牛膝去芦，二两　龟板酥炙　虎胫骨上同　防己各一两　归尾二两

上为末，面糊丸桐子大。每服七十丸，或一百丸，空心姜盐汤下。

[鹿角胶丸]

治气血两虚，足软不能行动，久卧床缛痿症。

鹿角胶一斤　鹿角霜　熟地各半斤　川牛膝　白茯　菟丝子人参各一两　归身四两　白术　杜仲各二两　虎胫骨酥炙　龟板酥炙，各一两

上为细末，先将鹿胶无灰酒熔化，和丸桐子大。每服一百丸，空心姜盐汤下。

大法，肾主骨，肝主筋，足三阴虚则痿弱无力，如长夏多倦怠是也，必须大补兼滋阴。

[清燥汤]

治湿热成痿。以燥金受湿热之邪，是绝寒水之化源，源绝则肾亏，痿厥之病大作。腰以下痿弱，瘫痪不能动。

黄芪　人参补气　二术燥湿　升麻　茯苓　黄芩　柴胡　归身　泽泻渗湿　酒柏　酒连清热　生地　甘草和诸药　麦冬肃肺行化令，和中利气　五味子收耗散之气

又治长夏湿热太盛，脾虚之人久之面目四肢浮肿，自汗怠堕，气高而喘，身热而烦，乃中气受病也。用补中益气加二术、四芩①、连、柏，佐五味、麦冬，清肃燥金，得行化令，兼治标本也。

---

① 四芩：据文意，当是"黄芩"。

张三锡曰：真气所受于天，与谷气并而充身者也。故谷入于胃，其气脾为之行于三阳，又复行之于三阴，是五脏六腑皆禀气于胃，而四肢筋骨肌肉，皆赖以荣养也。阳明胃气既虚，脏腑无所禀，四肢无所荣，机关不利而痿。治痿独取阳明，有旨哉。

按：丹溪以《难经》泻南补北之法，摘为治痿之方，亦是举其例尔。若胃口不开，饮食少进者，当以芳香辛温之剂进之，不可拘于此。宜藿香养胃汤，况依《内经》当分五脏。

[大乌药顺气散]

治瘫痪脉实气壮者。

归芍地黄芎，乌药陈皮龙。香附缩砂枳，芩半与防风。苏桔并甘草，乳没沉香停。姜、枣均煎服，诸风气立通。

当归　芍药　生地　川芎　乌药　陈皮　地龙　香附　砂仁　枳壳　黄芩　半夏　防风　紫苏　桔梗　甘草各半两　乳香　没药　沉香各二钱五分，此三味为末，煎成加盏内调服

姜、枣煎服。

[换骨丹]

我有换骨丹，传之极幽秘。槐皮芎术芷，仙人防首蔓。十件各停匀，味苦香减半。龙麝即少许，朱砂作衣缠。麻黄煎膏丸，大小如指弹。夜卧服一粒，通身汗漫漫。

麻黄煎膏　仙木　槐角子　桑白皮　川芎　白芷　人参　威灵仙　何首乌　防风　荆子各一两　五味子　麝研，少许　苦参　广木香各半两　龙脑研，少许　朱砂研，为衣

上除桑皮单末外，共末，麻黄膏和丸；每两作十丸。每服一丸，击碎酒浸，临卧服，温覆当有汗出。汗多勿用。

[续命丹]

治有余瘫痪。

天南星米泔水浸七日，每日换水，削去皮脐切晒各加二日，六两　川乌头浸七日，加上清水　草乌头去皮脐同上　地龙去土晒干，四两　五

灵脂清水淘去砂石晒干，用姜汁浸十日，每日添姜汁直候其色转黑晒干，六两
滴乳石研　乳香　没药　羌活　白僵蚕铁铫炒丝断去嘴　天麻各二两
全蝎去毒晒干生用　白附子生用　辰砂研　轻粉研　雄黄研，各一两
片脑研，一钱半

　　上为末，姜汁煮糯米饭，搜和石臼中杵五千下，作锭重一
钱，以磁罐收贮。每服一锭，生姜自然汁和好酒一处磨化，临卧
通口热服，温覆出汗为效。

　　[**神效活络丹**]
　　治诸风湿，诸痹，肩背四肢腰膝有余实痰，一主发泄。
　　白花蛇二两，浸焙干　乌梢蛇半两，酒浸焙干　麻黄二两，去节
细辛去土，一两　全蝎一两，去毒　两头尖二两，酒浸　赤芍一两　贯
众一方云是贯芎，祀考　防风二两半　葛根两半　没药一两，另研　血
竭七钱半，另研　朱砂一两，另研　地龙半两　乌犀角半两　甘草二
两，去皮尖　丁香一两，去梗　麝半两，另研　白僵蚕一两，炒　乳香
一两，研　片脑钱半，另研　玄参一两　官桂二两，去粗皮　草豆蔻二
两　川羌活二两　天麻二两　虎胫骨一两，酥炙　牛黄二钱半　人参
天竺黄一两　威灵仙两半，酒浸　藿香二两，去土　何首乌二两　白
芷二两　败龟板一两，酥炙　乌药一两　安息香一两　骨碎补一两
黄连二两　茯苓一两　黄芩二两　白术一两　青皮一两　黑附子一
两，去皮脐，炮　大黄二两　当归两半　木香二两　香附一两　沉香二
两　白豆蔻一两　熟地黄二两　松香脂半两

　　上为细末，炼蜜丸弹子大，金箔为衣。每服一丸，温酒茶清
随病下。

　　[**虎胫骨酒**]
　　治风痰偏枯，一切挛拳。
　　石斛去根　石楠叶　防风　虎胫骨炙　当归　牛膝　茵芋叶
续断　杜仲去粗皮，炒断丝　芎䓖　金毛狗脊火去毛　川巴戟
　　上剉如豆大，以绢袋盛，用无灰酒一斗浸之，十日后每服一

盏，量大二三盏妙。

[舒筋保安酒]

治同上。

木瓜五两　萆薢　牛膝酒浸　续断　五灵脂　松节　乌药　天麻　黄芪　白僵蚕炒　当归　防风　威灵仙　虎骨酒炙，各一两　白芍药一两

上用无灰酒一斗，浸上药，紧封扎坛口，待二七日，取药焙干，捣为末。每服二钱，用药酒半盏调下，如酒浸用米饮下。一方，用金毛狗脊一两，却将乳香、白胶香各一两，同研入干末内。

又方：

防风　萆薢　当归　桔梗　败龟板　枸杞　秦艽　羌活　干茄根饭上蒸过　虎胫骨　川牛膝　晚蚕沙炒黄　苍耳子　苍术炒七次　五加皮各二两

上剉碎，绢袋盛，浸酒十斤封固一七。服如前法。

三酒，除风散湿，功力与史国公万病无忧药酒同。要皆治有余之风痰湿气耳。气血虚而痰火盛，四肢痿痹不遂者，大补尚未奏功，何况此酒。

四肢既病，非乌附及酒性不能达，须佐于补药中。丹溪谓肥人多湿，少加附子行经，正是此意。明哲当斟酌时宜，随其气血加减补益之药，于酒中乃佳。

人参浸酒饮，治风软脚弱可逐奔马，故曰奔马草。曾用有效。

附：阳痿

方书云：男子精盛而思室。《内经》曰：男子二八精气盛，阴阳溢泄。若夫凿丧太过，精液枯竭，则阳道痿弱不举，中年人虽举，亦不得似壮者，皆精力乏所致。昧者悉指为阳虚，妄投桂、附、锁阳、苁蓉，徒助邪火，煎熬真阴，卒至毒发，中风暴

亡，莫之能悟。朱子曰：有子后一点不宜亏泄，诚保命良方也。人惟知欲而不知重命，鞭马于危途，良可太息！倘无子而有此，须大补气血，滋阴助精佐以鹿茸、鹿角胶、苁蓉、锁阳，一二味，以兼补命门相火，鼓舞元阳。又须审气血孰虚，肥人大补气，集灵膏；瘦人大滋阴，八味丸为主。

王节斋曰：男子阴痿不起，古方多云命门火衰精气虚，固有之矣！然亦有郁火甚而致痿者，经云：壮火食气。譬如人在夏暑而倦怠，遇冬寒而坚强。予常亲见肾经郁火而有此症，令服黄柏、知母清火坚肾之药而效。故须审察，不可遍认为火衰也。

节斋长于补阴，故所见乃尔。

[壮精固本丸]

枸杞子二两　地黄四两　砂仁五子酒蒸九次　锁阳　人参各二两白茯两半　菟丝子二两　沙苑蒺藜二两　归身一两　鹿角胶两半天门冬　麦门冬各一两　山药二两　五味子两半　山茱萸二两　泽泻两半

共为末，蜜丸桐子大。每服一百丸，空心白汤下。

瘦人，六味地黄丸加枸杞、菟丝、五味、鹿角胶，大效。

阴痿、阴汗、阴冷、阴臭、阴痒、阴痛、阴缩、阴纵。

阴痿：责之精衰，凿丧太过所致。经曰：足厥阴之经伤于内，则不起，是也。仲景八味丸特妙，甚者加人参、鹿胶、鹿茸，或加苁蓉、锁阳、枸杞，是兼补右肾相火也。

阴汗阴臭：俱属下焦湿热，酒面厚味，过度而然，龙胆泻肝汤妙。

虚者，内服青娥丸，外用炉甘石、蛤粉扑，或密陀僧和蛇床子研末扑之。

阴汗多者，二陈、二术加风药，以胜之，防风、羌活、藁本之类。

妇人阴冷：肥盛者，多是湿痰下流所致。二术、二陈加风

387

药，外用坐药妙。

阴中痒：亦是肝家湿热，泻肝汤妙。瘦人燥痒，属阴虚，坎离为主，外用蛇床子煎汤洗之。䘌疮同治，要分虚实耳。尺脉数，妇人阴中生疮，下部䘌，久之有虫。用猪肝煮熟，切长条纳阴中，引虫出，乃上杀虫药。

妇人阴中肿痛不可忍，有物如茄突出，即是男子之疝，但名瘕聚耳。俱属肝经浊气。平肝破气为主，与疝同治。外以枳实切碎，炒热帛包熨之，冷再易，但是阴痛俱妙。

阴茎痛：是厥阴经气滞兼热，用甘草梢，盖欲缓其气尔。若病淋而痛，似难一概，治必用清肺气而清浊自分。气虚六君，血虚四物，各加黄柏、知母、滑石、石苇、琥珀。

新室嫁孔痛：宜舒郁和血，四物加香附、红花。

《千金方》有人阴冷，渐渐入阴囊肿满，昼夜疼闷不已，用上好川椒为末，帛包裹囊。如不觉热，烘热更妙，以知为度。内煎大蓟汤汁服妙。阴冷两丸如冰，出汗，两脚痿弱，宜补肝汤。

丹溪治阴囊湿痒方，先以吴茱萸煎汤洗。后用吴茱半两，寒水石三钱，黄柏二钱半，樟脑、蛇床子各五钱，轻粉一钱，白矾三钱，硫黄二钱，槟榔、白芷各三钱，为末掺之。阴痒亦妙。

病后动淫，阴卵痛，大伤气血而然。八珍加肉桂、附子。

仲景治阴吹，用发膏散。

病后阴肿：连小腹及腿，属脾肾两虚。少食，大便不实，责之脾，补脾为先。小水短少，责之肾，肾气丸主之。妙在桂、附。

阴缩阴纵：阴缩谓前阴受寒，入腹内也。阴纵谓前阴受热，挺长不收也。经曰：足厥阴之筋，伤于寒则缩入；伤于热，则挺纵不收。

丹溪治鲍子二十余岁，玉茎挺长，肿而痿，皮塌常润，磨股不能行，两胁气上，手足倦弱。先以小柴胡加黄连，大剂行其湿热，略加黄柏降其逆气，其挺肿渐收及半。但茎中有坚块未消，遂以青皮为君，佐以散风药末服，外以丝瓜汁调五倍子末，敷而愈。

又一人，挺长肿痛，脉弦而数，用朴硝荆芥煎汤洗，投三乙承气汤大下而愈。

肾气丸见湿门　龙胆泻肝汤见胁痛门　青娥丸见腰痛门　补肝汤发膏散见淋散　三乙承气汤见伤寒门

阴 疮 门

三锡曰：妇人阴疮，乃七情郁火伤损肝脾，湿热下注。其外症有阴中舒出如蛇，俗呼阴挺。有翻突出如饼，俗呼阴菌。亦有如鸡冠花。有生虫，肿痛，湿痒，溃烂，出水，胀闷，脱坠者。其内症，口干内热，体倦，经候不调，饮食无味，晡热发热，胸膈不利，胁胀，小腹痛痞，赤白带下，小水淋涩。治法，肿痛，宜四物加柴胡、山栀、胆草、丹皮。

湿痒者，宜归脾加山栀、丹皮、柴胡。淋沥者，宜龙胆泻肝汤加白术、丹皮。溃烂者，加味逍遥散。肿坠，宜补中益气加山栀、丹皮。

一妇人，阴中突出如菌，四围肿痛，小便频数，内热晡热，似痒似痛，小腹重坠，此肝脾郁结之症。盖肝家湿热，作肿作痛；脾虚下陷，则重坠。先以补中益气汤加山栀、茯苓、川芎调理，外以生猪脂和藜芦末涂之，遂收。

一妇，阴中挺出一条五寸许，闷痛重坠，水出淋漓，小便涩滞。夕与龙胆泻肝汤分利湿热，朝与补中益气汤升补脾气，诸症渐愈。再与归脾加山栀、茯苓、川芎、黄柏，间服调理而愈。有虫亦用此法。有脓水肿痛，用补中益气倍升、柴，加茯苓、炒栀子自效。

389

多郁闷人，肝火内郁，有此，宜解郁清肝，越鞠对小柴胡主之。

归脾汤见惊悸门　龙胆泻肝汤见胁痛门　逍遥散见妇人门　补中益气汤见内伤门　越鞠丸见郁门　小柴胡汤见伤寒门

便　浊　门

小便浑浊，或赤如血，或白如泔，不痛者是，痛则为淋矣。属湿属热，分虚实治。肥白人，脉沉滑，胸隔不利，小便白浊，属湿痰，宜燥中宫之湿。面色不泽，身倦，脉无力者，属气虚，兼补气。

黑瘦人，脉洪数，五心烦热，颊赤唇干，小便赤浊，或白者，属相火，宜滋阴。肝脉弦数有力，火盛者，宜龙胆泻肝汤泻之。

治法，一分渗解热，一燥湿健脾，一滋阴降火，一实下固阳。

浊气下流，为赤白浊，升、柴、二术、二陈俱最妙。赤者，黄柏、当归、知母、白芍。丹溪曰：升、柴、二术、二陈汤，能使大便润而小便长，屡验。

两尺脉沉弱，足膝痿弱，白浊频数，凝白如油，光彩不定，漩脚澄下，凝如膏糊，古方悉指为阳虚。亦有虚而挟相火者，不可不辨。萆薢分清饮，专主阳虚。

《灵枢经》曰：中气泄便为之变化，必先补中气使升举之，而后分其脏腑、气血、赤白、虚实以治与。夫他邪所伤者，固在泻热补虚，设肾气虚甚，或火热亢极者，则不宜纯用寒凉，必反佐治之，要在权衡轻重而已。

赤者，热伤血，宜滋阴。

白者，湿热伤气，宜燥湿。

390

白浊不止，服珍珠粉丸佳。方用樗皮炒，黄柏炒褐色，燥湿热，青黛解郁热，蛤粉咸寒引下，滑石利窍，珍珠宁神定志，一方无此，用之屡验。久病无火症者，加炒干姜。

神曲糊丸。气虚四君汤，血虚四物汤，气血两虚八物汤下。

[清心莲子饮]

治上盛下虚，心火上炎，口苦烦渴，五心烦热，小便赤或涩，下白浊。

石莲肉即莲子　赤茯苓　人参　黄芪　地骨皮　麦门冬　黄芩　车前　甘草

空心服。

白浊，经年不愈，或时梦遗，形瘦心神不安，当作心虚治，珍珠粉丸合定志丸服。

[定志丸]

远志去心　石菖蒲各二两　人参　白茯苓各三两

上为末，蜜丸桐子大，朱砂为衣。每服七丸，加至二十丸，空心米汤下。

一方，用炒黄柏、生黄柏各一两，滑石三两，神曲半两，共为末，滴水丸，空心服。

[茯菟丸]

治思虑太过，心肾虚损，便溺余沥，小便白浊，梦寐频泄。

菟丝子五两　白茯一两　石莲肉二两

酒糊丸，桐子大。每服三十丸，空心盐汤下。

[萆薢分清饮]

益智仁　川草薢　石菖蒲　乌药各等分

入盐少许，水煎服。一方加茯苓、甘草。

小便白浊，出髓条经验方：

酸枣仁　白术　人参　白茯苓　破故纸　益智　大藿香　左顾牡蛎

上为末，青盐酒为丸，每服三十丸，空心酒下。

白浊方用香附炒黑色，三钱，酸梅草取汁拌匀，温酒一盏倾入服之，二三服愈。酸梅草又名鹁鸪饭。

又方，用菟丝子一两，炒黑色，淬酒一大碗，去粗热服立愈。

[瑞莲丸]

治思虑伤神，小便赤浊。

石莲肉炒去心　白茯　龙骨生用　天冬洗去心　柏子仁炒，别研　麦冬洗去心　当归酒浸去　酸枣仁　紫石英火煅七次　远志甘草汤煮　乳香　龙齿各一两

上炼蜜丸桐子大，朱砂为衣。每服七十丸，空心温酒下。

白淫：《痿论》曰：思想无穷，所愿不遂，意淫于外，入房太甚，宗筋弛纵，带脉不引，发为筋痿，及为白淫。夫肾藏天一，以悭用事，志意内治则精全而涩。若思想外淫，房室太甚则淫泆不守，辄随溲溺而下也。然本于筋痿者，以宗筋弛纵也。

白淫，责于阳虚，当益火之原，苁蓉、鹿茸、人参之类，内补鹿茸丸主之。要在斟酌增损分量。

鹿茸酥炙　菟丝子酒浸　蒺藜炒　白蒺藜　紫菀　肉苁蓉　蛇床子酒浸　黄芪　桑螵蛸　阳起石　附子炮，须用童便制　肉桂各等分

上为细末，炼蜜丸桐子大。每服二十丸，食远温酒下。

梦遗精滑门

梦交媾而精遗出，为梦遗，责之心。不交流出，相火妄动所致，当清心制火。

不因梦时时流出者，为精滑，属气虚不能约束精妄走所致，当涩精滋肾。下部湿热盛，白液时时黏糊，此非精，乃湿热熏蒸

而成，肝脉必弦数。当泻肝渗湿解热，当归龙荟丸、龙胆泻肝汤佳。古方治精滑，用局方青州白丸子，辰砂为衣，大验。湿痰明矣。

治法曰：梦遗者，治其心；精滑者，固其真；满而溢者，舒其情；浊而赤者，调其经养其神。心安神宁，火来坎户，水到离宫，水火交养，遗浊皆清。

壮年未偶，时夜遗，为精气溢泄，不必治。

心有所思，夜见于梦，乃心火动而相火随之也。黄连清心饮主之，安神丸或用补心丹。

恣欲太过，精滑不禁，当大补，加涩药芪、参、牡蛎、五味、金樱膏之类，或煎八物汤、吞樗根丸。

五味、金樱、山茱萸、莲实，俱酸以收之药。

劳心太过亦令梦遗，乃神妄越火动所致，宜补心丹。

热则流通，酒客辈不梦而遗，当滋阴降火。阴虚劳瘵同。

若用心太过而得之，宜远志丸，用交感丹加莲米、五味子吞下，仍佐以灵砂丹。审是思色欲不遂得之，且以四七汤吞白丸子。甚者，耳闻目见，其精即出，名曰白淫，妙香散吞玉华白丹。

若审是色欲过度，下元虚备，泄滑无禁，宜正元饮加牡蛎粉、肉苁蓉各半钱，吞养正丹，或灵砂丹，仍佐以鹿茸丸、大菟丝子丸、固阳丸之类。

按：此等太僭燥，若妄用，则阴水耗竭，壮火独炎，枯脂消肉，骨立筋痿而成不救之疾，用者审之。

若审是壮年满溢者，清心丸。梦遗，俗谓之鬼交，宜温胆去竹茹，加人参、远志、莲肉、枣仁炒，茯苓各半钱，吞玉华白丹、固阳丸。梦遗亦备四症，宜审其所感用前药。

[玉华白丹]

清上实下，助养根元，扶衰救危，补益脏腑。治虚损肺痿，大肠不固，小便滑数，梦遗精滑。

钟乳粉炼，一两　白石脂煅赤，水飞　阳起石煅赤，酒淬，阴干，各五钱　左顾牡蛎七钱，洗，用韭汁盐泥固济火煅，取白者

上四味研细，糯米粉煮糊丸芡实大，入地坑出火毒一宿。每服一粒，空心人参汤下，忌绿豆、猪、羊血。

昔一人，攻书至四鼓，卧间玉茎但着被与腿，即梦遗，空则不梦，饮食渐减，倦怠少气。此用心太过，二火俱起，夜不得睡，血不归肝，肾水不足，火乘阴虚入客下焦鼓其精房，则精不得聚藏而欲走，因玉茎着物，犹厥气客之，故作接内之梦。于是上补心安神，中调脾胃升举其阳，下用益精生阴固阳之剂，不三月而病安矣。

邪祟附着于人，似梦非梦而泄，亦是气血不足，邪因虚袭，理或有之。惟宜补养为主，外烧安息及辟邪丹、紫金锭以禁之。

[固阳丸]

黑附子炮，三两　川乌头炮，二两　白龙骨一两　补骨脂　舶上茴香　川楝子各一两七钱

上为末，酒糊丸如桐子大。每服五十丸，空心酒下。

[鹿茸丸]

川牛膝去芦，酒浸　鹿茸去毛，酒蒸　五味子各二两　石斛去根棘刺　杜仲去皮，炒　阳起石煅　川巴戟去心　山药炒　菟丝子酒蒸，淘净　附子炮，去皮尖　川楝子取肉炒　磁石煅　官桂不见火　泽泻各一两　沉香半两，另研

上为末，酒糊丸如梧子大。每七十丸，空心酒服。

[黄连清心饮]

黄连　生地酒洗　归身酒洗　甘草炙　伏神　远志　人参酸枣仁炒　石莲肉即莲肉

水煎服。

[樗根丸]

樗根白皮性凉而涩，除烦，酒炒

上为末，酒糊丸，或加青黛、海石、黄柏丸，煎八物汤下。

[**蛤粉丸**]

治虚热遗滑。

黄柏炒　知母　蛤粉各一斤　青黛飞为衣

上粥丸服。

[**小菟丝子丸**]

治肾气虚损，目眩耳鸣，四肢倦怠，夜梦遗精。

石莲肉二两　菟丝子酒煮，五两　白茯苓　山药二两五钱，打糊

上为末，山药糊丸桐子大。每服五十丸，空心温酒盐汤任下。如脚无力，木瓜汤下。

[**金樱丸**]

治精滑梦遗及小便后遗沥。

金樱子　鸡头实各一两　白莲花蕊　龙骨各半两

上为末，糊丸桐子大。每服八十丸，空心盐汤下。

[**金樱煎**]

经霜后以竹夹子摘取，于木臼中杵去刺，勿损之，擘为两片，去子，以水淘洗净，烂捣于砂锅中，以水煎，不得绝火，煎约水耗半，取出滤过，将汁仍煎似稀饧。每取一二匙，空心暖酒一盏调服。其功不可殚。

戴氏曰：遗精有四，有劳心过度，心不摄肾，以致失精者。有思色欲不遂，致精失位输泄而出者。有色欲太过，滑泄不禁者。有年壮气盛，久无色欲，精气满泄者。然其状不一，或小便后多出不可禁者，或不小便而自出，或茎中出而痒痛常如欲小便者，并宜先用辰砂妙香散吞玉华白丸，佐以威喜丸。或分清饮，别以龙骨丝绵裹同煎，或分清饮半贴加五倍、牡蛎、白茯、五味子，各五分。

失精梦遗多有经络虚热而得者，《本事方》清心丸用黄柏、脑子者，良。

［水陆二仙丹］

芡实粉同金樱膏相和为丸。每服七八十丸，空心盐酒下。

［威喜丸］

治丈夫阳虚，精气不固，小便白浊，余淋常流，梦寐多惊，频遗泄，妇人白带白浊并皆治之。

黄蜡四两，白茯苓去皮四两切块，用猪苓一两，同煮二十余沸，去猪苓，将苓晒干为末，溶黄蜡为丸弹子大。每服一丸，空心细嚼，津液咽下，小便清为度。忌醋。

［五味膏］

北五味子一斤，洗净水浸一宿，研烂用。以手揉去核，将核研烂，再加水滤去渣，同置砂锅内，入好蜜二斤，炭火慢熬成膏，待数日去火毒。再服一二茶匙，空心白汤调火候最难适中，先将砂锅秤定斤两，然后秤五味汁并蜜，大约煮二斤四两为度。

遗滑，古人治有五法：一用辰砂、磁石、龙骨之类，是重可去怯，镇神之浮游也。有思想结成痰饮，迷于心窍而然者，许学士用猪苓丸，是导痰也。思想伤阴，洁古珍珠粉丸，用蛤粉、黄柏，是降火补阴也。气血两虚，形羸睡不宁，睡熟即遗，丹溪用珍珠粉丸、定志丸，是补心安神也。思想伤阳者，谦甫苁蓉、菟丝子等补阳是也。

［猪苓丸］

用半夏一两，破如豆大，猪苓末二两，先将一半炒半夏色黄，不令焦，出火毒，取半夏为末，糊丸桐子大，候干。再以前苓一半炒微裂，入砂瓶养之。空心温酒盐汤下三四十丸。常服于中末间，酒下。意谓半夏燥湿痰，猪苓渗湿热，乃湿热盛于下部，滑白物之治，非梦遗法也。

泄精，珍珠粉丸不应，用五倍子一两，茯苓二两，为丸服妙。五倍涩脱之功，敏于龙骨、牡蛎也。

梦遗属郁滞者，居大半，人多不识，误用涩药，愈涩愈遗。

丹溪法，用倒仓而安。有用神芎丸大下之而愈者，不可不知。

饮酒厚味，痰火之人，多有此疾。肾虽藏精，其原出于脾胃，中宫湿热，内郁所输，皆浊气邪火扰动，水不安静，故遗滑也。治以升柴二陈汤加黄柏，使清升浊降，脾气健运，遗滑自止。

其有欲心太炽，思想不遂而致者，从心治。

房劳无度致肾虚者，必兼怯弱等症，方可用补肾药。

治有多端，不可一例作肾虚治也。

养正丹见气门　安神丸见内伤门　补心丹见虚损门

疝　门

全属肝经湿热被外寒所郁，气不得通，故痛甚，或上攻心下。大率先从小腹起，或左或右，或痛连毛际阴囊。必先用辛热散之，稍久可佐以凉药，蟠葱散之类。

阴囊及睾丸，热则纵，寒则痛，湿则肿。

痛甚，脉必沉伏，或弦急。

《内经》曰：肝脉大急弦为疝。

古方用栀子、乌头作汤甚捷，随证加减，无不应验。但湿热又当分多少而治，湿则肿多，癫疝是也。又有挟虚而发者，当以参、术为君，疏导药佐之，桃仁、山楂、枳实、川楝、茴香、橘核、木香、栀子、玄胡索、丁香之类。脉不甚沉紧，而豁大无力是也。其痛亦轻，但重坠牵引耳，切不可攻下，惟劫药神效。

盖湿热因寒郁，而用栀子以降温热，乌头以破滞气。况二物皆下焦之药，而乌头为栀子之所，引其性急速，不容胃中停留也。又，按之痛定者，属虚，须加肉桂，以姜汁丸服。定痛速效，用枳核、糖毬核、茱萸各炒，湿盛者，加荔枝核炒为末，一本有川楝子。

又方，治食积挟瘀血而成病者。

栀子　桃仁　山楂　枳实　吴茱萸

上为细末，顺流水作汤调服。

按之不痛者属虚，必用桂枝、山栀子炒，乌头拌为末，姜汁打糊丸桐子大，每服四五十丸，劫痛效。

诸疝发时，用海石、香附二味为末，生姜入汤调下。亦治心痛，因清痰为患者。

又方，治疝痛用：

橘核炒　桃仁研　栀子炒　吴萸炒　川乌炒

水煎服。

小肠气肾核胀痛：

苍术　陈皮　川楝子各二钱半　甘草五分　柴苏叶钱半

水酒各一盏，连须葱白五茎煎服。

天台乌药散，川楝子散，简易木香楝子散，皆用巴豆炒药。许学士曰：大抵此病因虚而得，不可骤补。邪之所凑其气必虚，留而不去，其病则实，必先涤去所蓄之邪热，然后补之。是以诸药多借巴豆气者，此也。

定痛劫药神效：

川乌头　栀子炒

擂细，顺流水入姜汁调服。

阴囊肿胀，大小便不通：

白牵牛一两　桑白皮　白术　木通去节　陈皮各半两

上为末，姜汤空心调下。

偏坠初起，穿山甲、茴香二味为末，酒调下，干物压之。外用牡蛎煅，良姜等分为细末，唾津调涂大者一边，须臾如火热，痛即安。

[《三因》燔葱散]

治一切寒疝作痛。

川芎　归身　枳壳炒　厚朴炒　官桂　青皮　干姜　茴香炒
茯苓　川楝　麦蘖　神曲　三棱炮　莪术　熟地　白芍　木香
人参

上细切，每服五钱，葱白三根，盐少许，水煎空心服。

又方，桃仁十四个，枸橘子十四个，炒山栀子九枚去皮，吴
茱萸七十粒，山楂十四粒并炒，生姜一指大，擂细，以顺流水煎
服。

又方，治癞疝不痛，如升斗，俗名气胞。用苍术、神曲、白
芷、山楂、川芎、栀子、半夏、南星，入姜煎服，或加海藻、昆
布。必断酒，薄味。

凡疝，非断房事与厚味、酒面，不可治。

一方，治癞疝用香附为末，用酒一盏，海藻一钱，煎半盏。
先捞海藻细嚼，即以酒下，附末二钱。

七疝痛不可忍，灸大敦穴妙。穴在足大拇指，聚毛处，去甲
一韭叶，灸三壮，属厥阴井也。

治疝痛神效方，痛甚致气上冲，如有筑塞心下，欲死，手足
冷者。硫黄不拘多少，火中溶化。即投水中去毒研细，荔枝核、
橘核炒黄，陈皮。上三味为末，各等分，饭丸桐子大，每服四五
丸，酒下。其痛立止，甚者不过六丸，不可多也。

偏坠初起，用穿山甲、茴香二味为末，酒送下。

[**丹溪止痛方**]

苍术　香附盐水炒　黄柏酒炒，以上为君　青皮去核　玄胡索
桃仁　益智仁以上为臣　茴香　香附子盐炒　甘草炙，以上为佐

顺流水煎服。

[**五叶汤**]

洗疝痛立效。

枇杷叶　野紫苏叶　椒叶　苍耳叶　水晶葡萄叶

上五味不拘多少，煎汤熏洗。

一方，肥人肿疝，作寒热，五苓散加茴香，煎服神效。

[沉香桂附丸]

治中气虚弱，真火不足，脏腑积冷，腹胁痛，手足厥冷，便利无度，七疝引痛，喜热物熨。

沉香　附子炮　川芎　干姜炒　良姜　官桂　吴茱萸汤炮七次
茴香

上为末，醋糊丸桐子大。每服五十丸，或七十丸，空心米饮下。

[《元戎》加味五苓散]

治疝气卒痛，小便秘塞。

本方加川楝子，共末，空心米饮下二钱。

[茴香楝实丸]

治阴疝痛不可忍，及小肠气痛。

川楝子炒　茴香炒　山茱萸　食茱萸　吴茱萸　青皮　陈皮
羌活醋煮　马兰花各等分

醋糊丸桐子大，每三十丸，空心温酒下。

[《济生》葵子汤]

治膀胱实热，腹胀小便不通，口干舌燥，膀胱作痛。

赤茯　猪苓　冬葵子　枳实　瞿麦　木通　黄芩　车前　滑
石各半钱　甘草二分半

姜三片，空心服。

[丁香楝实丸]

治男子七疝痛不可忍，妇人瘕聚带下任脉为病。治法同前。

当归　附子炮　茴香炒　川楝子各一两

上为细末，每末一两入丁香、木香各半分，玄胡索五分，全蝎十三个炒。

共为末，与前末同拌匀，酒糊丸桐子大。每服三十丸加至百丸，空心温酒下。

[一捏散]

治七疝奔豚，痛不可忍神效。见气门

丹溪曰：凡治七疝，多用热药获效者，即《内经》从治之法，须用寒凉盐制，不可纯用大热之剂，如乌头、附子之类。今人多服久服，必变剧不可治矣。但以二陈汤加枳实、橘核、栀子、山楂等药，煎入生姜汁热服之。有瘀血作痛，有一块隐隐脉涩者是，本方加玄胡索、桃仁泥。气结作痛者，本方加木香、茴香、楝实等药。如六脉沉细，手足厥冷者，本方加附子、干姜、肉桂之类佐之。

如睾丸痛甚者，加荔枝核、乳香、没药为细末，调入本方药内煎，或另用顺流水调服亦可。

如木肾肿大如升斗者，本方去甘草，加海藻、昆布、荔枝核、茴香、川楝实等为末，顺流水调服，为丸亦可。

[经验马兰花丸]

治七疝癫气，及妇人阴癫坠下，小儿偏坠，无不效者。

马兰花醋炒　川楝子　橘核　海藻　海带　昆布俱酒洗　木通　桃仁去皮尖，各一两　厚朴姜制　枳实　玄胡索各五钱　肉桂二钱

[救命通心散]

治疝痛小便不利。

川乌头一两　青盐一钱，酒一盏，浸乌头一宿，去皮、尖，焙干　川楝子一两，用巴豆二十个同炒候黑色，去巴豆　茴香半两　石燕一对　土狗五枚　芥子一钱六分

为末，每三钱入羊石子内，湿纸煨香熟。半夜时好酒半升，入盐，将石子细嚼下，不得作声。小便大利即愈。

大抵疝痛兼小便难，须兼利之。昔人曾用五苓散加连须葱一茎，茴香一撮，盐一钱水盏半，空心服，小便去如墨汁即愈。此必多服热药而然。

401

丹溪治一人，酒后饮水致外肾偏大，痛而作蛙声，用炒枳实一两，茴香二钱盐炒，炒栀子三钱，研煎下保和丸。

一人，膀胱气下坠如蛙鸣，真橘子炒十枚，桃仁二十枚，萝卜自然汁研匀，点汤下保和丸。治肾子肿痛亦妙。

外寒束内热，阴囊及小腹肿硬，牵引疼痛，及小肠气阴囊肿，毛间出汗，金铃丸主之。

金铃子肉五两　茴香炒　马兰花炒　菟丝子　海蛤粉　破故纸　海带各二两　木香　丁香各一两

上为末，糊丸桐子大。每服二三十丸，温酒或盐汤下。

[抵圣丸]

治阴癞肿满赤痛，大便秘欲饮水，按之脐腹痛。

续随子　薏苡仁　郁李仁　茵芋　白丑炒，各等分

共为末，水丸桐子大。每服五丸，用《博济方》姜茶汤下。

疝痛，用紫苏汤浴下部妙。更以摩腰膏，摩囊上横骨端，火温帛以覆之。痛随止，暖随气行故也。治见腰痛门

癞疝肿痛，败精恶血结于阴囊所致。用阿魏二两，醋和荞麦面做饼，裹煨熟。大槟榔二枚，钻孔溶乳香填满，亦以荞麦面裹煨熟。入硇砂末一钱，赤芍末一两，糊丸桐子大。每服酒下三十丸，空心。出《范氏得效方》、《纲目》。

苦楝子导小肠、膀胱经热，故疝家最要、近有四治七治，诸法俱妙。用楝子五两，分五分，一分破故纸二钱炒黄；一两，小茴香三钱，食盐半钱炒；一入莱菔子三钱炒；一入牵牛三钱炒；一入斑蝥七枚，去头足炒，俱去，惟留破故、茴香同研为末，酒糊丸桐子大。每空心，酒下五十丸。

《本草纲目》一方，天门冬五钱，乌药三钱，水煎，空心服。半月即验，疝气作痛，能除根。张白门服之验者。

夫睾丸所络之筋，未必尽由厥阴，而太阴、阳明亦入络也。往往见人偏患于左丸者，则痛多肿少；偏于右丸者，则痛少肿

402

多，此便可验也。

　　昔人嗜啖橘，积成饮癖，在右胁下，隐隐然不敢复啖，数年
已。一日山行，大劳饥渴，遇橘芋食之，橘动旧积，芋复滞气，
即时右丸肿大，寒热交作。因思脾、肺皆主右，故积饮滞气下
陷，太阴、阳明之经筋俱伤，其邪从而入于囊中，著在睾丸筋膜
而为肿胀。张戴人有言，病分上下治，虽是木郁为疝，在下则不
可吐，亦当从下引而竭之。窃念病有不同，治可同乎！今犯饥劳
伤脾，脾气下陷，必升举之，则胃气不复下陷而积可消。先服调
胃药一二帖，次早存想使至下焦，呕逆而上觉胁下积到中焦，则
吐而出之。吐后癫肿减半，次早又吐，吐后和胃气疏经络，二三
日愈。此法治饮酒与水饮注右丸肿者，皆效。

　　又治一人，饮水患左丸痛，灸大敦穴，外用乌、附、麝、丁
香为末，磨其囊上，抵横骨灸温帛覆之。痛即止，一宿消。

［天台乌药散］

　　天台乌药　木香　茴香炒　青皮　良姜炒，五钱　槟榔二枚
川楝子十两　巴豆十四枚

　　上八味，先以巴豆打碎，同楝实用麸炒黑，去巴豆麸，共
末。每服一钱，酒下，痛甚炒生姜热酒下。

［川楝子散］

　　木香　川楝子剉碎，用巴豆十四粒，如上法炒　茴香盐一匙炒，各一
两

　　共为末，空心酒下二钱。

［木香楝子散］

　　治小肠偏坠，膀胱疝气，久药不效者。

　　川楝子三十枚，巴豆二十枚如上炒　草薢半斤　石菖蒲一两，炒
青木香二两，炒　荔枝核二十枚，炒

　　共末，每服二钱，入麝少许，空心茴香盐酒下。

脱肛门 附谷道痒痛①

有寒有热，久泻脾气下陷者，补以升之。

泻痢后，虚脱脉兼无力，倦怠者，八珍、十全选用。

赤肿作痛，属大肠风热，生地、赤芍、槐花、槐角、升麻。肠胃燥涩，大便秘结，努溃太过因而脱肛，宜凉补以润之。外用收肛散，涂之良。

熊胆五分　孩儿茶三分　冰片一分

乳调涂肛上。

丹溪治久泻脱肛，参苓白术散加升、柴、五味子。

用力过多者，十全大补汤加升提。

大肠虚而挟热，缩砂汤、槐花散、薄荷散。

大肠虚而挟寒，猬皮散、香荆散。

日久不上，收肠养血和气汤、涩脱龙骨散、涩肠散。

无火症，泻久脾虚，举肛丸加减。

[举肛丸]

半夏　天南星　枯白矾各五钱　鸡冠花炒　白附子各五两　枳壳　诃子肉煨　黑附子各一两　猬皮二枚，炙　瓜蒌一枚，烧存性　胡桃仁十五个，烧存性

共为末，醋糊丸。空心，温酒下三十丸。

[香荆散]②

香附　荆芥　（一方加砂仁）

每用三钱，食前白汤下。

---

① 脱肛门附谷道痒痛：原本无，据《医学六要》补。

② 香荆散……（下页）肠虚大肠不时：原本脱失，据《医学六要》补。

又方，五倍子末三钱，白矾一块。水煎洗。

葱汤洗软，芭蕉叶托上。

又方，木贼草烧灰，搽肛门轻轻按上，或加龙骨。

又方，蔓陀罗花连壳一对，橡斗十六个，捣碎水煎三五沸，入朴硝热洗，其脱自上。

内用槐花、槐角子等分，炒黄色，以羊血蘸药炙热食之，以酒送下。

[**猬皮散**]

猬皮一具，烧存性　磁石煅，醋淬七次　桂心三钱　鳖头一枚，炙黄

上为末，每食前米饮下三钱。

[**收肠养血和气丸**]

治脱肛日久，肠虚大肠不时脱。

白术　当归　白芍各一两　川芎　槐角炒　山药各八钱　莲肉一两　人参七钱　龙骨煅　五倍子　赤石脂各五钱

上末，米糊丸桐子大。米饮下七十丸。

[**龙骨散**]

治大肠虚，肛门脱出。

龙骨　诃子各二钱半　没石子二枚　栗壳　赤石脂各二钱

为末，每服一钱，米汤下。

[**涩肠散**]

治久痢大肠脱。

诃子　赤石脂　龙骨各等分

上为末，茶调掺肠头上，绢帛揉入。

[**参术芎归汤**]

治泻痢后，及产育气虚脱肛，脉濡而弦者。即补中益气汤去柴胡，加白芍，用芎、白茯、生姜煎服。

[**参术实脾汤**]

治久泻滑肛。

白术　人参各二钱　肉果面包煨,钱半　白茯　白芍　陈皮各一钱　甘草炙,七分

水二盅,姜三片,枣二枚,煎服。

经云:出为虚,入为实,肛门之脱非虚而何?

老人、产育、小儿久痢泻后,元气下陷,肛门脱出悉属虚。大剂参、术、芪、草加制升麻、柴胡。

用力过多而脱者,十全大补汤。外以葱汤洗软,芭蕉叶托上。

如脉弦数,大肠有热而脱者,必赤肿。凉血祛风为主,凉血清肠散。

气血虚而挟热者,八珍汤加生地、赤芍、槐角、槐花、黄瓜蒌、鸡冠花。疏风,防风、羌活、荆芥,外用五倍子、朴硝煎汤洗①之,木贼烧存性,入麝少许,搽之。肿痛,用蜗牛加冰片点之,熊胆冰片亦妙。鳖头烧灰涂。

谷道痒痛:痒痛,多因湿热生虫,欲成痔瘘。宜以雄黄和艾烧烟熏之,并纳蛴螬丸。此丸专治肛门痒痛,或出脓血,有虫傍有孔窍。用蛴螬七个,五月五日收去翅足,炙为末,新牛屎半两,肥羊肉一两,炒令香。上共膏丸如莲子大,炙令热,以新绵薄裹纳下部。半日少吃饭,俟大便中有虫,三五度瘥。

谷道䘌,赤肿或痒,或痛,用杏仁。《外台》治下部䘌,杵桃叶一斛蒸之,令极热,内小口器中,坐定熏之,虫立死。

肛门肿痛,用木鳖子肉四五枚,研泥,佛汤泡洗,另用少许,涂患处。

诊䘌阴脱,其脉虚小者生,紧急者死。

痔疮虫䘌作痒,槐白皮浓煎汁浸之。冷再换,良久欲大便,当有虫出。

---

① 洗:原作"饮",据《证治准绳》改。

或用水银、枣膏，各二两，研匀捏如枣形，绵裹内之，明日虫出。

汗　门

自汗①：平人无分昼夜，不因饮食热汤自然汗出者，为自汗，属阳气虚，腠理不密，心火盛所致。谓心热则出汗也。肥白人，宜补中益气倍参、芪、术，加白芍酸以收之。

汗多则亡阳。

阴虚阳必凑，故发热而自汗，当归六黄汤加地骨皮。

阳虚阴必乘，发厥而自汗，黄芪建中汤。甚者，加附子，或芪附物。

瘦人脉弦数，血虚有火，宜补阴降火。

火气炎上，胃中之湿亦能作汗，可用凉膈散。

有气不顺，而自汗不止，须理气，使荣卫调和。小建中汤加木香。

盗汗②：睡中汗出，觉则止，如盗然，属阴虚，六黄汤最妙。亦有酒客多火人，睡中汗多者，亦宜滋阴除湿解热。

平人脉弱虚微细者，喜盗汗出也。汗多气血伤，故脉濡弱。若不汗出是逆也，故云喜。

睡醒时，别处无汗，独心口一片，时心悸者，名心汗，属心虚。多思虑所致，宜养心宁神。古方用艾煎汤，调茯苓一钱服，不若补心丹。

一方，用人参、当归二两，獖猪心一个带血，割开入参、归，缝煮熟，去药吃。

---

① 自汗：原本无，据《医学六要》补。
② 盗汗：原本无，据《医学六要》补。

脾胃不和，又挟外湿，身重汗出，烦躁，羌活胜湿汤主之。

两阴汗，属下焦湿热，龙胆泻肝汤加风药，风能胜湿也。当用当归龙荟丸及二妙丸殊效。外用密陀僧，研极细，加蛤粉扑妙。伤暑、伤风、伤湿、湿温、风温、吐泻俱有汗，宜凭脉并兼症。

一切内伤虚损自汗不止，总用补中益气汤，少加麻黄根。制附子、浮麦为向导，其效如响。但升柴须用蜜炙，以制其升发慓悍之性。又欲其引参、芪至表，殊不可缺。

脾胃素弱，食不运化，滞于中宫，蒸蒸出汗，气口多弦滑，只消导健脾，不必止汗。

两寸浮洪而自汗者，心火炎也。本方倍参、芪，加五味子、黄连各五分。

两关脉弦而自汗者，挟风邪也。本方加桂枝、芍药，若不阴虚，只用桂枝汤。寸关浮洪无力而自汗者，只宜本方倍参、术。两尺洪大无力而自汗者，相火挟心火之势，而克肺金也，当归六黄汤。

[当归六黄汤]

治盗汗阴虚药也。

黄柏　黄连　黄芩　生地黄　熟地黄　黄芪　当归　加麻黄根或浮麦

水煎服。

麻黄根、桂枝、浮小麦俱能调和荣卫，又引诸药至肌表，所以能止汗也。牡蛎、白芍、五味子乃酸以收之之义。

[玉屏风散]

黄芪一两　白术二两　防风一两　加浮麦　茯神　牡蛎　麻黄根

按：黄芪畏防风，得防风而功愈大，盖相畏而相使也。制方之妙如此。

一人气血俱虚，身羸大汗，以十全大补汤倍参、芪，加制过附子一片，一服知，二服已。

[独胜散]

方专治盗汗。

用五倍子末，津调填满脐之中，以绢缚定，加枯矾最效。

火气上炎，蒸胃中之湿，亦能作汗，凉膈散主之。气虚自汗，用参、芪少佐桂枝，阳虚附子亦可。

凡痰病亦有汗。

滑伯仁治一妇，暑月自汗，口干烦躁，欲卧泥水中，脉浮而数，按之豁然虚散。《素问》曰：脉至而从，按之不鼓，诸阳皆然，乃阴盛格阳，得之食生冷乘凉所致。以真武汤冷饮之，一进汗止，再进躁去，三进全安。

汗多①：东垣曰：饮酒中风多汗，食即汗出如油，久不治必成消渴，白术散主之。

[四制白术散]

治盗汗。

白术四两　黄芪一两　石斛一两　麸皮一两　牡蛎一两

逐味同炒，只用术为末，每服三钱，粟米汤下。

丹溪曰：仲景桂枝汤，治外感风邪自汗药也。

黄芪建中汤，治外感挟气虚自汗药也。戴复庵法，用黄芪建中汤加浮麦，及黄芪六一汤，或玉屏风散。

补中益气汤，治内伤自汗药也。甚者，六脉浮濡而虚，本方加制附子以治阳虚，其效甚捷。

汗出如胶之黏，如珠之缀，及淋漓如雨，揩拭不逮者死。即三阳绝汗也。

丹溪法：用桑树第二叶，焙干为末，空心米饮调服。最止

---

① 汗多：原本无，据《医学六要》补。

盗汗。

伤寒脉紧，麻黄、葱豉发之，汗出于荣。

伤风脉缓，白术、桂枝和之，汗出于卫。

往来寒热，眩运，柴胡、连翘和之，汗出于少阳。

体若燔炭，地骨皮、秦艽解之，汗出于三焦。

厥而抱郁，柴胡、麻黄发之，汗出于血。

热郁于胃，大黄、芒硝下之，汗出于足阳明。

阴毒大汗，附子、干姜温之，汗出于三阳。

平人，脉虚濡而弱，或微细，必喜盗汗。然虚劳之病，或得于大病后阴气未复，遗热上留；或得之劳役七情色欲之火，衰耗阴精；或得之饮食药味，积成内热，皆有以伤损阴血，衰惫形气。阴既虚不能配阳，于是阳亢内蒸，外为盗汗，灼而不已，阳能久存乎？

宜润剂者，六黄汤。宜燥剂者，正气汤。无内热者，防风散、白术散。

肝火，当归龙荟丸。虚者，连翘黄芪汤。实者，三黄连翘汤。身热，加地骨皮、柴胡、黄芩、秦艽。肝虚，加酸枣仁。肝实，加龙胆草。右尺实大，黄柏、知母。烦心，黄连、生地、当归、辰砂、麦冬。

脾虚，人参、白术、白芍、山药、扁豆、浮麦，或山药一味为末，临睡酒下三钱。如服药汗仍出者，有热，牡蛎散；无热，小建中汤加熟附子一钱，不去皮，或正元散。仍以温粉扑之。大汗不止，于诸药中加煅牡蛎二钱半，并葺朱丹。常自汗出，经年累月，久病及大病新愈，汗出者，亦可用此。若不宜热补，须交际其阴阳，自愈，常以灵砂丹主之。凡此皆无他病而汗出者设，非谓有兼病者也。若服止汗固表药不应，愈敛愈出，止当理心血。盖汗乃心之液，心无所养，不能摄血，故溢而为汗。宜大补黄芪汤加酸枣仁，有微热者，兼下石斛，兼下灵砂丹。

410

无汗：阳气虚则不能为汗。丹溪云：盛夏浴食，无汗为表实。治一人夏月无汗，久嗽，用半夏、紫苏二味为末，入香附末、枕流末蚬壳灰蛤粉之属、仁陷末即神曲，以瓜蒌穰、桃仁泥半两，为丸。先服三拗汤，却服此。

半身出汗，夏月止半身有汗，皆气血不足所致，夭之兆也。

头汗杂病，食滞中宫，热气上炎则头汗：热聚于胃，上炎则头汗，以三阳会于头也。病后、产后，悉属阳虚，误治必死。

［大补黄芪汤］

黄芪蜜炙　防风　山茱萸　当归　白术炒　肉桂　川芎　炙甘草　五味　人参各一两　白茯苓一两半　熟地黄二两　肉苁蓉酒浸，三两

每服水二盅，姜三片，枣二枚，煎八分，不拘时温服。

茸朱丹见头痛门　凉膈散见火门　三拗汤见喘门　小建中汤见腹痛门　灵砂丹见呕吐门　羌活胜湿汤见湿门　龙胆泻肝汤　二妙丸见痛风门　当归龙荟丸并见胁痛门　十全大补汤见虚损门　桂枝汤真武汤并见伤寒门　三黄连翘汤

［防风散］

防风五钱　川芎二钱半　人参一钱二分半

上为末，每服二钱，临卧米饮调下。

［正气汤］

黄柏炙，一钱　知母炒，一钱半　甘草炙，五分

水煎服。

［白术散］

白术不拘多少　浮麦一升

上用水煮干，如术尚硬，又加水一二升，煮软取出，去麦不用，切作片焙干，研为细末，食白汤下二钱。

黄汗：黄汗身肿，发出汗沾衣如柏汁。古云汗出入水所致。宜分表里虚实治。身肿脉浮，作寒热，关节疼，羌活胜湿汤仍

表之。

一法，蔓菁子捣末，平旦井水下一匙，加至两匙，以知为度。每日小便中浸少帛子，各日色渐退白则瘥。不过五升。

脉沉，外不热，小便赤黄，宜分利解热。

果脉弱无力，汗多无火症者，依古法，黄芪、白芍、桂枝，作汤服。

黄疸日久，变为黑疸，死不治。气实者，急以土瓜根捣汁六合，顿服，黄水从小便出愈。

诸疸，口淡怔忡，耳鸣脚弱，微热，小便白浊，又当作虚症治之，四君子吞八味丸。

古方养荣汤，不若八物加养心药，随症增损妙。若误用凉药分利，水枯面黑死。

疸无热症，小便白，属虚，从虚治。

茶癖用：

白术炒　苍术米泔浸，二两　软石膏煅，一两　白芍药炒　片芩各一两　薄荷叶七钱　胆星　陈皮各一两

上为末，砂糖水调神曲糊桐子大。每服五六十丸，砂糖水下。

一方，用石膏、升麻为末，砂糖水调服。

一方，花椒为末，糊丸桐子，每服十丸茶下。

[指迷七气汤]

治大人小儿，诸般痞积，面色萎黄，肌体羸瘦，四肢无力，皆缘内有虫积。或食生米，或好食壁土，或好食茶叶、炭、咸、辣等物者，是。一服除根。

蓬术　三棱俱醋制　藿香　甘草　官桂　桔梗　青皮　益智子　香附　大黄　槟榔

上吰咀，水二盅，煎七分，再用水煎一次，空心温服。不得些少饮食，不然则药力不到，而虫积不行。服后食顷，腹必疼，

412

当下如鱼冻，或长虫，或血鳖。至日午，虫尽下，方用温粥止之。服退黄丸，以除其黄，虚者大健脾气。

[退黄丸]

平胃散六两　绿矾二两

上用醋糊丸桐子大。每服六十丸，枣汤送下、忌生冷、油腻、湿面等物。

好吃泥壁，黄病亦属虫：

黄泥一斤　砂仁四两，炒

上为末，黄连膏丸桐子大。每服六十丸，空心糖汤下。

脉洪大，大便利而渴者，死。疸毒入腹喘满者，危。疸病渴者，难治，不渴易治。

黄疸死症：寸口近掌无脉，口鼻冷，有黑色起，俱不可治。

戴复庵：诸失血后，多面黄。然面色红润者，血荣之也，血去则面见黄色。譬之竹木，春夏叶绿泽，遇秋黄萎，润与燥之别也。宜养荣汤、枳归汤、十全大补汤。妨食者，四君子加黄芪、扁豆各一钱，即黄芪四君汤，加陈皮名异功散。亦有遍身黄者，但不及耳目。

病疟后多黄，乃脾受困也。理脾为先，异功散加黄芪、扁豆各一钱，诸病后黄者皆宜。

食劳疳黄一名黄胖：夫黄疸者，暴病也，仲景以十八日愈。食劳黄者，久病也，至有久不愈者，用大小温中丸，以针砂伐肝，以水米助脾。

一方，以矾醋之酸泻肝，枣肉之甘补脾，实人及田家作苦之人，宜之。虚人膏粱柔脆者，宜佐补剂。

女劳疸，属脾肾两伤，补脾滋肾。补中益气或四君子、六味丸，选用。

年壮气实，脉来有力者，易愈。年衰气弱，脉来微涩者，难瘥。五十以后，酒色悒郁而得，额黑者死。

疸疾，有宜汗者，兼身痛恶寒者，是湿热郁于表也，桂枝加黄芪汤。

初起脉有力，九味羌活汤妙。

吐法，瓜蒂散、藜芦散、二陈汤探吐，上焦阻塞者，宜之。

内热口干，大便不通，宜下，栀子大黄汤、大黄硝石汤、黄连散。

小便短少，脉实数，宜利小便，五苓益元散。

除湿热，茵陈五苓散。

搐鼻，瓜蒂散。

有宜温者，是脾胃有寒饮不运也，茵陈附子干姜汤。

久病脉弱，倦怠，宜补，养荣汤、补中汤、小建中汤、理中汤。

往来寒热，一身尽痛者，小柴胡加栀子。

不 眠 门

病后，及汗下后，与溃疡不得眠，属胆虚。人参、茯神、炒酸枣仁、陈皮、麦冬、龙眼肉为主。有火，脉数口干，加花粉、知母、玄参、炒黄连、竹茹；心烦，用炒黑栀子。

脉数实滑有力而不眠者，中有宿滞痰火，所谓胃不和则卧不安也。心下硬闷属宿滞，不硬闷兼恶心口干者，属痰火。宜分别治。

妇人肥盛，多郁不眠者，宜吐之从郁结痰火治。大抵胆气宜静，浊气，若火，若痰，扰之则不眠。

治法曰：胆虚不眠，用熟酸枣仁为末，竹叶汤调服。胆实多眠，用生酸枣仁为末，姜茶汤调下。

有寐中觉魄飞荡，惊悸多魇，通夕不得安眠，是肝虚受邪也，其人易怒。平人卧则魂归于肝也，肝有邪，魂不得归是以飞扬。方用珍珠母、龙齿。

龙齿安魂，虎睛定魄。

[**温胆汤**]

治病后虚烦。内有枳实、半夏，乃痰火不眠之药，用者宜审。

诸水肿胀满不得卧，卧则气上喘，分虚实治。

虚劳咳嗽，形脱不得卧，不可治。

戴云：不寐有二，有病后虚弱，及年高阳衰不寐；有痰在胆经，神不归舍，亦令不寐。虚者，六君子加炒酸枣仁、炙黄芪各一钱。痰者，温胆汤减竹茹一半，加南星、炒酸枣仁各一钱，下青灵丹。

大抵惊悸、健忘、怔忡、失心风、不寐，皆是胆涎沃心，以致心气不足。若凉心太过则心火愈微，痰涎愈盛，病愈剧。惟当理气为急，导痰汤加石菖蒲末半钱。

温胆汤　青灵丹

烦 躁 门

有表，有里，有虚，有实。

表症，不得汗，内外皆热，则躁乱不宁，取汗即定。

里实，热郁，大便不通，伤寒杂病，心神不安，脉数实有力，下之定。

火客心胞，或酒客膏粱，上焦不清，亦令烦躁，黄连、栀子等凉药妙。

病后年高及素弱人，脉虚大或微细，心烦不眠，为虚烦，补心丹加减。或以生脉散加柏子、茯神、当归。有火口干，加凉药一二味，花粉、炒栀子、玄参、竹茹。

热病，脉按之不鼓，躁乱欲坐卧于泥水中，口中和，乃虚阳上攻也。即阴盛格阳，阴极发躁，冷服附子理中汤佳。

产后，悉属虚烦，有恶露上攻者，肚腹必痛胀，左关必大实，亦有多食不能运化而烦躁者，补养药惟加消导。

成无己曰：烦为扰乱而烦，躁为愤激而躁。合而言之，烦躁为热。析而言之，烦，阳也，躁，阴也。烦为热之轻，躁为热之重。

《针经·五乱篇》曰：气乱于心则烦。盖热客于肺则烦，入于肾则躁。大抵心火旺，则水亏金铄，惟火独炽，故肺肾合而为烦躁。

先贤治烦躁，俱作有属热者，有属寒者。治独烦不躁者，多属热。唯悸而烦者，为虚寒。治独躁不烦者，多属寒。盖烦者，心中烦，为内热也。躁者，身体手足躁扰，或裸体不欲近衣，或欲在井中，为外热也。内热者，有本之热，故多属热。外热者，多是无根之火，故属寒也。

诸虚烦①：虚烦，类伤寒，乃虚火烦心作热，脉必右气口大而无力，左脉平和，胸中不痞不饱，头身不痛，为异。补中益气加麦冬，吞朱砂安神丸。

丹溪治一妇，素强健，六月发烦闷，脉沉细而弱数，时妄语，用妙香丸，以针三孔，凉水下，半日许大便下②，稠痰数升而愈。《金匮》曰：昔肥而今瘦者，痰也。

温胆汤，治大病后，虚烦不得眠，有饮者宜之，虚人禁用。

《金匮》酸枣汤，治虚劳虚烦不得眠。

上九法，治热烦，入前五法烦热怔忡，知热在心肺也，故用竹叶、石膏、朱砂镇坠其热，使下行也。第六法，烦热下利，知热在上也，故用栀子鼓汤吐之。第七法，烦而汗出不解，知表里

---

① 诸虚烦：原本无，据《医学六要》补。

② 半日许大便下：原脱，今据《丹溪心法》补。

有邪也，故用表里饮汤。第八法，脉沉口渴，知热在里也，妙香丸下之。第九法，温胆酸枣，治有饮烦而不眠也，心虚则烦。

大法，津液去多，五内枯燥而烦者，八珍汤加竹叶、酸枣仁、麦门冬。

荣血不足，阳盛阴微而烦者，人参、生地、麦冬、地骨皮、白芍、竹茹之属。或人参养荣汤、朱砂安神丸。

肾水下竭，心火上炎而烦者，竹叶石膏汤下滋肾丸。

病后虚烦有饮，温胆汤；无饮，远志汤。

产后，一切疮疽病后虚烦，为血液耗散，心神不守，危矣！宜猛进独参汤。

烦而小便不利，五苓散。

心中蕴热而烦，清心莲子饮。

烦而呕，不喜食，陈皮汤。

胎前烦：妊娠烦闷，名曰子烦。《产宝》曰：是心肺虚热，或痰积于胸。若三月而烦者，但热而已。若痰饮而烦者。吐涎恶食，二陈、白术、黄芩、枳壳。

内热者，竹叶汤、竹茹汤、益母丸。

气郁者，紫苏饮，或分气饮加川芎。

脾胃虚弱者，六君子加紫苏、山栀。

产后烦：去血过多，虚火泛上而烦，与大病后同，大剂人参当归散加童便妙。古方谓恶露攻心而烦者，用羊血一盏顿服。不若芎归汤加童便、姜汁为佳。虚甚加参。

经曰：诸躁扰狂越皆属于火。又曰：阴盛发躁，名曰阴躁，欲坐井中，惟宜热药治之。成无己曰：虽躁欲坐井中，但饮水不得入口是也。东垣曰：阴躁之极，口中和，舌不燥，欲坐卧泥水井中，阳已先亡，医犹不悟，谬指为热，重以凉剂，死也无疑。急煎霹雳散、理中汤救之，冷服即定。

七　卷

妇　人　门

三锡曰：妇人性多偏执，阴险，以故病百倍于男子，且号难治。大都与男子同，惟经血带下，胎产乳郁，差异。今采辑诸名家，条分如下。

经　水

月经，古人命名，月水以月盈则缺，血海盈则下，理可见矣。然阴阳和平则应时，气血乖戾则改度。故曰：血者气之配，随气而行。先期而行者，气之热也，法当清之，四物加炒芩、连、栀子、生地、牡丹皮、香附之类。后期而行者，血不足也，法当补之，八珍之类。将行而痛者，气之滞也，当疏气和血，芎、归、益母、香附、玄胡索、五灵脂、青陈皮、乌药、蓬术、肉桂、炮姜之类，来后作痛者，气血俱虚也，色淡亦属虚，八珍四物选用。错经妄行者，气之乱也，宜调其气。紫者气之热也，黑为热之甚，宜凉血和气，四物加香附、赤芍、柴胡、炒芩、连之类。大抵经水将毕，或正行之际，真气方亏，切忌破气克伐。虽有他证，从轻而治乃可。如冒寒，有表邪，补中汤加表药。

肥盛妇，痰多、经水不调，须兼燥湿化痰，二陈、海石、二术、芎、归、香附等作丸药。

瘦弱人，身体热，或潮热，经水或前或后，且多属血热，四

418

物、生地、牡丹皮、黄芩、栀子、香附及四制香附丸。

将行作痛，抑气丸效。四物加玄胡、牡丹皮、陈皮、香附，有火加条芩，作丸服。经后作痛，为虚热，四物加白术、炒黄柏、香附。

［交加地黄丸］

生地　老姜各一斤　玄胡索　当归　川芎　芍药各二两　没药一两　木香一两　桃仁去皮尖　人参各两半　香附八两

上为末，先以生姜汁浸地黄渣，以地黄汁浸生姜渣，晒干皆以汁尽为度。共十一味，作一处，晒干研为末，醋糊丸，空心姜汤下。

大抵经病，肝脾血燥，四物为主。肝脾血虚，补中益气为主。肝脾郁结，归脾汤为主。肝经怒火，加味逍遥散为主。

脾虚：有脾胃受亏，面色萎黄，四肢怠堕，右寸关脉弦滑无力，是食少不能生化气血，血不盈气闭。宜补中益气，开胃进食。脾胃和而饮食进，久之经自行矣。

躯脂满闭：脉沉伏，恶心食少，肉多，色白人，属痰多占住血海，所生之血亦少。宜化痰燥脾，升柴、二术、二陈导痰、越鞠，各加芎、归选用，不可用地黄。

郁悒：脉弦数，身潮热作痛，两胁胀，属郁悒。肝燥，宜平肝气、养肝血，是肝燥而不行也，四物加香附、柏子仁、知母、青皮之类。

不肥不瘦，两手俱细弱，身热倦怠，属气血两虚，八珍汤主之。

胃火：胃中伏火，消谷善饥，形体渐瘦，脉数疾，属胃燥，不能生血。宜泻火养胃，兼生血润燥，即东垣二论之一，是中焦源竭也。

劳心：有劳心太过，心血耗散，火动于中，心烦惊悸，月事不来，宜安心补血，降火，柏子养心丸或补心丹、四物加麦冬、柏子仁之类。

《内经》曰：月事不来者，胞脉闭也。胞脉者，属于心而络于胞中，有所劳心，心火亢盛，心气不得下通，故经闭。宜先服降火之药，次服五补丸及卫生汤，治脾养血。并属上焦。

阴虚火盛，脉弦数，空心服六味地黄丸，妙甚。

大便秘结，小便虽清不利，而经水闭绝不行，右尺脉洪数，乃下焦血海干枯。宜调血润燥，泻胞络中火邪，经自行矣。四物、红花、桃仁泥、二门、知母、黄柏、牛膝作汤，日一服。属下焦。

月水闭，而饮食形容如故，或恶心阻隔，两尺有力，是胎。即方书所谓：有病而无邪脉，此孕非病，所以不月是也。

血枯经闭：多身热身痛，脉必涩数，肌肤干燥不泽，内无呕胀，四物加桃仁、红花。脉弦细，阴虚经脉不通，小便短涩，四物加苍术、牛膝、陈皮、甘草作汤。又用苍莎丸加苍耳、酒芍药为丸就煎，煎药吞下。

行经之际，浣濯入冷，或食冷物，热血得寒，凝滞血海中，每行经时，腹痛不可忍，宜芎、归、玄胡索、五灵脂、蓬术、香附、炮姜、肉桂，逐去恶紫血为佳。悲哭思想太甚，月水不来，宜舒郁益气。补中益气汤加青皮、贝母、香附。

大病后，经闭属虚，宜补脾养血，元气复自通。

小腹有块，作痛，时白物下，经水不通，是血瘕，宜逐瘀流气。

丹溪方：治过期不行，杜牛膝，捣汁大半碗，入玄胡末一钱，香附、枳壳末各半钱，空心汤调下。必腰腹痛，方是污血。

污血在血海，必痛且有形。实者可通。虚者慎之。多郁闷人，心下胀懑不食，经事不调，身痛潮热，渐变骨蒸，不食，忽寒忽热，耳下结核、瘰疬、马刀，形容枯槁，脉弦数，或细数涩，或沉结，久之变成瘵。益气养荣汤神妙，方出《立斋心

420

法》，多服自效，乃屡验者。马刀，小蚬也。圆者为瘰疬，长者为马刀，皆少阳经郁结所致，久成痨劳。

经水过期，瘦人责之血少，四物加红花、益母子。肥人过期，责于气虚有痰，六君子加芎、归。

过期紫色有块，血热也，四物加牡丹皮、炒黄连、香附。

脉数而弦细，倦怠，日渐羸弱，潮热，月水不通，属阴虚血少，阳火旺，火逼水涸，当养血益阴，慎勿以毒药通之。柏子仁丸、泽兰汤妙。

[柏子仁丸]

柏子仁炒研　牛膝酒拌　卷柏各半两　泽兰叶　续断各二两熟地用生者，三两，忌铁，酒蒸捣膏

上为末，入地黄膏，加蜜丸桐子大。每服三十丸，空心米饮下。

[泽兰汤]

治同前。

泽兰三两　当归酒拌　芍药炒，各一两　甘草五钱

上为粗末，每服五钱，水二钟，煎至一钟，去渣温服。

[逍遥散]

用归、芍、白术、白茯、甘草、柴胡，乃清肝和血之剂。妇人肝经血分中有风、有火，妙品。口燥咽干，发热盗汗食少，皮肤搔痒，小便涩滞，悉皆治之。加丹皮、栀子更佳。

[四物汤]

月事不调，此方为主而变通之。

当归酒洗　白芍酒炒　川芎　熟地

吴崑《医方考》曰：无极之真，二五之精，妙合而凝，乾道成男，坤道成女。女以坤道用事，故治妇人者，以阴为主。方其二七天癸至，月事以时下者，女得坤之阴，阴中必有阳，故以七为纪，一七而齿，二七而天癸至也。人受天地之气以生，故能

克肖天地。月，天之阴也，以月而盈，以月而亏，故女子之血，亦以三十日而一下也。血之下也，同于月，故曰月事。经曰：月事以时下，故能有子。是以月事不调，宜此方为主治。随其寒热虚实而斟酌加减，使月事调匀，则阴阳和而万物生，有子之道也。是方也，当归、芍药、地黄皆味厚之品，味厚为阴中之阴，故能益血。析而论之，当归辛温能活血，芍药酸寒能敛血，熟地甘濡能补血。又曰：当归入心脾，芍药入肝，熟地入肾，乃川芎者，辄上辄下，而行血中之气者也。此四物汤，所以为妇人调经之要药。

脉数，血色紫黑为血热，本方加炒芩连。脉迟，腹痛血凝滞为寒，加肉桂、炮姜，重者加附子。体厚有痰，加导痰汤，减地黄。瘦黑有火，加炒山栀、黄柏、知母、牡丹皮。有悒郁者，加香附、苍术、砂仁、神曲。有留滞者，加桃仁、红花、玄胡索、肉桂。气虚者，参、芪，来少色淡。气实者，加青皮、枳、朴，来涩而痛。然亦有不宜者，又不可拘泥。气息机微，脉弱汗多者，忌川芎，恐其辛散也。大便溏泄，忌当归，恐其濡滑，益增下注也。脉迟腹痛，不宜芍药，恐其酸寒，益增中冷也，病后新产更忌。胸膈痞塞，不宜地黄，恐其粘腻，益增泥滞也。明者解之，昧者误矣。

[五补丸]

补诸虚，安五脏，坚骨髓，养精神。

熟地　人参　牛膝酒浸，去芦　白茯　地骨皮各等分

上为末，炼蜜丸桐子大。每服三五十丸，温酒下。

[卫生汤]

当归　白芍各二两　黄芪三两　甘草一两

上为粗末，每服五钱，水二盏半煎一盏，空心服。气虚倦怠，加人参一两。

血枯经闭，指血少肠胃枯燥者而言。故东垣分三焦治，悉以

422

泻火补血为主。上焦得之劳心，治以三和，谓四物、凉膈、当归汤是也。

以消谷善饥属胃燥，治主中焦，用调胃承气汤以泻胃火。

二便秘塞为下焦，四物合承气，名玉烛散。后服五补卫生汤，使阳旺生阴也。

[万病丸]

治经事不来，绕脐痛，污血为患。

干漆烧烟尽　牛膝去芦，酒浸一宿，各一两

上为末，以生地汁一升，入二味药末，砂锅内熬，慢火，可丸即丸桐子大。每服十丸，空心，米饮下。

一方，用当归四钱，干漆三钱，炒烟尽，共为末，炼蜜丸桐子大。每服空心，酒下十五丸。

又方，当归、玄胡索各钱半，水煎服。

一方，血块痛，马鞭草根苗五斤，熬膏，空心温酒下半匙。即杜牛膝。

[血极膏]

治妇人干血气血块有热，脉弦数。川大黄为末，醋熬成膏，丸鸡豆大。每服一丸，酒化下，临卧温服。大便利一二行，红脉自下。

污血有寒，经闭腰腹痛，脉沉伏，红花当归散。

红花　归尾　紫威即凌霄花　牛膝　甘草　苏木细剉，各二两白芷两半　赤芍八两　刘寄奴五两　桂心一两

上为细末，空心热酒下三钱，痛甚不下，红花入煎酒下。

[牛膝散]

临行不利腹绞痛。

牛膝　桂心　赤芍　桃仁　玄胡索　当归　川芎　木香　牡丹皮各七钱半

上为末，每服方寸匕，空心温酒下。

[通经丸]

治妇人室女月事不通，腹痛血瘕。

桂心　青皮　大黄炮　干姜　川椒　川乌　干漆　当归　桃仁　蓬莪术各等分

上为末，先将四钱，用米醋熬成膏，和余六钱杵匀，丸桐子大。每服二十丸，淡醋汤下，加至三十丸，温酒亦可。

痞呕气闭作胀，气实脉弦实，姜制厚朴一味，煎汤，空心服妙。

食与痰填塞太阴，经闭作痛，先以二陈汤探吐，后随症治。

益母草，专一行血。熬膏酒调服，逐污血，并产后恶露有效。其子则行中有补，养荣调经丸中，加而用之。

室女经不行，雄鼠屎一两，烧灰为末，空心酒调下一钱效。

[掌中金丸]

血凝经闭下取法。

川山甲炮　甘草　苦丁香　苦葶苈　白附子　川椒　猪牙皂角　草乌头各三钱　巴豆一钱

上为细末，生葱绞汁和丸弹子大。绵包一丸内阴中，一日即白，二日即赤，三日即经，神效。

妇人浮肿，先因经水断绝，后因四肢浮肿，小便不通，血化为水，是名水分。椒仁丸主之，必脉沉实有力乃可。

椒仁　甘遂　续随子去皮研　五灵脂研碎　附子炮　当归　郁李仁　黑牵牛　蚖青十枚，去头、翅、足，同糯米炒黄，去米　斑蝥十个，同上法　胆矾　人言一钱

上为末，面糊丸豌豆大。每服一丸，橘皮汤下。此方药虽峻利，所用不多，若畏而不服，是养病害身也。尝治虚人，亦不见其误。

先因小便不通，后至身面浮肿，经水不通，水化为血，名曰血分，葶苈丸主之。

424

葶苈研炒　续随子去壳，半两，研　干笋末一两

共为末，枣肉丸桐子大。每服七十丸，煎匾竹汤下，以利为度。

[人参丸]

治经脉不利，化为水，流走四肢，悉皆肿溃，名曰血分。其候与水相类，若作水治之，非也，宜用此。

人参　当归　大黄湿纸裹，饭上蒸熟，去纸切炒　桂心　瞿麦　赤茯　白茯苓各半两　葶苈炒，另研，一钱

上为末，炼蜜丸桐子大。每服十五丸，至二十二三丸止，空心米饮下。

[四制香附丸]《瑞竹堂方》

治经候不调，兼郁结诸症。

大香附子一斤，盐水、童便、酒、醋，各浸四两，春三，夏一，冬七，秋五日。微焙为末，醋煮面糊丸桐子大，每酒下七十丸。瘦人，加泽兰叶、赤茯苓末二两。气虚脾胃不和，加四君子料。血虚肠胃干燥，夜热赢瘦，加四物汤。

寇宗奭曰：夫人之生，以气血为本，人之病未有不先伤其气血者。世有童男室女，积想在心，思虑过度，多致劳损。男子则神色先散，女人则月水先闭，何以致然？盖忧愁思虑则伤心，心伤则血逆竭，血逆竭则神色先散，而月水先闭也。火既受病，不能荣养其子，故不嗜食。脾既虚则金气亏，故发嗽。嗽既作，水气绝，故四肢干。木气不畅，故多怒，鬓发焦，筋骨痿，俟五脏传变，故卒不能死者，然终死矣！此一种劳最难治，盖病起于五脏之中，药力不可及也。若能改易心志，用药扶接，或得九死一生耳。

薛立斋曰：月水之为物，乃手太阳、手少阴二经主之。二经相为表里，在上为乳汁，在下为月水，为经络之余气。苟外无六淫所侵，内无七情所伤，脾胃之气壮，冲任之气盛，故为月水适

时而至。若夫郁结伤中，心脾受亏，故面色萎黄四肢消瘦，发热口干，月水过期且少，乃阴血不足也，非有余瘀闭之症。宜养气血，调理脾胃，徐而培之，则经气盛而经水应时矣。

《妇人良方》曰：寡妇之病，自古未有言者，惟仓公传，与诸澄略而论及。其言曰：孟子谓无夫曰寡。师尼、寡居之妇，独阴无阳，欲男子而不可得，是以郁悒而成病也。

易曰：天地氤氲，万物化醇，男女媾精，万物化生，孤阳独阴，可乎？夫既处闺门，欲心荫而不遂，致阴阳交争，乍寒乍热，有类疟疾，久则为劳。又有经闭、白淫、痰逆、头风、膈气、痞闷、面皯①、瘦瘵等症，皆寡妇之病也。肝脉弦出寸口，而上鱼际。究其脉，原其疾，皆气滞血郁而得。经曰：男子精盛而思室，女子血盛以怀胎。

补中益气汤见内伤门　六味地黄丸　补心丹　八物汤　六君子汤俱见虚损门　益气养荣汤见瘿气门

血　崩

三锡曰：经水妄行，如山之崩，势不可遏。有因于气者，有血热妄行者，有湿热相搏者，有污血阻碍不得归经而下者，有脾胃气虚下陷者，宜分而治之。

丹溪曰：妇人崩中，由脏腑伤损冲任二脉，血气俱虚乃尔。二脉为经脉之海，血气之行，外循经络，内荣脏腑。若气血调适，经下依时。若劳动过极，脏腑俱伤，冲任虚不能约制其血，故忽然而下，谓之崩中暴下。治宜大补气血，补养脾胃，微加镇坠心火之药，补阴泻阳，经自止矣。

势盛者，以诸灰遏之。

---

① 皯：音感，面色枯焦黝黑意。

气盛用调气灰：气盛，左脉弦急而数，腹胀下多，因于气也。肝火迫血妄行，香附醋炒极黑，或夏枯草烧灰二钱，空心米饮下。

荆芥，用麻油点灯，多着灯草，就灯烧荆芥为末，童便下三钱。

血热者凉血灰：脉数身热，口干面赤，血热妄行，槐花蛾或花，烧灰为末，酒下三钱。

污血用消血灰：有块作痛，崩不可遏，五灵脂炒令烟尽为末，每服一钱，温酒下。一法，用水酒、童便各半盏，煎服，名抽刀散。

血寒用炮姜灰：服凉药过多，抑遏阳气于血海，诸药不应，烧干姜灰，童便下二钱，或桂心烧灰一钱亦可。方书用治寒崩非治寒，取其散结从治耳。

滑脱用涩灰：色欲过度，冲任伤损，亦令淋沥不止，八物汤主之。

久崩不止，棕榈烧为灰，白矾煅为末，酒下二钱。肝脉弦急，多欲，是肝实而不纳血也。小柴胡加山栀、芍药、丹皮和之。脉弦数，是肝火迫血，四物加柴胡、山栀、芩、术。

脾家郁结而不能统血，脉必沉弦，先须舒郁，香附芎归之类。后用归脾加山栀、柴胡、丹皮。

急则治其标，白芷汤调百草霜，甚者棕榈灰，后用四物加炒干姜调理。因劳者，用人参带升补药。因热者，用黄芩。因寒者，炒干姜。

性急多怒人，崩不止，或耳前后胀痛，逍遥散加减。

食少，或吐或泻，或嗳酸，是脾胃弱，或服寒凉所致。六君子、补中益气、归脾汤选。

浊气盛，郁遏久，即成湿热，迫血妄行。故古方用荆芥灰，及诸风药，以风能胜湿也。体肥宜之，瘦人只是火盛。

427

右寸关弦滑，膈间胀闷，恶心不食，经水多且痛，是痰结胸膈，清气不升，下降迫血也。宜开痰升清降浊，升、柴、二术、二陈汤。

丹溪曰：涩郁胸中，清气不升，故经脉阻遏而降下。非开涩不足以行气，非气升则血不能归隧道。此论血泄之意甚明。盖开胸膈间浊涩，则清气升。清气升则血归隧道，不崩矣。故其症或腹满如孕，或脐腹绞痛，或血成片，或血出则快，止则闷，或脐上动。其治法宜开结痰，行滞气，消污血，升清气。子和调经用茶调散吐之，亦是此义。不若以二陈加抚芎、香附、枳壳等以渐调理为佳。如恶心甚，用探吐，吐定服药。

东垣益胃升阳汤、升阳除湿汤、柴胡调经汤，俱属升举风药，为脾胃下陷，湿热盛于下焦者设也。

紫血成块涌下，血热，四物加黄连、柴胡之类，以清之。

下如屋漏水，脐下痛，绵绵不止，一属污血，一属湿热。色白肉多人，湿热夹痰者多。黑瘦人，脉数兼身热，血虚有带。湿痰，宜升散，血滞宜和血消污。

东垣曰：经水不止有三，妇人脾胃虚损，清气下陷于膀胱，与相火相合，湿热相迫，经漏不止，右尺脉沉细而数，或沉弦洪大有力，寸关亦然。其血紫黑，如夏月腐肉之臭，中夹赤白带，必腰痛脐下痛。临经欲行，先发寒热往来，两胁急缩，或兼脾胃证，四肢困热，心烦热不得眠，心下急。宜大补脾胃，升降气血，益胃升阳汤。若误服寒凉，胃气复损，则血无所羁，而欲其止，不亦难乎！大抵脾胃虚损，不能摄血，调补脾胃为主。

脾胃虚弱，食少不化，右尺虚大无力，时作恶心，六君子加芎、归、柴胡。或四肢怠堕，兼内伤元气症者，补中益气加酒炒白芍，内有火加山栀。或故贵脱势，始富后贫，命曰脱营，心气不足，其火独炽于血脉之中，以致脾胃饮食失节。形体肌肉容颜，似不病者，此心病不形于诊。至于饮食不节，则病见矣！而

428

经不时下，或适来适断，暴下不止。治当先说恶死之言，劝戒使其惧死而心不动，以大补血气之药，补养脾胃，微加镇坠心火之药，治其心，补阴泻阳，经自止矣。东垣有说而无方，拟用补中益气加麦蘖面、炒黄柏、知母、香附煎服，或吞安神丸。

悲哀太甚，则胞络绝，阳气内动，发则心下崩，拟四物合生脉，加香附。立斋法，用四君子加升、柴、山栀。

崩且水泻，是前后二阴之气下脱也。参、苓、芪、术、山药、扁豆，佐升、柴大升大补为佳乃东垣妙旨。

病者自觉脐下寒如冰，时复喜暖，脉虽洪紧，无力，或沉伏，悉是浊气郁冲任所致。下污水，色如屋漏，或多白带，以升散开结，平肝为要。必兼辛散，平以辛凉。纯寒纯热药，俱不可用。苍术、香附、抚芎、炒黄柏、半夏、青陈皮、白芷、柴胡、肉桂、炮姜之类。

脉洪数，五心烦热，暴崩，是血热妄行，四物合解毒。势盛者，凉血地黄汤。

丹溪曰：凡下血症，日久多以胃药收功，以脾胃为生化之源也。四君子、补中益气选用。大失血后，母以脉诊，煎独参汤救之。

[凉血地黄汤]

治暴崩脉数，是肾阴虚不能制胞胳相火，火迫血走。凉血兼散，即丹溪所谓火盛者，不可骤用寒凉，必兼辛散之义。

生地一钱 黄连三分 黄柏 黄芩 羌活 柴胡 知母 升麻 川芎各二分 防风三分 藁本二分 红花少许 归身五分 甘草 细辛 荆芥穗 蔓荆子各一分

白水煎，空心服。

暴崩不止，用黄芩不拘多少，为细末。每服一钱，烧秤锤通红，投酒中，少时取出锤，调下。

[琥珀散]

治暴崩下血。

赤芍　香附　枯荷叶　男子发皂角水洗净　当归　棕榈炒焦存性　乌纱帽是漆纱旧巾

上等分，除棕榈外，余俱新瓦上煅成黑灰，存性，细末，每服五钱，空心童便下。

一方，发灰一味，童便调，止诸血皆妙。

一方，莲蓬一味，烧灰，酒下二钱。

[柏黄散]

黄芩一两二钱　侧柏叶　蒲黄　伏龙肝各一两

水煎，分二次服。

又方：

蚕沙一两炒　伏龙肝半两　阿胶一两

上为末，温酒调下，空心二三钱，以知为度。

按：伏龙肝乃燥湿之剂，性能止血，有加赤石脂者，乃涩可去脱之义。

莲蓬亦涩，一味烧灰细末，米饮下。

[牡蛎散]

治月水不止，众药不应者。牡蛎火煅研细，和醋为丸，再煅红候冷，研细出火毒，以醋调艾末，熬成膏，丸、桐子大。每服五十丸，调醋艾汤下。

[小蓟汤]

治崩不止，色明如水，得温则烦闷者。此阳伤于阴，令人下血，当补其阴。脉数疾小者顺，大者逆。

小蓟茎叶研取汁，一盏　生地汁，一盏　白术半两，剉

上三件，入水三盏，煎至一半，去渣温服。

又方：

大小蓟根五两　白茅根三两

上三味切细，用酒五碗煮四碗，分四服。

血热势盛，以三补丸加香附、龟板、金毛狗脊作丸服。

430

因心气不足，其气下陷于膀胱冲任之分，郁成湿热，血崩不止，兼白带污水，脐下如冰，当从治以散其结。前升提不应，用丁香胶艾汤。

川芎　归身　艾叶　阿胶　白芍　熟地　丁香

上为细末，作一服，水二盅，煎至五沸，去渣入胶艾再煎至一大盏，空心服。

一方：

熟艾如鸡子大　阿胶半两　干姜一钱

水五盏，先煎艾姜至二盏，入胶溶化，空心服。

益智子炒为细末，入盐少许，米饮调下。皆辛散之义。

[如圣散]

治血崩。

棕榈　乌梅各一两　干姜一两五钱，并烧过存性

上为细末，每服二钱，乌梅酒下，空心妙。久病不过三服。

血见黑即止，以黑为水化，火迫其血，令水化制之，故止血。诸药烧灰，悉是此意。

[香矾散]

治崩神效，带下亦妙。

醋浸香附一宿，炒极黑为灰，存性，每两入白矾末二钱，米饮下，空心。止血用荷叶。

[独行散]

治腹痛下血不止。用五灵脂半生半炒，为末，童便下二钱。兼治恶露不净、血晕。

[益胃升阳汤]

血脱益气，先贤之奥旨也。人之一身，谷气为宝，故先理胃气，以助生长之令，胃气一升，经自止。

黄芪二钱　人参嗽去之　神曲炒，钱半　升麻　柴胡各五分　白术三钱　当归酒浸　甘草炙　陈皮各一钱　生黄芩二钱

白水煎，食远服。腹痛加白芍二分，桂少许，口渴加干葛三分。先服此数服，胃气虽回，而血不止，用柴胡调经汤，大升大举。

[**柴胡调经汤**]

治经水不止，其中多滑白之物，项筋强，脑痛，脊骨强痛，不思饮食。

羌活　独活　藁本　升麻各五分　苍术一钱　葛根　归身　甘草炒，各三分　柴胡根七分　红花少许

水煎，热服，得微汗立止。湿热与火郁于下，凉剂不效者宜此，即火郁发之之义。

内减葛根加黄芪、蔓荆子，名调经升阳除湿汤，治脾气下陷，湿热盛，迫血妄行不止。止后大补独圣散，防风去芦一味，为末，酒煮白面清汤下二钱极验。风能胜湿也。

立斋法，肝家有风热而血不止用此。

气血两虚，污血夹痰为患，淋沥不止，及老妇，宜益气养新血去污血，化痰开结。八珍、二陈加青皮、香附、缩砂、玄胡，加荷叶、侧柏叶煎服。

[**白矾丸**]

久崩不止涩剂。

白矾四两　香附二两　黄狗头骨烧灰，四两

共末，粥丸桐子大。每服三十丸，空心白汤下。

脉洪数而血不止，是肝火盛也。条芩一味炒为丸，以兼症之药送下。

诸法俱古人因病制宜，用之合宜，无不效。第一止之后，须消息之，当补则补，当调则调，务中肯綮。气血毋淆，虚实寒热，法不可谬。

妇人五十后经不止，作败血论，用茜根即染红者，阿胶、侧柏叶、炙黄芩各五钱，生地一两，小儿胎发烧灰，分作六帖。每

432

服水盏半，煎七分，入发灰服。出唐瑶经验方①。

带　下

三锡曰：妇人多气，陷下抑遏，或湿热盛于下焦从带脉而下，故名。赤者血受病，白者气受病。

丹溪曰：带下乃胃中湿痰，渗入膀胱为患，宜燥中宫之湿，升柴、二术、二陈汤最妙。带下，小腹作痛，是郁结，痰与浊气也。须兼辛散，茴香、炮姜之类。不痛，兼辛凉，炒黄柏之类。须断厚味、酒面、煎炒。

甚者，宜吐以提其气。

肥人多湿痰，导痰汤加二术、炒黄柏、青黛、川芎，久而气虚，倦怠，气口脉虚大，加参。瘦人多是热，炒柏、蛤粉、滑石、川芎、青黛、樗皮、黄芪，夜热脉数加四物养血。

罗先生法，或用十枣汤，或神佑丸，或玉烛散，皆可用之。实者乃可，虚者不可峻攻。

湿盛者，固肠丸。相火动，或洪大，面赤口干心烦，药中加炒黄柏。滑者，加龙骨、赤石脂。气滞者，加葵花，赤用赤，白用白。性躁，加黄连。寒月，加姜、附为向导。黄荆子炒为末，酒调下二钱，又治心痛。

带下，与男子精滑，大同小异。

痰结白带，心下闷，脉滑者，小胃丹。半饥半饱，津液下数丸，候积去再补。

白带，用二术、白葵、白芍，为丸。空心，二陈汤下二十丸。

古方用椒目为末，空心米饮下一钱，治带亦辛散结也。

---

① 　者，阿胶、侧柏叶……出唐瑶经验方。原脱，据《医学六要》补。

[樗皮丸]

治赤白带有湿热者。

芍药五钱 良姜烧，三钱 黄柏 椿树皮两半

上为末，粥丸粟米大。每服三十丸，空心米饮下。

一方：

椿根皮二两 神曲 麦皮面炒 黄柏各一两 芍药两半，炒
滑石半两 枳壳半两 苍术

上为末，糊丸桐子大。每服五十丸，空心白汤下。

固肠丸见痢门

久带不愈，三叶酸浆草，阴干为末，空心温酒下三钱匕。叶
细如萍，丛生，茎端有三叶，俗名布谷饭，鸠常食之，故名。布
地而生、花开黄，味酸。

带临月经甚多，食少倦怠，面黄，经中如有血块者，有如筋
膜者，宜参、术等大补脾胃。俟胃气复，投樗皮丸。

[苦楝丸]

二带均治。

苦楝子碎酒浸 茴香 当归各等分。

上为末，酒糊丸。每服五十丸，空心温酒下。如腰腿痛，四
物加羌活、防风，煎汤下。

[伏龙肝散]

治妇人带下，久不愈，形瘁黄。

棕榈烧存性 伏龙肝 梁上尘即吊倒灰烧烟出火毒，各等分

上研末，和入龙脑、麝香各少许，每服二钱，酒调，醋亦
可。有久崩不瘥，脉濡微，用此顿愈。

[补阳固真汤]

先崩后带，两尺极微，东垣谓血少，即亡其阳。故滑白之物
下流不止，是下焦血海将枯，津液复亡，周身筋骨失养，痛不可
当。宜益津液以润燥，补气以壮阳，泻火以肃肺。

434

郁李仁二钱，去皮，研泥　人参　白葵花　干姜二钱　生黄芩一钱，另研　柴胡　炙甘草一钱　橘皮不去白，一钱

除黄芩外，水二盏煎一盏，再入黄芩煎八分，空心宿食消尽服，少时以早饭压之。

愚按：此方以人参、炙甘草益气，干姜散结，葵花燥湿，郁李润燥，黄芩泻火，柴胡引清气上升。然既云血枯，非当归、麦冬不能润。血枯火必盛，干姜分两宜减半，用为向导乃可。

［酒煮当归丸］

治癫疝，白带下注，脚气，腰以下如在冰雪中，绵覆火烘犹冷，面白如枯鱼，肌如刀削，小便与白带长流而不禁。面白目青，眩眩所见，身重如山，行步欹侧，腿细膝枯，大便秘结，口不能言，无力之极，食少心下痞，心烦懊恼，呕哕，是上、中、下真阳俱竭，脉沉紧而涩，按之空虚不鼓，宜大补大温。

当归一两　茴香半两　黑附子七钱，炮去皮脐　良姜七钱

上四味，以好酒升半，煮至酒尽为度，炭火焙干，同为极细末，入：

炒黄盐　丁香各半两　全蝎三钱　柴胡二钱　升麻　木香各一钱　苦楝子　甘草　玄胡索四钱

合前四味共为末，酒糊为丸桐子大。每服二十丸，空心宿食消尽，淡醋汤送下。忌油腻、肉面、生冷、酒。

［当归附子汤］

治寒痛脐下，赤白带下。

柴胡七钱　良姜　干姜　附子各一钱　升麻五分　当归二钱蝎梢五分　炒黄盐三分　炒黄柏少许　甘草炙，六分

水煎服，丸亦可。必用炒黄盐，无不效。盖寒疝之要药也。

［固真丸］

湿热盛于下焦，势升散不尽，用此从治。亦涩可去脱法也。

白赤脂一钱，烧赤，水飞，研细，晒干　干姜炮，四钱　当归三钱，

酒洗　黄柏酒洗亦可，三钱　柴胡一钱　白龙骨二钱，酒煮水飞　白芍
五分

上为末，酒糊丸鸡头子大。每服三十丸，空心宿食消尽，白
汤下，即以早饭压之，无令停滞。忌口同上。

已上诸方，用附子、炮姜、茴香，以辛能散结也。用石脂、
白矾、龙骨者，涩可去脱也。

妇人带下多起于气郁，郁非辛不开。郁久即成热，故又佐以
黄柏，皆有至理，妙不可殚。轻者只宜升举正治，重者须用奇
法，不可执一。

坐药 ［龙盐膏］

丁香一钱　全蝎五分　木香一钱　良姜一钱　玄胡索五钱　川
乌头钱半，炮　炒黄盐二钱　枯矾半钱　归稍　龙骨　茴香各二钱
厚朴二钱　红豆　肉桂　酒防己各二钱　木通一钱

上为末，炼蜜丸弹子大。绵裹留系在阴外，内阴中。

脐下寒痛如冰，用下熏药：

三奈子　川乌　大椒各五分　柴胡　羌活各二钱　白矾枯三分
全蝎三个　升麻二分　麝少许　大蒜　破故纸与蒜同焙，各一钱

如上法。

［回阳丹］

势盛者用此。

全蝎　升麻各三分　草乌　水蛭三个，炒　虻虫三钱，去翅足
大椒五分　川乌七分　柴胡　大蒜　破故纸各二钱　三奈　荜茇各
五分　甘松二分　羌活三分　枯矾五分　炒黄盐一钱，无此不效

上为末，如上法。三日内觉脐下暖为效。

有孕白带，丹溪方用：

苍术三钱　黄柏一钱半　白芷二钱　白芍二钱半　黄连炒　樗皮
炒，各钱半　黄芩炒，二钱　山茱萸二钱半

糊丸，空心酒下五十丸。

436

戴人 [玉烛散]

四物加芒硝、大黄、甘草，姜三片，煎服。

十枣汤见痰门　神祐丸见湿门

胎　前

三锡曰：孕一月名始膏，二月名始胚，三月名始胎。当胚膏之始，真气方遇，如桃花凝聚，其柔脆易坏也。食必忌辛辣，恐散其凝结。味必稍甘美，欲扶其柔脆。二气既凝，如泥在钧，如金在镕，惟陶冶之所成，故食气于母，所以养其形，食味于母，所以养其精。形精为滋育，气味为本，故天之五气，地之五味，母食之而子又食之。外则充乎形质，内则滋乎胎气。母寒亦寒，母热亦热，母饥亦饥，母饱亦饱，皆因虚而感，随感而变。胎教之说，信不可忽。膏粱之家，纵恣口腹，暴怒淫欲，饮食七情之火，钟之于内。胎气受之，怯者即变诸病，壮者毒不即发，而痘疹疮惊遗祸于后。呼神吁天，咎将谁执？故孕妇以脾胃气血为要。如或饮食不节，七情内伤，脾胃受亏，气血无助而生诸病，随其所苦，以法治之。务底于平，如护婴儿，三步一回头。中病即止，慎无过治。今采古今奥旨数条，以备选用。

恶　阻

孕三二月，恶心而阻膈饮食是也。亦有六七个月尚病呕者，治同。

肥人责之痰，瘦人责之火。俱宜二陈加白术、黄芩，或加香附、砂仁、姜汁、竹茹，与吐家同。

因气者脉必沉，兼舒郁，加抚芎、香附，不可过用辛药。

妊娠禀受怯弱，便有阻病。状如病酒，颜色如故，脉息和顺，但觉肢体沉重，头目昏眩，择食恶食，好酸咸物。甚者或作寒热，心下愤闷，呕吐痰水，恍惚不支，古名恶阻。治先脾胃，清火化痰。

吐甚者，愈止愈急。仲景法，停药月余自安。

有因饮食失宜停滞作呕者，当和中消导，不可作恶阻治。脾胃弱者，加参、术。恶阻必用大半夏汤加减。头眩痰多，加旋覆花，有火加姜汁炒黄连、竹茹。见呕吐门

日久津液损，胃燥干哕不纳汤水，二陈合四物，加竹沥、姜汁，润以降之，右脉必弦数，左脉微弱。昧者，谓半夏犯胎，地黄泥膈，乃知常而不知变者。

吐多脉弱，体倦不纳谷，六君子汤加麦、柏、生姜。吐而心烦，竹茹、麦冬、前胡、橘红、芦根煎汤，徐徐饮。

恶阻兼腰痛，胎欲堕，二陈四物、白术、黄芪、黄芩、阿胶，煎服。胀闷加缩砂。

左脉弦急，心下胀闷，恶心不止，挟肝气上冲也。茯苓汤下抑青丸二十四粒。

孕妇口酸，或吐虽定，每食粥则口酸，皆肝火盛。川芎、陈皮、炒栀子、茯苓、生姜煎汤，下抑青丸。见火门

吐定之后，须大补参、术、归、芪、陈皮、茯苓。有火加条芩，腰痛加杜仲、续断作汤，每日一服。

因食冷物，及凉药吐不止，丁香、炮姜加半夏汤温之。

胎　痛

不时作痛，或小腹重坠，名胎痛。地黄当归汤主之。熟地三钱，当归一钱，煎服。不应，加参、术、陈皮。因气者，加砂仁。因中气虚下坠而作痛者，补中益气汤。

胎　漏

壮实人两手脉平和，饮食如故，都无所苦，而经时下，是血气旺，养胎之余血也。不必治，然亦不可使之多。和血凉血，健脾为主。佛手散加黄芩、白术。不已，加阿胶，去血多，八珍汤加胶艾。

有大怒伤肝而动血者，佛手散加炒栀子、白芍。

[**佛手散**]

治胎动服之即安，胎损服之即下。即芎归汤

当归　川芎各五钱

上水酒煎，血崩昏晕用水煎服。

[**二黄散**]

治妇人胎漏下血。

生地黄　熟地黄各等分

上为末，煎白术、枳壳汤下二钱，食前服。

[**桑寄生散**]

治胎漏经血妄行，淋沥不已。

当归酒浸　桑寄生　川续断　川芎　白术　香附醋炒　阿胶蛤粉炒　人参　白茯苓去皮，各一钱　甘草炙

姜一片煎服。

桑寄生安胎妙品，第不得真者，巴蜀常有之，宜常觅下。肢节痛，手足挛痹，功超他药。若他树寄生有毒。

胎　动

下血而腹痛者，是胎动欲堕也，宜行气安胎，佛手散加缩砂，脉大有火加芩、术。

子　烦

心中烦懑不宁是也，责之心虚有火。《简易方》竹叶汤主之。左寸微弱者，柏子养心丸，或调补心丹临睡服妙。

[竹叶汤]

白茯　防风　麦冬　黄芩　竹叶五片

水煎服。

子　痫

孕妇痰涎壅盛，阻塞，或时发搐，不省人事，名曰子痫，清气化痰为主。此多因于气者，治与痫同，惟剂稍小耳。恶心甚者，以二陈汤煎服探吐。吐定，理气化痰，兼用芩、术保胎。古方羚羊角散、葛根汤，药味遍于辛散，因时制宜可也。

无故忽然僵仆，左脉微数而右脉滑大者，是血虚阴火炎上，鼓动其痰。四物养血，芩连降火，二陈化痰下气，或加竹沥、姜汁。

子　肿

面目虚浮，四肢作肿如水，皆脾虚不运，清浊不分所致。补脾分利为主，多用参、术。

[全生白术散]

白术　姜皮　大腹皮　白茯苓皮　陈皮各半两

大便不实加泽泻、山药、扁豆、秦艽，有火加子芩为末，米饮下二钱。

［五皮散］

治胎水寻常，脾虚肿潚。

大腹皮　桑皮　茯苓皮　陈皮　姜皮各等分

水一盏，加木香浓汁半盏，煎服。

［《三因》鲤鱼汤］

治妊娠腹大，胎间有水气。

白术五两　茯苓四两　当归　芍药各三两

上细剉片，以鲤一尾，治净煮汁，每用药四钱，鱼汁盏半，姜三片，陈皮少许，煎七分，空心服。

子　悬

胎气不和，上膜胀，腹满者，谓之子悬，紫苏饮主之。

［紫苏饮］

紫苏叶　人参　大腹皮　川芎　白芍　陈皮去白　甘草　当归酒浸

姜三片，葱白一根，煎七分，空心服。

此症挟气者多，疏气舒郁，兼芎归和血。剂当从轻，勿太猛乃可。

子悬，是浊气举胎而上膜也。非紫苏、腹皮、陈皮、川芎无以流其气，非归、芍无以利其血，气利血流，而胎自下矣。邪之所凑，其气必虚，故用人参、甘草补之。一补一泻，推陈而致新也。

子　气

三月已后，两足浮肿，行步艰难，食不甘，且喘，状如水气，名子气。古方一主于湿，大率脾虚者多，补脾兼分利，与子

441

肿互考。夜肿日消，血虚，健脾兼养血，芎、归、苓、术、白芍、白茯、陈皮、秦艽。心下胀是浊气碍于上焦，加厚朴、贝母、香附、前胡、大腹皮、苏叶一二味。喘加杏仁，甚者加炒苏子。

[天仙藤散]

天仙藤洗，略炒　香附炒　陈皮　甘草　乌药各等分

上为细末，每服三钱，姜三片，紫苏三叶，木瓜三片，同煎，空心服。三次肿消。

子　淋

月少而小便淋痛者是。悉属火，解热利小便，木通、栀子、车前、茯苓、灯心、条芩为主。痰阗①上焦，寸关必滑，宜探吐以提之。必胸隔迷闷乃可。

日久倦怠，右脉微弱者，属气虚。参、芪、白术、麦冬、茯苓加栀子、知母、条芩等清火药。左脉细数，形羸，每便则痛，属血虚。四物加黄柏、知母、条芩、白术。

[《济生方》安荣散]

治子淋。用人参、麦冬、通草、当归、灯心、滑石、细辛为末，煎麦冬汤下。但滑石、细辛稍峻，虚实气血，各有不同，达士变而通之可也。

[冬葵子散]

专主子淋。栀子、木通、草梢、麦冬、灯心。虚加参、术，势盛实人加滑石、瞿麦。二者皆犯胎气，用宜酌之。

---

①　阗：音必，闭塞意。

转　胞

　　孕妇六个月已后，觉胎坠在一边，小水不通者是。有火，有气虚，有血虚，有痰滞。

　　两寸脉弦急，或两尺弦急有力，兼口干，心烦等火症者，属热。宜冬葵子、栀子、木通、滑石、条芩、白术清之。外以冬葵子、滑石、栀子为末，田螺为膏，或生葱捣膏，贴脐上立通。

　　右三部微弱无力，或气口虚大，兼倦怠不食者，属气虚。补中益气汤服后，探吐，以提其气。

　　左脉不足，或涩而数，兼夜热，心烦，或大腑秘者，属血虚。宜四物加黄芩、知、柏，调益元散。

　　肥盛妇人，右寸关脉沉滑，症兼恶心，心胀，小水不利者，属气滞。二陈加青皮、升、柴煎服探吐，药汁与痰出为佳。后用参、芪大补。

　　大抵有孕小水不利，月分浅者，当清之，兼保胎；月分多而虚者，当补兼升提，宜分两途。

　　[丹溪参术饮]
　　四物　人参　白术　半夏　陈皮　甘草
　　入生姜水煎，空心服。

　　丹溪曰：转胞之症，胎妇之禀赋弱者，忧闷多者，食厚味者，庸或有之。古方皆用滑利药，鲜效。因思胞不自转，为胎所压，转在一边，胞系戾不通耳。胎若举起，居于其中，胞系自疏，水道自利。夫胎之坠下，必有其由。吴宅宠人患此，两手脉似涩，重取似弦，左稍和，余曰：此得之忧患。涩为血少气多，则胎气弱而不能举。弦为有饮，血少则胎弱，气多有饮则中焦不清而溢，胎知所避而坠下。乃上药与服，随以指探喉中，出药汁，候少顷气定，又与之，次早亦然，至八帖安。犹恐此法偶

443

中，后用治数人皆验。法用四物、二陈、四君煎服探吐，为气血虚而胎坠下，小便不通者设。上窍通，下窍自利。

治妇人诸淋，苦杖根，俗呼杜牛膝。多取洗净碎之，以一合，用水五盏，煎一盏，去渣，入麝香、乳香少许，研调下。有人病砂淋，十三年，每溺痛不可忍，溺器中澄下砂石剥剥有声，百方不效。此方啜之，一夕立愈。有胎不可用。

安　胎

三锡曰：气血旺，脾胃和，胎自无虞。一或有乖，其胎即堕。以胎元全赖气血以养，气血又藉脾胃饮食化生。如胎妇脾胃不和，食不甘美，急宜酌量调理。有因饮食不节而致者，有郁结伤中而致者，诊脉审证，理脾进食为要。丹溪曰：因火动胎逆上作喘者，急用条实黄芩、白术、香附之类。俗以黄芩为寒而不用，反谓温热养胎。殊不知人之怀孕，如钟悬在梁，梁软则钟坠。用白术益脾，以培万物之母。条芩固中气泻火，能滋子户之阴，使火不妄动。兴其利而除其害，其胎自安，所以为安胎之圣药也。缩砂安胎，以其止痛行气故耳。劳神动怒，情欲之火，俱能坠胎。推原其本，皆因于热火能消物，造化自然。古方谓风冷伤于子宫而堕，未达病情者也。如惯坠之妇，或中气不调，食少，且不必养血，先理脾胃，次服补中益气汤，使血气自生。

一法，用黄芩为末，浓煎白术汤，调一钱，服一月余自安。

胎多有在三月份而坠者，迩时手厥阴心胞络主养胎元，劳心多虑，心胞络虚不能养胎则堕。宜兼制火，四物加炒黄柏、玄参、白术、条芩。

左脉微弱，身痛，夜热，腰痛，胎不安，属血虚。四物加杜仲、芩、术、秦艽。

右脉寸关大而无力，似滑而不流利，倦怠懒于言动，属气

444

虚。补中益气汤加山药、杜仲、子芩。

两手脉俱弱，胎常坠，属气血虚。八珍加山药、杜仲、续断、芩、术。

[**固胎散**]

常服能养血益气，健脾清火。四物加参、术、陈皮、甘草，少佐黄连、黄柏、桑上羊儿藤，七叶完者，糯米一钱。见血不安加阿胶，痛而气滞者加缩砂仁，屡效。

[**束胎丸**] 七月以后服

黄芩酒炒，夏一两，秋七钱，冬五钱　茯苓七钱五分　白术二两
陈皮三两

上为末，粥丸，每服钱半。

[**束胎散**]

即达生散，妊娠临月服之易产。

人参　陈皮各五分　白术　白芍各一钱　当归全用，一钱　甘草炙，二钱　紫苏五分　大腹皮三钱

诗云：诞弥厥月，先生如达。先生，首生也。达，羊子也。羊子易生而无留滞，故先医以此方名之。然难产之妇，多是气血虚弱，荣卫涩滞使然。是方也，人参、白术、甘草以益气，当归、芍药以益血，紫苏、腹皮、陈皮流其滞气。血不虚，气不滞，则其生也，犹夫达矣。

腹胀或痛，加砂仁、枳壳，入青葱五叶，黄杨脑七个，待于八、九月服十数帖，甚得力。有火加黄芩，头目眩闷加川芎，随症加减。

孕妇忽然下黄汁如胶，或如豆汁，胎动腹痛，是气虚也。佛手散加黄芪、糯米煎浓汁。不痛，单芪、糯。

下赤汁，属血虚有火。正方用芩、芎、归，奇兵用银苎酒。

苎根去黑皮切碎　银一斤

445

水煎，入酒少许服。无银亦可。

胎动不安，取苎根如足指大者一尺，煮汁服。丹溪曰：苎根能补阴，行滞血。

临产服保生无忧散，补其血，顺其气，使易产。又兼治小产瘀血腹痛。

南木香　当归　川芎　白芍　枳壳　乳香　血余发也，洗净，煅，各等分

水煎，日二服。

半产多在三个月，及五七月。除跌扑损闪外，若前次三个月而堕，则下次必如期复然。盖先于此时受伤，故后期必应乘其虚也。必多服健脾益气养荣药，一有胎，日不可缺，乃佳。

跌扑伤胎

如有所伤，逐污生新为主，佛手散神妙。腹痛加益母子，服下痛止，母子俱安。若胎已损，则污物并下，再加童便浸香附、益母草、陈皮，煎浓汁饮之。

从高坠下，腹痛下血，烦闷，加生地、黄芪，补以安之。

因使内，腹痛下血，加参、术、陈皮、茯苓、炙甘草、砂仁末，痛时加五灵脂一钱。

[阿胶散]

治搐犯胎不安，腰腹痛，或下浆血，或上抢心，气促。四物加阿胶、黄芪、姜、枣煎服。

妊娠偶有所伤，胎动不安，痛不可忍，缩砂不拘多少，和皮炒黑色为末，热酒下二钱，不饮酒者米饮下。腹中觉热，胎自安矣，极效。

小　产

气血虚者，多小产。如用前法安不住，下浆血多，腰痛甚者，是欲下也。急投益母草、制香附、归、芎、红花、陈皮煎汤，外唤生婆，取下为佳。

偶因跌扑使内，其胎受伤，不动而痛，急投佛手散。或一二服后，痛止觉动，胎尚无恙。若痛不止，或憎寒壮热，战栗，是胎已死，急催下取出。孕妇忽发寒热，当问胎动否，切不可妄指为外感而用表药。

小产，恶露多于正生，如胎虽下，不可便睡倒，俟胎衣恶露净一二日，方可睡倒。多饮童便为上。恶露不净，腹痛，芎、归、山楂、陈皮、益母、香附，煎成加童便服。

去血过多，昏闷身冷，或身热脉大无力，独参汤加童便。

小产，因于脾气、血气素亏而致，产后益弱，较大生更宜调节饮食徐进。不可骤用肉食，慎之慎之。

驴马有孕，牝者近身则蹄之，父老曰：此护胎也。所以绝无小产，人惟知欲而不知忌，故往往有之。此说出《儒门事亲》

三锡曰：胎系胞中，全赖气血育养，静则神藏，淫火一动，精神走泄，火扰于中，安得不堕。种玉者，不可不知。

小产气血虚，下血不止，人参黄芪汤主之。

人参　黄芪炒　当归　白术炒　白芍炒　艾叶各一钱　阿胶炒二钱

上，水煎服。

难产　催生法

三锡曰：难产悉是平时不善调摄，饮食不节，气恼过度，或

七、八月上犯淫，以致气血亏损，污浊凝滞，不得清顺而转达下也。然中流之失，不可不预为之防。大率以顺气和血为主。浆水干而不下，兼滋润。污血阻碍者，兼逐瘀。又不可催药太早，如果浆水下多，其胎陷下，不得出，方可下手。

丹溪曰：催生只用佛手散最稳，且效。

当以芎归为主，加益母草、制香附、陈皮、葵子，煎汤服屡验。

葵子性滑利，所以能通涩滞。冬葵子殊少，无则以蜀葵子代之。古方如圣散，用蜀葵子半合，研烂，以酒滤去渣，温服神妙。或浆尽胎干，产难痛急者，连进三服，良久腹中气宽，胎滑即产。括曰：黄葵子炒七十粒，细研酒调济君急，若遇临产危急时，免得全家俱哭泣。

浆水已竭，香油、白蜜、小便和匀，各半盏。加益母浓煎汤一盏，更妙。

[三合济生汤]

以枳壳、佛手散达生，拈其精粹而合成此方。治难产一二日不下，服此自然转动下生。

川芎二钱　当归三钱　香附钱半　粉草七分　苏叶　腹皮姜汁洗，钱半　枳壳麸炒，二钱

水二盅，煎一盅，待腰腹痛甚，服之即产。

红苋菜与马齿苋同煮熟，临产食之，胎立下。

[如圣散]

治难产胎衣不下，兼治死胎。

蓖麻子七粒，去壳，细研成膏。涂脚心，胞衣即下。速洗去之，迟则肠出。却用此膏涂顶上，肠即缩上。一方用四十粒。

张子和曰：大凡难产，皆由燥涩紧敛，故产户不得开通。宜先于降诞之月，用长流水调益元散，空心服三次，其产即易。产后亦无虚热、气血不足之疾。然此法可施于膏粱奉养太过者，如

448

湖阳公主之瘦胎饮。脾胃弱而气血不足者，恐非所宜。

催生诸药，乃不得已而用之。古方有用兔脑、猪脂者，油蜜葱白者，有用葵子、牛乳、榆皮、滑石者，有用柞枝者，皆取滑利润泽，使之易下也。金凤子催产，取其性急而速下。弩牙，取其机发而不括。蛇蜕，取其蜕蜕，皆一时，古人妙用。惟佛手益母，屡屡奏功。至于足贴草麻，手握石燕，虽少效，尤不害事。但诸方有烧灰服者，徒劫燥其津液，反益其涩滞，慎不宜用，故不录。

[催生柞水饮]

治难产死胎。

大柞木枝一大握，长一尺，洗净，寸挫　甘草大者，五寸，作五段

新汲水三碗，煎一碗。难产心下胀，饮一盏，便觉豁然。如觉饥渴，再与一盏，至三四盏，觉下坠便生。

[兔脑丸]

治难产，或横或逆。

十二月兔脑去皮膜，研如泥　乳香另研极细，钱半　母丁香末一钱　麝二分半，另

上三味拌匀，以脑和丸鸡豆大，阴干，油纸裹。每服一丸，温水下。

乳香速产，以香开窍逐污也，与麝同。

通明乳香一块，如皂子大，为末。腰痛时，用新汲水一小盏，入醋少许，同煎。令产母两手握石燕，生婆调药饮，须臾生。

又方，开骨膏，乳香研细，五月五日午时，滴水丸鸡豆大。每服一粒，无灰酒下。

又方，催生神效乳珠丹，乳香研细，以猪心血丸鸡豆大，朱砂为衣，晒干。每服一粒，温酒化下。良久未下，再一丸。甚者，以荷叶蒂七个，水二盏，煎一盏，化下一丸。此药神验，须

于五月五，七月七，三月三合。

一方，乳香、朱砂为末，麝香酒下。

一方，腰腹痛难产，乳香、人参各一钱，辰砂五分，同研，鸡子清一个调之，生姜自然汁和服，横生倒养，即端顺。

《济阴》还魂丹，催生最妙。取益母草，开花时，洗净，捣汁熬膏，转佳。

括云：三麻四豆脱衣裳，研细将来入麝香，若有艰难生产妇，脐中一贴便分张用蓖麻、巴豆。

若胞已破久而不下，其气已脱①，或元气困惫，急用八珍汤斤许，水煎，数数饮之。饮尽再制，往往获安。

死　胎

胎死腹中，妇人指甲青舌青，作寒热，或上抢心闷绝，自汗，喘满不食，二日浆水已尽，不得下，先用佛手散加益母、葵子、牡丹皮、桂心等煎剂。不应，乃设法逐下为佳。不可轻用水银、大黄等猛剂。

势急汤药不效者，用肉桂心二钱，麝香一钱，研细童便下，酒亦可。或加佛手散内服亦妙。

一法，朴硝细末二钱，温童便调下。

误服毒药犯胎下血，服佛手散，血止胎尚可安。腹连腰痛，即欲堕矣。

浆水已尽胎不得下，须用猪脂油、蜜、酒法，三味各三碗，熬碗半，分二三次，缓缓服之。

身重作寒热，舌下青黑，其胎已死。

面赤舌青，子死母活。

---

① 脱：原作"托"，音近而误，径改。

面舌俱青，口中出沫，子母死。面以候母，舌以候子。

[千金神造散]

治双胎一胎死者。用蟹爪以去其死，阿胶以安其生，甘草和药性。其说稍玄，亦理之所有者，广济生不可不记。法曰：脉三阳俱盛，名曰双躯。若少阴微紧者，谓督脉血即凝浊，经养不周，胎即偏夭。其一独死，其一独生，不去其死，害母失胎，是方主之。

[黑神散]

产经日不下，胎死腹中，舌青面白，脉沉小，时值寒月宜此，暑月禁用。胎衣不下，亦效。

熟地黄　炒蒲黄　炒黑干姜　当归　白芍　桂心各二两　炙甘草　黑豆炒

上件共为末，每服二钱，童便和酒下。

胞衣不下，污血浸下于胞中，胀大不得下，上冲心胸，喘急腹痛，急投佛手散加红花、益母草、香附、山楂、陈皮，煎成加童便，服以逐之。古方夺命散，用附子、大黄、牡丹皮、干漆，药多慓悍，不若此法最稳。甚者花蕊石散最妙，牛膝汤亦妙。

[牛膝汤]

治胎衣不下，脐腹坚胀，急痛，势危迫者。服此，胎即烂下，死胎亦可。

牛膝　瞿麦各四两　当归三两　通草六两　滑石八两　葵子五两

水九碗，煎三碗，分三次服。愚按：此分两颇多，又滑石性寒，恐污血转凝也。不若佛手散中加牛膝、瞿麦等，少住滑石可也。用者酌之。

一法，热酒下失笑散佳。

一方，用葵子、牛膝各一合，煎汤服。

[红花酒]

红花一两，炒

清酒一盏，沃之，温服。酒壮气，红花逐瘀，使胞随下。胞不下，热甚，口舌干，脉大有力，腹胀痛，诸药不应，千金备急丹最妙。丸桐子大，醋汤下。即经闭门，血极膏，大黄醋煮一味。

若脐带头在外，切须以帛条系紧。不尔，则污血流入胞中难下矣。

儿一下时，急拿紧脐，勿骤剪断，胞下乃可剪。

气弱不能送出，无忧散佳。

交骨不开，阴门不闭，子宫不收

三者皆元气不足。交骨不开者，用芎归汤加发灰、龟板，补而开之。

此方又能催生，难产者极妙。法用龟甲一个，酥炙，妇人头发一握，烧灰，芎、归各一两，每七钱，水煎服。如人行五里，再一服，生胎死胎俱下。

阴门不闭者，十全大补加五味子，补而敛之。子宫不收者，补中益气汤加醋炒芍药、半夏，补而举之，或加五味子。

初产，肿胀或㽷痛而不闭者，用加味逍遥散。若肿既消不闭者，当用补中益气汤，切忌寒凉。

有人误以凉药敷，致肿及臀，虚症蜂起，几致不救，乃以六君子汤，先固脾胃，更以补中益气而消。

丹溪治一妇，子宫肿大，二日方入，损落一片，如猪肝，面色痿黄，体倦饮食无味，潮热自汗，用十全大补三十余剂而愈。

产后子宫受伤，久久成痈者，托里为主。

临　产

月分既足，腰腹阵痛，微见浆水，是名弄胎。尚宜静守，必待腹痛，二阴挺并，眼中溜火，方为真产。脉一呼三至，一吸三至。

微觉动作，家中不可惊慌。宜摒除一切秽杂，扫室焚乳香，劝谕产妇勿慌，痛时稍放裙带，吐气数口。

如饥，可觅水精母鸡，煮汁作粳米稀粥与食。不可食鸡，并诸肉食，常令稍饥为佳。以饥则气下，气下则速产。若食肉及多食，则碍于上焦，气不得下，故产难。虽产下，食停滞于中，则生寒热。医者不察，乱补乱温，多致危殆，慎之慎之。

欲生之时，即煎佛手散，加益母草一剂，以备不虞。但觉艰难，加童便饮最妙。子下而胎衣迟，恶露少者，亦当服。

腹痛宜忍耐，站立，散步房中，或凭几立，慎不可弯腰，以阻儿路。亦不可逼迫，须儿欲出时，方可抱腰，旁人不可惊扰，浪作形势。

体不洁、有病，及疮人、孝妇、尼姑、孤寡，俱不可近左右。惟老成解事，曾经生长过者一二足矣。

每见富贵家，一见腹痛便惊惶，彼此啼哭，以致产妇精神先已耗散。未至产门，才转身时，强努力推逼，或有勒腹者，有约髻者，或冷水噀面者，多致横生倒产。是皆猛浪不解事之苦，不知瓜熟自落，待时乃佳。

一才生下，即与童便一盏，可免血晕诸疾。不肯饮者，少加芎归汤中。肥白人多气虚，浓煎人参汤，加童便。

渐进毛米饮，取糠气能降虚火也。白粥宜极稀，以渐调理为上。三朝内不可食荤，并鸡子及黏硬之物。六七日上，胃强者，可少与母鸡、牛肉、鲫鱼羹，不可用肉。

血 晕

难产，去血过多而晕，脉微弱，色白者，生脉散对佛手散，加泽兰叶、陈皮，煎成加童便、姜汁，频频灌之。脉弱甚者，浓煎独参汤，加童便。外烧漆器，并打醋炭，使鼻口受之。醋以收神，漆下恶露也。脉乳大数多火人，产晕是虚火，四物加泽兰、陈皮、益母草、童便。

丹溪曰：血晕是虚火载上，血来渐渐作晕，用鹿角烧灰出火毒，研细，用好酒、童便灌下即醒。此物行血最妙，但一时仓卒难成，须预备下。不若佛手散，加益母、荆芥、泽兰、童便为便。

血气暴虚，污血随虚火泛上，迷乱心神，故眼黑生花，甚者令人闷绝，不知人事，口噤神昏，气冷，但服清魂散即醒。

泽兰叶 人参各二钱半 荆芥一两 川芎五钱 甘草一两

上为细末，童便点汤下一钱灌之。产家须预合下，不尔作汤亦可。

荆芥治晕，是清上焦也。性多散，须佐以补气药中乃可，不可单用。去血过多而晕属虚，人参、黄芪为君，佐芎、归、陈皮浓煎汤，加童便。

恶露少而晕，是恶露攻上，宜消污，芎、归、益母、香附、红花、泽兰、陈皮、赤芍，亦少佐荆芥、童便。

一方，红花汁加童便、酒各一杯，徐徐灌之。

晕而大汗，是阳暴脱也。禁川芎、荆芥等辛药，人参、黄芪、白术为君，少佐当归、熟地，佐炒黑干姜少许。仲景谓：血虚而厥，厥而必冒，且大汗出，小柴胡汤主之。此一时所见权宜之方，非千古确论，明者辨之。

丹溪方：醋墨防晕，产时血晕，好墨半锭，烧赤，投醋中，如此三遍，出火毒，研细。每服五分，淡醋汤下。

丹溪治一妇，面白，素多郁，产后血晕，不知人事，急于气海灼艾十五壮，遂苏，连进参、芪、归等补药，二月安。

[芸薹散]

治血晕极效，及治孕妇九窍出血。

芸薹子　当归各钱半　芍药　官桂各半钱

共为末，每服三钱，以酒、童便各半盏，调灌下，立产。或童便一味温饮，尤佳。

恶　露

养胎余血，杂浊浆水，儿既下，气血旺者，亦随而下。怯者，阻碍于小腹为患最恶。上攻即晕，攻胃则呕，流于大肠则泻，溢于四肢则肿，当随症治之。

初产小腹痛，是名儿枕，即恶露也。芎、归、益母、山楂、香附、陈皮煎服，甚者加炒五灵脂。

世传山楂一合，浓煎汤，加砂糖调服，治儿枕痛大效。山楂去恶血也。

红花、苏木、牡丹皮、赤芍、炒蒲黄，俱破污血之物，古方多有用者，病急亦可加之。

花蕊石散，逐恶最妙，药囊不可不储之。童便下一钱，兼治吐衄，止后余血悉化为水。

产后血晕不省人事，韭叶切，入有嘴瓶中，热醋沃之，即以瓶嘴对妇人鼻，令气透入鼻窍即苏。

古方黑龙丸，治胞衣并恶露不下，上攻眩晕危症，云极效。用芎、归、熟地、五灵脂、良姜各三两，入砂罐中，赤石脂泥缝，盐泥固脐，炭火十斤，煅通赤，候冷取开，看成黑糟色乃佳。研细，入百草霜五钱，硫黄、乳香各一两，花蕊石、琥珀各三钱，共细研，同上丸梧子大。第药多辛散，或北土宜之。东南膏粱气血弱者，恐非所宜。

产后血久不止，多有犯淫欲，怒气伤冲任所致。宜审虚实病因，大率补养兼升提。

已弥月而恶露淋漓不止，只补气血。甚者用发灰、牡蛎、龙骨、阿胶，细末，空心米饮下。

产　后

丹溪曰：产后当以大补气血为主，虽有他症，以末治之，乃至精至确大法。

左手脉大无力，或微弱，补血为主。

右脉微弱，或虚大，补气为主。两手脉俱弱，四肢倦怠，或作潮热，是气血俱虚，参、芪、归、术、地黄为主。

产后别无他，只虚弱倦怠，脉微弱，参、术、芪、草、归身、陈皮，少佐川芎。脾胃强者，加地黄。

产后别无他，忌白芍，以其酸寒，伐生发之气也。如血虚腹痛，必用者，以酒浸炒过用。

产后气血两弱者，当归羊肉汤最妙。

羯羊肉一斤，去脂，煮汤，去浮油与肉，取清汤煎药，黄芪、归身大剂，加生姜三片，煎服妙。

血晕并失血

产后元气虚损，恶露乘虚上攻，眼花头晕，或心下满闷，神昏口噤，或痰壅盛者，急用失笑散主之。

若血下多而晕，神昏烦乱，大剂芎归汤补之。或芸薹散，多加童便为佳。痰多加二陈，若劳心力太过而致者，宜补中益气汤

456

加香附。

若气血虚极，不省人事，用清晕散，继以芎归汤及大补气血之剂。

凡产，可预烧秤锤令赤，以器盛之，急至床前，以醋沃之，使醋气入鼻即醒。或以醋涂口鼻亦可。痰多是气血俱虚，痰火泛上，宜二陈对八物，去芍加芪。

产后发热，狂言奔走，脉虚大者，四物加柴胡，不愈，更加甘草、生地。

腹　痛

产后小腹痛，三五日内，是恶露不净，山楂汤，或芎、归、益母等消污药。寒月痛，加炒黑干姜，即儿枕痛，或失笑散亦佳。用五灵脂、蒲黄，各炒二两，服三钱，酒煎下。中脘痛属饮食停滞，心下必硬，当询之曾食何物，于伤食门中酌用之，不可用猛剂。有未产之先，多食肉食，至产后气弱不能运化而作痛者，俱宜运脾，消导，佐芎、归理气血。

产后气血脾胃大亏，一或有伤，病即加甚。常见着恼着惊而心下痛者，属气郁，按之无形，当舒郁，抚芎、香附、陈皮为主。

有素有胃脘痛之积，此时虚而发者，理中气舒郁结。

若去血过多而腹痛者，宜四君加炮姜。

产后小腹痛，是名儿枕块，用失笑散行散之。若恶露既去而仍痛，四神散调之。再不应，用八珍汤，是气血两虚也。若痛而作呕，或恶心，用六君子汤。或作泻，用六君子下四神丸。若泻而后重，是气下陷也，补中益气汤下四神丸。若胸膈饱闷，或恶食，吞酸，或心腹痛，心下不可按，属饮食停滞，二陈加山楂、白术，以消导之。若食既消而痛不止，或按之而不痛，更加烦热

457

作渴，恶寒作呕，是中气被伤也，补中益气为主。若发热，腹痛，按之痛甚，不恶食，不吞酸，此是瘀血，用失笑散消之。止是发热、腹痛，或兼头痛，按之不痛，乃是血虚，四物加炮姜、参、术补之。

身　痛

产后手足走痛，属湿痰者多。乃时因气血虚不能运行，浊气流于四肢，作肿作痛，看轻重标本治之。甚勿猛浪，亦未可骤补。一妇月中着恼，素体厚，多痰，臂痛移走两足，且肿，以为虚治，服参、归痛益甚，恶心迷闷。作郁痰治，二陈、越鞠、秦艽、丹皮二服稍减。大便四五日不去矣，投搜风丸后，用化痰舒气，二陈、二术、酒芩、柏、木通、泽泻、香附，调理而愈。

产后发热

产后热，悉属虚，补养为主。左脉芤大无力，四物去芍药。右脉芤大，加参、芪。轻则各佐白茯淡渗其热，重则加炮黑干姜。或问大热而用干姜，何也？曰：乃阴虚阳无所依，浮散于外，而为热，此非有余之热，阴虚生内热也。《素问》曰：阳在外为阴之卫，阴在内为阳之守。邵子曰：阴阳相依附，此理可知。虽然，炮姜止是引浮散之阳，以归于柔阴，必大补为主，加佐而用之可也。又有食物太早，气弱不能运而生热者，必兼恶心，饱闷，必消导为先，又不可执一法也。

乳结不通作热，轻则用椒汤浴散，命稚子吮通为佳。如胀闷，用花粉、木通、芎、归等疏利药。

脉芤，头痛，寒热，小腹胀痛，是败血未净所致，佛手散加五灵脂、玄胡索、香附、益母、炮姜，煎服。如果寒，必兼头痛、拘急等症，脉必浮数有力，补中益气加苏、芎，热服，补以散之，切忌妄汗。

发热多是虚，更宜审酌。大抵其因有四，有血虚，有停滞，有蒸乳，有邪因虚袭。

产后气血未复，过劳伤中，即暴厥不知人事，如痉状，急煎十全大补加附子，令人推正其身，一人夹正其面，撬开口灌之。如不得下，令侧其面出之，仍灌热者，又冷又灌，数次即能下，少倾苏。立斋法

大凡产后以气血为主，《病机》谓治从厥阴经论之。无犯胃及上二焦，有三禁，不可汗，不可下，不可利小便，虽有他症，以末治之，补气血为主。

左脉虚大，如葱管，体瘦黑人，是阴血虚阳无所依，浮散于外而为热，四物加炒黑姜，补以收之。

右寸脉虚大，肥白人，自汗体倦，属气虚，大剂参、芪、归、术为主。

产后气血两亏，脾胃俱弱，或过用荤食，不能运化而作热，寸关必弦滑，症兼饱闷、嗳气恶食、泄泻、呕吐等症，四君子加厚朴、山楂。若胸膈饱闷，食少发热，或食而难化，此为脾气弱，宜六君子加炮姜。若误用峻剂，腹痛，热渴，寒热呕吐，乃中气复伤，急以六君子加炮姜，误用柴、芩、立危。

遗　尿

气血太虚，不能约束，宜八珍加升麻、柴胡，甚者加熟附子一片。

有产理不顺，误损尿胞膀胱者，用丹溪法，参、芪为君，芎、归为臣，桃仁、陈皮、茯苓为佐，猪、羊尿胞煮汤煎药，须百服渐安。

瘈疭

经云：肝主筋而藏血。因产后阴血去多，阳火炽盛，筋无所养而然耳。故痈疽脓水过多，金疮出血过甚，则阳随阴散，亦多致此。治法当用加味逍遥散，或八珍散加丹皮、钩藤，以生阴血，则阳火自退，诸症自愈。如不应，当用四君、芎、归、丹皮、钩藤，以补脾土。盖血生于至阴，至阴者脾土也。故小儿吐泻之后，脾胃损亏，亦多患之，乃虚象也，无风可逐，无痰可消。若属阳气脱陷者，用补中益气加姜、桂。阳气虚败者，用十全大补加桂、附，亦有复生者。此等症候，若肢体恶寒，脉微细者，此为真状；若脉大浮，发热烦渴，此为假象。唯当固本为善。无力抽搐，戴眼反折，汗出如珠者，皆不治。

乳

三锡曰：冲任血旺，脾胃气壮，饮食调匀，则乳足而浓，以生化之源旺也。若脾胃气弱，饮食少进，冲任素亏，则乳少而薄，所乳之子亦怯弱多病。然有生之后，全赖乳以育养，虚实寒热，乳随母变，子食其乳，形亦因之，甚哉！调摄之方，乳母不可不预讲也。李时珍曰：人乳无定性，善格物理者也。

乳，以浓白光彩，入盏中，上面莹然如玉为上；黄色清薄为下，不可哺儿。乳母，宜肥瘦适中，无病经调，善食者佳。太肥则多痰，太瘦则多火，儿食其乳，亦复如是。贫家不能觅乳母，自乳而乳不佳者，审脾胃气血，孰虚孰病，调理得乳佳，母子俱好。如血不足而潮热，子食其乳亦热，儿医缪指为惊为风，妄投丸剂，卒至夭枉，良可太息！向有一儿昏睡，一日不醒，举家惊惶求医。医指为惊痰，投药罔效。一高医诊之，曰：此儿中酒，得无乳母曾痛饮乎。询之果然，停药而醒。举此为例，其他可知矣。

乳 少

心下不舒，闷懑食少，不能生乳而乳少，宜舒郁健脾，香附、抚芎、枳、术、神曲、麦芽之类。

潮热自汗，脉数涩，体瘦口干而乳少，是血虚，四物加花粉、麦冬、知母、地骨皮之类。

气口脉滑，恶心少食，体稍肥，是胃虚有痰，六君子汤加枳实、通草；不滑但虚大，面白多汗者，属气虚，补中益气汤倍芪，加通草。

乳胀大，发热不通，是乳结也，漏芦、通草、穿山甲、陈皮、花粉、木通、土瓜煎服，此血盛而壅弊不行，此方疏之。

乳不胀，四肢软弱，两手脉微弱，是气血弱不能生乳，宜用猪蹄汤煎参、术、芪、归、通草等，补以助之。钟乳粉生乳极妙，鲫鱼汤生乳是补胃也。

气血旺而乳来迟，用土瓜、漏芦各三两，甘草二两，通草四两，水煎，浓服，徐徐饮。

一方，瓜蒌子洗净炒香熟，瓦上擂令白色，为末，酒调下一钱匕，卧少时。

一方，土瓜为末，酒服一钱，日三服。皆通乳，非生乳。

丹溪方用莴苣子、糯米各一合，细研末，水一碗，搅匀，入甘草末，一字煎之，温呷，频与妙。

又方：

猪蹄一只　通草四两

以水一斗，煮作羹，食之。

[涌泉散]

治乳少、因气闭者。

瞿麦穗　麦冬　穿山甲炮黄　王不留行

上为末，每服一钱，热酒调下，后下猪蹄汤，外用木梳于左右梳之。

谚曰：穿山甲、王不留，妇人吃了乳长流。

又方：

治乳少。花粉薄荷、归身等分为末。先吃羊蹄汤，次服药，再吃葱花羊肉汤少许。

有人乳少，家中偶煮红豆，因吃豆及汤，当夜乳若涌泉出，后屡用皆效。

乳 自 出

胎前乳自出为乳注，生子多不育，宜补以止之，用十全大补汤。

乳多急痛而出者，温帛熨之，漏芦散亦可。

漏芦二钱半　蛇退一条　瓜蒌十个

上为末，酒调二钱。

[通乳汤]

治产后气血不足，乳汁涩少。

猪蹄下节四只　通草二两　川芎一钱　穿山甲十四片，炒　甘草一钱　归身一钱

用水五升，煮汁饮之。忌生冷。外以葱椒汤频洗为佳。

[玉露饮]治乳脉不行。身体壮热，头目昏花，用此以凉膈下乳。

当归一钱三分　川芎五分　白芍一钱　人参二钱半

白芷一钱　白茯钱半　桔梗五分　甘草二钱半

乳结欲成痈，宜托之，加黄芪、金银花、甘草梢、白芷二钱半，入酒半盅，食后服。

[胡桃散]

治乳少。

核桃仁去皮十个捣烂，入炒穿山甲末一钱，黄酒调下。

[通草汤]

通草七分　瞿麦　柴胡　花粉各一钱　桔梗二钱　木通　青皮　赤芍　白芷通阳明经　连翘　甘草各五分

水煎，细饮，更摩乳房。

无子食乳欲消者，古方大麦芽二三两炒熟为末，分四次，汤调服立消。其耗散血气如此，何世误用于健脾药中，脾胃弱者宁不耗气？又云麦芽最消肾。

一方，神曲。

一方，用麻黄、花粉各三钱，甘草一钱，水煎服，即消。

吹　乳

世俗皆以为所乳之子膈上有热，口气熏蒸，因而乳肿，恐太穿凿。乳头属厥阴肝，乳房属阳明胃，气恼所郁，厚味所酿，二经之脉不清，污浊凝结而成肿硬。急须早治，缓则溃而成痈，当于外科书中求之。

初起，宜忍痛揉散，令大人吮去毒乳。如发寒热，用败毒散散之。不寒热，但肿硬者，用青皮、柴胡疏厥阴之滞，甘草节活污浊之血，瓜蒌解郁热，赤芍、连翘、花粉解散消肿。口干胃火盛，加石膏。

[经验方]

治乳初肿作寒热，用蒲公英三棵，金银花二两。水酒煎，热服。取微汗，睡醒即消。更以渣敷乳上。

[最效散]

治吹乳。螃蟹，去足，烧灰存性，为末。每服二钱，黄酒下。

熨法：连须葱，捣烂，铺乳上。用瓦罐盛灰火，盖葱上，一时蒸汗出即愈。

[白丁散]

下乳汁，通血脉，立消肿硬。

白丁香真者一味，为末。每服二钱，酒调下。不过二服。

广 嗣 门

三锡曰：广嗣，在男女精血。男精壮而女经调，有子之道也。然禀赋有偏胜，或阳虚而气弱，或阴乏而精衰，求其所偏而矫正之，培养之，须藉合宜方药。故艺果必有壅，种子必用药，要皆浇灌之得法耳。

男女二八三八之时，肾气盛，精气溢泄，阴阳和，乃时勿妄凿丧，一遇经调之女即孕。女子十六七，天癸旺而无病者上。

男女婚姻以时则多子，太迟则情荡而多郁，太早则阴弱精伤。故《精血篇》云：精未通而御女以通其精，则五体有不满之处，异日有难壮之疾。阴已痿而思色，以降其精，则精不出而内败，小便道涩而为淋。精已耗而复竭之，则大小便道牵疼，愈疼则愈欲大小便，愈便则愈疼。

女人天癸既至，逾十年无男子合则不调，未逾十年而情已动亦不调。不调，则旧血不出，新血误行，或渍而入骨，或变而为肿，虽合亦难子。合男子多则沥枯杀人，产乳多则血枯杀人。

[十补心肾丸]

方论曰：种子方，主于补心肾者何也。夫人至晚年无嗣，医皆责之于肾。肾以主精，精旺则孕成故也。殊不知肾主相火，心

464

主君火，一君一相本于天成，君宁相服精血乃生。盖心之所藏者神，神之所附者血，血之所患者火也。心欲萌而火动，则血沸腾而神元虚耗，不能下交于肾。肾水虚寒，精因之而妄泄。所以然者，由心火一动，则相火翕然从之，相火既动，则天君亦瞀扰而不宁矣，是以心肾有相须之意。善摄生者，贵有交养之方。尝观富贵之人，反多乏嗣，盖富多纵欲而伤精，贵每劳心而损神。要之，肾精妄泄，常因火迫使然。心火上炎，亦由水乏弗制也。且人年三十以往，精气渐减，不惟饮食，男女之欲，足以损败。一与物接，则视听言动，皆足以耗散神气。而况役志劳心者复攻之，以众欲乎？是以或伤精，或劳神，有一于此而不知节，非所以保天和而广嗣胤也。此方，以熟地黄入手足少阴经，补肾中元气，生心血，为君；山药补中益气，强阴；山茱萸、枸杞子补肾血秘精；人参补五脏之阳，佐地黄能固养血；枣仁大补心脾，安和五脏；柏子仁润肺肾，佐人参补虚益气；兼茯神定志安神；鹿角胶霜乃鹿之元阳，同苁蓉则助阳固精而坚强骨髓，同虎骨壮健腰膝；菟丝子治寒精余溺而养精强阴；天门冬、麦门冬清心润肺，与五味子同敛肺金而滋化肾水，益精生脉，为佐；败龟板、黄柏滋阴降火，与牛膝引诸药下行，入肾而补填精水；辰砂镇定心火，而随诸药下行，为使。品多不杂，中和不偏，君臣佐使配合攸宜，炮制修炼率如其度。不独宜于无子者，凡人少精神，多惊悸，怔忡健忘，遗精滑泄，阳痿，阴虚盗汗，劳热目昏，耳鸣头眩，腰膝酸疼等症，无不效验也。

熟地黄自制者四两，姜汁制 **干山药**三两 **山茱萸肉** **枸杞子**各二两 **牡丹皮**酒洗 **黄柏** **川牛膝**酒洗 **败龟板**酥炙，各一两五钱，以上八品皆滋阴降火 **茯神**去皮为末，水淘去浮筋，取沉腻者焙干，净用三两，以人乳汁渗之 **人参** **柏子仁** **酸枣仁**隔纸炒香 **麦门冬**酒浸，各一两五钱 **辰砂**研极细，甘草煎水飞三次，澄去脚，不见火 **五味子**各一两 **天门冬**一两五钱，以上八品养心血凝神，润肺气，以滋肾水，生化之源 **鹿**

角霜　鹿角胶鹿茸煮者尤佳，酒融化，入蜜同炼，各二两　肉苁蓉酒洗，去浮膜，一重蒸一个时辰，酥油涂炙　菟丝子酒洗，捣烂，焙干　虎胫骨酒浸酒炙，各一两五钱，以上五品皆固精助阳壮火之元　紫河车一具，首胎者更佳，先结胎衣而后成男女，得先天之气，补药中有此，自能生精血，行脏骑经络

　　上除茯神、龟板、虎骨、辰砂共为末，柏子仁另研，鹿角霜胶候。各末俱完酒融化，入炼蜜和药外，其余皆㕮咀。紫河车在净水内洗去秽血，用银针挑去紫筋，同咀片入砂锅，用陈老酒三碗，陈米醋一碗，清白童便一碗，米泔水数碗，和匀倾入锅内，浮于药寸许，如少再加米泔。以锅盖盖密，桑柴火煮干，为末，和前末，加炼蜜丸桐子大。每空心盐汤下百丸，各随人脏腑偏盛偏虚加减。

　　如梦遗，加炒黄柏、知母各一两；如大便秘，加肉苁蓉二两；如素多疝气，加橘核二两，小茴香一两；精滑不禁，加金樱膏代蜜，更加龙骨、牡蛎各一两。

　　凡肠风下血多者，加阿胶一两，蛤粉炒为珠，赤白何首乌一两五钱同黑豆蒸，黄连一两吴茱萸炒，干姜五钱炒黑，地榆槐角炒各一两。

男　精

　　体厚脉沉小，年虽幼而阳不固，是禀来气不足，宜多服人参膏，或加黄芪、白术。中年阳道痿弱，身日肥，妾虽多不孕，是胃中脂膜盛，气内怯也，补气药中加鹿角胶、枸杞、制附子、锁阳、苁蓉之类，兼补相火，宜断厚味肥甘，临睡或间服搜风顺气丸及化痰丸。脾胃不和，食少倦怠，每使内后益甚，不能成胎，是中气弱不能施化，多服补中益气汤。

　　黑瘦脉弦数，身多热，肠胃燥涩，是阴水不足，不能成胎，

虽胎亦夭,宜六味地黄丸加黄柏、知母、归身、枸杞。

[五子衍宗丸]

随人气血加减。

菟丝子洗净,酒煮　枸杞子　覆盆子　车前子　五味子

阴虚瘦黑人,加六味丸。气虚肥白人,加固本丸,仍用人参膏和丸。

时珍曰:古人转女为男法,怀妊三月,名曰始胎,血气未定,象形而变,是时宜服药,用斧置床底,系刃向下,勿令本妇知。恐不信,以鸡试之,则一窠皆雄也。盖胎化之法,亦理之自然,故食牡鸡取阳精之全于天产者,佩雄黄取阳精之全于地产者,操弓矢藉斧斤取刚物之见于人事者。气类潜感,造化密移,物理所必有,故妊妇见神像异物多生鬼怪,即其征矣。象牙、犀角纹逐象生,山药、鸡冠形随人变,以鸡卵告灶而抱雏,以筥帚扫猫而成孕。物且有感,况于人乎?

女　血

肥人,躯脂满溢,占住血海,不能摄精,不能成胎,宜南星、二陈、二术、香附、蛤粉、海粉等作丸服。

瘦怯者,血少子宫干,亦不摄精成胎,宜四物,或二门、知母、黄柏、香附之类。六味地黄丸加香附,瘦妇最宜。

肥瘦二法,乃大关捷,随人加减。

妇人,但凡经不调,绝无生育之理,必先调其经。四制香附丸,随其前后,酌量加减,务抵于对月。乃可望其孕。调经法见妇人门。

经脉既调,宜以人事副之。诀云:三十时中两日半,二十八九君须算,落红满地是佳期,金水过时空霍乱,霍乱之时枉费功,树头树底觅残红,但解开花能结子,何愁丹桂不成丛?

月水初过，金水方生，此时子宫正开而虚，惟虚能受，正妙合太和之时，过此则子宫闭而不受矣。然男女之形，虽曰玄妙莫测，若以象理推之，亦可预卜。方书谓：经尽一日至三日，新血未盛，精胜其血，感者成男。四日至六日，新血渐长，血胜其精，感者成女。又云：阴血先至，阳精后冲，血开裹精，精入为骨，阴外阳内，而成坎卦之象，男形斯成。若阳精先入，阴血后参，精开裹血，血入居本，阴内阳外，则成离卦之象，女形成矣。窃以为二气交感，窅冥恍惚，孕结而成，初非有待于形质也。故二五之精，妙合而凝，自无而有，由象得质，天地交而万物亨，阴阳和而男女育，禀阳气之偏者成男，禀阴气之偏者成女。故曰乾道成男，坤道成女，其理至微，不可穷，不可殚。若以为假精血而成，是天地万物尽出于陶冶也。

经不调，精不壮，不成孕者，二气乖戾而不和也。前二说似是。

男子宜储精寡欲，女子宜调经戒性。

验 胎 法

经脉不行，不热不痛，或时恶心，或只平平，即是胎。如欲知者，川芎末空心艾叶汤下，觉腹内微动，是有胎也；若服后一日不动者非，乃经滞也。

怔忡惊悸恐健忘门

怔忡者，心跳动不宁，止作无时是也，属血虚有火。

惊悸者，忽然若有所惊而惕惕然，心中不宁，有时一动是也，或闻响即惊，属痰属火。

恐者，似惊悸而实非，忽然心中恐惧，如人将捕之状，及不能独自坐卧，必须人为伴侣，或夜必用灯烛，无则转甚，一属神伤血少，一属痰火。

健忘者，转盼遗忘，言动不知首尾是也。乃求望高远，所愿不遂，多有此病。悉属心神耗散，当补养。虽用药治，不若平其心，易其气，养其在己而已。亦有痰火为患者，当分而治之。

怔忡惊悸，恐怖健忘，大率属神劳血少者多；有虑便动，属虚；时作时止者，痰因火动。

血虚者，左脉必微弱，或虚大无力，体瘦手心热，面赤唇燥，补心丹、四物加远志、茯神、柏子仁；不眠加酸枣仁、麦冬之类，吞安神丸。

痰者，寸关必弦滑有力，虽病皮肉润泽不减，口不干，忽然惊惕，有时如常，厚味膏粱多有此症，滚痰丸、温胆汤加炒黄连。

妇女及郁悒人，气郁生涎，心神不宁，脉必沉结或弦，兼舒郁，加味四七汤或温胆汤加减。

病人渴饮水多，心下悸，当分渗。

久思所爱，触事不意，虚耗真血，心血不足，遂成怔忡，养荣汤。

阴火上冲，怔忡不已，甚头晕眼花，耳鸣齿落，或腹中作声，宜壮水滋阴抑火汤，久服不愈加附子从治，或人参、芪。

病后产后，汗吐下后，悸及心跳，悉属虚，人参、麦冬、五味、柏子、茯神加减。

瘦人多是血虚，肥人多是痰饮。

阳气内虚，心下空虚，亦悸，右脉大而无力或微，参、芪补之。

有失志者，所求不遂，或过误自咎，懊恨嗟叹不已，独语书空，若有所失。宜温胆汤去竹茹，加人参、柏子仁各一钱，下定志丸，仍佐以酒调辰砂妙香散。

五饮停蓄，闭于中脘，使人惊悸，宜蠲饮理气，实者小胃丹。

《内经》曰：惊者平之。昔戴人治一女子，闻木音则惊，先是因惊而得。令坐定，从下以木击之，其女惊不自安。戴人曰：我以木击，汝何惊？遂连击之，又于门外壁间连击一夜，熟寐而愈。所谓平者，平昔所闻见，使之习熟，自然不惊。固是，莫若平心易气，以先之而后药之也。

惊气入心，时作烦乱，密陀僧煅赤，醋淬研细，茶下一钱妙。昔有被蛇狼所迫，惊后不能言，服之遂愈。

东垣曰：外物惊，宜镇平，黄连安神丸。

心胆虚怯，触事易惊，或梦寐不祥，遂致心惊胆慑，气郁生涎，涎与气搏，变生诸病。或短气悸，或自汗，并温胆汤主之，呕则以人参代竹茹。

若惊悸，眠多异梦，随即惊觉者，温胆加酸枣仁、莲肉各一钱，以金银煎下十四友丸，或镇心丹、远志丸、酒调妙香散、琥珀养心丹、定志丸、宁志丸。

下焦湿热胜，卧则多惊悸，多魇泄者，羌活胜湿汤主之。邪在肝胆加柴胡，如淋加泽泻，以风能胜湿也。

热郁有痰，寒水石散。气郁有痰，加味四七汤。虚而有痰，十味温胆汤、养心汤。

诊寸口脉动而弱，动即多惊，弱即为悸。

温胆汤，即二陈汤加枳实、竹茹、姜、枣。

朱砂安神丸见内伤门

[加减四物汤]

治瘦人血少，怔忡无时，但觉心跳者。四物去芎，用生地，加茯神、远志、酸枣仁、柏子仁煎服。或加侧柏叶、黄连、朱砂为丸，亦妙。

[加味定志丸]

治肥人痰迷心膈，寻常怔忡。

远志一两　人参一两　白茯三两　菖蒲二两　琥珀　天花粉　郁金各一两　贝母　瓜蒌

上为末，姜汁、竹沥丸绿豆大。每服二钱，朱砂为衣。火盛者，加炒黄连一两。

脾在志为思。思伤脾，神不归于脾，多健忘，怔忡，归脾汤主之。

黄芪　圆眼肉　酸枣仁炒　人参各一钱　木香二分　甘草炙二分半　姜三片

煎服。

心血不足，怔忡，夜多异梦，如堕层崖，平补镇心丹佳。

白茯苓　五味子　车前子　茯神　肉桂一两　山药　麦门冬去心，一两五钱　远志肉甘草炙，一两五钱　天门冬净，一两一钱五分　熟地黄酒蒸，各一两　人参去芦，五钱　枣仁炒，二钱五分　朱砂飞净，五钱，为衣　龙齿二两五钱

炼蜜丸，空心米饮下二十丸。

[养心汤]

勤政劳心，痰多少睡，心神不足。

黄连　白茯　茯神　麦冬　当归　芍药　甘草　远志　陈皮　人参　柏子仁　半夏　五味子　川芎　桂

莲肉四个，去心，煎服。

恐伤肾，丹溪治一人六十岁，心不自安如人将捕之状，夜卧亦不安，两耳后亦见火光炎上，虽饮食而不知味，口干。以人参、白术、当归身为君，佐陈皮，加盐炒黄柏、炙玄参，月余而安。用盐柏、玄参者，引补药入肾也。

[天王补心丹]

虚悸怔忡健忘妙品。见虚损门

[柏子养心丸]

柏子仁拣净，微蒸，晒干去壳，二两　枸杞水洗净，晒干，三两　麦

471

冬肉　茯神各一两　熟地酒浸　甘草去粗皮，五钱　黑玄参酒洗净，二两　当归酒洗，五钱　石菖蒲去泥洗净，五钱

上为末，除柏子仁、地黄蒸烂捣泥和末，加炼蜜丸桐子大。每服五十丸，临睡白汤下。

头眩而恐多畏惧，脉弦无力，属胆虚，人参散主之。

人参　甘家菊　柏子仁　熟地黄　枳壳　五味子　枸杞子　山茱萸　桂心

上为细末，每服二钱，温酒调下。

胆虚目暗，喉痛数唾，眩冒五色所障，梦见被人争讼，恐惧面色变者，补气防风汤。妙在细辛，东垣曰：胆气不足，细辛补之。

防风一钱　人参七分　细辛　芎䓖　甘草　茯苓　独活　前胡各八分　枣二枚

煎服。

[二丹丸]

治健忘，养神定志。内以安神，外华腠理。

丹参　天门冬　熟地各半两　麦门冬　甘草　白茯苓各一两　人参　远志　菖蒲　朱砂研为衣，各半两

上为末，炼蜜丸桐子大。每服五十丸至百丸，风痰煎愈风汤下。

思虑过度，病在心脾，宜归脾汤，有痰加竹沥。有因精神短少而健忘者，人参养荣汤、定志丸、宁志膏。

有痰迷心窍亦令健忘，导痰汤下寿星丸，或佐养心药。

心火不降，肾水不升，神志不定，事多健忘，宜朱雀丸。

[《千金》孔子枕中方]

龟甲、龙骨、远志、菖蒲四味，等分为末。酒服方寸匕，日三服，常令人大聪明。

一方，菖蒲、茯苓、茯神、人参、远志，为末。酒调方寸

匕，日三夜一。

有痞塞不饮食，心中常有所歉，爱处暗地，或倚门后，见人则惊避，似失志状，此为卑慄之病，以血不足故尔。一人参养荣汤，脾胃不和者，嘉禾散加当归、黄芪各半分。

[琥珀养心丹]

治心血虚，惊悸夜卧不安，或怔忡心跳者。

琥珀另研，二钱　龙齿煅，另研，一两　远志黑豆、甘草同煮，去骨　石菖蒲　茯神　人参　酸枣仁炒，各五钱　当归　生地黄各七钱　黄连三钱　朱砂另研，三钱　牛黄另研，一钱，柏子仁五钱

上为细末，将牛黄、朱砂、琥珀、龙齿，研极细，以猪心血丸如黍米大，金箔为衣。每服五十丸，灯心汤送下。

[真珠母丸]

治肝经因虚，内受风邪，卧则宽散而不收，若惊悸状。

珠母研细，七钱五分　当归　熟地黄各一两半　人参　酸枣仁　柏子仁　犀角　茯苓各一两　沉香　龙齿各半分

上为细末，炼蜜为丸如桐子大，辰砂为衣。每服四五十丸，金银薄荷汤下，日午后卧时服。

[寒水石散]

治因惊心气不行，郁而生涎，涎结为饮，遂成大疾。怔悸阽获不自胜持，少遇惊则发，尤宜服之。但中寒者，不可服。

寒水石煅　滑石水飞，各一两　生甘草二钱半

上为末，每服二钱，热则新汲水下，寒则姜、枣汤下。加龙胆少许尤佳。

[十味温胆汤]

治证凡心气郁滞，兼治四肢浮肿，饮食无味，心虚烦闷，坐卧不安。

半夏汤泡　枳实麸炒　陈皮去白，各二钱　白茯苓去皮，一钱半　酸枣仁炒　远志去心，甘草汁煮　熟地黄酒洗焙　五味子　人参去芦，

各一钱　粉草炙，半钱

水二盅，生姜五片，红枣一枚，煎一盅，不拘时服。

十四友丸见狂门　妙香散见狂门　羌活胜湿汤见湿门

[**羚羊角散**]

治肝劳实热，两目赤涩，烦闷热壅。

羚羊角镑　柴胡　黄芩　当归　羌活　决明子　赤芍药　炙甘草各等分

水二盅，姜一片，煎八分，服无时。

[**酸枣仁汤**]

治心肾水火不交，精血虚耗，痰饮内蓄，怔忡恍惚，夜卧不安。

酸枣仁炒，一两半　远志　黄芪　莲肉去心　罗参　当归　白茯苓　白茯神各一两　陈皮　粉草炙，各半两

㕮咀，每服四钱，水一盏半，姜三片，枣一枚，瓦器煎七分，日三服，临卧一服。

[**远志饮子**]

治心劳虚寒，梦寐惊悸。

远志　茯神　肉桂　人参　酸枣仁炒　黄芪　当归各一两　甘草炙，半两

煎服同前。

[**黄芩汤**]

治心劳实热，口疮烦渴，小便不利。

泽泻　栀子仁　黄芩　麦门冬去心　木通　生地黄　黄连　甘草炙，各等分

每服四钱，水一盏，姜五片，煎服无时。

癫狂痫门

人事混浊，神识不清，语言颠倒，曰癫，属心血不足。乃求

474

望高远，所愿不遂者有之。心脉及两寸必虚数，或洪大无力。当从心治，清心舒郁，养神。菖蒲、香附、芎、归、茯神、栀子、贝母、麦冬、橘红、柏子仁之类，丸药用交感丹、补心丹。

一法，用星香散加石菖蒲、人参各半钱，加竹沥、姜汁下寿星丸。痰多者，先以涌剂涌去其痰，后服安神药。因惊而得者抱龙丸。

思虑伤心而得者，酒调天门冬、地黄膏，多服取效。

心经蓄热，发作不常，或时烦躁，鼻眼觉有热气，不能自由，有类心风，稍定复作，清心汤加石菖蒲。

有癫人，服七气汤而愈，盖气结其痰也。

妄歌妄哭，登高逾垣，骂詈不避亲疏，曰狂，与伤寒热极发狂同，属痰火内盛。有乐极而成者，有怒极而成者，寻火寻痰。分多少而治。牛黄泻心汤、滚痰丸、遂心丹，极对症方。须断厚味、酒肉面食、姜蒜煎炒，《内经》所谓夺其食乃已即此义也。

久病必是气血大虚，宜分而治之，宁志膏、一醉膏、辰砂散。盖狂之病少卧，少卧则卫行阳不行阴，故阳盛阴虚。今昏其神，得睡则卫得入于阴，而阴得卫填，而虚阳无卫助不盛，故阴阳和而愈矣。

忽然僵仆作兽声，手足劲强，半晌乃苏，曰痫，俗名羊儿风是也。方书以五畜分五脏。我丹溪先生独断为痰火，乃千古灼见也。大法行痰为主，药用黄连、胆星、瓜蒌、二陈。有热者，用凉药以清其心。有痰气实者，可用吐法。虚实，在脉上辨，不可以肥瘦取，以肥人多气虚乃尔。吐后，用东垣安神丸，及平肝药青黛、川芎、柴胡之类。

虚而不禁吐下者，星香散加人参、菖蒲、茯苓、麦冬各一钱，全蝎三个，入竹沥，下酥角丸、杨氏五痫丸、犀角丸、龙脑安神丸、参朱丸、琥珀寿星丸。一法，天南星九蒸九晒为末，姜汁打糊丸桐子大，每服二十丸，煎人参、麦冬、茯苓、菖蒲汤，入竹沥、姜汁。

大率因痰火结于心胸间，宜开痰镇心神。中邪者，虚人庸或有之，未必不由痰火。

《素问》治狂，夺其食则已，使之服铁落饮。夫铁落者，下气疾也。往往用铁锈水入药，治暴狂殊效。

丹溪方治痫症，用大蝙蝠一个，以朱砂三钱填入腹内，以新瓦盛火炙令酥为度，候冷，为末。每一个分作四服，气弱及幼年分五服，空心白汤下。此药慓悍，勿轻用。

[龙脑安神丸]

治男女五般癫痫，无问远近，发作无时。

茯神三两　人参　地骨皮　甘草　牛黄　桑皮　麦门冬各二两　马牙硝二钱　龙脑　麝香各三分　朱砂二钱五分　乌犀角一两　金箔三十五片

上为末，炼蜜丸弹子大，金箔为衣。风痫，冬日温水化下，夏月凉水化下，不拘时，日进一丸，小儿半丸。虚劳发热，咳嗽，新汲水下。

[神应丹]

辰砂不拘多少，研细末，飞过，猪心血和得所，以蒸饼裹剂，蒸熟取出，就丸桐子大。每用一丸，食后临卧人参汤下。

[遂心丹]

甘遂末，猪心血和丸。

[《拔萃》妙香丸]

治痰壅盛，牙关紧急，目睛上视，癫痫狂妄。

巴豆二百二十五粒取霜　牛黄五钱　金箔九十片　辰砂九两另研　龙脑　腻粉　麝香五钱

上合研匀。

[温胆汤]

治胆虚有痰，惕惊怔忡等症。

半夏　竹茹　枳实各二钱　生姜四钱　陈皮三钱　甘草一钱
白茯一钱

水煎，食远服。

痫病发时，项强直视，不省人事，肝经热盛也。或有咬牙者，先用葶苈、苦酒汤吐之。吐后，服泻青丸下之。次用加减通圣散。显咬牙症者，用导赤散则愈。如病发者，用轻粉、代赭石、白矾；发过，米饮调下。经曰：重以镇之。

[**定志丸**]

治心气虚，恍惚健忘等症。

人参　白茯苓各三两　远志肉　菖蒲各二两

炼蜜丸，如桐子大，朱砂为衣。每服五十丸，食远白汤下。

[**八物定志丸**]

平补心气，安神镇惊，除膈间痰热等症。

远志肉　石菖蒲　麦门冬　茯神　白茯各一两　白术二两
人参两半　牛黄二钱，另研

炼蜜为丸，桐子大。每服二十丸，空心白汤下。

[**归脾汤**]

治思虑过度，劳伤心脾，健忘怔忡等症。

白茯神　白术　黄芪　龙眼肉　酸枣仁各一钱　人参　木香
各半钱　甘草炙，二分半

姜三片，枣二枚。

[**经验方**]

治忧愁思虑伤心，令人惕然心跳，动悸不安。

川归酒洗　生地酒洗　远志　茯神各五钱　石菖蒲　黄连各二
钱　牛黄一钱，另研　辰砂二钱，另研　金箔十五片

上，以前六味研细，入牛黄、辰砂二味末，入猪心血，丸如黍米大，金箔为衣。每服五十丸，临睡白汤下，或猪心汤亦可。

大法，脉弦滑多肉人，或兼心下痞塞有痰，时动者，温胆汤

477

晚间间服滚痰丸。

瘦人心虚有火，补心丹、柏子养心丸，或安神丸，宜分两途。

若悒郁生痰动火而致者，宜舒郁，越鞠加减。痫病多因抑郁不遂，侘傺无聊而成。精神恍惚，言语错乱。喜怒不常，有狂之意而不似狂之甚，狂者暴病，癫则久病也。宜星香散加石菖蒲、人参各半钱，加竹沥、姜汁，下寿星丸，或以瓜蒂散涌去痰。

一僧病狂不睡，孙兆以酒一角，调药一服，即熟睡而安。众人知安神矣，而不能使神昏，得睡乃灵，苑辰砂散也。方用朱砂一两，酸枣仁炒五钱，乳香光明者五钱，随量用酒调作一服。酒能昏人神，故用调药。

癫痫痰结心下，涎包络心窍，用四川真蝉腹郁金七两，明矾三两，细末、薄荷，丸桐子大。每服五六十丸，白汤下，极效。

一妓心痴，狂歌，痛哭，裸裎妄骂，瞪视默默，脉之沉坚而结，日得之忧愤沉郁，食与痰交积胸中，涌之皆积痰裹血，乃清上膈而愈。

戴院使法治狂，用辰砂妙香散加金箔、珍珠末，杂青州白丸末，浓姜汤调下，吞十四友丸，滑石六一汤加珍珠末调下。

诊痫脉多弦滑者，有神可治。

无胃气，色夭凶。

[琥珀寿星丸]

天南星一斤，掘坑深二尺，用炭火五斤，于坑内烧热红，去炭扫净，用好酒一升浇之。将南星趁热下坑内，用盆急盖讫，泥壅合，经一夜，取出再焙干为末　琥珀四两，另研　朱砂一两，研飞，以一半为衣

上，和猪心血三个，姜汁打糊为丸，桐子大。每五十丸，煎人参汤空心送下。

交感丹见郁门　补心丹见虚损门　安神丸见内伤门　泻青丸见头痛门

478

[十四友丸]

补虚不足，益血，收敛心气，治怔忡不宁，精神昏愦，睡卧不安。

柏子仁　远志　酸枣仁　紫石英明亮者　熟地黄　当归　白茯苓　茯神　阿胶　人参　黄芪蜜炙　肉桂各一两　龙脑二两　朱砂研二钱半

上为末，蜜丸桐子大。每服，用枣汤送下。

[**牛黄泻心汤**]

治心经邪热，狂言妄语，心神不安。

脑子另研　牛黄另研　朱砂另研，各一钱五分　大黄生用，一两

上末研匀。每服三钱，凉生姜、蜜水调下。

[**葶苈苦酒汤**]

治发狂烦躁，面赤咽痛。

苦酒一升半　葶苈一合　生艾汁无生艾以熟艾汁半升

上，煎作三服。

导赤散见发热

[**星香丸**]

治诸气嗽生痰。

南星　半夏各三两，用白矾一两，入水同二味浸一宿

陈皮五两，米泔浸一周时，去白取净，三两　香附子三两，皂角水浸一周时，晒干

上四味，俱不见火，碾为细末，姜汁煮面糊和丸如桐子大。每服五十丸，食远淡生姜汤下。

[**妙香散**]

治心气不足，精神恍惚，虚烦少睡，夜多盗汗。常服补益气血，安镇心神。

山药姜汁炙　茯苓去皮　茯神去皮木　远志去心炒　黄芪各一两　人参　桔梗去芦　甘草炙，各半两　木香煨，二钱半　辰砂三钱，另研

麝香一钱，另研

上为细末。每服二钱，不拘时温酒调下。

[**星香散**]

南星八钱　广木香一钱

共末。每服四钱，加姜煎服。

[**杨氏五痫丸**]

治癫痫潮发，不问新久。

白附子半两，炮　半夏二两，汤洗　天南星姜制　皂角二两，槌碎，用水半斤，揉汁去粗，与白矾一处熬干为度，研　白矾生　乌蛇酒浸，各一两　全蝎炒，二钱　蜈蚣半条　白僵蚕炒，一两半　麝香三钱，研朱砂二钱半，水飞　雄黄水飞，一钱半

上为细末，生姜汁煮面糊为丸如梧桐子大。每服三十丸，温生姜汤送下，食后服。

[**河间犀角丸**]

治风癫痫发作有时，扬手掷足，口吐痰涎，不省人事，暗倒屈伸。

犀角末半两　赤石脂三两　朴硝二两　白僵蚕一两　薄荷叶一两

上为末，面糊丸如梧子大。每服二三十丸，温水下，日三服，不拘时。如觉痰多，即减数。忌油腻炙煿。

[**参朱丸**]

治风痫，大有神效。

人参　蛤粉　朱砂各等分

上为细末，獖猪心血为丸如梧子大。每服三十丸，金银煎汤下，食远服。

抱龙丸见小儿门。

480

痓 门

身如角弓反张，四肢强直不柔，曰痓。暴起属痰火，病后必是血虚，以血少不能养筋而然。

丹溪曰：大率与痫相似。痓为虚，切不可作风治而纯用风药。多属气血虚，有火有痰，宜补兼降火，参、芪、芎、归、竹沥之类。

薛氏曰：大凡病一切虚弱，用参、术浓煎，佐姜汁、竹沥，时时啜之。不应，十全大补加附子。

又曰：昔之所谓刚柔二痓者，当以虚实论之是也。一属外感，一属内伤。属外感者为刚痓，宜用麻黄葛根汤，瓜蒌桂枝小续命汤；在里者，大承气之类。

属内伤者为柔痓，宜用补中益气汤、八物、四物之类。如以风湿二事分刚柔，恐误。今以虚实分治，其理照然无疑矣。

常见痓病，多起于产后及伤寒汗下后，气血大亏，不能荣筋，筋强而然，须十全大补，少佐附子以行参、芪之气补卫，引归地之性补荣，妙甚。古方重外感，故用续命等药，今人禀受不同故尔。妊娠痓，有初起心肝风热盛者，钩藤汤；肝脾血虚者，加味逍遥散；肝脾郁结，加味归脾汤；气逆痰滞，紫苏饮、二陈加竹沥、姜汁。

[当归补血汤]

治一切去血过多，因无血养筋，令人四肢挛急，口噤如痓。

黄芪三两　当归五钱，酒浸　防风　羌活各一钱　荆芥穗钱半　甘草半钱，减芪一半

水煎服。

[防风当归散]

治发汗过多，发热头摇，口噤，背反张。能祛风养血。

防风　当归　川芎　生地各二钱半

作一剂，水煎服。

一方，治少年痘疮靥后，或瘈，口噤不开，四肢强直，时绕脐痛一阵，则冷汗如雨，痛定汗止，脉急强紧如直弦，先因劳倦伤血疮后，血愈虚而又感风寒。当用温药养血，辛甘散风，归、芍为君，川芎、青皮、钩藤为臣，白术、甘草为佐，桂枝、木香、黄连为使，加红花少许，水煎服愈。

若肝气盛而发热，脉弦者，小柴胡。

发热，用逍遥散。

若中气不足，补中益气加芍药、山栀。

脾家郁结，归脾汤加香附。

[《活人》举乡皷拜散]

治新产血虚发痓，汗后中风亦然。

荆芥穗不拘多少，微炒为末。每服三五钱。外以大豆黄卷，以热酒沃之，去黄用汁调下。其效如神。

仲景法，病身热足寒，颈项强急，恶寒时头热，面赤独摇，卒口噤，背反张者，痓病也。伤寒太阳重感寒湿则病痓。

无汗曰刚痓，有汗曰柔痓。刚痓无汗，麻黄葛根汤。

柔痓有汗，不恶寒，桂枝瓜蒌汤。

太阳病无汗而小便多，少气上冲胸，口噤不开，欲作痓，《活人》用葛根汤。夫既小便少而气上冲，此必挟虚症，参脉症可也。

一妇年三十余，身材小瘦弱，月经数日后忽发痓，口噤，手足挛缩，角弓反张。予知其去血过多，风邪乘虚而入。用四物汤加防风、羌活、荆芥，少加附子行经。二帖病减，六帖全安。

亡血及产后，疮家发痓，自属血虚。

薛氏曰：产后病后痓，由亡血过多，筋无所养，与伤寒汗下过多，溃疡脓血大泄变痓，皆败症也。急以十全大补汤。如不

482

应，急加附子。亦有六淫七情所致者。

紫苏饮见气门　麻黄葛根汤　大承气汤　小柴胡汤　桂枝瓜蒌汤俱见伤寒门　小续命汤见中风门　八物、四物、四君、十全大补汤俱见虚损门　补中益气汤见内伤门　归脾汤见健忘门　加味逍遥丸见妇人门　钩藤汤

痹　门

筋、骨、脉、肉、皮五者受邪，痹而不仁，体虚之人，为风寒湿三气所伤，留着于身。寒多则挚痛，风多则引注，湿多则重著。随所苦而用药，与痛风痿厥肾着门参看。

[防风汤]

治风气胜者为行痹，上下行走，挚痛者是。

防风　甘草　当归　赤茯　杏仁去皮，炒熟　黄芩　秦艽　葛根　羌活　桂枝

[茯苓汤]

治寒气胜为痛痹，肿痛拘挛，无汗。

赤茯苓　桑皮　防风　官桂　川芎　芍药　麻黄

姜、枣煎服。

[茯苓川芎汤]

治湿气胜者为着痹，四肢重著，流注于经，拘挛浮肿。

赤茯苓　桑白皮　防风　官桂　川芎　苍术　麻黄　芍药当归各等分　甘草炙

枣三枚，温服。欲出汗，以温粥投之。

[升麻汤]

治湿痹，肌肉热极，体上如鼠走，唇口反纵，皮色变，兼诸风热，皆治。

升麻　茯神　人参　防风　犀角　羚羊角俱镑　羌活　官桂

姜一块，煎成加竹沥，温服。

[**五痹汤**]

治三气客于肌体，手足缓弱，麻痹不仁。

片子姜黄　羌活　白术　防己　甘草

姜七片，煎八分。病在上食后，在下食前，热服。

[**茯苓汤**]

治多饮停蓄，手足麻痹，多睡，眩冒。即二陈汤加枳实、桔梗。

[**羌活汤**]

治白虎历节风毒攻注，骨节疼痛，发作不定。

羌活　附子炮，去皮脐　秦艽　桂心　木香　川芎　当归　牛膝酒浸　甘草炙　防风　桃仁去皮尖，麸炒　骨碎补

上㕮咀，姜五片，煎七分，温服。

[**虎骨散**]

治白虎肢节痛，发则痛不可忍。

虎骨酥炙　甘草　全蝎去毒，各半两　麝香一分，研　天麻　防风　牛膝　僵蚕　当归酒洗　乳香另研　桂心不见火，二两　白花蛇酒浸，取肉，二两

上为末。每服三钱，豆淋酒下。

[**续断丸**]

治风湿流注，四肢浮肿，肌肉麻痹。

当归　川续断　草薢各一两　川芎七钱半　乳香半两　天麻　防风　附子各一两　没药五钱

上为末，炼蜜丸桐子大。每服四十丸，温酒下。

按：湿热痰火，郁死血于经络，四肢麻痹，或痛或痒。轻而新者，可以缓治。久而重者，必加川乌、附子，驱逐痰湿，壮气引经，断不可少。大便阻滞，必用大黄。昧者畏其峻，多致狐疑。不知邪毒流满经络，非乌附岂能散结；燥热结滞肠胃，非大

黄岂能润燥。要在合宜耳。

大抵五痹，拘挛肿痛，治法与痛风同。有余则发散攻邪，不足则补养气血。不痛，但麻痹不仁，与痿厥分痰火气血同。所以丹溪略而不言，以设于痛风门也。

疠 风 门

薛新甫曰：大抵此证，多由劳伤气血，腠理不密，或醉饱房劳沐浴，或登山涉水，外邪所乘，卫气相搏，湿热相火，血随火化而致。故淮、扬、闽、广间多患之。眉毛先落者毒在肺，面发紫泡者毒在肝，脚底先痛或穿者毒在肾，遍身如癣者毒在脾，目先损者毒在心，此五脏受病之重者也。一曰皮死麻木不仁，二曰肉死针刺不痛，三曰血死烂溃，四曰筋死脂脱，五曰骨死鼻柱坏，此五脏受伤，不可治也。若声哑目盲，尤为难治。治当辨本证兼证，变证类证，阴阳虚实，而斟酌焉。若妄投燥热之剂，脓水淋漓，则肝血愈燥，风热愈炽，肾水愈枯，相火愈旺，反成坏矣。

《活法机要》云：先桦皮散，从少至多，服五七日。灸承浆穴七壮，灸疮愈，再灸，再愈。三灸之后，服二圣散，泄热祛血之风邪，戒房室，三年病愈。此先治其卫，后治其荣也。《试效方》治段库使，用补气泻荣汤，此治荣多于治卫也。丹溪云：须分在上在下。在上者，以醉仙散，取臭恶血于齿缝中出。在下者，以通天再造散，取恶物蛔虫于谷道中出。所出虽有上下道路之异，然皆不外于阳明一经而已，看其疙瘩，上先见，在上体多者，病在上也；下先见，在下体多者，病在下也；上下同得者，病在上，复在下也。再造散治其病在阴者。用皂角刺出风毒于荣血中，肝主血，恶血留止，属肝也。虫亦生于厥阴，风木所化，必用是治其脏气，杀虫为主，以大黄引入肠胃荣血之分，利出瘀血虫物。醉仙散治其病在阳者。用鼠粘子出风毒，遍身恶疮；胡麻逐风补肺，润皮肤；蒺藜主恶血，身体风痒，通鼻气；防风治诸风；瓜蒌根治瘀血，消热跗肿；枸杞消风热，散疮毒；蔓荆子主贼风；苦参治热毒风，皮肌烦躁生疮，赤癞眉脱。八味药治功固至矣。然必银粉为使，银粉乃是下膈通大肠之要剂，所以用其驱诸药入阳明经，开其风热，怫郁痞膈，逐出恶风臭物之毒，杀所生之虫，循经上行至牙齿软薄之分，而出其臭毒之涎水。服此药，若有伤于齿，则以黄连汁揩之，或先固济以解银粉之毒。银粉，在醉仙散有夺旗斩将之功，遂成此方之妙用，非他方可企及。故丹溪取二方分用之，如破敌之先锋。至于余邪未除者，但调和荣卫药中少加驱逐剂尔。

本证治法

疠疡所患，非止一脏。然其气血无有弗伤，兼证无有弗杂，况积岁而发现于外，须分经络之上下，病势之虚实，不可概施攻毒之药。当先助胃壮气，使根本坚固，而后治其疮可也。疠疡，当知有变有类之不同，而治法有汗有下，有砭刺攻补之不一。盖兼证当审轻重，变证当察先后，类证当详真伪，而汗下、砭刺、攻补之法又当量其人之虚实，究其病之源委而施治焉。盖虚者，形气虚也。实者，病气实，而形气则虚也。疠疡砭刺之法，子和张先生谓一汗抵千针。盖以砭血，不如发汗之周遍也。然发汗即出血，出血即发汗，二者一律。若恶血凝滞在肌表经络者，宜汗，宜刺，取委中出血则效。若恶毒蕴结于脏，非荡涤其内则不能瘥。若毒在外者，非砭刺遍身患处，及两臂腿腕，两手足指缝，各出血，其毒必不能散。若表里俱受毒者，非外砭内泄，其毒决不能退。若上体患多，宜用醉仙散，取其内蓄恶血于齿缝中出，及刺手指缝并臂腕，以去肌表毒血。下体患多，宜用再造散，令恶血陈虫于谷道中出，仍针足指缝并腿腕，隔一二日更刺之，以血赤为度，如有寒热头疼等证当大补血气。

486

疠疡服轻粉之剂，若腹痛去后兼有脓秽之物，不可用药止之。若口舌肿痛，秽水时流，作渴，发热喜冷，此为上焦热毒，宜用泻黄散。若寒热往来，宜用小柴胡汤加知母。若口齿缝出血，发热而大便秘结，此为热毒内淫，宜用黄连解毒汤。若大便调和，用济生犀角地黄汤。若秽水虽尽，口舌不愈，或发热作渴，而不饮冷，此为虚热也，宜用七味白术散。疠疡手足或腿臂或各指拳挛者，由阴火炽盛，亏损气血，当用加味逍遥散加生地黄，及换肌散兼服。

疠疡生虫者，五方风邪翕合，相火制金，木盛所化，内食五脏，而证见于外也，宜用升麻汤送泻青丸或桦皮散，以清肝肺之邪，外灸承浆以疏阳明任脉，则风热息而虫不生矣。肝经虚热者，佐以加味逍遥散、六味地黄丸。

一贫妇无杂食用醉仙法外，又服百余帖加减四物汤半年之上，月经行，十分安愈。

[**加减大造苦参丸**]

治大风疮，及诸疮，赤白癜风。

苦参一斤　白芷两半　胡麻半炒半生　防风　荆芥　苍耳子　皂角刺各十两　蔓荆子　牛蒡子　黄荆子　枸杞子　何首乌　禹余粮　蛇床子各三两

上为细末。皂角捣烂，熬膏和丸桐子大。每服五十丸，茶下。

[**醉仙散**]

须量人大小虚实用之。症候重而急者，须先以再造散下之，候补得气壮，乃投此药。须断厚味盐醋椒果煎炒烧炙等物，止可淡物淡粥及煮淡熟菜，茄子亦忌。或乌梢白花蛇，以淡酒煮熟食之，以助药力也。

胡麻子　牛蒡子　蔓荆子　枸杞子四味俱炒黑色，各一两　白蒺藜　瓜蒌根　苦参　防风各五钱上为细末，每一两入轻粉一钱，拌匀。每服一钱，茶清调，晨午夕各一服。服后五七日，先于牙缝内出臭涎，浑身痛，昏痛闷如醉，后利下恶物臭积为效。

[通天再造散]

郁金半两　皂角刺一两，独生者去尖　大黄炒一两　白丑头末，六钱半，半生半熟

上为末。每服五钱，日未出时以无灰酒调，面东服之。当日必利下恶物，或臭脓或虫。如虫口黑色，乃是年深者，赤色是近日者。数日后进一服，无虫积乃止。

[愈风丹]

治疠疾手足麻木，毛落眉脱，遍身疮疹，皮肤瘙痒，爬之成疮，及一切疥癣，风积，皆效。

苦参一斤，切取头末四两　土蝮蛇一条，酒浸二三日　乌梢蛇　白花蛇如上制，各一条

上为末。先以皂角一斤，剉碎，无灰酒浸一宿，去酒，以新汲水揉取浓汁，去渣，银石器内熬膏，和前，丸桐子大。每服六七十丸，煎防风通圣散下，以粥压之。虚者煎玉屏风散下。日三服，三日一浴，以大汗出为应，三浴乃安。

浴法：用桃柳桑槐楮五枝浓煎汤，大缸坐没颈，一日，汤如油，为效。

又法，紫背浮萍煎汤浸，妙。

一方，荆芥、大黄、栀子、郁金、地黄、杜仲、防风、二活、白蒺藜等分，为末，以大枫油入熟蜜丸桐子大。每服茶清下四五十丸，一日二服。须守戒三五年，日诵观音千万声，以摄其心，禁忌乃安。

一法，苦参五斤，好酒三斗，渍一月。每服一合，日三服，常与不绝，觉脾既安，为末服之亦良，尤治瘾疹。陶隐居以酒浸饮治恶疮，久服轻身。《日华子》以为杀虫，《本草》除伏热，

488

养肝胆气。予尝以苍耳叶为君，以此物为佐，更以酒煮乌鳢鱼代蛇，细研，糊丸桐子大，每服五六十丸，加至七八十丸，热茶清下，日三服，一二月而安。入紫萍尤捷，紫萍多水蛭，须寒月于山沼取之，净洗去泥，略蒸透干用。

一法，治手指挛曲，节间痛甚，至渐落，用蓖麻子去壳、黄连剉如豌豆大各一两，水一升，小瓶浸，春夏三、秋冬五日，取麻版破，平旦面东以浸药水服一粒，渐加至四五粒。微利不妨，忌猪肉鱼腥，宜茹淡，累验，已上皆丹溪法。

一法，先服防风通圣散，大泻恶毒秽积。又用三棱针，看肉黑处及委中紫脉，刺出死血，不可令出太多，恐损真气。后服神仙紫花丸。

防风五钱，去芦　连翘去蒂，三钱　川芎五钱　白芍　当归酒浸，各三钱　薄荷二钱　荆芥穗五钱　麻黄三钱，去节汤泡　栀子去壳，三钱　桔梗五钱　枳壳去瓤，麸炒　石膏各五钱　甘草　滑石　黄芩各三钱，去根　柴胡五钱　黄连五钱　黄柏三钱　生地三钱半，酒浸　熟地三钱半，酒洗　羌活五钱　芒硝一两　锦纹大黄六两　皂角刺一两，独生者去尖

上细切，分八服。每服用水碗半，煎至一碗，空心服，日进二服，五六日久进二服。待补养完又行二次，然后服后丸。

［神仙紫花丸］

治疠风，及诸般恶疮风疮，甚效如神。但要药真，无不效者。

白花蛇一具，真蕲州者，去头尾，各四五寸，约有一两许，取中段两半，新鲜不蛀者佳　何首乌　荆芥穗　威灵仙各四钱　麻黄连根节，一钱　胡麻子一钱　蛇床子二钱

上六味，同蛇用无灰酒一大碗浸一宿，去蛇床子，通晒干，仍入原酒内，再浸再晒，酒尽为度，晒干，极细为末，另包。

木香　沉香各二钱半　人参一两　当归七钱半　胡麻　猪牙皂

489

角各五钱　麝钱半，鼻塞声重倍之　乳香　没药各一钱　明雄黄　辰砂各五分，大块者佳　肉豆蔻一枚，煨　定风草二钱，即天麻　还瞳子即草决明

上麝并雄黄五味，另研极细，不见火。其余药另研为末，合一处，另包。

防风去芦　羌活　甘草　细辛　苍术泔浸一宿　川芎　独活白芍　枇杷叶去节，焙干　白蒺藜　金银花　五加皮　香白芷　苦参各五钱　胡麻子　白附子米泔浸泡　麻黄　川牛膝　草乌头米泔浸泡　川乌头同上制　石菖蒲各二钱半

上为末，另包。

总合法：用大枫子三斤新鲜者，发油黄色不用，去壳，以磁罐一个盛之。入无灰酒，以皮纸箬叶重重封固，勿令气泄，顿滚汤中，勿令没罐口。外以盆覆锅，文武火蒸黑烂为度。杵成泥，分作三分。每一分，入第二号药八钱，第一号药六钱，第三号药一两五钱，和匀，加糯米饭捣极胶黏，丸如桐子大，晒干，勿见火。每服二十丸，渐加至五六十丸，鸡鸣时午饷临卧各一服，茶清送下。忌房劳、咸酸、酒醋、腌糟、猪羊鸡鱼驴马肉、煎炒、水果、五辛、姜椒、大料辛辣热物、荞麦绿豆之类。若不忌口断欲，则药无功，虽愈再发。其余肉味，病愈后一年可食。但猪羊鸡肉，终身忌用。此法乃治癞之神方也，不可轻忽。

风起于八方，应其时则物生，违其时则杀物。人之禀受，有杀气者则感而受之。如持虚受物，后又因起居饮食，男女游成郁气，二气聚于厥躬，脾先受之则为湿病。湿病之久，火气出焉。火气滋漫，气浊血污，伏郁生虫，以次传历脏腑，必死之病。而有可救之理，其始病者胃气微伤，脾主肌肉，流行甚缓，传变以渐，尚可藉药之功而免。谓之必死，非惟医不知药，悉是不知禁忌，可哀也。夫近见粗工用药，佐以大枫子油，殊不知此药热，有燥痰之功而伤血，病未痊而先失明也。

490

宋洞虚大风有五不治，余皆可救。黑色多凶。虫食肝，眉落；食肺，鼻崩声哑；食心，足底穿、膝肿；食肾，耳鸣啾啾，耳弦生疮，或痹或痛，如针刺状。食身，则皮痒如虫行，自头面来为顺风，自足心起者为逆风，由湿热之毒污结而成。先以再造散下之，稀粥调理，勿妄动作劳。后以醉仙散，中间或吐或利，不必怕怯。但腮喉头面肿，肿吞不得，下漩出恶水，或齿缝中出臭水血丝，或言不得；或闷绝欲死，难以饮食，只以稀粥用匙灌入，或一旬或半月、一月，面渐白而安。重者再与换肌散。

[换肌散]

治大风年深不愈者，以致眉毛脱落，鼻梁崩坏。服此不逾月验。

黑花蛇　白花蛇皆蕲黄来者；俱酒浸一宿，去头尾　地龙去土，各三两　当归　细辛　白芷各一两　天麻　蔓荆子　威灵仙　荆芥穗　甘菊花　苦参　紫参　沙参　木贼　不灰木　炙甘草　白蒺藜　天门冬　定风草　何首乌　石菖蒲　胡麻子炒　赤芍　草乌头去皮尖　苍术米泔浸　川芎　木鳖子肉各一两

上为细末。每服五钱，温酒调下。

一法，用白花蛇一条，先蒸糯米一斗，缸底先放曲，次将蛇以绢袋盛之放曲上，后铺饭在袋上，用纸封缸口，候三七开，取酒澄净坛中，将蛇去骨焙干为末。每服温酒一盏，蛇末少许，服之，仍以酒脚等糟做饼食之。

苍耳草、苦参治大风之热有效。

用苍耳草，于五月五日、六月六日五更时，带露采，捣汁，熬膏，作锭子。取一斤半重鲤鱼一尾，剖开，连肚肠入药在内，以线缝之。用酒二碗，慢火煮干为度。令患人吃尽鱼，不过四五尾即愈。忌盐百日。

轻者疏风解热，二圣散佳。

[二圣散]

大黄五钱　皂角刺三钱，烧灰

先将皂角刺一二个烧灰研细，用大黄半两煎汤调下二钱。早服桦皮散，中以升麻汤下泻青丸，晚服二圣散。

[柏叶汤]

用东南枝上柏叶一秤，水一桶，煎三佛，去渣，瓮盛旋熬，蚕沙调服。初服甚苦涩，三五日后甜，十日四肢沉重，便赤白痢，一月后发出疮疙瘩，破用乌龙散搽之。

[乌龙散]

乌龙尾即倒吊灰，二钱　乌鸡子皮

[桦皮散]

治肺壅风遍身瘾疹。

荆芥穗二两　枳壳　桦皮各四两　甘草炙，半两　杏仁二两，去皮尖，水煮，另研，一碗水减半为度

上为末。每服二钱，食后温酒调下。

[凌霄散]

治癞风神效。

蝉壳　地龙炒　僵蚕　全蝎各七个，炒　凌霄花半两

上为末。每服二钱，热酒调下，无时于浴室中蹲药汤中一时许服药妙。

[祛风丸]

治疥久成癞。

黄芪　枳壳　防风　芍药　甘草　熟地　地骨皮　枸杞子生地

上九味，为末，炼蜜为丸桐子大。白汤下五十丸。

[袖珍方]

嫩苍耳、荷叶各等分，为末。每服二钱，温酒下。《本草》云：治风热大效。

风瘙瘾疹，身痒不止，苍耳茎叶子等分为末。每服二钱，豆淋酒下。

眉落且痒，或周身痒，乃血热之极，宜出血，毒去后补气泻荣汤。

[大风神方]

苦参三斤　羌活　独活各四两　当归半斤　白芷　白蔹　白蒺藜各四两　皂角刺煅灰存性，半斤　天花粉　何首乌四两

共为末，听用。

另以皂角五斤，切碎，温水浸五日，去渣，砂锅熬成膏，和上丸桐子大。每百丸，空心酒下。

[补气泻荣汤]

补气泻荣，东垣治疠之妙旨也。卫气虚，邪袭，故用参、芪、甘草以补气。荣血坏而为疠，故虻虫、水蛭、桃仁、苏木以消瘀，全蝎、地龙引诸至风湿结聚之处。内有麝，取其利开窍。升麻、连翘、桔梗取其入气而解其热，芩入脏而清其气。归、地入血而调新。若胡桐泪者，性能除大热，又能杀虫癞，除顽肿。

经验方：

[消风散]

第一日服。

香白芷　全蝎　人参各一两

上为细末。先一日午时，吃蔬粥，忌姜蒜辛热，晚间不用饮食。次日空心温酒调下。觉身渐溃为妙。

[追风散]

第二日服，泻毒血追虫积。

大黄锦纹者佳，八两　郁金小者，一两八钱　皂角刺两半

上为末。初服六钱或七钱，大枫油钱半，净朴硝少许，入内好酒一碗，调化空心温服。至待晨时，又如前调一服。入熟蜜少许，勿令患人知，先以水与患人盥漱净，然后服药，必以蜜解口。忌人不可与患者同坐卧。良久腹中痛为妙。候泻十数次，以薄粥补之。中年以后不治，少壮者可治。体实者，十日三服，初

493

一日服消风散，初二日服追风散，初三日服磨风丸。弱者，十日内一次；强者，十日内三次。须记定日数，不可溷乱。

[磨风丸]

第三日服，日进二次。

川当归　羌活　独活　川芎　天麻　细辛　防风　荆芥　威灵仙　麻黄　何首乌　石京子　牛蒡子　车前子　雏面草即地松　苍耳子各一两

共为末，酒煮，面糊丸桐子大。每服三十丸，食前温酒下，服后煎药熏洗。

[洗药]

地骨皮　荆芥　苦参　细辛各四两

水煎。先熏后洗，遍身出血为效。如洗熏无效宜浸洗，良久乃佳。

[敷药]

第四日，治疮大烂，遍身涂之。

黑狗脊二两，若无以杜仲代之　硫黄　寒水石　白矾　枯各二两　蛇床子一两　朴硝少许

上为细末，猪脂油或香油调敷，不烂不必敷。①

厥 症 门

世以卒然昏冒，不省人事为厥，方书以手足逆冷为厥，不可不辨。

有阳厥，阴厥，气厥，痰厥。

热厥，素有积热，或酒客辈，或伤寒过经不解，热极，忽时昏冒，手足逆冷，脉沉数有力，为阳厥。芩、连、二陈、白虎解

---

① 水煎……不烂不必敷：原无，今据《医学六要》补。

494

毒汤，下症者大柴、承气增损用之。厥深热亦深，厥微热亦微。

寒厥，内有伏阴，或过食冷物，或食后着寒，或吐或泻，面青白，手足逆冷，上过乎肘，下过乎膝，或昏冒不知人，脉沉迟无力，乃阴经自中寒邪，为阴厥。当从阴治，理中、五积、姜附等审轻重用。

气厥，脉沉或弦，口中吐沫，或时气急，为气厥，乃暴怒所致。审明用药，乌药顺气、木香流气加减，挟痰加痰药。

痰厥，脉沉滑，忽然昏倒，体肥，素有痰火，不因暴怒，为痰厥，即类中风也。二陈导痰加竹沥、姜汁，有火加解毒一二味。

痰涎壅盛，必吐之。稀涎散或碧霞散，拣上好石绿，研细，水飞再研，取二三钱，同冰片三四豆许，研匀，以鲜薄荷汁合温酒调下。不大呕吐，但口角涎流出自醒。若见虚症，遗尿自汗、不可吐，速随虚治。

《活人书》曰：阳厥脉滑而沉，阴厥脉沉而细欲伏。

丹溪曰：厥因气虚者多，气虚脉细微或气口反大。血虚脉芤大如葱管，热厥脉数，外感脉浮而实，有痰者脉必弦滑。热用承气解毒，痰用白术、竹沥，外感宜解散药中加姜汁。

《活人书》云：初病身热头痛，稍久大便秘，小便涩，或畏热，喜冷水，或扬手掷足，烦躁不得宁，谵语昏愦而厥，此阳厥也。大小承气、大柴胡，看微甚而下之。烦渴舌燥，白虎汤。

手足厥逆，脉乍伏结，若心下烦满，饥不欲食，瓜蒂散吐之。

寒热而厥，面色不泽，冒昧，两手忽无脉，或一手无脉，必是有正汗也。多用绵衣包手足，服五味子汤，或兼与桂枝麻黄各半汤。须臾大汗而解。伤寒咳逆，心下怔忡而厥，宜先治水，茯苓甘草汤主之。

如得病后，四肢厥冷，脉沉而细，手足挛而恶寒，引衣盖覆，不欲水，或下利清谷，而厥逆者，阴也，四逆汤、白通汤。厥逆脉不至者，通脉四逆汤。

手足指头微寒者，谓之清，理中汤。无热症而厥，当归四逆汤加茱萸、生姜。喘促脉伏而厥，五味子汤。吐利手足厥冷，烦躁欲死，吴茱萸汤。

一种尸厥，即中恶之候，因触犯不正之气，忽然手足厥冷，肌肤粟起，头面有黑，精神不守，或错言妄语，牙关紧急，或昏不知人，头面旋倒，此是卒厥，客忤飞尸，鬼击。凡吊死问丧，入庙登塚。为阴邪所逼，多有此病。急以苏合丸灌之，稍醒却投调气散和平胃散服，秦承祖灸鬼法妙。

蛔厥是吐出蛔虫，胃中有寒，则蛔上入膈，宜理中汤加乌梅、川椒。蛔闻酸则静，见苦则安，亦有内伤，食填太阴，往往痛而吐蛔，温中化滞为主。详见食门

厥症多因饮食醉饱之后，或感风寒，或着气恼而得，饮食填塞，胃气不行乃致。卒然昏迷，须先以盐姜汤吐之，一吐便醒，后投以和中理气化痰药。若误作中风治，祸不旋踵。

诸中，或醒或未醒，或初病或久病，忽吐出紫红色者死。

口开手撒等五脏绝症，已见一二，不全见者速煎参、芪膏、灸脐下，亦有得生者。

[调气散]

白豆蔻　丁香　檀香　木香　藿香　甘草炙，各八钱　砂仁四钱

上末，每服二钱，入盐少许，沸汤调下。

[五味子汤]

治阴厥脉伏，手足逆冷，脉微欲绝，气虚之症。

五味子一两　人参　麦门冬　杏仁　陈皮各五钱

上，姜一片，枣一枚，煎服。即生脉散加陈皮、杏仁。

[茯苓甘草汤]

治阳厥怔忡，手足冷，心下有水气。

496

茯苓　桂枝各二钱　甘草一钱

生姜三片，温服。

[通脉四逆汤]

治阴厥下利清谷，四肢逆冷，心下有水气。

甘草六钱半　附子大者一两　干姜一两

若面赤加葱九茎，呕加生姜，咽痛加桔梗，泻止脉不出加人参。

凡用此丸治卒厥，不省人事，未定风痰气厥，先与此药开窍极妙。

每用一丸，以汤调下灌之即醒。醒后审脉，察症用药。

[苏合香丸]

张三锡曰：此丸开窍劫痰，一切气滞有余痰火，急惊初起，用之无不获效。虚人误用，立危。

白术　青木香　乌犀角　香附　朱砂　白檀　诃藜勒　安息香另研，无灰酒熬膏　沉香　麝香　苏合油入安息内，各一两　薰陆香　荜茇　龙脑各一两

上末，研匀，入香膏，加炼蜜，丸桐子大。井花水下，每服四丸，或总作一丸，蜡包收之。

[吴茱萸汤]

治阴厥吐泻，烦躁欲死。

吴茱萸　生姜各五钱　人参二钱半

枣三枚，煎服。

丹溪曰：热厥四肢烦热，盖湿热郁于脾土之中。治用东垣升阳散火汤、火郁汤之类。

寒厥手足逆冷者，多是气血两虚，补气血药中加附子。

饮酒人或肥人手足热者，湿痰郁火盛也，二陈加芩、连、栀子之类；若忽然手足逆冷，卒厥不知人者，多属痰火，亦有阴先亏而阳亢暴热者，宜多用参膏点竹沥、姜汁与之。人瘦弱者，虽

无痰，火必盛，竹沥最妙，以性能养血清金降火。

《传心方》云：男女涎潮于心，卒然中倒，当即扶入暖室中，扶策正坐，当面作好醋炭燻之，令醋气冲入鼻，良久其涎潮于心者自下，轻者即时醒，重者亦知人事，唯不可灌一点汤水入喉也。灌则涎永系于心包络不能去，必成废人。

初厥，用生半夏末吹鼻，或细辛、皂角、石菖蒲末吹入鼻取嚏，有嚏可治。此可以验其死生及受病深浅也。

脉浮而滑，沉而滑，微而虚，皆虚与痰。

大小承气汤　大柴胡汤　白虎汤　白通汤　四逆汤　理中汤姜附汤俱见寒门　稀涎散见中风门　苏合丸见脾胃门　平胃散见脾胃门顺气散见气门

筋 病 门

张三锡曰：经云肝主筋，又云诸筋者皆属于节。且人之屈伸动履，皆筋使然。是知手足挛拘，屈而不能伸者，病在筋。窃常论之，筋体坚硬，藉血液滋养乃得柔和，少壮之与老年，筋力可见矣。气虚血弱之人，或大病后，汗下伤津，筋失所养，则强痉，或身如角弓，变为痉症。有火煿之则痛不可忍，夜益甚。所以霍乱吐泻多转筋者，津液暴伤，筋燥而然。方书谓风动肝热则转筋，恐未尽病情也。大抵四肢拘挛掣痛，上下相引，皆筋病。体肥白，责之湿痰伤筋；黑瘦人，责之血液枯涸。宜分两途。老年不能行，行则掣痛，名筋枯，不治。

转筋：平人忽然转筋，属血热，宜用丹溪法，四物加黄芩、红花、南星、苍术。尺脉大而黑瘦，大便难者，滋阴为主，四物加生地、二门、知母、黄柏、牛膝、木瓜。肥白脉沉滑，多湿痰者，方可加二陈、苍术、南星、秦艽等燥湿痰药。

有转筋于足大指上至大腿，近腰结了，乃奉养太过，厚味酿成湿热，为寒所郁而然，须加苍术、酒芩、红花、南星、姜煎服。

中年病后，产妇，足上腰胯筋掣痛，均属血虚，四物加牛膝、二门、知母、黄柏、木瓜。气虚人脉缓弱，加参、芪。误认作风湿，用辛散药，痛愈甚。

夏月或寒月，醉饱过度，上吐下泻而筋转者，从霍乱治，以渴与不渴分阴阳，大法胃苓汤加木瓜妙。详见霍乱门

丹溪法：治转筋入腹，痛不可忍，蓼草煎汤浸。若仓卒不可得，急煎滚汤泡盐汤浸之。

《外台》方：用绵浸醋中，煮热，用包病人脚，频易即止。转筋及挛，松节二两，刲豆大乳香一钱，同入银石器中炒令焦，止留一分性，出火毒，研细。每服一钱至二钱，热木瓜汤下，但是筋病皆治。经曰：酸走筋，筋病人毋多食酸。又曰：多食辛，则筋急而爪枯，以燥金克木也。久行伤筋，忌之。

筋挛用酒煮木瓜烂研成粥，用裹筋急处，冷即易。

嘈杂嗳气门

似饥不饥，似饱不饱，胃中懊憹不定，是名嘈杂，良由七情伤脾，厚味助火，胃中津液不清，郁而成痰所致。其症或兼嗳气，或兼痞满，或兼恶心，渐至胃脘作疼，甚则为翻胃膈噎，皆痰火之为患也。脾伤是本，痰火是标。治法：南星、半夏之类以消其痰，芩、连、炒栀子、石膏、知母之类以降其火，二术、白芍之类以健脾行湿，壮其本元。更宜慎口节欲。

中脘有饮则嘈，有宿食则酸，故常嗳宿腐气逆咽酸水。亦有每晨吐清酸水数口日间无事者，有膈间常如酸蛰，皆中宫不清所致。平胃散、越鞠加减或咽醋丸。

两寸脉弦滑，胸中有留饮。

寸口脉横者，膈上有横积也。

右关脉弦急甚者，木乘土位，欲作翻胃，难治。

丹溪曰：此为食郁有热，炒栀子、姜炒黄连乃必用之药也。

又曰：胃中有热，膈上有痰，则嗳气。此可论初起实人，久之必是脾阴受亏。

肥人宜二陈加抚芎、二术、炒栀子。

妇人病此，多是郁悒，二陈、越鞠加姜炒黄连。

湿痰气滞，脉弦滑者，古方用三补丸倍苍术、香附，不若导痰加二术、香附、海石、炒连作丸服妙。脉弦细身倦怠者，六君子加越鞠出入之。

有用消克药过多，饱不欲食，精神减少，四君子加白芍、陈皮、姜汁炒黄连。

心悬如饥欲食之时，且毋与，只服三圣丸佳。

心下嘈杂，导饮丸佳。

[三圣丹]

治平时嘈杂效。

白术四两　黄连五钱　橘红一两

神曲糊丸，绿豆大。每服五十丸，津液下。

大凡中膈有病，恶心欲吐者，即宜探吐最妙。

方书谓嘈杂是肺受火克，不能平木，木挟相火郁于中焦而然，似太凿。且嘈得食暂减，坠下其痰也。故治方以补脾为主，兼舒郁化痰。若过用寒凉则脾胃复伤，变胀满、泻噎等症矣。

肾肝阴虚，不能纳气归元而作嗳气痞满，脉必涩弱。服补中益气药不效者，四物加砂仁、益智，或八味丸。

《薛氏医案》载：一儒，四时喜极热饮食，或吞酸嗳腐，或大便不实，足指缝湿痒，此脾气虚寒下陷，用六君子加姜、桂治之而愈。稍为失宜，前症复举，前剂更加附子钱许，数服永不发。

[咽醋丸]

吴茱萸去枝梗煮，晒干　陈皮去白　黄芩炒　苍术炒，各一两
黄连一两，细切，用陈壁泥同炒

上为细末，面糊丸桐子大。

胃 风 门

因饮食讫，乘风凉而致。其症胀满，食饮不下，形瘦腹大，
恶风头汗，隔塞不通，或头面肿起，右关脉弦而缓带浮，胃风汤
主之。

[胃风汤]

治胃经受风，麻木肌肉与目蠕动，面肿，或牙关紧急。

白芷一钱二分　升麻二钱　葛根一钱　苍术一钱　柴胡　甘草
炙钱半　藁本　羌活　黄柏　草豆蔻各三分　麻黄半钱，不去节，
夏月减　蔓荆子三分　归身一钱

姜三片，枣三枚，煎八分，热服。

[胃风汤]

治风冷入于肠胃，泄下鲜血，或肠胃湿毒下如豆汁，或瘀
血。

人参　茯苓　川芎　当归　桂　白术　白芍各等分

加粟米百粒同煎，腹痛加木香。①

---

① 寒凉则脾胃复伤……腹痛加木香：原本缺页，今据《医学六要》
补。

八　卷

耳　门

耳聋，耳鸣，有痰，有火，有气虚，有阴虚，有肝火。

少壮悉属痰火，中年必是阴虚。

阴虚：两尺脉大，或左脉虚大，体瘦色黑。兼见口干肠燥而耳鸣，或聋者，手足心必热，属阴虚。六味丸、坎离主之。

气闭：耳聋著恼而成，通气散效。茴香、木香、人参、玄胡索、陈皮、菖蒲各一钱，羌活、僵蚕、川芎、蝉蜕各五分，穿山甲二钱，甘草钱半，细末。每服三钱，温酒调下。

肝火：左脉弦急而数，属肝火。其人必多怒，耳鸣或聋，宜平肝伐木，龙胆泻肝汤。不已，龙荟丸。见胁痛门

痰火：右关脉滑而数，属痰火郁于上焦。宜清痰降火，二陈、酒芩连、柴胡、枳壳，或竹沥、姜汁下滚痰丸佳。见痰门

气虚：右脉大而无力，或濡而细，症兼倦怠，口中无味等内伤症者，属气虚。恒见劳碌之人，或中年病后得此。宜加减益气聪明汤。

方用黄芪、人参之甘温，治虚劳为君；甘草之甘平，承接和协；升麻之苦平微寒，行阳明太阴之经为臣；葛根甘平，蔓荆辛温，升发清气为佐；芍药酸寒补中焦顺血脉，黄柏治肾水膀胱不足为使；用酒制炒者，因热用也。春夏火盛可倍加黄柏，胃弱者去之，或加白术。

风热：耳根连牙床肿痛，属上焦风热，阳明少阳二经受病。

502

清胃兼辛凉散之，升、柴、芷、翘、荆、防、薄荷、甘桔、枳壳、酒芩连、玄参、花粉、赤芍、鼠粘、生地等，频频缓服。势盛加蒸大黄，肿已消但出水脓不止，用红末子吹之。耳门疮鼠粘子汤佳

耳中忽大痛，如有虫在内奔走，或血出，或水，或干痛不可忍，用蛇退烧存性，以鹅翎管吹入耳中立止。

大病后及劳碌：耳聋或鸣，当作虚治。须分气血，一补阴，一益气。

虚：耳出脓汁，或聋而鸣，属上焦风热，蔓荆子散佳。方用蔓荆、生地、赤芍、甘菊、桑皮、木通、麦冬、升麻、前胡、炙甘草、赤茯、姜、枣煎服。

耳鸣聋，皆是阴虚火动，滋肾丸、虎潜丸、或滋阴百补丸俱好。

肝火：脉弦而濡，或数，其人多饮，属肝经风热，木香槟榔丸。见食门

耳聋，以茱萸、乌头尖、大黄三味为末，津调贴涌泉穴，以引火下行，惟浊气闭窍者宜之。

一方，治耳痛，以白矾枯吹入耳中，及青矾烧灰吹之妙。

一方，治耳痛聤耳，用桑螵蛸炙黄为末，加麝少许，吹入耳中极妙。或胭脂胚子，蛀竹末，加麝少许吹妙。

耳根连及项，或肿多在左边，脉弦数，属肝火。恒见于妇女，宜平肝降火兼舒郁，柴胡、青皮、香附、抚芎、栀子、酒芩连、归芍、贝母、连翘、玄参主之。

若肿而发寒热有表症者，荆防败毒散之。耳下结久硬且胀，着恼便甚，属郁，越鞠主之。

冻耳：用橄榄核烧灰，清油调敷雀脑亦可。

又法，冻耳疮，用柏叶三两，微焙，末，杏仁四十九枚，汤浸去皮，研膏，乱发鸡子大，食盐、乳香各半两，细研，黄蜡两

半，先煎油令沸，乃下发以消尽为度，次下诸药令焦，滤净以慢火煎，后下乳香、黄蜡等搅匀。每以鹅羽涂之。

因害耳，脓血结聊成核塞耳，用生猪脂、地龙、釜下墨，研细，以葱汁和捏如枣核，绵裹塞入耳，令润取之。

耳聋多恐者，属肝虚，四物加防风、羌活、柴胡、菖蒲、茯神，服二十余贴，却以杜壬姜蝎散开之。

聤　耳

罗谦甫曰：耳者，宗脉之所聚，肾气之所通。劳伤气血，热气乘虚入于其经，随郁而成脓汁，故谓之聤耳也。内服柴胡聪耳汤、通气散、蔓荆子散，外用红绵散等吹药。如壮盛之人，积热上攻，耳中出脓水不瘥，用无忧散下雄黄丸，泻三四行妙。耳疮同法。

［耳疮丸］

白枯矾五钱　麝八厘　胭脂胚二分半　陈皮灰五分

先用绵枝子缠去脓，多用绵裹药作丸塞入耳中。

［通灵丸］

治暴聋。

松香　巴豆二十粒，为末

上将松香溶化，下巴豆末，葱汁丸莲子大。用绵裹塞过夜，左聋塞右，右塞左，俱聋俱塞。

［耵耳通气散］

郁李仁去皮　芍药　人参各五钱　大黄　山芋　官桂　槟榔三枚　牡丹皮　细辛去苗　木香　炙甘草各二钱半

上末，每服一钱，空心温酒下。

丹溪方，治耳湿肿属上焦风热，凉膈散加酒炒大黄、酒炒枯芩、荆防、羌活服之。酒客耳聋耳鸣俱效。外以脑多麝少，加枯矾吹耳中。

[犀角饮子]

治风热上壅两耳聋闭，门外肿痛，及脓水流出。

犀角　菖蒲　木通　玄参　赤小豆　赤芍　甘菊花各一两
甘草五钱，炙

每四钱，生姜三片，煎服。

耳疮

薛新甫：耳疮属少阳三焦经，或足厥阴肝血虚，风热，或肝燥生风，或肾经风火。若发热焮痛，属少阳厥阴风热，用柴胡栀子散。内热痒痛，属二经血虚，当归川芎散。若寒热作痛，属肝经风热，小柴胡加山栀、川芎。若兼内热，口干，属肾经虚火，加味地黄丸。不应，八味丸。

妇女多左聋，以忿怒胜也。男子多右聋，以色欲胜也。

左耳聋，属少阳火，龙荟丸主之。右耳聋，属太阳膀胱，六味丸主之。俱聋，属阳明，通圣散、滚痰丸主之。

三锡曰：耳鸣耳聋，须分新久虚实。忽因大怒大醉而聋，或鸣者，属痰火，分轻重治。中年及体虚或病后有此，悉属虚，但分气血耳。古方有用鼠胆、猫尿、凌霄花杵汁，等滴耳者。有用杏仁去皮加盐蒸热，捻油滴者。有用草麻子去皮，加枣子一个同捣，加乳汁和丸，绵裹塞耳者。有用蒜瓣挖空，纳巴豆炮熟，绵裹塞耳者。有用雄黄、巴豆末，葱涎和锭卷纸塞耳者。有以蜀椒、巴豆、菖蒲、松脂，以蜡溶作筒子塞耳者。有用细辛、蒲黄、曲末、杏仁，和丸塞耳者。有加龙脑、椒目者。无非辛散结，润透窍，有余暴起者或可取效。若元气不足，肾阴亏损，虚火挟痰泛上闭住其窍，而聋鸣者，虽日滴时塞，如蚁撼石，终莫能动。须大补气血，滋阴制火，使大气上行充塞乎头，则九窍通利聋暗咸除。《难经》曰：肾气通于耳，耳和则知五音矣。肾气不得通于耳，则耳不和而聋。得上通于耳，则耳和而聪。观此，则虚实判然矣。一法，石菖蒲削方条，一头插耳中，一头着艾灸之，通气最妙。又法，用生乌头鲜者，掘得乘湿削枣大，塞耳，日夜一易。又法，取磁石能吸铁者，豆大穿山甲，烧存性为末，一字绵裹塞耳。口中衔铁，觉耳内如风雨声佳。又法，甘草、甘遂各半寸，塞耳。又，将甘草嚼之，皆暴起外截法。

［红绵散］

治聤耳出脓。

白矾二钱　胭脂胚二字

上研匀，先取脓净，吹药入耳。或即以绵缠药送入。

壮盛者，病耳脓，用通圣散一二服佳。外以枯白矾吹之，日三次妙。

［白莲散］

吹耳。

白矾枯　乌贼骨　黄连　龙骨各一两

上捣末，绵裹塞耳中，日三易之。

［麝香散］

治耳脓。

桑螵蛸慢火炙，一个　麝另研

上为末，研均掺耳，如有脓先捻净。

又方，五倍子焙干一两，全蝎烧灰存性三分，为末吹之，脓即干。丹溪方，用贝母为末，擦亦妙。又方，马黄散，马齿苋、黄柏研末，吹，妙。大都内宜服去风热药。或外用滑石、石膏、花粉、防风各一两，脑子少许，研末吹耳。脓不止、陈橘皮灯上烧灰为末，麝少许，研匀，展净吹，俱佳。

［姜蝎散］

干蝎四十九粒，用糯米半升同炒，再用姜四十九片，放蝎上同炒，去姜

506

米。将蝎为细末，向晚勿食，酒调作一服，至二更以来，再尽量饮。五更闻百十攒笙响，便自此有闻。

[千金方]

牡荆子二升碎之，浸酒一斗七日，任饮。

虫入耳：虫入耳，丹溪方用椒末一钱，醋半盏浸，良久少少滴耳中，虫自出。

又方，桃叶捣烂，塞耳虫自出。

百虫入耳，麻油灌耳即出，生葱生姜汁俱可。

诸般恶虫入耳，捣韭汁灌之。

诸虫及虱入耳，白胶香烧熏耳，令耳孔暖自出。一人臭虫入耳，痛不可忍，将生姜擦猫鼻，其尿自出，取滴耳中随愈。用麻油滴亦可，不如猫尿之速也。

苍蝇入耳，最害人，速用皂角子研末，调生鳝血灌入耳即出。

蚁入耳，以大韭捣汁，灌耳妙。又方，以穿山甲烧灰，以水滤过滴入耳中妙。

一说，蜈蚣及蚁入耳，用猪脂一指大，炙香塞耳中。或耳边置鸡、猪脯，虫闻即出，料鸡枕耳睡妙。蜓蚰入耳，硇砂、胆矾等分，研细鹅翎管吹入耳中，虫化为水。

飞虫入耳，用好米醋滴入耳内，虫必出，不出即死。曾有人被焦虫入耳，其虫口硬如铁，用此滴之，虫死而出。一法，用鹅管极气吸之出，或击铜器于耳边即出。

治蜓蚰入耳，用半夏生为末，麻油调涂耳门，虫闻即出。一方，用羊乳灌入即成水，牛酪亦效。如入腹，即饮酪二碗，自消为水。

治耳中有物不出，以细麻绳剪令头散，蘸好胶入耳着物上粘之，徐徐引出。

治水入耳，以薄荷汁点之，立效。

507

耳 痒

《圣惠方》曰：一人耳痒，一旦作可畏，直挑出血稍愈。此乃肾脏虚，致浮毒上攻，未易以常法治也。宜服透水丹，勿饮酒啖肉，淡滋味，一月佳。又一人目赤，黑珠傍暗赤成疮，耳中痒，作肾脏风治，用四生散，每作，二三服即愈。时称为圣散。

薛新甫曰：聋鸣脉涩数，黑瘦人属血虚，四物加山栀、柴胡。若右寸关大于左，无力倦怠，色黄白，属中气虚，补中益气加减。若血气俱虚，八珍汤加柴胡。若怒便聋，或鸣，属肝胆浊气，小柴胡加芎、归、山栀，虚用八珍汤加山栀。

若午前甚者，阳气实热也，小柴胡加黄连、山栀。若中气虚，亦上半日剧，补中益气加柴胡、栀子。

午后甚者，阴虚也，四物、白术、茯苓。

若肾虚火动，痰盛作渴者，地黄丸。胃中空，宗脉虚，上气不足，参、芪为君，升麻佐之。

耳中哄哄然，是无阴也。又液脱者，脑髓消，耳数鸣，地黄丸。

肾虚耳中潮声、蝉声无休止时，妨害听闻者，当坠气，补肾正元饮咽黑锡丹，间进安肾丸。有热者，龙齿散。

肾脏风耳鸣，夜间如打鼓声，四肢抽掣痛，耳内觉有风吹奇痒，宜黄芪丸。

[柴胡聪明汤]

治耳中十叮，耳鸣致聋。方用柴胡三钱，连翘四钱，当归、人参、炙甘草各一钱，水蛭五分炒，虻虫三个去翅足研末，麝少许，除水蛭三味另研外，水二盏，姜一片，煎一盏，下三味，再煎一二沸，服。

508

[柴胡栀子散]

治上焦风热，及少阳经火耳内作痒，生疮出水痛，或胸乳间痛，寒热往来。方用柴胡、炒栀子、丹皮、茯苓、芎、归、白芍、牛蒡子、甘草、白术，煎服。

[当归川芎散]

治少阳经血虚疮毒，或风热上攻耳内痒痛，或头目不清，寒热少食，或妇女经水不调，胸膈不利，痞满。芎、归、白芍、柴胡、白术、炒栀子、丹皮、茯苓、蔓荆、甘草，随症加减。

安肾丸见喘门　黑锡丹见呕门　八味丸见虚损门

加味地黄丸，即六味丸加柴胡、五味子。

目　病　门

三锡曰：目病悉属火热，世俗之论也。须分新久，虚实，痰郁气滞，脾胃相火。或散或降，或开郁，或养荣，或滋肾壮水，或益气开痰，初无一定。方难执一，昧者不察，一概施治。寒凉伤其脾胃，辛热耗其神明。气血愈亏，火邪愈炽，卒至盲瞽，良可太息！间有业是科者，久眼亦知补养，多用地黄滋阴，果阴虚相火盛者，固多利益。倘中焦气虚而有痰，因痰生火为目患者，服之宁不泥膈增病耶？谚曰：眼不医不瞎，此言虽浅，实为妄药者之戒。谨将今古眼科诸书，钩其玄微，参以脉症，缕析如左，愿与无盲于心者，同治盲焉。

暴发赤肿：头面发热，或时作寒，脉浮弦者，属上焦风热。辛凉散之，羌活、荆芥、升麻、白芷、薄荷、酒芩、枳桔、甘草，一二服。加降火药，酒连、栀子、连翘、赤芍、归尾。白睛红，加豆蔻少许。

已经发散而肿痛不减，脉弦数者，为血热壅痛，宜凉血降火。生地凉血为君，赤芍、归尾、川芎利血为臣，酒芩连、龙胆

509

草降火为佐，荆、防、羌活、甘桔、薄荷为使。

洗暴发赤肿，杏仁去皮四个，归尾、赤芍各一钱，防风、黄连五分，水半盅，加人乳半杯，蒸洗。

洗烂眼眶，用铜青、皮硝、净碱、当归、黄连、杏仁各等分，如上洗点。

年壮气实之人，或酒客膏粱辈，积热上攻于目，痛不可忍连及头者，脉必实数有力，凉膈散易酒蒸大黄泻之。见火门

体厚人，发散降火久不愈，胸膈痞闷，食少倦怠者，右寸关脉必沉而滑，当从痰治。二陈、二术、枳实为君，少佐芩、连，间投小胃丹，或滚痰丸，胸坎一开，火自降而明矣。见痰门

目昏赤：服凉药不已，心下及两胁胀闷，脉沉而弦者，属气郁肝伤。宜舒郁和肝，香附、抚芎、青皮、柴胡、栀子、归芍。脉数实有力者，当归龙荟丸佳。见胁痛门

妇人久郁内胀昏暗者，益气养荣汤妙甚，须多服。

体瘦目赤或痛，脉数而细涩，属血虚有火。宜养血降火，四物易生地，加玄参、蔓荆、连翘、芩连。稍久当滋阴益肾，坎离丸或六味地黄丸俱宜。见虚损门

阴虚火盛目久病，多饮童便为上。

黄白色，体倦怠，目昏懒睁。食少，心下不和，脉缓或虚大无力，属脾胃弱而火盛。宜补中益气汤，加蔓荆子、玄参。中年病后，兼耳鸣多眵者，益气聪明汤。见耳门

目昧不明：河间悉主于热，固是的论，但未分热之虚实尔。法曰：玄府者，万物尽有，乃大气升降出入之门户道路也。眼耳鼻舌神识能为用，清明者，其神全也。血气者，人之神，神衰则清明减而独火炎上。火与元气不两立，火既炽则玄府塞，故曰攻耳斯聩，攻目斯矇，而口鼻舌可类推矣。

一人病目久不能视，凉药尽试不应。诊之，两手微弱，命服八珍加麦冬，一月如旧。乃知饮食不运，肠胃枯涩，发落皮皱，

噎膈淋闭等症。目昏耳聋，悉由气液血脉荣卫衰少，不能升降出入，虚火阻滞而然。故玄府闭小，浊火炎上则视昏花，隔帘视物之象也。丹溪、东垣治目昏，用参芪补养血气，久眼靡不获效。以气血旺则玄府得利升降，清明乃复。古方羊肝丸，用羊肝引黄连等入肝，解肝经诸郁。盖肝主目，肝中郁解则玄府通利而明矣。故黄连之类，解有余之火郁也；椒目之类，解湿郁也；芜蔚之类，解气郁也；芎归之类，解血郁也；羌活、荆、防、芷、辛之类，解经郁也；磁石之类，解头目郁，坠邪气使下降也；蔓菁下气通中，皆治气血郁结，目昏有余之法。

三锡曰：久病昏暗责于血少，所谓目得血而能视也。不知血不自生，随饮食化生。脾胃一虚，则纳化艰而饮食少，饮食既少，是生化之源已涩，血何自而旺？目何得以养？过服四物，脾胃转伤目愈昧矣。治必先理脾胃，脾胃一回，饮食如常甘美，血自生而目有所得，昏暗顿愈。苗根实叶自茂，血者，木之津脉也；神光者，木之华叶也；脾胃者，木之根也。推此，则治病必求其本，岂欺我哉！

外　障

外障，属风热上壅，上下胞睑肉培壘，磨荡其睛，久之生翳敝其精明，障之命名以此。当消风散热，外用点药点之。稍久，当审气血脾胃。

内　障

内障，属虚挟气郁。黑水神光昏翳，外似好眼而不能照物。或外虽有翳膜，不痛不痒，惟不能睹。须分气血脾肾治。左脉不足，或涩或细，体羸色苍，是阴虚，四物坎离为主。右脉不足，或虚大，气口大于左，或缓或濡，属气虚，四君为主。食少或不能运化，当健脾和中，枳术丸、调中益气汤选用。两尺洪盛，或虚大，兼颊赤、盗汗、梦遗者，属肾虚相火，四物加知、柏、牡丹皮。宜各加家菊、蔓荆、荆、防、升、柴等佐使药。多郁脉沉，加香附、抚芎。见内伤及脾胃门

羞明，火郁于上也，火为离明，如伤酒恶酒之义须分虚实。

瞳子散大，风热所为也。火性散，挟风益炽，神光怯弱，力不能支，亦随而散漫，犹风起而水波也。亦有过服辛散，纵恣煿炙而致者。皆当视其有余不足，或除风降火，或养血安神。脉虚体薄，必加五味子，以性寒体浮，酸以收之也。大法宜收，四物去川芎加芩、连、炙甘草、五味子，或六味地黄丸加当归、五味子，大忌辛散。丹溪茺蔚俱禁，况他药耶？惟当归辛而苦，可用耳。

丹溪曰：诸经脉络皆走于面而行空窍，其清气散于目而为精，走于耳而为听。若心事烦冗，饮食失节，脾胃气亏，心火太甚，百脉沸腾，邪害空窍而失明矣。况脾为诸阴之首，目为血脉之宗，脾虚则五脏之精华皆为失所。不理脾胃养神血，乃治标而不治本也。《薛氏医案》载：张给事，目赤不明，服祛风散热药，反畏明重听，脉大而虚。此因劳心过度，饮食失节，以补中益气加茯神、枣仁、山药、山茱、五味顿愈。又劳役复甚，用十全大补加前药渐痊。

一少年，素嗜酒色，两目赤痛，或作或止，两尺洪大按之微弱。余谓少年得此，当失明。翌早索途而行，不辨天日，众皆惊异。余与六味丸料加门冬、五味，数剂顿明。

目分五脏

目之上下胞属脾，锐眦属胆与三焦在外小脚为锐眦，在内近鼻者，

为内眦，上纲属太阳膀胱小肠，下纲属阳明胃大肠，黑精神光属肾，白精属肺。白睛变赤，火乘肺也；目胞赤肿，火乘脾也；黑水肾光被翳，火乘肝与肾也。

治翳，当辨其起自何经，及翳形何色，各加引经药。如东垣治一妇，绿翳自下而上，知其阳明来也。绿非五脏正色，殆肺肾相合而为病耶。乃就画家以墨调腻粉，合成色，谛视之与翳同，肺肾为病无疑。乃泻肺肾之邪，乃以阳明药为使，既效。他日复病者三，其所从来之经，与翳色各异，因询此必经络不调，目病未已。询之，果然。用和血药养阴药作丸服，遂永不举。观此，则辨色分经讵可略哉！

眼有宜出血而愈者，即《素问》血实决之之义。必起初血热盛者，在太阳阳明二经乃可，以二经气血俱多故耳。他经出血，其病转剧。故曰：刺太阳阳明则目愈明，刺少阳阳明则目愈昏。近世有以草心于上下胞，及两眦打出血丝，往往获功。即三棱针刺血之法，惟可施之于有余暴发耳。

迎风流泪：气血虚而有火，火得风而内灼则泪出，所谓肝热则出泣也。四物、四君审用，或加家菊、荆子。肝火盛者，以贝母大者一枚，胡椒七粒，研细临卧点之。内服当归饮，柴、芩、芍药、甘草、大黄、人参、滑石、当归，水煎服。

眼生倒睫拳毛：东垣曰：眼生倒睫拳毛者，由目紧急。皮缩之所致也。盖内伏火热，而攻阴气外行，当泻其热。眼皮缓则眼毛立出，翳膜亦退。用手法攀出内睑向外，速以三棱针出血，以左手抓甲迎其针锋立愈。又目眶岁久赤烂，俗呼赤瞎是也。当以三棱针刺目眶，以泻湿热而愈。余按：此二条，乃急则治其标也。苟气血不清，火邪内炽，精明失职则随刺随愈，焉保其不发乎？纵清上实下，养血滋阴日不辍口，犹当清心寡欲，远风沙戒暴怒，均劳逸，一切膏粱酒面悉摒除之。内境得以清，外窍自爽矣。今人不知，徒事医药，不审虚实，妄加治疗。又昧者，日用镊，镊去倒毛，毛出风入，烂赤滋甚，犹拔草春园也。殊可唉！

能远视不能近视：属阴精不足而火盛，老人桑榆之象。能近视不能远视，属阳气不足而火盛。一属气虚，一属血虚。此东垣至论，犹当以脉并所兼之症参之，庶得肯綮。

眼眦初生小泡：视其背上当有小红点如疮，以针刺破，眼即时瘥，故名偷针。余以为背、眦，俱属太阳经，刺背上乃所以泻太阳经热也。不针眼眦而针背，偷针之义微矣。

目珠痛：夏枯草，治目珠痛，至夜犹甚者神效。盖目珠连目系属厥阴经。夜甚及用苦寒药点之反甚者，夜与寒俱阴也。夏枯草有补养厥阴血脉之功，能活血行气，故珠痛除。眼科宜多蓄焉。一方，用童便制香附一分，夏枯草三两，为细末，食远茶清下一钱。

木贼，能磨荡器之不光者，故用以磨翳。蝉蜕、蛇蜕，皆取退之义。方书云：人年五十，胆汁减而目不明。余以为五脏六腑之精华，皆上注于目，不特胆也，得无精衰耶。

东垣治一人，因用猪肉煎饼与醋蒜同食，复大醉，卧热坑中。次日瞳子散大，视物无的，以小为大，以长为短，卒然见非常之物，行走踏空，诸方不应。乃以酒芩连泄热为君，归身、地黄养血凉血为臣，五味子酸寒体收瞳子散大，人参、甘草、地骨皮、二门、甘草、枳壳苦甘补中为佐，柴胡引经为使，顿愈。

丹溪治一壮年人，早起忽然视不见，就睡片时略见而不明，食减倦甚，脉缓大，重则散而无力。意其中湿所致，询之，果卧湿地半月。遂以白术为君，黄芪、陈皮为臣，附子为使，十帖愈。且眼病而用附子，非微妙玄通者乌足以识此。妙甚妙甚！

又一老人忽盲，他无所苦，作大虚治之。急煎人参膏续续进，垂愈。一人予磁石药，先生曰今夜死矣！果然。

一人形实，好饮热酒，忽两目盲。脉涩，乃热酒伤胃，污浊之血蓄于内而然。以苏木作汤，调人参末服。二日鼻及两掌皆紫黑，先生曰：滞血行矣。以四物加苏木、桃仁、红花、陈皮，煎调人参末服，数日愈。夫眼病因脉涩而知中有蓄血，精于脉固可仿佛。以四物加苏木、桃仁、红花，犹或知之。至于蓄血而用人参，则非寻常可得而知者，惟丹溪知之。且血蓄于中，则冲和胃气伤矣。消瘀药中佐以人参，助正伐邪，胃气得以行，蓄血因之而下，至妙至神。此丹溪所以为医圣也。

海藏治一女，笄年病目，每一月或二月一发红肿难开，如此三年。服除风散热药反生翳，从锐眦遮瞳人，右目亦有翳，从下而上。经曰：从内走外者少阳病，从下上者阳明病，乃少阳阳明有积滞也。脉短而实，晨则似短，洁古曰：短为有积滞抑遏脏腑，宜下之。遂用温白丸减川芎、附子下之，加胆草、黄连。如东垣五积法，从二丸加起，每日加一丸，至大便利后减，又从二丸起。忽一日于便中下黑血块，如黑豆大而坚硬，遂翳去目明。

小儿目病同大人，惟剂差小耳。外有疳疾痘后斑疹余毒，当别有法，不可不辨。

疳　眼

小儿肥甘恣意，寒暑不适，生冷油腻伤脾，糖面热物助火，因循积渐，酿成疳疾。渴而易饥，善食而瘦，发竖下泄，腹胀鼻干，作嘶嘶声。久久不治，脾弱肝强，肝火自燎其窍，遂成目眚，多生翳膜，睫闭不能开，眵泪如糊久而脓流。乃中州弱而清阳不升，肝火盛而浊阴不降所致。当升清降浊，以白术、人参先补脾胃为君，柴胡、枳壳辅上药，理脾为臣，苍术、茯苓、泽泻渗湿降浊为佐，羌活、蔓荆、升麻、川芎、薄荷诸风药胜湿为使，乃正治妙法。

雀目：雀目病，方书以为木生子亥，旺于卯而绝于申，至西戌之时木气衰甚，故不能睹。至于日出于卯之时，木气稍盛，故复明。余以为目得血而能视，血虚肝失所养则不能视。夜属阴，人之血属阴，阴主静而恶躁扰，阴虚则火必盛。弱阴不能制强火，故夜转剧，昏暗而不能睹。天明以阳用事，阳主动，火邪暂开，故稍明。故治必以养血为主，兼理脾胃。久之不治，渐至于盲，上说恐太远。王节斋曰：眼赤肿痛，古方用药内外不同，在内汤散，用苦寒辛凉之药以泻其火。在外点洗，用辛热辛凉之药以散其邪，故点药莫要于冰片。而冰片大辛大热，因其性辛甚，故借以拔出火邪而散其热气。古方用烧酒洗眼，或干姜末，或生姜汁点眼，皆此意也。盖赤眼是火邪内炎，上攻于目，故法先顺其性而散之。此用苦药降之以治其本，乃釜底抽薪也。然火邪既客于目，从内出外，若外寒凉以阻逆之，则郁火内攻，不得散矣。故点药用辛热，而洗眼用热汤，是火郁则发之之义。世人不知冰片为劫药，误认为寒，常用点眼，遂致积热入目，昏暗瘴翳生。又不知忌寒凉，而妄将寒凉冰物冷药挹洗，尝致昏瞎者比比皆是。

劳役饮食不节，内障昏暗，蔓荆子汤妙。参、芪、炙甘草、酒白芍、黄柏、蔓荆子，水煎服。

眼痛，用生地酒浸，捣烂盒眼上，又用草乌、南星、干姜、桂枝为末，醋调贴两足心，时以牛膝膏洗眼。

肥人风热上壅，眼目疼痛，防风、羌活、荆芥、酒芩，水煎服。

瘦人目痛是血少，兼热，须养血清上。四物易生地加荆、防、参、苓、家菊，水煎服。

血热壅痛、脉数实有力者，四物加草龙胆、防己、防风、羌活。一云：实热上冲眼痛，用黄连泻火，当归补血。

[黄连泻火汤]

治暴发赤肿疼痛。

黄连八分　黄芩俱酒炒　生地各一钱　升麻五分　柴胡七分

516

水煎服。

[洗肝散]

治风热上攻暴发赤肿，隐涩难开，眵泪。

薄荷　当归　羌活　防风各去芦　栀子仁　甘草　大黄　川芎各二两

共为末，每服二钱，食后白汤下。

[决明散]

治目夜则昏暗，虽有灯、月不能睹，责之精衰。

石决明只研二钱　夜明砂同　猪肝一具（羯羊亦可）

二味共为末，以竹刀切肝为二片，铺药在中，扎紧勿令药走。泔水一大碗，砂锅煮至小半碗，连肝汁服之。意谓决明镇肾益精，夜明升阳明目，肝与肝合方甚有理。余以为非地黄无以益肾精，非归芍无以助肝血，加而用之可也。

目昧不明，河间一主于热，为热气郁于玄府。眼耳鼻舌身神，各失所司，升降出入之机废，故视不见也。其理近是，但有热有虚实，不可不辨。初起，火盛气浊郁于上焦，邪害孔窍，宜散宜泻，是实邪气盛也。久昏暗，清气不能上升，九窍不利，虚火上攻耳鸣目暗，宜补宜升、是虚正气夺也。

目热生翳：内障，先患一目，次第相引两目俱损者，皆有翳在黑睛内遮瞳子。按：黑睛连目系，属足厥阴、足太阳、手少阴三经。此三经气血虚，则邪乘虚入，经脉郁结，从目系入黑睛内。翳，《龙木论》所谓：脑脂不清，流下作翳，即足太阳之邪也。又云：肝气上冲成翳，即足厥阴之邪也。故治法：以针言之，则当取三经之腧穴，如天柱、风府、太冲等穴是也。其有手巧心谛者，能用针于黑睛里拨其翳，取效尤捷。以药言之，则当补中疏通此三经之郁结，使浊气不上攻，更审虚实。

[《龙木论》羚羊角饮子]

治圆翳内障，不痛不痒。

羚羊角三两　细辛　知母　车前子　人参　黄芩各二两　防风二两半

上为末，每服一钱，水一盏煎至五分，食后服。

[补肝散]

治肝风内障，不痛不痒，眼见花发黄白黑赤，或一物二形。

羚羊角　防风各三钱　羌活　车前一两　人参　茯苓各一两　细辛　玄参、黄芩炒，各一两

上为末，食后米饮下一钱。

[羚羊角散]

治绿风内障，头旋目痒，眼内痛涩者。

羚羊角　防风　知母　人参　茯苓各一两　玄参　黄芩　桔梗各一两　车前　细辛三两

上为末，每服一钱，水煎服。

[羚羊角汤]

治青风内障，劳倦加昏重，头旋脑痛，眼内痛涩。

羚羊角镑，一两　车前子一两半　人参　羌活各一两　地骨皮　玄参各一两

有四方，皆羚羊角、玄参、细辛、羌活、防风、车前为君，盖羚羊角行厥阴经药。丹溪曰：羚羊入厥阴经甚捷是也。玄参、细辛，行少阴经药也。海藏云：玄参治胸中氤氲之气，无根之火之圣药。羌活、防风、车前行太阳经药也。医者，宜辨其翳从何经来，本经药中，加玄参等清解药一升一降，更审虚实。如气弱脉缓，色黄白多肉人，必主以参、芪、术、草，如益气聪明汤、补中益气汤相兼服之。血虚脉涩，苍黑清癯人，必主以地黄丸、坎离丸。多郁闷人，更加夏枯草、茺蔚子、香附之类，以舒郁散结。更内观静养，不于尘累，使阴气平复，药乃有功。

世俗见久眼，动辄用羚羊角，若病不在厥阴经，宁不引邪耶？惟翳在黑珠者可用，不则开门揖盗。

518

治目，用黄连多矣，而羊肝丸尤奇效。用黄连末一两，白羊肝一具，去膜，同于砂盆内研令细，众手丸桐子大。每服三十丸，温水下。轻者二料，重者三料。障翳青盲俱妙，气虚加参、芪，血虚加归、芍，并加家菊。

又方治内障：

羖羊肝一具，新瓦上焙　熟地半两　菟丝子　蕤仁车　前子　麦冬　地肤子去壳　五味子　泽泻　防风　黄芩　白茯　桂心三钱　杏仁炒　细辛　枸杞　蔚子　苦葶苈　青葙子各一两

上为末，炼蜜丸桐子大。每服三四十丸，白汤送下，日三服。一人久病目，方士为灸肝俞遂失明，服此良愈。以余药予一盲者服，一料目觉灯下有一线亮，如门缝中见火。次早见翳膜俱裂如线，又月余明如初。

《内经》曰：肝虚则目䀮䀮无所见，耳泪泪无所闻，善恐，如人将捕之状。海藏曰：目瞑肝气不治也，镇肝明目羊肝丸主之。

羖羊肝一具，新瓦盆中焙之，肝大止用一半　甘菊　羌活　柏子仁　细辛　官桂　白术　五味子各半两　黄连三钱

上为末，炼蜜丸桐子大。空心食前白汤下三四十丸。

[补肝散]

治肝虚失明。

青羊肝一具，新瓦焙干，为极细末　蓼子一合，炒香

上为末，食后服方寸匕，日二。加至三钱，不二料，可夜读细字。

《医馆录》云：赤眼肿痛，脾虚不能饮食，肝脉盛脾脉弱。用凉药治肝则脾愈虚，暖药燥脾则肝益盛。惟于平和药中倍加肉桂，杀肝而益脾，一举而两得。传云：木得桂而枯，是也。此与《别录》治胁痛之义相符，人所不知者。

羊肝治目，以肝补肝也，看所挟而兼用药。《本草》云：细

辛益肝胆气，故往往须之。第辛散，惟少佐乃可。如肝血不足，必加四物，或佐甘菊、蕤仁清风热。

《素问》曰：久视伤血。肝主血，血伤则肝失养而目昏。治必补血安神。

房劳过度则伤肾，肾主藏精，肾伤精耗，不能上荣于目，多昏暗，瞳人失神而生翳。当滋肾阴，六味地黄丸加五味、当归、甘菊。津液不足，加二冬、玄参。两尺脉大，相火盛者，加黄柏、知母。两尺沉弱无火症者，兼补右尺相火，八味丸加菟丝、枸杞、覆盆、楮实、车前、苁蓉，随病增损。

左三部弦数有力，或沉数，内障不痛不痒，或多眵泪，是肝火被郁也，当归龙荟丸主之。

[芦荟丸]

治黑水凝翳内障不痛不痒。

芦荟　甘草　人参　牛胆　柏子仁　细辛各一两　羚羊肝蜜炙，一两

上为末，炼蜜丸桐子大，空心茶下十丸。

[坠翳丸]

治揠月翳、枣花翳等病微有头旋额痛者。

青鱼胆　青羊胆　鲤鱼胆各七个　熊胆二钱半　牛胆五钱　麝少许　石决明一两

上为末，面糊丸桐子大，空心茶下十丸。

《肘后方》疗目热生翳并赤白膜，取雀屎细直者，人乳和，敷目上即消。

乌贼骨，主目中浮翳，细研和蜜点之。又骨末主治目中热有效。

胆热多眵，昏暗，十月间牛胆浸槐子阴干，百日每空心吞一粒。

又能黑须发。草决明性寒，肝虚火盛，目常病，脉弦数者宜

520

之。外方，治失明，取二升，杵末，食后粥饮下一钱，效。又方，补肝散，用白瓜子七升，绢袋盛，沸汤中淖三次，暴干。以酢五升，浸一宿，暴干为末，调下方寸匕，日三服，可夜读书。按：白瓜子平寒，酸入肝，亦肝虚有火治法也。

能远视不能近视，当补肾。滋阴地芝丸，或六味地黄丸亦可。

生地焙，四两　天门冬净肉，四两　甘菊花二两，去萼

上为末，炼蜜丸桐子大。每服一百二十丸，空心盐汤下。

能近视不能远视，法当补心益气，定志丸主之。

远志去心苗，二两　人参一两　白茯苓一两　菖蒲一两

上为末，炼蜜丸，朱砂为衣，弹子大。临睡龙眼汤化下。

大法曰：在腑则为表，当除风散热，即暴发。在脏则为里，当养血安神，久眼。有体肥浊气盛而生痰，痰生热，热生风，风热上攻，目昏涩，槐子散主之。此由胸中浊气上行也，重则为痰厥头痛，久之能损目。常使胸中气清，自无此病。有服凉药多，损上焦气，目昏倦开者，当补益养肾。苍黑瘦人，火盛肾水弱，不能上荣于目，驻景丸主之。

人乳点眼，久病昏暗极效。以乳即血变而成，目得血而能视也。

[槐子散]

治肥人胸中气不清，上攻头目。

槐子　黄芩　木贼　苍术各等分

为细末，临睡茶清下。

上膈痰涎壅盛，痞闷上攻目，宜茶调散吐之，极效。

寡妇僧尼，血盛多郁，肝脉实数，多目病，宜泻肝舒郁。

[益气聪明汤]

治内障初起，视物渐昏，空中有黑花，神水亦淡绿色，视一为二，或神光变白，属气不足之病。见耳门

[拨云退翳丸]

治阳跷邪，内眦渐生赤脉缕缕，根生于肉，肉生黄赤脂横浸黑睛，渐蚀神水，眦锐亦然，俗名攀睛。

当归　川芎一两半　家菊　荆子各二两　蝉蜕五钱　蛇蜕炙，三钱　密蒙花二两　木贼草去节，二两　荆穗　地骨皮各一两　楮实子黄连各五钱　白蒺藜去刺炒，一两　花粉六钱　甘草炙，三钱　薄荷川椒七钱

上炼蜜丸，每两作八丸。食后临睡细嚼，茶清下。右为奇经阳跷为病而设也。《难经》曰：阳跷脉者，起于跟中，循外踝上行，入风府上属于脑。故以川芎入脑以治风，菊花、荆穗、薄荷清上焦，黄连降火，二蜕、木贼、密蒙退翳解热，楮实、地骨利小便引火下行，椒红利五脏明目，当归和血。

[搐药碧云散]

治肿胀，红赤昏暗，隐涩难开，鼻塞头痛，脑酸，外翳攀睛，眵泪稠黏。

鹅不食草二钱　青黛　川芎各一钱

上为细末，先噙水一口，每用米许吹入鼻内，以泪出为度，不拘时候。此开锅盖法也，当令邪热不壅结，有出路。然力小而锐，嚏之随应，须频嚏之。诸头目病俱效。

[驻景丸]

治肝肾气虚两目昏暗，视物不明。

车前炒，二两　熟地　当归各五两　楮实　川椒炒，各一两　五味子　枸杞　菟丝子酒制，半斤

共为细末，蜜丸桐子大。每服三十丸，空心酒下。

瑞竹四神丸，枸杞拣净分四分，一分川椒一两同炒，一分乳香、茴香各一两炒，一分芝麻一合炒。炒时先用好酒淘洗透，各炒过，去椒等四味，止用枸杞加熟地、白术、茯苓各一两，同为细末，炼蜜丸桐子大。每服五七十丸，空心温酒下。加甘菊一两

尤妙。

风痰眼，用九节黄连和槐树皮烧灰粗末，熬汤澄清洗眼，或以人乳浸黄连洗亦妙。

烂眶眼：由上膈有积热嗜酒多郁人，上焦气不清而成火，火炎上熏蒸，沿边烂肿，久生小虫作痒。内服防风通圣散去硝黄，细末，酒拌晒干，依法服之。禁诸厚味料物，外用紫金膏点之。丹溪方，治烂眼，二蚕沙用香油浸月余，重绵滤过点之极效。紫金膏飞过虢丹，蜜多水少，以器贮点之。又方，用青泥蛆淘净晒干末，仰卧用一钱入眼中，少时去药。

[芦甘石散]

治烂风眼。

以炉甘石不拘多少，先用童便煅七次，次用黄连浓煎汁煅七次，次用谷雨前茶浓煎煅七次，又并三汁。余者煅三次，乃放地一宿出火气，细研入冰片、麝香，点上神妙。炉甘石煅时，先用紫销炭极大者，凿一穴，以安炉甘石。

瑞竹堂用黄连、归、芍、薄荷、防风、蔓荆、甘草各等分，煎汁淬甘石。

[育神夜光丸]

治精衰眼昏。

当归全用，酒洗　远志以甘草水煮，槌去心　牛膝去芦，淮庆者　地骨皮去骨，酒浸　菟丝子（竹皮）净酒浸一宿，加酒煮捣成饼，日干，入药　生地淮庆者，酒浸捣　淮熟地酒洗酒煮，同生地木柏中捣，晒干　枳壳去穰　甘杞　甘菊去梗

共为末，炼蜜丸桐子大。每服五六十丸，空心盐汤下。食后温酒，临睡茶清亦可。

病目，多泪与涕，初起清者，辛散之。久而浊者，兼降，是阳明少阳受病也。

[熟地黄丸]

治气血两虚，不能制火，相火妄行。上攻于目，瞳子散大，

视物昏花。法当养血凉血，收神制火。

熟地一两　甘草二钱　归身五钱　柴胡八钱　黄芩半两　天门冬去心，三钱　地骨皮三钱　人参二钱　枳壳二钱　五味子三钱　生地七钱半　黄连三钱

上为末，炼蜜丸。每服一百丸，空心盐汤下，忌辛味。

[验方]

治烂眼眶。

薄荷　荆芥　细辛

上为粗末，如香状焚之。以净磁碗，涂蜜少许于内，覆香，烟尽刮取烟煤，磁罐收贮。风热多泪者，皆可点之。

目至春夏便发赤肿，当舒郁平肝。

酒芩童便制　苍术　制香附各二两　南星姜制　川芎两半，酒浸　栀子　胆草俱酒炒，各一两　陈皮　连翘　萝卜子蒸　青黛各半两　柴胡二钱

共末，神曲糊丸服。

拳毛倒睫：木鳖子一个去壳为末，绵裹塞鼻中。左塞右，右塞左，一二夜，其睫自分。

一法，摘去拳毛，用虱子血，点眼数次妙。

[点方]

治火眼。

腊月羊胆一枚，以蜂蜜灌满，挂阴干。用时取一粒，磁器内水化开点之。

[二制黄连膏]

治暴发赤肿，眦黏涩。

用鸡爪黄连，如连珠者，不拘多少，切碎洗净。先将姜一大块切作两片，挖空，将连入姜内，以线缚紧用湿纸包裹，略煨少时，纸焦为度。以红枣去核，将黄连盛入枣内，少加矾末，亦可湿纸包裹慢火内煨熟。待矾化取出黄连，浸入人乳内。点，妙不

524

可言。

《纲目》用丁香、黄连，人乳煎汁注之皆愈。此得辛散苦降，乳汁养阴之妙。

［蕤仁膏］

蕤仁净仁一两，用纸裹，笔管碾去油净，加白硼砂一钱，麝香三分，同研极细末，收入罐内贮之。专去翳障，妙甚。

胬肉攀睛：

［还睛散］

治眼翳膜昏涩，泪出瘀血，胬肉攀睛。

川芎　胆草　草决明　石决明　荆芥　枳实　菊花　白茯苓　白蒺藜　麻子　甘草　木贼　川椒炒，去子　仙灵脾　茵陈　各五钱

上为末，每服二钱，食后茶清下。

治卒患赤目胬肉作痛。取好消梨一个，捣汁，黄连三钱碎之，以绵裹渍令色变，仰卧注目中。胬肉碍睛，用矾石最白者，纳一黍米大于翳上及胬肉上，即令泪出，绵拭之，令恶汁尽，胬翳自退。

［千金方］

治目中息肉，翳闭瞳子，及生珠管。

贝齿七枚，烧为末　真珠等分

共研绝细，点翳肉上，五六度瘥。

［夜光膏］

治远年目病，昏暗翳膜。须用腊月开日合。

白沙蜜四两，白色佳。隔年葱一枝，去须皮切段与蜜同熬，去白沫，以葱软为度，以绵滤去渣，冷定，用纸于上面收去浮蜡　黄丹　密陀僧各三钱，研俱水飞过者　甘石童便淬过者五钱，水飞研，中用桃柳各一枝搅匀　赤芍　杏仁汤泡去皮尖　当归各三钱　川芎五钱　川黄连去芦头净，二两　秦皮　防风　诃子皮　石膏　玄精石　井泉石　无名异　玄

525

参　代赭石　石决明已上十五味各三钱，雪水或长流水煎浓汁二三次，去渣将药蜜一同慢火熬紫金色，入没药，勿火急　乳香　没药　琥珀　朱砂另研　蕤仁纸槌去油，已上五味各三钱，前四味先研细，将蕤仁水飞一同研细，方入前紫金药内，一同复熬一二沸，以药滴水中不散为度。大抵不可过与不及，取土中埋七日，贮磁器中，入后细药四味各一钱　麝五分　南硼砂　珍珠　龙脑　珊瑚枝

上五味研细，亦以桃柳枝搅匀，倾入药中复搅匀，收罐中点眼。

飞丝入眼

飞丝入目：用头垢点入眼内即出。

又方，用柘树浆点了，绵裹筋头，蘸水缴拭涎毒。

又方，用火麻子一合，杵碎，井水一碗，浸搅，将舌浸水中，涎沫自流出，茄子叶亦可。

丹溪治飞丝入眼，眼肿如眯，痛涩难开，鼻流清涕。用京墨浓磨，以新笔涂目中，闭目少时，以手掌开，其丝自成一块，在白眼上，却用棉轻轻惹下，未净再涂。风风易游丝偶然触入目内作痛，若野蚕蜘蛛木虫之丝患尚迟，若遇金蚕老鹳丝其目不出三日崩裂也。

治眯目，盐与豉置水中浸之，视水，其尘即出。

稻芒入眼：取蛴螬以新布覆目上，待蛴螬从布上行摩之，其芒自出。

尘物眯眼：新笔涂墨自出。

视歧乱见：邪中于精则视歧，魄散神狂则乱见。一驱邪，一安神。

诸翳：圆翳，初患时，见蝇飞花发，垂蚁薄烟，轻雾。先患一眼次第相牵，俱圆翳如油点浮水中。阳看则少，阴看则多。滑翳，翳如水银珠。涩翳，翳如凝脂色。浮翳，翳藏形，睛上细看方见。横翳，横如剑脊，两边薄中央厚，宜针于中央厚处拨之。

已上五翳，皆先患一目，向后俱损。初患之时其眼痛涩，头

旋，额痛，虽有形俱难下针。独偃月翳、枣花翳、黑水凝翳，微有头旋额痛者，宜轻针拨之。

冰翳，初患时、头额痛，眼睑骨鼻颊骨痛，目内赤涩。先患一眼，次后翳如冰冻坚白。宜于所过经络、针其腧穴，忌出血，外以针拨之。偃月翳，初患时，微微头旋额痛，先患一目，次第相牵。其翳一处厚，一处薄，宜先从厚处拨之。枣花翳，初患时，微有头旋眼涩，眼中时时痒痛，先患一眼，而后俱翳，周回如锯齿。轻针拨去，莫留短脚，兼于所过之经针灸其腧。散翳翳如酥点，乍青乍白，宜针拨之。黑水凝，翳初患头旋眼涩，见花黄黑不定，翳凝结不定。惊振翳，头脑被打筑恶血流入眼内，至二三年成翳，色白。先患之眼不必治，牵损后患者可针。

虽不痛不痒，其翳或黄或红，翳状破散者，中心浓重者，俱不宜针拨。拨之不动者，名死翳，忌拨。独黄心翳，宜先服药，后针之。若无翳者，名风赤，不宜针。

白翳黄心，翳四边白，中心黄，先服逐翳散，次针足阳明经所过诸穴，乃以金针轻拨之。若先患一眼，失治两目俱损。乌风，无翳，但瞳人小，三五年内结成翳，青白色，不宜针。视物有花，用药宜补，忌泻。肝风，无翳，眼前多见虚花，或白或黑，或赤或黄，或见一物二形，二眼同患，急宜补治。切忌房劳。五风变，初患时，头旋额痛，或一目先患，或因久吐双目俱暗，瞳子白如霜。绿风，眼见花，或红或黑。黑花，眼见黑花。青风劳倦加重见青花。

已上五风，初患时，头旋额角连眼睑眉，及鼻额骨痛，眼内痛涩，先患一眼，向后俱损，无翳。

雷头风变，先患头痛，或掉眩，恶心呕吐，先患一目，次第相牵俱损，瞳人或大或小，凝脂结白。

雀目：

[蛤粉丸]

治雀目日落不见物，因湿痰在胃中者。

蛤粉细研　黄蜡各等分

上溶蜡搜粉丸枣大。每用猪肝一片，二两许，批开裹药一丸，麻线缠，入罐内水煮熟，乘热熏目。至温吃肝，以愈为度。

[千金方]

地肤子五钱　决明子一升

上二味为末，以米饮汁和丸。食后服二十丸，至三十丸，至愈止。

又法，用苍术四两，米泔水浸一宿，切作片，焙干为末。每服三钱，猪肝二两，批开糁末在内，用麻系定，粟米一合，水一碗，砂锅内煮熟，熏眼。候温，连肝服。

治雀目，不计时，用苍术一两，为细末，每服一钱，米饮下。

小儿诸眼病

小儿雀目，属肝脾二经。脾弱者健脾，肝虚者养血，宜分两途。饮食面色如常，但夜不能见物者，还明饮妙，大人亦佳。

夜明沙　井泉沙　谷精草　蛤粉各等分

上为末，煎黄蜡丸鸡豆大。三岁一丸，猪肝一片，切开置药在内，麻扎紧，沙瓶中煮熟。先熏，后服，连肝食。

小儿过用甜物，口臭牙痛，眼肿，气口脉洪数，属胃火，泻黄散妙。

小儿肝经湿热内甚，上攻于目，眼眵腹胀，九味芦荟丸妙。兼脾虚痿黄，瘦弱不食者，间肥儿丸。禀来阴弱，有相火症者，心虚，少与六味地黄丸。说见《家居医录》。

[九味芦荟丸]

治三焦及肝胆经风热，目生云翳，或瘰疬，耳内生疮，寒热作痛，或肌烁消瘦，发热作渴，饮食少思，肚腹不调，或肝疳，口内生疮，牙龈溃烂，或牙齿蚀落，颊腮腐烂，食少，下部生疮。

芦荟五钱　胡黄连　当归　芍药　川芎　龙胆草酒炒　芜荑
各一两　木香　甘草炙,各五钱

上为末,茯神打糊丸麻子大。每服五七十丸,滚汤下。

[肥儿丸]

治食积发热,眼目生翳。

黄连炒　芜荑炒　神曲炒　麦芽炒

上为末,等分,水丸。量儿大小加减。

海藏云:东垣治斑后风热余毒,翳膜气障遮睛,以泻青丸治
之,大效。《保命集》云:退翳膜妙,不特斑后减大黄服。余以
为肝经久蕴风热,乃生翳膜,泻青丸正所以拔病根也。

小儿斑疹后,毒上攻于目,翳膜肿痛,脉实强壮能食者,羚
羊角散加减以解之。气血虚而胃弱者,须以补养为先,而佐以解
毒,斯得之矣。丹溪曰:犀角性升散,较诸角犹甚,痘后有余毒
者,用之。如无余毒,虚虚之祸,如指诸掌,眼医不可不知。

痘疮入眼,白睛赤者,决明散清之。不赤但翳膜睛暗,密蒙
散妙。翳膜不去,通圣散、蛤粉散俱佳,或加二蜕。

[决明散]

决明子　赤芍各钱半　甘草一钱

共为末,每服一钱,蜜汤调下。

[密蒙散]

治小儿痘疹,及诸毒入眼。

密蒙花钱半　青葙子一钱　决明子　车前子各五分

上为末,羊肝一片,破开掺药在内,合紧湿纸数重包裹,灰
火中煨熟,空心食之。

[通圣散]

治小儿疮痘入眼,及生翳膜。

白菊花一两　绿豆皮一两　谷精草去根,一两

共末,三岁一钱,干柿一个,生粟米泔一盏,同煮泔尽,去

药食柿。不拘时，日用二三个。近者五七日，远者半个月佳。

[**蛤粉散**]

治小儿疮痘入目。

谷精草　蛤粉

上为末，三岁一钱，猪肝一两批开，掺药在内，以竹叶包裹线束定，水一盏，煮熟入罐内熏眼，至温取食之。

[**二粉散**]

治小儿斑疮入目。

轻粉五分　粉霜一钱

上研匀，结裹。如患左睛，塞左耳内，右同之。左右俱患，俱塞。眼即开得，疮亦随愈。

口病门

三锡曰：凡内有热则口苦，须分虚实。外感寒邪内伤饮食俱口苦，乃邪气实也。久病虚热，或劳碌太过，相火上炎亦口苦，正气虚也。故丹溪以理中汤治口疮服凉药不效者，为中气虚而不制游行之火。常遵用，罔不获效。甚者加附子，或噙官桂亦可。

寸洪数，心热口苦。寸浮数，肺热口辛。弦数而虚，胆虚口苦。洪数而实，肝热口酸。

关沉实，脾胃有实热口甜。兼洪数者，口疮或为重舌木舌。脉虚者，中气不足。

丹溪曰：脾热口甘，三黄丸效，此指实火而言。若脉弦滑，兼嘈杂属痰火，滚痰丸妙。

口疮多涎属脾热。

平人口甜，或渴，或小便亦甜而浊，俱属津液不足，阳盛阴虚，久之必发痈疽。须断厚味、气恼、酒面，每日服八味丸，可保无虞。

胆热口苦，谋虑不决所致，小柴胡加麦冬、酸枣仁、地骨皮、远志，随症加减。河间益胆汤，治谋虑不决，肝胆气上溢而口苦者神效。用人参、炙甘草、黄芩各一钱，茯神、苦参各七分，远志一钱，官桂半分，乃从治虚火法也。

实火口疮，舌裂，凉膈散妙，脉数实有力者是。

西瓜水亦妙，无则烧瓜皮灰敷之。

肝胆有实热，口酸苦，小柴胡加甘草、青皮之类。甚者，当归龙荟丸。

谋虑不决，肝胆虚而口苦，小柴胡、人参、远志、茯神、甘草为君，柴胡、胆草为佐。甚者钱氏地黄丸，乃虚则补其母也。

口淡属胃热，亦有虚实，病后自是胃虚，参、术为主。

膀胱移热于小肠，膈肠不便，上为口糜、生疮、溃烂，心胃壅热，水谷不化，此条出《素问》。东垣有柴胡地骨皮汤，云治此。大便实者，加硝黄。世未知用，姑俟来者。饮酒多此，易老用五苓导赤相合服之。

胡氏方，用好墨研蝼蛄极细，敷之立效。

按：此治膀胱移热于小肠之正治也。蝼蛄专走水道，有余者宜，虚人戒之。

口疮甚者，含焰硝硼砂，勿开口。外用南星末醋调贴足心涌泉穴，以引热下行。

又方，五倍子一两，黄柏蜜炙，滑石各半两，铜丝半两，麝香为末掺之。一法，五倍子煎汤漱，或加白矾、胆矾。

治唇紧裂生疮，用青皮烧灰敷之，立愈。

又方，以皮纸纸捻，于刀上熏，取沥敷妙。口糜破，野蔷薇根煎漱之。

口疮不愈，枯矾、黄丹妙。盐霜梅烧存性，各一钱，人中白钱半，麝少许，研极细掺之，甚者加硼砂半钱，片脑一分。

[赴筵散]

治赤白口疮神效。

黄柏　青黛　密陀僧各等分

上为末，干贴疮上。

[黑参丸]

治久口疮。

黑玄参　天门冬　麦门冬俱去心各炒一两

上为末，蜜丸弹子大。每服一丸，线裹噙口中，咽津液。

[既济丹]

治暴起口疮。

干姜　黄连各等分

上为末，搽之，流涎即愈。

[升麻散]

治上焦壅毒，口舌生疮，咽喉肿痛，服凉药不效，宜升散之。

升麻　人参　硼砂　焰硝　生甘草

上研极细敷之，喉痛用吹。

[赤口疮]

白矾　没药　乳香　铜绿

为末，掺之。

[白口疮]

雄黄　没药　乳香各一钱　轻粉一钱

一方有巴霜一钱，用者当酌之，如上法。

小儿口疮不下食，以矾汤浸足，更以黄柏蜜制，僵蚕炒为末，敷之。

[柳花散]

治口舌生疮。

玄胡索一两　黄柏　黄连各半两　密陀僧　青黛二钱

共末，搽疮上，有涎吐去。

口疳臭烂，当清胃火。外用橄榄烧灰，存性为末。先用米泔水洗净，后掺上药。

口疮有实火，有虚火。膏粱厚味酿毒上攻，心火自炎，脉数实有力者，实火也。凉膈加减，或三补丸、金花丸。敷绿袍散、密柏散，外用细辛、黄柏末敷之。胡氏以好墨研蝼蛄极细，敷之，力峻气猛，惟实火则可。劳碌费心，食少不眠，虚火上炎，气口脉大而虚，虚火也。理中汤，参、术、甘草补中气，姜、附散虚火接引下行，且助补剂成功。又有下焦元阳虚冷，迫火炎上成口疮者，用巴戟、白芷、高良姜末，猪腰子煨服。有用丁香、松脂、胡椒、细辛末、苏木汤调涂疮上。及不任食者，有用当归、附子、白蜜含咽者，有用生附涂脚心者，有用吴茱萸末醋熬膏，入生地龙末涂足心者，皆是治龙火。

按：阳虚不能上腾，下焦虚火泛上，故用热剂，或散或降，接引下行也。方书虚寒迫火上攻，似太凿。

薛新甫曰：口疮，属上焦实火，中焦虚寒，下焦阴火，各随传变所致。如发热作渴，喜冷，脉数实，实热也，凉膈加减。倦怠食少，劳役人脉虚大，中气虚也。轻则补中益气汤，重则用六君子汤。饮食少思，大便不实，人参理中汤。手足逆冷、肚腹作痛，中气虚寒也，附子理中汤。晡热内热，不时而热，血虚也，八物加丹皮、五味、麦冬。发热作渴，唾痰小便频数，肾水亏也，加减八味丸。食少便滑，面黄肢冷，火衰土虚也，八味丸。日晡发热，或从腹起，阴虚也，四物参、术、五味、麦冬。不应，加减八味丸。若热来复去，昼见夜伏，夜见昼伏，不时而动，或无定处，或从脚起，乃无根之火也。亦用前丸，及十全大补加麦冬、五味，更以附子末，唾津调搽涌泉穴。若概用凉剂，损伤真气，为害非轻。

口臭：年高水弱，奉养太过，厚味及服食补阳药，口糜臭不可近，甘露饮妙。及浓煎香薷汁含之，徐徐咽下。口中如胶而臭，知母、地骨皮、桑白皮、山栀、麦冬、甘草，盐煎汤噙下。起早汲第一汲水，含漱吐厕中。心气不足，益智子加甘草为末，点汤。壮盛人，凉膈散一二服佳。痰壅气浊而臭，宜盐汤探吐。

茧唇谓唇肿如茧也：上唇侠口，属手阳明大肠经。下唇侠口，属足阳明胃经。燥则干，热则裂，风则润，寒则揭。若唇肿起白皮，皴裂如蚕茧名曰茧唇。有唇肿重出如茧者，有本细末大如茧如瘤者。或因七情动火伤血，或因心火传脾经，或因厚味积热伤脾，大要审本证，察兼证。补脾气生脾血，则燥自润，火自除，风自息，肿自消。若患者忽略，治者不察，妄用清热消毒之药，或用药线结去，反为翻花败症矣。肾虚唇茧时出血水，内热口干，吐痰体瘦，宜济阴地黄丸。肝经怒火，风热传脾，唇肿裂或患茧唇，宜柴胡清肝散。胃火血燥唇裂为茧，或牙龈溃烂作痛，宜清胃散。或加芍药、川芎、柴胡，可治脾胃肝胆经热。风热传脾，唇口润皴，或头目眩，四肢浮肿如风状，宜羌活散。风热客于脾，唇燥裂无色，宜泻黄饮子。中气伤损，唇口生疮，恶寒发热，肢体倦怠，宜补中益气汤。思虑伤脾，血耗唇皴，宜归脾汤。意思过度，蕴热于脾，沉裂无色，唇燥口干生疮，年久不愈，内服五福化毒丹。外用橄榄烧灰末，猪脂调涂，或用核中仁细研敷之。又硫黄、白矾灰、朱砂、水银、麝香、黄柏为末，和水银磁器中，腊月猪脂和如泥，光净拭唇，却以膏涂之。又八月兰叶绞汁，洗，不过二日瘥。又诃子肉、五倍子等分为末，干贴。又黄连一分，干姜半分，炮为细末，敷之。又大铜钱四文，石上磨，以猪脂磨取汁涂。又蛇蜕灰，晚蚕蛾末，油调敷。又以甑上滴下汗敷之，白荷花瓣贴之，皆效。

[泻黄饮子]

治风热在于脾经，唇燥裂无色。

白芷　升麻　枳壳麸炒　黄芩　防风各一钱半　半夏姜汤泡七

次，二钱　石斛一钱二分　甘草七分

水二盅，姜三片，煎八分，食后服。

[**五福化毒丹**]

治上焦热毒，唇舌生疮，肿破烦渴。

玄参　桔梗各二两　人参半两　茯苓两半　马牙硝　青黛　麝香三分半　甘草七钱半，焙

上为极细末，研匀炼蜜丸皂子大，金箔四十张为衣。每一丸，或二丸，薄荷汤下。

舌　门

三锡曰：心开窍于舌，心火盛则舌干，或破，脉洪实有力者，黄连泻心汤加减。

右脉虚大，四肢倦怠，而舌疮破不愈，属劳役过度，虚火炎上为患，补中益气汤主之。

酒客膏粱，积热内盛，上焦痰实，舌肿胀，防风通圣散，或凉膈散泻之。须脉实有力，气壮乃可。

舌强肿如猪胞，以针刺舌两边大脉，血即消，勿刺中央，令人血不止。乃以火烧铜筋烙之，或以杂草烧锅锈，醋调敷舌上下。脱去再敷，须臾即消。此病人多不识，失治即死。凡舌肿，舌下必有如虫形，有头有尾，头白，但可烧钉烙头即消。喉舌之疾，药不能达，惟针刺出血为上，急刺则可。

上焦痰热壅遏，势挟相火则病速而危。毒气结于舌下，复生一小舌，名子舌胀。但肿大而强，无小舌者，名木舌胀。二者方书皆隶之咽喉十八风，今拈于此，大都痰火为患耳。缓者用辛凉利气化痰药，重者无如针刺。劳神不睡，口舌破者，自当安神养心，作心虚治。

经验方，治舌肿大塞口不能饮食，用真蒲黄一味，频刷舌

上。若能吃药，即以黄连一味，煎浓汁呷之，以泻心火。

舌上有窍出血不止，炒槐花末掺之。

热病极者，多舌出，有病愈而不止者，冰片掺舌即上。

舌暴肿大出外，蓖麻子油蘸纸作捻，烧烟熏之即消，牛舌病亦可。

七情所郁，则舌肿满不得息，宜舒郁清上焦。外乌、星、姜末，贴手足心。心热则裂而疮，木舌、重舌，宜三黄丸，真蒲黄擦之，或升麻汤加苦参、桔梗、玄参、黄芩，又白矾、大黄、朴硝擦漱，又醋调五灵脂末、乌贼骨、真蒲黄末涂之。脾热则滑而胎，脾闭则白胎如雪，宜薄荷汁，白蜜姜片揩之。肝壅热则血上涌，宜蒲黄或槐花末掺之，服清肝药。薛新甫曰：如口舌肿痛，或壮如无皮，或发热作渴，为中气虚热，宜清热补气汤。若眼如熏触，体倦少食，或午后益甚，为阴血虚，清热补血汤。若咽痛，舌干、口干，足热，日晡益甚，为肾经虚火，六味丸。若四肢逆冷，恶寒饮食，或痰甚眼赤，为命门火衰，宜八味丸。若发热作渴，饮冷便秘，为肠胃实火，宜凉膈散。若恶寒口干，喜汤，食少体倦，为脾经虚热，宜加味归脾汤。若舌本强，腮颊肿痛，为心脾壅热，宜玄参升麻汤。痰盛作渴，口舌肿痛，为上焦有热，宜清热化痰汤。若思虑过度，口舌生疮，咽喉不利，为脾经血伤火动，宜加味归脾汤。若恚怒过度，口苦舌肿，为肝经血伤火动，宜小柴胡加丹皮山栀。虚者八珍加柴胡、丹皮，甚者加炮姜。

舌出不收，心经热甚，及伤寒热毒攻心，及伤寒后不调摄往往有之。宜珍珠末、冰片等分敷之，或用巴豆去油取霜，用纸卷之，内鼻中舌自收。妇人产后舌不收，以朱砂末敷其舌。乃令作产子状，以二女掖之，乃于壁外累盆盎置危处，堕地作声，声闻而舌上矣。开口角涎不止，牛黄清心丸佳。有喜唾者，二术、二陈、芩连、栀、柏，加竹沥、姜汁妙。病后喜唾，胃口寒也，六君子加益智，或理中汤。

[清热补气汤]

治中气虚，虚火泛上，口舌无故皮破，或发热作渴，或劳神不睡。有此，四君子加五味、麦冬、玄参、归、芍、升麻，水煎服。甚则加炮姜，不应，加附子，右寸关必虚大。

[清热补血汤]

治口舌生疮，体倦食少，日晡益甚，或目涩热，脉细数，四物加黄柏、知母、玄参、五味子、牡丹皮、柴胡、麦冬，水煎服。如不应，补中益气汤加五味子。

[玄参升麻汤]

治心脾壅热，舌上生疮，木舌舌肿，或连颊两项肿痛。

玄参　升麻　犀角　赤芍　桔梗　贯众　黄芩　甘草各等分

水煎，食远服。

[清热化痰汤]

治上焦有热，痰盛作渴，舌肿痛。

贝母　花粉　枳实　桔梗各一钱　黄芩　黄连各一钱二分　玄参　升麻各七分　甘草五分

水煎服。

六味丸　八味丸俱见虚损门　凉膈散见火门　加味归脾汤原方加当归、山栀、丹皮

鼻　门

三锡曰：肺开窍于鼻，世所共知也。然阳明之脉，挟鼻络目，结于迎香，左之右，右之左，去鼻孔各开五分是穴。风邪从面而来，则入阳明，脉道拂郁，气不通畅，故清涕时出，久变为浊。所谓外寒束内热，论极有理，须辛散之。方书多用升麻、葛根、白芷、葱白，乃阳明经药也。郁热既久，顿发不开，必加辛

凉，酒枯芩、薄荷之类。至如酒客膏粱，辛热炙煿，太过，火邪炎上，孔窍壅塞则为鼻渊，鼻中浊涕如涌泉，渐变鼻衄、衄血、息肉、鼻痔等症。即《素问》所谓：胆移热于脑之义。

鼻塞：时值寒月，必加麻黄、细辛于升麻葛根汤中，佐以枯芩、苏叶，多加甘桔为舟楫，庶易成功。已经发散，未得全开，脉洪有力，口干鼻燥者，君以辛凉清之，酒芩、栀子、薄荷之属。仍佐荆、防、升、芷，不可骤用寒凉法也。

气虚之人，气弱不能上升，则鼻塞滞，所谓九窍不利，肠胃之所生是也。多服补中益气汤，自通，乃屡验者。

多涕①：戴复庵曰：平人多涕，或黄或白，或带血如脓状，皆肾虚所生，不可过用凉剂。亦有痰，用南星散。两寸脉浮洪而数，为鼻衄、鼻鼽。右寸脉浮缓为伤风，鼻塞清涕。

丹溪曰：鼻为肺窍，肺家有病而鼻不利也。有寒有热。暴起为寒，久郁成热。寒伤皮毛气不利而壅塞，热壅清道气不宣通。先须表散，后以酒芩连、栀子清之。

久患，鼻脓极臭者，冷水调百草霜末服。

脑漏，气弱，色白人，右气口虚大，补中益气汤加川芎、防风、细辛、白芷、辛荑，半饱服。

酒齄鼻：乃热血入面为寒所拂，热血得寒污浊凝滞而然。服前药，外用梧桐子，取油入黄连，以天吊藤烧油，热敷之。

又方，用山硫黄，入萝卜内煨，乳香、轻粉、乌头尖，酥调敷，或用胆矾敷之。

面鼻紫黑：面为阳中之阳，鼻居面之中，一身之血，运到面鼻，皆为至清至精之血。多酒之人，酒气熏蒸，面鼻得酒，血为极热。热血得寒，污浊凝结而不行，故色紫黑。治宜化滞血，生新血，四物加酒片芩、红花、酒浸陈皮、茯苓、甘草，生姜煎调

---

① 多涕：原本无，据《医学六要》补。

五灵脂末服。气弱者，加黄芪酒浸。

上焦火盛，酒客膏粱，脉洪数有力，而面生酒刺及糟鼻，山栀仁酒浸微炒为末，蜜丸弹子大。临卧嚼一丸白汤下。或加连翘仁更佳。

鼻渊：浊涕如渊，《内经》谓：胆移热于脑则入额鼻渊，要皆阳明伏火所致。防风通圣散一两，加薄荷、黄连各二钱半，水煎服。一法，本方硝黄、滑石、石膏减半，倍加辛荑。

鼻中息肉：塞久气不通，用枯矾为末，面脂绵裹塞耳中，数日自消，乃屡验者。又法，用木通、细辛、附子炮，蜜和绵裹塞鼻中。又用防风通圣散加荆三棱、山茱萸肉、海藻，并用酒炒为末，每服钱半，酒调下。

[《宣明》防风散]

治鼻渊浊涕不止，久而不已必成衄。

黄芩　人参　甘草炙　川芎　麦门冬去心各一两　防风半两

上为末，每服二钱，沸汤调，食后服，日三。

寒月鼻塞，不闻香臭，晨起者，丽泽通气散。

黄芪八分　苍术　羌活　独活　防风　升麻　葛根各六分
甘草炙，四分　麻黄严寒加　川椒　白芷各二分

姜三片，枣二枚，葱白三寸，水二盏煎一盏，温服。忌一切冷物，及风凉处坐卧。

鼻中流臭黄水，脑亦痛，名控脑沙，有虫食脑中。用丝瓜藤近根三五尺许，烧存性为细末，酒调服即愈。不已，灸法妙。囟会，在鼻心直上入发际二寸，再容豆是穴，灸七壮。通天，在囟会上一寸，两傍各一寸，灸七壮，随臭左右灸。常见灸后去臭肉一块，从鼻中出，臭不可言而愈。

塞鼻药：

[通草散]

治鼻痈气不通，不闻香臭。

木通　细辛　附子各等分

上为末，蜜和，绵裹少许纳鼻中。

[菖蒲散]

治同上。

菖蒲　皂角各等分

上为末，绵裹塞鼻中。

痰火郁结于上焦胸中肓膜之上，上窍不通，则玄门闭密而鼻不闻香，口不知味，或耳聋目昏。良由大气弱不能上冲，浊气得以擅权，是虚为本而痰火为标也。当补中益气，加升、柴诸风药引上行，兼用清上化痰开窍丸药。戒性慎口，久之自全，此锡屡验者。

鼻渊：火郁上焦气不通，抑遏成涕，《内经》所谓肺热则出涕是也。方书谓脑渗为涕，恐非。

[防风汤]

治同上。

防风两半　黄连　人参　甘草炙　川芎　麦冬去心各二两

上细末，每服一钱，沸汤点服，日三。

丹溪治一中年人，右鼻管流浊且臭，脉弦小，右寸滑，左寸涩。灸上星、三里、合谷，次以酒芩二两，苍术、半夏各一两，辛荑、川芎、白芷、石膏、人参、葛根各半两，分七帖服之，全愈。乃痰郁火热之疾也。

防风通圣散，去硝、黄，减石膏、滑石一半，加辛荑，先服三五帖。再用此为丸，早晚白汤下，半斤愈。

[苍耳散]

治鼻流浊涕不止。

辛荑半两　苍耳子炒，二钱半　香白芷一两　薄荷叶五分

上为末，葱茶汤临睡下。

冬月势盛者，辛荑散佳。

辛荑　细辛　藁本　升麻　川芎　白芷　木通　防风　甘草

上为末，每服一钱，食后茶清下。

鼻鼽谓流清涕也：丹溪曰：肥人鼻流清涕，乃饮食痰积也。要亦浊液挟火，壅塞而然。

苍术　片芩　南星　川芎　白芷　辛荑　甘草

或末或丸，白汤下。世传鼻流臭脓，百草霜研细，冷水下三钱效。

［塞鼻药］

治鼻鼽。

通草　辛荑各五分　细辛　甘遂　桂心　芎劳　附子各一两

上为末，蜜丸麻子大。绵裹，塞鼻中。

又方：

辛荑膏　治同上。

细辛　川椒　干姜　川芎　吴茱萸　辛荑　附子各三分　皂角屑半两　桂心一两　猪脂六两

上煎猪脂成膏，先一宿以苦酒浸前八味，入油煎附子黄色止。以绵裹少许，塞鼻中。

息肉：

［羊肺散］

肺虚湿热壅塞，鼻生息肉，不闻香臭。

羊肺一具　白术四两　苁蓉　木通　干姜　川芎各一两

上为细末，水调灌羊肺中煮熟，焙干细研为末，食后米饮下。此从治法也。

三锡曰：息肉必由上焦积热，郁塞已久而生。然有诸中，然后形诸外。必内服清火利膈药，二陈、凉膈加减。须断酒，薄味。

《韩氏医通》曰：雨霁地生菌，息之像也。

一中贵，鼻中肉赘，臭不可言，痛不可摇，束手待毙，以白矾末加硇砂少许，吹上化水而消。内服胜湿汤，加泻白散。

又一方，息肉因胃中有食积，热痰流注，治本为佳。

蝴蝶矾一钱　细辛一钱　白芷五分

上为末，绵裹，塞鼻孔，频换。

又方，蝴蝶矾二分，虢丹一分，细辛一钱，如上塞之。

《三因方》：枯矾一味为末，绵裹塞鼻中，数日息与药俱落。

[辛荑膏]

治息肉时作痛。

辛荑二两　细辛　木通　木香　白芷　杏仁汤浸去皮、尖，各半两

上用猪脂髓猪脂二两，和药于石器内，慢火熬成膏，放冷加龙脑、麝香合一钱，为丸。绵裹，塞鼻中，数日内脱落。

有人卒食物从鼻中缩入脑中，介介痛不得出，以牛脂或羊脂如指头大，内鼻中，以鼻吸入，须臾脂消，物逐脂出也。

[轻黄散]

治同上。

轻粉　杏仁汤泡，去皮、尖及双仁，各一钱　雄黄半两　麝少许

上四味，用净乳钵先研杏仁如泥，后入雄黄、麝香同研极细，磁盒盖定。每有患者，不拘远近，夜卧用筋点米大在息上，半月效。

[消鼻痔方]

瓜蒂炒　甘遂各四钱　白矾枯　螺青炒　草乌尖各五分，炒

上为末，用真麻油搜和令硬些，不可烂，旋丸如鼻孔大。用药入鼻内，令达痔肉上，其痔化为水。日一次，妙甚。

又方：

苦丁香即瓜蒂　赤小豆　丁香各四个

慢火焙干为末，入脑少许。口中先含水，次将小竹管吹药入鼻中。如半钟茶时，觉头痛时取下。

酒齇鼻：

[铅红散]

治风热上攻阳明经络，面鼻紫赤，刺瘾疹，俗呼肺风，以肺主皮毛也。

硫黄　白矾灰各五钱

上细末，入黄丹少许，染与病人面色同。每上五分，津液和涂之，临卧洗漱罢行之。

赤鼻：须内服升麻汤下抑青丸，以治其本。

又方：

枇杷叶一两，去毛阴干，新者佳　栀子　苦参　苍术米泔浸，各等分

上为末，每服三钱，空心服先退左红，临睡服先去右边。

一方，用硫黄一两，白果烧灰一钱，琥珀三分，轻粉五分，白矾五分，各为末，烧酒一碗。入酒浸药封固，重汤顿一二时，放冷。日用烧酒涂，夜用沉底药涂妙。

[槟榔散]

治鼻赤。

槟榔　硫黄各等分　片脑少许

上为细末，用粗绢帛包，时时于鼻上搽磨妙。又加蓖麻子肉为末，油调临睡搽。

一法，硫黄入大菜头内，煨碾涂之。或以白矾研末，洗时置掌中，酒滴搽患处，数日即白。盐亦可。

[乌犀丸]

乌犀角镑　羚羊角镑　牛黄研　柴胡净，各一两　天门冬去心，焙　丹砂研　贝母　胡黄连　人参各半两　麦冬去心，焙　知母各七钱　黄芩　炙甘草各二钱半

上共末，炼蜜丸桐子大。每服二十丸，空心温酒下。

[椿根汤]

治疳蚀口鼻。

椿根一升　葱白半升　豆豉半升　盐半合　川椒去目并合口者炒出汁，一合

上一处，醋及清泔各三碗，煎一碗，分三次服。有恶物下即效，小儿量大小加减。

[乌香散]

治鼻疳侵蚀鼻柱。

草乌烧灰　麝香研，各等分

上研极细，以少许贴疮上。

[人参顺气散]

治感风头痛鼻塞声重，一切上焦风热，先用此疏通气道。即理中汤加干葛、苦梗、川芎、厚朴、陈皮、白芷、麻黄，姜、枣煎服，或加葱白。

[葫芦酒]

治鼻塞眼昏，头疼脑闷。

上取苦葫芦子捣碎酒浸，春三夏一，秋五冬七日，少少注鼻中。一方用童便浸。

黄柏、苦参、槟榔为末，猪脂调敷。

鼻痛：风火郁于上则痛，初宜升麻、葛根、白芷散之。有气道壅而痛，人参顺气散。

鼻疮：内服乌犀丸、甘露饮、黄连阿胶丸。外治地黄煎辛荑膏，杏仁、青黛、槐花研乳汁敷。

鼻疳蚀：椿皮汤、乌香散，蓝靛敷。鼻塞眼昏疼痛，湿在上也，苦葫芦酒。

齿 痛 门

齿痛悉属胃火，热极生风则龈肿痛。风热郁久亦或生虫，未必如方士所取之大虫也。不知热胜则肉腐，非蛀也。暮年齿动疏

544

豁，属肾衰。其或相火上炎，亦令人痛。两尺必洪大而虚，宜培肾阴。齿缝胀亦属阴虚，六味丸佳。右寸关脉洪弦，属肠中风热，作有余治。

上下牙痛不可忍，牵引入脑，或喜寒恶热，脉洪数有力者，凉膈散倍酒蒸大黄泻之。稍缓乃以清胃散加减，胃火清自止。

牙根肿痛，延及两腮，先以辛凉发散，后用凉膈散解之。

胃中实热太甚，口臭不可近，牙根疳蚀，脱落血出，乃恣食肥甘美酒肉食所致。古方用禹功丸，余以为不若清胃散加茵陈、香薷，少佐白豆蔻妙。先须用熟大黄泻一二次妙，阳明之湿热去则牙床清宁，而齿自安固矣。

胃热齿痛，口臭，用黄荆条大者，烹沥入姜汁少许，时时噙漱。

丹溪曰：牙大痛，必用胡椒、荜茇，能散其中浮热，兼以升麻、寒水石，佐以辛凉薄荷、荆芥、细辛之类。

牙痛用清凉药转痛者，从治之。

荜茇　川椒　薄荷　荆芥　细辛　樟脑　青盐

上为末，擦牙上。

洁古方，牙痛不止，露蜂房，川椒去目，等分。

上为粗末，煎漱，禁言语。

牙痛百药不效，用荔枝壳包青盐烧灰存性，擦牙痛处，累验。一云荔枝核亦可。

丹溪方，茱萸煎酒含之佳。

东垣馘鬼散，治牙痛常吸风凉乃止，属胃中湿热。用黄连、梧桐泪之苦寒，薄荷、荆穗之辛凉，四味相合，作风寒之气，治其湿热。升麻引入阳明经。齿为骨之余，以羊胫骨灰补之为佐。麝香入肉为引。共细末，擦牙神效。外以调胃承气汤，去硝加黄连，以泻肠胃中湿热。行三二次，更摒厚味，永不再举。梧桐泪清凉太妙，第难得耳。出山西

545

[清胃散]

治厚味炙煿，酒面过度，积毒上攻，或过服补味暖药致牙痛，用此清之。甚者，加大黄、石膏。

生地黄三分　升麻一钱　牡丹皮五分　归身三分　黄连六分，夏倍之

水煎服。

一方，齿断宣露而痛，生地黄一两，木臼内捣，入盐二合和之，外用白面裹可厚二寸，煨于煻火中，以烟断为度。去面加麝香一分，研末，用少许贴牙床上。

一方，香附炒黑三分，炒盐一分，揩齿妙。

[青龙散]

治同清胃散。

大黄　香附

各烧灰存性，入青盐擂匀，擦牙。

[擦牙方]

青盐四两　软石膏半升　白芷　香附末各三钱

上为细末，早晚擦。

又方，骨碎补、大黄各四两，烧灰存性，青盐二两，石膏四两，为末，擦亦佳。更能乌须。一方，用蒲公英烧灰，香附末，白芷青盐为末，擦。

丹溪　[当归龙胆散]

治寒热牙痛。

升麻　麻黄各一钱　生地　白芷　羊胫骨灰各五分　胆草　黄连各一钱　归梢五分　草豆蔻一钱

上为末，擦牙。

虫牙蛀空作痛，用黄蜂巢一个，以川椒填满其窍，更以白盐一钱，封口烧存性，入香白芷、羊胫骨灰各一钱，同研为细末。先以茶清漱口净，后以此药擦之，及敷蛀处。

546

牙痛用绛雪碧雪擦，是治标也，内必泻胃火。或花椒、雄黄、白芷为末，擦一钱。

[追风散]

治诸牙痛。

贯众　鹤虱　荆芥各等分

每用二钱，川椒五十粒，水煎，漱口吐去极效。苍耳子煎汤含漱亦妙。

[牢牙散]

去风冷蛀蜗宣露之症甚效。

槐枝　柳枝各长四寸，四十九枝　皂角不蛀者，七茎　盐五钱

入磁罐中，盐泥固济，煻火烧一夜，候冷取出研细，早晚擦牙。

[甘露饮子]

治男妇胃中客热，口臭，齿根肿闷宣露，心中烦，饥不欲食，咽中有疮并治。

黄芩　天门冬　麦门冬　枇杷叶　甘草　枳壳　生地　茵陈石斛　熟地

煎服，先漱。

肾水弱火盛，膏粱积热，酿毒于中，毒随经血入于齿中则痛。先须泻火，以治其标。久之必培肾阴，慎口绝欲，使水升火降，自无齿病。方中用升麻、白芷、牡丹皮者，引阳明经也。用细辛、独活、羌活、荆、防、草蔻、荜茇者，散浮热郁火也。用川椒、鹤虱、蜂房、雄黄、贯众者，杀虫解蚀也。石膏、大黄、木律、木黄连、生地、薄荷者，降火清胃也。用青盐滋肾，羊胫补骨。至如旱莲、没石、故纸、首乌，固齿兼乌须也。或服、或擦、或漱、或含，无非辛散苦降，杀虫固本。神而明之，存乎人。昧者执一法，欲兼治之，恐难取效。一法，用蟾酥、银珠，掺和黍米大，塞痛处，引浓涎数口愈。又法，用川乌末点痛处，

与蟾酥意同，不过取一时麻住不痛耳。

一切齿病，久之必培阴水，补肾气，则火自降。六味地黄丸加减，最妙。

一法，牙动豁，蒺藜烧灰一味掺，妙。

青盐固齿滋水也，食盐亦妙。

龋齿悉属湿热，惟分虚实耳。一法，用郁李根煎汤含漱之，冷即易。

猪牙皂角及生姜、西国、升麻、熟地黄、木律、旱莲、槐角子、细辛、荷叶要相当，青盐等分同烧煅，研细将来用最良，揩齿牢牙髭发黑，谁知世上有仙方。

按：西国即没石子。

蛀牙，用新烧石灰，蜜丸塞蛀孔中，痛立止。

齿缝中出血不止，用烧盐、灶突煤二物研匀，擦牙妙。盐胜血，血见黑则止。

牙疳方，用五倍子炒焦，铜青、明矾各二两，麝少许，研末。盐汤醋洗净，搽之。

[玉池散]

治牙痛不牢。

地骨皮　白芷　升麻　防风　细辛　川芎　槐花　当归　藁本　甘草

煎汤热漱，冷吐去，亦可服。

[血竭散]

治牙疳，并恶疮久不瘥如神。

寒水石烧热，四两，研　龙骨一两　蒲黄二两　血竭五钱　枯白矾一两

共末，用少许搽之，以纸封。

一方，走马牙疳。

黄柏　藜芦　石膏　铜青　胆星　麝香少许　龙骨病急多加

548

共末，每五分搽。

男子八岁肾气实而齿更，三八真牙生，五八则齿槁，八八而齿去矣。女子亦然、以七为数。盖肾主骨，齿乃骨之余，随之所养也，故随天癸之盛衰也。足阳明之支者入于上齿，手阳明之支者入于下齿。若骨髓不足，阳明脉虚则齿之诸病生矣。何以言之？阳明金也，齿属肾水也。阳明之支入齿间，此乃母气荣卫其子也，故阳明实则齿坚牢，阳明虚则齿浮动。所以齿痛者，乃阳明经有风冷湿热之邪，乘虚而入，聚而为液为涎，与齿间之气血相搏击而痛也。若热邪壅盛，则肿而痛也。热不盛，则齿龈微肿而根浮也。有虫牙痛者，由湿热生虫蚀其根而作痛也。有齿间血出者，由阳明之支，有风热之邪入齿龈搏于血，故血出也。有齿龋者，亦以阳明入风热之邪搏齿龈，气血腐化为脓，出臭汁谓之齿龋，亦曰风龋。有齿䘌者，是虫蚀齿，至龈脓烂汁臭也。有齿挺者，由气热传入脉，至齿龈间液沫为脓，气血竭肉龈消，故齿根露而挺出也。有齿动摇者，阳明脉虚，气血不荣，故齿动摇也。有齿历蠹者，由骨髓气血不能荣盛，故令牙齿黯黑谓之历齿。其齿黄黑者，亦然。以此而言，岂非诸齿病皆因阳明之所致哉！

薛新甫曰：湿热甚而痛者，承气汤下之，轻者清胃散。大肠热而龈肿痛者，清胃散，重则加大黄。六郁而痛者，越鞠丸。中气虚而痛者，补中益气汤。思虑伤脾而痛者，归脾汤。肾经虚热而痛者，六味丸补之。肾经虚寒，迫火上炎而痛者，还少丹，重则八味丸。其属风热者，独活散，不愈茵陈散。大寒入脑者，羌活附子汤。病原非一，因时制宜可也。风雨寒湿之气犯脑，项筋急齿痛，羌活散。冬月犯寒，脑痛齿亦痛，麻黄汤，或加细辛、白芷，不可用凉药。

[独活散]
治风毒牙痛，或牙龈肿痛。

独活　羌活　川芎　防风各五分　细辛　荆芥　薄荷　生地黄各二钱

上，每服三五钱，水煎漱咽。

[茵陈散]

治牙齿肿痛，及骨膸风热。

茵陈　连翘　半夏　荆穗　麻黄　升麻　黄芩　射干　二活　牡丹皮　大黄　薄荷　僵蚕各二钱半　细辛五钱　牵牛一两

上为末，每服三钱，水一盏，先煎熟，下药搅匀，急泻出，食后连滓服。

[麻黄散]

麻黄根　羊胫骨灰　龙胆草酒炒　生地各二钱　羌活钱半　草豆蔻　当归身　藁本　升麻　熟地黄　黄连　防风各六分　细辛少许

共末，搽牙。

[羌活附子汤]

治冬月大寒犯脑，令人脑齿连痛，名曰脑风。为害甚速，非此莫救。

麻黄　黑附子炮，各三分　羌活　苍术　防风　黄芪一分　甘草三分　升麻　白僵蚕各五分，炒　黄柏　白芷各五分　咳嗽加佛耳草

水煎服。

越鞠丸见郁门　补中益气汤见内伤门　归脾汤见癫狂门　六味丸还少丹俱见虚损门

咽 喉 门

脉法：两手脉浮洪而上溢者，喉痹也。此痰火上涌，脉亦如之。脉出寸口上鱼际为溢。

丹溪曰：喉痹多属痰，宜用吐法。或只以桐油灯脚，用鹅羽探吐。病轻者，取园中李实根嚼之，更研水敷项上。暴肿不下食，吹药吹之，或用射干和逆水吐之。缠喉风属痰热，亦用吐之。

一方，远志去心，为末，敷项上。

又方，灯心草烧灰吹之。

咽喉肿痛：甘桔汤加归身、荆芥、枳壳，漱而服之。口干火盛，加花粉、炒芩。甚者，刺少商穴去手大指甲一韭叶内侧出血立愈。不已，前方加玄参、薄荷、炒栀子，或刺照海亦妙。

喉干燥痛：四物加甘桔、荆芥、知柏、玄参，属阴虚。愈后服六味地黄丸加坎离。

喉中生疮：久不愈，多属虚火游行无制，用人参、黄柏蜜炙，荆芥煎浓，加竹沥。阴虚身热，脉数，相火盛者，四物加竹沥。

阴虚咳嗽久之喉中痛者，必有疮，名肺花疮，坎离加玄参、甘桔。不可用冰片吹药，恐辛散疮转溃也。

平人喉中有疮，必是杨梅毒，或有染来者，或身上已有而延及于喉者，并服草薢汤佳。一切喉疮久者，多服自效，即俗所谓土茯苓是也。气虚加参芪，血虚加四物。

古方治喉疮，用红灯笼草，炒焦为末，酒调敷喉中。今人浸水漱，亦妙。

泻实热火，黄连、荆芥、薄荷、硝石，为末，姜汁调嚼化。

丹溪曰：喉舌之病，多属火热，虽有数种之名，轻重之异，乃火之微甚耳。微而轻者可以缓治，重而急者惟用针砭刺血，最为上策。以针刺喉中肿处，立愈。

喉痹：用鸭嘴胆矾三分，或五分，为细末，吹喉中，吐痰立愈。

时气喉肿，用普济消毒饮。

金陵黄泥巷杨马军拿法，以中指醮药少许于喉中用力一捻，肿处出血并痰涎，随即能下汤水，绝妙。即前用针刺之意，妙在指法。药恐伪也。

[青龙胆]

治咽喉闭塞，肿痛并单乳蛾、双乳蛾，大有神效。

用好鸭嘴胆矾，盛于青鱼胆内，阴干为末，吹入喉中。加熊胆三分，牛黄三分，冰片三分，甚妙。

双乳蛾方：

黑牛胆一个　胆矾三钱　硼砂二钱　山豆根一钱

上为末，入胆中用线挂阴干，点喉中，吹亦妙。

[牛蒡子饮]

治风热上壅，咽喉肿痛，或生痈疮，如有肉腐。

牛蒡子二钱　玄参　升麻　桔梗去芦　犀角　黄芩　木通
甘草各一钱

水二盅，煎八分，食远服。

[甘桔汤]

治少阴喉痛，诸咽病引经药。

甘、桔各等分，水煎服。或加荆芥、当归，热甚加黄芩、枳壳。

喉痹喉痛，外症恶寒，寸脉小于关尺者，皆为表症。宜甘桔汤加羌活、荆、防、枳壳、川芎，辛以散之，乃寒郁火邪在上焦。古方用半夏桂枝甘草汤，恐太热。果严冬声哑，兼咳嗽有表邪者，乃可。若水浆不得入口者，先以解毒雄黄丸四五粒，以极酸醋磨化，灌入口内，吐出浓痰，却与上药。间以生姜自然汁一蚬壳，噙下，取辛散郁热之义。娄全善：喉闭恶寒者，是邪气郁于表，切忌胆矾酸寒等剂吹喉，使热毒不能发越。又更忌硝黄、芩、连等下剂，使毒气下陷，祸不旋踵。韩祗和曰：寸脉弱小于关者，宜消阴助阳。东垣曰：寸脉不足，乃阳气微，故用表药，

552

提其气升以助阳也。窃以为寸脉沉伏而实，第小于诸部而有喉病者，乃可用此法。如果寸脉微小，元气耗于上焦，即是阳虚，应从肺绝喉痹治，岂宜辛散耶！学者当会其意，勿谬其说，乃为上工。

喉痹传染是疫疠，先须表散，荆防败毒散从本门出入。切忌酸药吹点闭住毒，立见倾危。

肺绝喉闭，喉中有痰，如鼾响者是。脉必浮散而微细，速煎独参汤加竹沥、姜汁服，迟不救。参膏亦可。早则十全七八，次则十全四五。

[**备急如圣散**]

治时行缠喉风，渐入咽塞，水谷不入，牙关紧急，不省人事。

雄黄细研　藜芦去皮　白矾飞　猪牙皂角去皮，炙黄

上等分，为细末，每用一豆大搐鼻中，立效。

[**散毒雄黄丸**]

治缠喉风，及急喉闭卒然倒仆，牙关紧急，不省人事。

雄黄研飞　郁金各一两　巴豆去皮，十四枚

上为末，醋煮面糊丸绿豆大。茶清下七丸，吐出顽痰立苏，未吐再服。如至死者，心头上热，即以刀尺铁匙斡开口灌之，下咽无有不活。如小儿急惊，用二丸或三丸，量大小加减。一法，用醋磨灌，吐痰尤速。

急喉痹牙关紧急，用巴豆去壳，以纸压出巴豆油，将纸作捻子。点灯吹灭，以烟熏鼻中，即时口鼻涎流，牙关开矣。

喉闭不恶寒者，及寸脉实大滑数有力于诸部，属里症。宜硝石、青黛等药降之，或矾石酸味俱可用。韩祗和曰：寸脉大于关尺者，宜助阳消阴。东垣曰：两寸脉实为阳盛阴虚，下之则愈。

[**玉钥匙**]

治风热喉痹，及缠喉风。

焰稍一两半　　硼砂半两　　脑子二钱半　　白僵蚕一分

上为细末，以竹管吹喉中，立验。

世方用碧雪、绛雪治喉病妙，惟实火更佳。

喉痹神验，因于热者为宜。朴硝一两，细细含咽汁，立愈。

丹溪方，喉痹呼吸不通，须臾欲绝，络石草二两，水升半，煎出二盏，去渣细细呷之，立通。

灵苑方，急喉痹逡巡不救者，蠡鱼胆，腊月收阴干为末，每用少许，点患处，药至即瘥。病深则水调灌之。

[开关散]

治喉风气息不通。

白僵蚕炒　　枯白矾各等分

上为末，每服三钱，生姜蜜水调下。细细呷之。

《本草》治缠喉风，用白矾末半钱，乌鸡子清一个，二味调匀细，灌喉中立效。此法活人殊多，幸勿忽。或枯矾一味，研吹入喉，即以灯盏油脚灌之取吐，妙。

喉闭：一握金一握，烧灰拌白矾末，炒青色为度。用箸三四根，压下舌看，喉中端的吹入妙。此草一名八角荷，一名山荷叶，如川芎样，生深山。括曰：一叶一枝花，深山是我家，硫黄怕我死，水银化作砂，痈疽与喉痹，一似手拈拿。

又方，牙皂和霜梅为末，兮之。

喉中肿痛，已用吐法不减，须消污血。杜牛膝即马鞭草取自然汁，和醋呷之，或茜草煎汁服，能降血中之火。或用红花捣汁亦妙，用干者浸烂取汁。俱是消污血之法。

丹溪曰：咽痛诸药不效者，此非咽痛。乃是鼻中生一条红线，如发悬一黑泡，大如樱桃，垂挂咽门而止口中，饭食不入。须用杜牛膝根，直而独条者，洗净入好醋三五滴，同研细，就鼻孔滴二三点，则丝断珠破，其病立安。

咽痛：咽痛，必用荆芥。阴虚火炎上者，必用玄参；气虚，

554

人参、竹沥；血虚，四物加竹沥。

劳碌太过，阴气太虚，孤阳飞越，痰结在上遂成咽痛。脉必浮大，重取必涩。宜人参一味浓煎汤细细呷之，或补中益气汤加玄参、炒黄柏。

虚烦上壅脾肺有热，咽喉生疮，利膈汤主之。忌苦寒。鸡苏叶、甘桔、荆、防、人参、牛蒡子，水煎服，妙在参。

咽痛有服凉药不愈，宜用姜汁。详见嗽门是从治法

咽疮，多虚火游行无制，客于咽喉。宜用人参、蜜炙黄柏、荆芥治之。

[备急丹]

治喉痛痹不恶寒者。

青黛　芒硝　白僵蚕各一两　甘草四两

上为细末，用腊月内牛胆有黄者，盛药其中。

[增损如圣汤]

治风热上攻会厌，语声不出，咽喉妨闷，肿痛并治之。

桔梗　甘草各一钱　枳壳　防风各五分

煎成入酥少许，搅匀食后服。取润之义。一法，加连翘、鼠粘子。

大抵治法，视火微甚，微则正治，甚则反治。撩痰出血，随宜而施。更刺少商出血，行气。若肿达于外者，必敷其外，地龙、韭根、伏龙肝之类。有表症加甘桔、荆、防、羌活、枳、芎，表而出之。不恶寒，可用酸药吹喉，取痰，尝以鹅翎蘸米醋，缴喉中摘去其痰。盖酸以收之，随翎而出，即用胆矾义同。

仲景曰：妇人咽中如有炙脔，半夏厚朴汤主之。此亦痰火客上焦也。即四七汤，见气门。

一切咽中肿痛，撩痰外，利膈汤妙。

乳蛾：一边有白泡，肿痛或红者，名单乳蛾。两边有者，名双乳蛾。生于关上者易治，关下者难疗。初起作寒热，须荆防败

毒散散之。不作寒，口干燥，秽气热毒甚者，辛凉解毒，玄参、甘桔、连翘、薄荷、牛蒡子、归尾、赤芍之类。热浮于上，内以酸味收之，雄黄、郁金各五钱、白矾生一钱半、胆矾五分，为末，吹喉中，立能言语。便实火盛，势急者，前方加硝黄，或用玄参散。玄参一两，升麻、麝香、大黄各半两、甘草，水煎，时时含呷。此方亦治悬痈，痛不下食，即会厌垂长，悬而壅塞，妨碍饮食是也。一法，用白矾一两烧灰，盐花一两，共研细，以箸头点肿处立消。俗云：吊下咽喉用盐点上。

乳蛾实热，结滞肿塞不开，宜从治，粉香散主之。

白矾三钱　巴豆三粒，去油皮　轻粉　麝香各少许

上于铁器中，烧矾沸时，入巴豆在矾上，待枯去巴豆，和三味研细，吹喉中。

乳蛾红肿不消，杜牛膝根红者，研烂，男加女乳汁，女用男乳，调纳鼻中，即前破污血法。

黑牛胆一个　胆矾三钱　硼砂二钱　山豆根一钱

上为末，入胆内悬阴处，吹咽中。

[华佗危病方]

治缠喉风，喉闭。其症先两日胸膈气急，出气短促，蓦然咽喉肿痛，手足厥冷，气急不通，顷刻不治。

巴豆七粒三生，四熟，生者去壳研，熟者去壳炒存性　雄黄皂子大，明者研　郁金一个，蝉肚者，研末

上三味，研细，每服半匙，茶调细呷。如噤咽塞，用小竹管，纳药吹喉中，须臾吐利即醒。如无前药，用川升麻四两，剉碎，水四碗，煎一碗，灌服。又无此，用皂角三梃，槌碎擂水一盏。灌服，或吐或不吐，即安。

走马喉痹，死在须臾，用巴豆去皮，绵纸微裹，随左右塞于鼻中，立透。如左右俱有者，左右各塞一粒。巴豆乃斩关夺门之将，热则流通，虽是以热攻热，自不妨也。

面 门

叶氏曰：手足六阳之经，皆上至于头。而阳明胃脉起于鼻交额中，入上齿中，挟口环唇，循颊车过客主人，故人之面部，阳明经之所属也。胃中有火则面热，中气虚则面寒，且不耐寒畏风。亦有中气虚，虚火上炎而面热者，必怠堕，脉大，正补中益气汤症也。实火，脉必数实有力，精神茂泽，升麻汤加黄连，甚者凉膈散。

《针经》曰：面热者，足阳明病。势甚者，调胃承气汤下之。

面黄白，面鼻冷，气弱，大剂参、芪加附子、升麻，升麻是阳明经引也。风热上攻，面目浮肿，或紫黑，或风刺隐疹，消风散加减。

郁悒不得志，妇女辈面色惨惨，反生奸黑，舒郁为主，越鞠加减。

上焦风热则生小疮，通圣散，消风解热。

脾胃虚，或吐泻后，面目浮肿者，脉必缓弱，或气口虚大，参苓白术加减。

面青肝虚，面白肺虚，面黄脾虚，两颊红阴虚。

《素问》曰：五八阳明脉衰于上，面始焦，故面色弱者，必用补中益气汤。

一人面色忽黑，乃因登厕臭气所冲而成，令烧沉檀于座右，及帐中，旬日如故。以臭腐属水，香属土，土胜水也。

洗面药七白散，白蔹、白术、白牵牛、白附子、白芷、白芍、白僵蚕。

面上细疮，常为黄水，桃花阴干，加当归，或杏仁，作末洗面。

指爪破面，用轻粉、生姜自然汁，调敷无瘢痕。

腮肿属风热，干葛、甘桔、升麻、薄荷，有火脉洪大者，羌活胜湿汤加黄芩、桔梗、甘草治之。如耳鸣目黄，颊颔肿，颈肩臑肘臂外廉痛，面赤，脉洪大者，以羌活、防风、甘草、藁本，通其经血，加芩、连消其肿，人参、黄芪益气而泻火邪。疒腮同法，外以赤小豆末，鸡子清调敷。

《三因方》：凡伸欠颊车磋，但开不能合，以酒饮之令大醉，睡中吹皂角末，搐鼻嚏透即上。

一妇常错下颔，古谓脱金钩，两手脉弱，用八物加升、柴，遂痊愈。先用手法拿上，正骨科当知。

发　门

方书曰：发乃血之余，焦枯者，血不足也。劳心之人，未老先黄，黄而白，理可见矣。若忽然脱落，或头皮痒，须眉亦落，乃血热生风，风摇落之象，酒客膏粱多此。或妇人天癸已行，尚黄悴，其身必夜热，属禀来阴虚。若病后产后，疮疽后，精血耗而发落者，悉属虚，大补气血为主，十全汤、补中益气汤选用。若脾胃弱而食少，不运化者，理脾节食为上。脾胃壮而多火，六味丸。

平人乌须发，七宝美髯丹，多服妙。

一方，人参、紫梗加诸香，浸油搽头极妙。乃物理之不可晓者。

一儒者，饮食劳役，及恼怒，眉发脱落，余以为劳伤精血，阴火上炎所致。用补中益气加麦冬、五味及六味地黄丸，加五味子，眉发顿生。

一男子年二十，巅毛脱尽，脉数，先以通圣散宣其风热，次用六味地黄丸，不数日，发生寸许，两月复旧。

虫　门

风字从虫，虫风化也。湿热郁久，则生虫，腐草为萤，陈麦为蛾之类。果实外谷完整，虫生于内。人之肠胃，无物不受，岂得无虫，三尸九遁，理或有之。其猖狂于肠胃，为痛，为呕，为嗽，为嗜，种种烦苦，须仗医药。至蛔虫乃人之消化搬运者，偶为食伤，则或吐或泻出，和中自安，不可攻伐。昧者不知，妄用雷丸、使君之类，祸不旋踵。

《仁斋直指》云：平时嗜酒，血入于酒则为酒鳖；平时多气，血凝于气，则为气鳖；虚劳瘤冷，败血杂痰则为血鳖，摇头掉尾，如虫之行止。上浸胃脘食人脂膜，或附胁背，或隐胸腹。惟芜荑炒，煎服之。兼养胃益血，理中乃可杀之。若徒以雷丸、锡灰，不能去也。

治虫要药：

芜荑　使君子　鹤虱　槟榔　百部　苦楝根

[化虫丸]

治诸虫心下痛，得所嗜之物则止者是。

鹤虱去土　槟榔　苦楝根东行不出土者　胡粉炒，各一两　明白矾烧，二钱五分

上为末，米糊丸桐子大。一岁儿五丸，量人大小加减丸数，温浆水入麻油三四点，打匀送下，清米饮亦可，不拘时。其虫细小者，化为水，大者自下。

丹溪曰：上半月虫头向上易治，下半月虫头向下难效。先以糖蜜肉汁，香甜物，引起，后用杀虫药。亦不可令其知，知则虫先回避矣。一说上半日向上。

[集效丸]

木香　鹤虱　槟榔　诃子面裹煨　芜荑炒　附子水炮去脐皮

干姜各七分半　大黄一两五钱　乌梅十四个，去核

上为末，炼蜜丸麻子大。陈皮汤，或醋汤下。一方加黄连、黄柏各七钱半。

[**万应丸**]

槟榔五两　大黄八两　黑丑四两，共为末　皂角十条，不蛀者　苦楝根皮

上以皂角楝根皮，水二大碗，熬成膏搜和药末，丸桐子大。又以沉香、雷丸、木香各一两，为末，为衣，先上沉香，次上雷丸，次上木香。服三丸，四更时，砂糖汤下。

一方，治寸白虫，用鸡子炒白蜡尘，酒糊丸服。

黑铅炒成灰，槟榔木等分，和匀米饮调下。

苦楝根、鹤虱、槟榔，浓煎汤饮之。

[**槟榔丸**]

治小儿疳病，积气块痛，腹大有虫。

三棱　蓬术细切醋炙各五钱　青皮麸炒　橘红五钱　芜荑二钱半　雷丸五钱　鹤虱三钱，略炒　干漆五钱，炒　木香二钱五分　良姜二钱，陈土炒　砂仁一钱，去谷　麦蘖曲炒　胡黄连三两，炒　甘草炙，三钱　使君子肉五钱　神曲五钱，炒

醋米糊丸绿豆大，每三五十丸，空心淡姜汤下。

古方前胡汤、茱根汤、利膈下气丸、千金散、三圣饮、五凤丸，分治五脏劳虫。恐气血虚者未可轻试，初起壮实可用之。大抵不越雷丸、贯众、楝根、茱萸根、鹤虱、芜荑等，各加引经药，学者变而通之可也。

如或稀奇怪病，除痰血外，百治不效者，即是虫为患。视其经络虚实参脉症，消息治之。

妇人阴蚀疮，湿热客于肝经而然。阴户生虫，痒不可忍，入脏腑即死，令人发热恶寒，与劳相似，先用蛇床子煎汤熏洗，拭干敷后药。

梓树皮，不拘多少，焙为末，入枯矾四分之一，麝香少许，敷之立愈。

一法，用熟猪肝切长条，乘热内阴中，以取虫，虫闻腥俱出肝上，如此数次妙。内服泻肝和血药。

伤寒过经，肠胃虚热，虫上求食，上唇有疮，虫食其脏，曰惑；下唇有疮，虫食其肛，曰狐。脉虚小者生，急疾者死。

治䘌〔桃仁汤〕

桃仁　槐子　艾各五钱　大枣十五枚

用水二盏半，煎盏半，分二次服。

〔雄黄锐散〕

治前症。

雄黄　青葙子　苦参　黄连各二钱　桃仁一钱

上为细末，新艾捣汁，和小指大，条纳肛中。

应声虫：昔有人得奇疾，每语喉中必有物作声相应，有人教读本草药至蓝，遂默然。遂取蓝揿汁饮之，少顷吐一肉块，长二寸余，人形悉具，声遂已。《千金翼》云：蓝主疰蚀。又一人读至雷丸不应，服雷丸亦愈。

虫在肝则令人恐怖，眼中赤壅；在心则心烦，发躁；在肾劳热，四肢肿急；在肺则咳嗽，气喘。医者不察，谬指为时动，属火属痰，寒凉转伤脾胃，卒至夭枉。自非垣视一方者，乌能辨哉。

按：古方杀虫，如雷丸、贯众、干漆、蜡虫、百部、铅灰皆所常用者，有加附子、干姜者。壮正气也。加苦参、黄连者，虫得苦而安也。加乌梅、诃子者，虫得酸而静也。加藜芦、瓜蒂者，欲其带虫而吐也。加芫花、黑丑、大黄、巴豆者，欲带虫而下也。又雄黄、川椒、蛇床、樟脑、水银、槟榔，治疥虫。胡桐泪、韭子、蟾酥，治䘌齿虫。川楝、海桐皮，治癣虫。青葙子、覆盆叶，治九窍虫。败豉、桃符板、虎粪骨、死人枕、须爪、鹳

561

骨，驱瘵虫。或用东引茱萸、楝根、石榴皮，煎汤吞药者，取其先得天地生长之气，以助吾发生之气。又性能杀虫，皆有至理，妙用莫能殚。

寸白虫：月初三日，先炙猪肉一脔，置口中咀咽其津而勿食，诸虫闻香争咂，如箭攻攒。却以槟榔细末一两，取石榴东引根煎汤调服之。虫尽下，有长丈者，有蠕蠕能动者。

九虫：一曰伏虫，长四寸，为群虫之长。二曰白虫，相生，至多形长二寸，其母长至四五尺。三曰肉虫，状如烂杏，令人烦闷。四曰肺虫，其状如蚕，令人咳嗽声嘶。五曰胃虫，状如虾蟆，令人吐呕逆哕。六曰弱虫，状如瓜瓣，令人多唾。七曰赤虫，状如生肉，令人肠鸣。八曰蛲虫。至微细，状如菜虫，居洞肠间，居则为痔漏、痈疽诸疮。九曰蛔虫，长一尺，贯心则死。又有三尺虫，如马尾薄筋，依脾而居，有头尾，长三寸。又有劳虫、膈噎虫、癫虫、蛊虫、狐惑虫，未易枚举，推类而治之可也。

[八仙妙应丹]

治男妇小儿外感内伤，以致水谷停留，肠胃生虫，成积，恶心呕吐。若嘈杂、疟痢、黄疸、水肿、鼓胀、膈噎、翻胃，及妇人癥瘕、积聚、心腹疼痛、小儿疳积、面黄肌瘦、肚大脚细，一切蛊积并治。

雷丸一两　锡灰两半　白芜荑一两　木香一两不见火　锦纹大黄一两　槟榔十二两，鸡心者　使君子肉一两　黑丑头末，三两

上八件，共为细末，葱白一斤，煮沸露一宿，为丸粟米大。每服四钱。

病深者五钱，量虚实加减，葱白汤下。气滞用木香汤下，空心妙。服后如欲大便，须在内房不可见风。泄下如败絮，筋不断，或如鱼肠，或如鸡子黄，或如米泔屋漏水，或如马尾，或如血鳖，或如蚕虫，或如虾蟆样子，一切等物。一服即出，有虫即

562

取下虫，有积即取下积，有气即消了气，必效之药，年高弱人、小儿减半。积消后，用四君汤加减，补助胃气。

虱瘕，因咬虱咽下而成，时吐下出虱。用败梳篦烧末，另用煮汤调下即净。《徐铉稽神录》云：浮梁李生背起如盂，惟痒不可忍，人皆不识。一人云此虱瘤也，以药付之，一夕瘤破出虱数升，即日体轻。但小窍不合，时时出虱竟死。又临川一人项生瘤，痒不可忍，惟以火炙，一医剖之，出虱无数，后出二大虱顿愈。今人阴毛中多生阴虫，痒不可当，肉中挑出，皆八足而扁，或白或红，方书不载。世以银杏擦之，或银硃熏之，皆妙。

跌扑损伤门

肢体全仗血气。伤损必加补养，最忌恶血，一丝攻心即毙。初治，消瘀和血为急。在上先消瘀血，在下先补养，更审胃气。去血过多，脉微欲死，独参汤加童便服，接住元气，再处大法。伤损及金疮去血过多，与产妇同。脉来和缓者生，急疾乩者死。宜虚细，不宜数实。

气血凝滞，肌肉伤损则肿，或紫，或青痛不可忍，宜活血行气，乳香、没药、归、芎、红花、苏木为主。乳、没通滞血，伤损疼痛，皆以酒化服。血滞则气壅，瘀则经络满，经络满故痛且肿，导而行之，则痛肿消矣。

自然铜为接骨要药，性散而燥，须佐补气血药，不可多服。逐瘀血须分轻重，轻者芎、归、桃仁、红花、苏木、赤芍，酒水煎，加童便服。甚者，加大黄、芒硝。

打扑跌伤，内损经络，吐血不止，童便调白及末服。

折伤，最忌者恶血攻心，与破伤风二症。凡血上逆者，即以逐瘀为急。口噤牙关紧，即是冒风，切须仔细，慎之慎之。伤损着寒痛不可忍，用葱杵烂，入盐少许，炒热罨上，其痛立止，冷则温之。

昔一人伤指甲，裂痛不可忍，用葱炮灰火中，劈破取其间有涕者，罨痛处，续续换之，遂止。

恶血上攻，韭汁和童便饮半盏佳。

又法，出血不止，姜汁、香油各四两，酒调服之。

伤骨出血，用益元散，人参汤调服。外用生姜自然汁一盏，米醋一盏，独核肥皂四个，敲破挼姜汁、米醋中，纱片滤过，去渣，入牛皮胶，煎成膏药贴之。

[**接骨散**]

没药　乳香各五钱　自然铜一两，煅碎　滑石一两　龙骨三钱
赤石脂三钱　麝香一钱，另研

上为末，好醋浸没，煮干就焙燥，入麝拌匀。每以一茶匙，抄舌上，温酒下。分上下为食前后。如骨已接，去龙骨、赤石脂。

又方：

冬瓜皮　阿胶等分

上炒干为末，以酒调下。

[**加味芎归汤**]

治打扑伤损，败血流入胃脘，呕黑血如豆汁。

当归　白芍　芎䓖　荆芥穗　百合水浸半日，各等分

加酒煎服。

[**紫金散**]

治打扑伤折，内损肺肝，呕血不止，或有瘀血停积于内，心腹胀。

紫金藤皮二两　降真香　续断　补骨脂　无名异　琥珀另研
蒲黄　牛膝酒浸　当归　桃仁去皮尖，各一两　大黄纸煨　朴硝另研，
各一两五钱

上为末，每服二钱，浓煎苏木、当归酒下。连进二服妙，利

去恶血。

[**复元活血汤**]

治从高坠下，恶血留于肠胃，两胁痛不可忍。

柴胡　花粉　当归　红花　甘草　大黄　桃仁研泥　穿山甲

酒水煎服，以利为度。

[**当归导滞汤**]

治瘀血胀闷。

大黄一两　当归钱半　麝香少许

上为末，每服三钱，热酒下。

[**鸡鸣散**]

治同上。

熟大黄一两　当归尾五钱　桃仁七粒

上为末，酒一碗，鸡鸣时煎服，利下恶物为愈。

从高坠下，一切损伤，气欲绝不能言，急以热小便灌之，即醒。

[**夺命丹**]

治刀刃所伤，及从高坠下，木石压损，瘀血凝积，心腹疼痛，二便不通。

大黄　黑牵牛各二两　红蛭用石灰慢火炒令干黄色，半两

共为末，每服三钱，热酒调下。如人行四五里再用热酒下牵牛末二钱，催下恶物为佳。

[**花蕊石散**]

治一切金刃所伤，打扑伤损，身体出血者。急于伤处掺药，其血自化为黄水。如有内损血入脏腑，热酒、童便入酒少许，调一钱服立效。若牛触肠出，不损者，急送入，用细丝桑白皮尖茸为线，缝合肚皮，缝上掺药，立活。如无桑白皮，用生麻缕亦得，并不得封裹疮口，恐作脓血。如疮干以津液润之，后掺药。妇人产后败血不尽，恶血奔心，胎死腹中，胎衣不下，并用童子

小便调服。

硫黄上色明净者，四两，捣为粗末　花蕊石一两，同上

上二件和匀，先用纸筋和盐泥固济，瓦罐子一个，候泥干，入药在内，用泥封口，候干安在四方砖石上，书八卦五行字，用炭一秤笼叠周匝，自巳午时，从下着火，渐渐上辙直至经宿，火冷炭销，又放经宿，罐冷，取出细研，以细绢罗了罗极细，磁盒内盛，依前法用。

［没药降圣丹］

治打扑闪肭，筋断骨折，挛急痛肿，不能屈伸，及荣卫虚弱，外受风邪，内伤经络，筋骨缓纵，皮内刺痛，肩背拘急。

川乌头生去皮脐　骨碎补去毛　白芍　没药　乳香另研　自然铜火煅醋淬十二次，研为末，水飞过　当归洗焙各一钱　生地　川芎各半钱

共末，生姜自然汁蜜丸，每一丸二钱五分。每用一丸，槌碎水酒各半盏，苏木少许同煎，去苏木热服。

内伤筋骨疼不可忍：

没药　乳香　芍药　川芎　川椒去目及开口者　当归各半两自然铜三钱半，炭火烧

上为末，黄蜡二两，溶化入药末不住手搅匀，丸弹子大。每服一丸，好酒煎乘热服之，连进二服。

［乳香定痛散］

治打扑伤损，落马坠车，一切痛肿。

乳香　没药　川芎　白芷　芍药　甘草　生地　牡丹皮

上为末，每服二钱，温酒并童便调下。

［没药乳香散］

白术制，五钱　当归焙　白芷　没药另研　肉桂去皮　乳香另研甘草炒，各一两

上为末，每服二钱，温酒调下。

［经验方］

治打扑伤损，服之自顶心寻病，至下两手遍身，遇受病处，则飒飒有声，觉药力习习往来，则愈矣。

乳香　没药　苏木　降真香　松明节　川乌去皮脐　自然铜火煅醋浸七次，各一两　龙骨半两，生用　地龙半两，去土炒　水蛭油炒，半两　血竭三钱　土狗十个，油浸焙干为末，即蝼蛄

上为末，每服五钱，无灰酒调下，随上下进药。

又方，猢狲姜研烂取汁，酒煎服。渣敷患处。

［接骨散］

并治恶疮。

金头蜈蚣一个　金色自然铜半两，烧红醋淬，研末　乳香一钱，另研　铜钱重半两者，或二文，或五文，烧红醋淬，研细　金丝水蛭钱半，每个作三断，瓦上焙去气道为度

上为末，如疮肿处，津调半钱涂之即止痛。如见脓，先用粗药末少许，麻油少半匙，同打匀，再入半匙，再打匀，又入前药接骨散半钱，以钗脚打成膏子。用鸡翎扫在疮上，痛处立止痛，天明一宿自破。

如打破骨头并损伤，可用前项接骨散半钱，加马兜铃末半钱，同好酒一盏，热调连渣温服。如骨折损，以接定不疼，未折但痛，服后即止神效。

［神圣接骨丹］

治同上。

水蛭用糯米于砂锅内炒黄，三钱　菟丝子　好绵灰　发灰　没药　乳香　血竭各一钱　半两钱一文，烧七次，醋淬七次，另研　麝香一钱，另研

上研匀，每服三钱，热酒调下，随上下食前后用，约人行六七里，闻骨作声。忌听钟磬鼓梆砧声，恐震动生芦节，忌驴肉。一服见效。

[续股散]

治折伤筋骨。

半两钱七个，以桑柴火烧红，好醋淬之，取钱上碎末，再入珍珠末一分，乳香、没药少许，同研极细，酒调下。

[止痛散]

黄麻烧灰，二两　头发烧灰，一两　乳香五钱

上为末，每服三钱，温酒调下。

[茴香酒]

治打扑肢体，凝滞瘀血，腰胁疼痛。

破故纸炒　茴香炒　辣桂各一钱

每服二钱，食前热酒调下。

南京下浮桥，梁回回丹药。每用二三厘，瓜仁捣包，酒下极验。远近患损伤者，竞觅之。要皆不外土鳖、自然铜，第制法精尔。

筋　断

丹溪法：接筋用旋覆花根，杵汁滴伤处，将渣封疮上，半月筋自续。即金沸草根。

接耳鼻法：治擦落耳、鼻，用发入罐子盐泥固济，煅过为末，乘急以所落耳、鼻，蘸灰缀定，以软绢缚定，效。昔一憎为驴咬下鼻，用之效。

肩　破

负重肩破者，剪猫儿头上毛，不语唾贴之。

远行打破脚起泡，调生面糊贴过夜，即干不可擦破。又法用饭粘贴过夜，以纸盖之，次日平复。

从高坠下，恶血流于胁下，痛不可忍，复元活血汤主之。胁乃肝胆之位，故以柴胡为君；当归三钱，活血；肝苦急，甘草二钱缓之；炮穿山甲、瓜蒌、红花、桃仁各三钱，行血化滞；酒大黄荡涤败血，水酒煎服。方大有理。

从高坠下，恶血在骨节间，疼不可忍，芸薹散主之。

荆芥 藕节各二两，阴干 芸薹子 芒硝 马齿苋各一两，阴干

上为末，用苏子半两，酒一大盏，煎七分，调下二钱，随上下同。

伤损愈后，肌肤青肿，用茄子种，通黄极大者，切片一指厚，瓦上焙干为末，酒调二钱，临睡服。一夜消尽无痕。

四脱臼，急用手法拿上，迟则恶血填满臼中，难上矣。

净室中石柏内捣为泥丸□□□□①衣以纸袋封悬在高处阴干，若□□不出者，以绯帛绢袋盛此药一丸，放脐中，绵束肚紧，先以象牙末贴疮上后用此药若箭疮□□□刀刮开以象牙末贴之。

孙真人治箭头在咽喉胸膈不出，以蝼蛄捣汁，滴三五度妙。

瓜蒌根捣敷亦妙。

破 伤 门

身体偶有所伤，或风从疮口入，名破伤风，多死，最急症也。其症身体搐搦，口噤自汗，身热如火，势急，非常药可治者，必以防风、全蝎为主。口不能开，用十个为末，酒调下。

破伤风污血凝心，鸦翎烧灰存性，研末细酒调下一钱。

已汗而身热不清用。

瓜蒌九钱 滑石 南星 苍术 赤芍 陈皮一钱 黄柏炒

---

① □：原书脱，无从考，下同。

黄芩　白芷五钱　甘草

姜一片，煎服。

[防风汤]

治破伤风，同伤寒未传入里，宜急服。

防风　羌活　独活　川芎各等分

水煎，不时服。甚者加藁本、细辛，或调蜈蚣散大效。

蜈蚣一双　江鳔五钱　左盘龙五钱，炒烟尽

上为末，每服二钱，用防风汤调下。如前药解不已，觉转入里，当服左盘龙丸。服之，看脏腑软硬，加巴豆霜。

[左盘龙丸]

治风毒在里直视。

左盘龙　僵蚕炒　江鳔炒，五钱　雄黄一钱

上为末，烧饼丸桐子大。每服十丸，酒下。如里不减，将末一半，入巴豆霜五分，如前丸。每左盘龙一服，加一丸，渐加至利为度。如搐不止，再服羌活汤。

[羌活汤]

羌活　独活　地榆　防风各二钱

水煎服。如热加黄芩，有痰加半夏。

若病久气血渐虚，脾胃受邪，宜养脾祛邪为主。

[养血当归地黄汤]

四物汤加藁本、细辛、防风、白芷，水煎服。

如汗不止，或服发散药后不止，服白术防风汤，即二味加黄芪是也。

破伤，脏腑秘，小便赤，用表药汗不休，宜速下之。先用芎黄汤，不已，用大芎黄汤。

[芎黄汤]

川芎三钱　黄芩二钱　甘草一钱

温服。

[大芎黄汤]

川芎二钱　羌活　黄芩　大黄各五钱

煎服。取利为度。

[羌活汤]

治半在表半在里者。

羌活　菊花　麻黄　川芎　白茯　防风　石膏　前胡　黄芩
细辛　甘草　枳壳　薄荷　白芷　蔓荆子

水煎，通口服。

[白术散]

治破伤风，大汗不止，筋挛搐搦。

白术　葛根　芍药　升麻　黄芩　甘草

水煎温服。

[玉真散]

治破伤风，及金疮冒风。

天南星　防风等分

上为末，破伤风以药敷疮口，后以温酒调下一钱。如牙关紧
急，角弓反张，以二钱调下。殴打欲死内损，以温酒下，如已昏
绝，心口尚温者，童便灌下二钱，连进二服。然南星为防风所
制，服之不麻。《卫生宝鉴》名定风散，治疯狗咬破。先以口噙
浆洗净，用绵干贴再不发。

[如圣散]

治破伤风，止血定痛。

苍术六两　川乌头炮去皮,四两　防风　草乌头炮去皮　细辛各
二两半　两头尖炮去皮,四两　天麻　川芎　白芷各两半　损骨加乳
香

上为细末，每服一钱，酒调下。

[经验方]

治破伤风极效。

初觉有风时，急取热粪堆内蛴螬虫二个，用手捏住，待虫口中吐些小水，就沫在破伤处，身穿稍厚衣裳，待片时疮口觉麻，两胁微汗，风出立效。

如风紧急，速取此虫三五个，剪去尾，将肚内黄水涂疮口，再滴些水入热酒内饮之、汗出立效。

四恶症不可治，一头目青黑，二额上汗珠不流，三眼小目瞪，四身汗如油。又痛不在疮处者，伤经络死症也。

外治初觉疮肿起白痂，身寒热，急用玉真散敷之。或用杏仁去皮细嚼，和雄黄飞罗面敷之，肿消为度。

若腰脊反张，四肢强直，牙紧口噤，用鼠一头，和尾烧灰，细研腊猪脂和敷。

牙关紧不能开，用蜈蚣一条，焙干研末，擦牙吐涎立愈。狗咬破伤风，人参不拘多少，桑火上烧烟尽，用盏子合研为末，掺疮上，仍以鱼鳔烊封固。

诸 哽 门

不幸而误哽于喉，当察明是何物，以所胜能制者，治之。如鱼畏橄榄，鱼刺哽用之，无则用核磨水服。狗涎治骨哽，鹅涎治稻芒哽，鸭涎治螺蛳哽，磁石治铁哽，水银治金银哽，要在变而通之。

诸法不若，咒由妙。金陵秣陵乡中，一人姓李号守泉，符水绝妙，远近求无不立效。其法命哽者坐自己佛堂中，佛前放一盂净水，令亲属往求，烧符用法讫，徐以小筊卜之，云已愈矣。其人归家，看净水中，所哽之物在内随愈。乃亲见者。

《本草》云：楮实软骨，诸骨哽者，捣自然汁服。或用干者为末，和水取汁亦可，楮皮亦效。

玉簪花根烂骨，研细取汁，用竹管灌喉中，不可着齿，犯之齿酥。萱草根亦治骨哽。

又法，槿树叶油、马屁勃、砂糖三味，熬膏为丸，噙化屡验。

又法，水牛屎上生蕈，晒花为末，用砂糖为丸，徐徐禁吞下。仍以砂糖为衣，不然损齿。

金凤子，嚼烂噙化。无子用根，极能烂骨。

又法，用野苎根，洗净捣泥，每用龙眼大。如被鸡骨伤，以鸡羹化下，鱼则鱼汤。鸡骨哽，用水帘草捣汁饮之，骨自下。

鱼骨在肚中刺痛，煎茱萸汤一盏饮之，骨软而出。

鱼哽，百法不应，饧糖丸鸡子大吞之，立下。误吞钱及环，饧糖一斤，渐渐食之自出。

钱哽，艾一把，水五升煎至一升，顿服便下。丹溪法

又法，南竹根，烧灰汤调下。

又法，百部根煮酒下。

相传钱铜哽，荸荠生嚼效。《山居》方，用加茨菰汁。误吞钱，及金银物，以胡粉一两，捣调之，分再服。如在腹中不消，服水银自化。又法，服砂仁汤自下。

诸哽，用薤白煮半熟，以线缚定，手执线头，少嚼薤白咽之，度薤至哽处，便牵引硬即随出。又法，用丝绵一小块，如上法亦妙。

骨哽，外宜烧乳香，或用皂角末，取嚏出。

又法，人指甲烧灰吹入喉中，更噙硼砂亦可。

子和法，一小儿误吞一钱，在喉中不下，诸医不能出，亦不能出亦不能下，乃命戴人。戴人熟思之，忽得一策。以净白表纸，令卷实如筋，以刀纵横剖其端。令不可脱，先下咽中，轻提轻抑扬之觉钓入钱眼中，然后以纸纳咽中，与钓尖相抵。觉钓纸入纸卷之端，不碍肌肉，提之而出。一人误吞一针，刺于喉中不得出□□磁石能吸铁者，磨光小□□大打□□咽入咽，少顷提出

针在石上。

竹木刺哽不下，用多年陈篱笆片煎汤下。

关 格 门①

关则不得小便，格则吐逆。寒在胸中，格绝不通，热结下焦，津液不行。关者甚热之气，格者甚寒之气。大法宜吐，以提其气之横格，不必在出痰也。有痰者宜吐，二陈汤吐之，吐中便有降。有中气虚而不运者，补气药中升降之。或用针以升降其气。两手寸口俱盛四倍以上，多死。妇人久吐，不尿，头汗出，即死，乃气脱也。

九窍五脏，阴极自地而升，是行阳道。乃东方之气金石之变，上壅是也。极则阳道不行，反闭于上，故令人吐逆，是地气之不能上行也。逆而下降，反行阴道，故气填塞而不入，则气口之脉大四倍于人迎，此清气反行浊道也，故曰格。

下窍六腑，阳极自天而降，是行阴道。乃西方之气，膏粱之物，下泄是也。极则阴道不行，反闭于下，故不得小便，是天之气，不得下通也。逆而上行，反行阳道，故血脉凝滞而不通，则人迎之脉大四倍于气口，此浊气反行清道也，故曰关。

关格脉，沉细手足冷，既济丸主之。

熟附子　人参各一钱　麝香少许

右糊丸，桐子大，麝香为衣，灯心汤下七丸。

[槟榔益气汤]

治关格因劳后气虚不运者

槟榔多用　人参　白术　当归　黄芪　陈皮　升麻　甘草柴胡　枳壳　生姜煎服

---

① 关格门……大黄一：原本缺页，今据《医学六要》补。

中脘疼后，小便不通，两寸关滑实，是痰膈中焦，气滞下焦，用木通、二陈、枳壳，加姜，先服后吐更不通，下小胃丹，或滚痰丸。

脉微弱，关格，兼心烦者，柏子仁汤，二陈加人参，柏子仁，生姜，煎成，入麝少许，或加郁李更妙。

吐逆二便俱秘，导气清利汤佳。二陈、藿香止呕，参术益气，柏子仁润燥，木通、栀子、猪苓、泽泻利水道。牵牛、大黄、槟榔、厚朴、枳壳利谷道。

麝香、生姜开结为引，兼服木香和中丸，吐不止，灸气海及天枢或下用蜜导。

吐逆而大小便秘急者，加味麻仁丸妙，大黄一。[1]

祝 由 科

治咽中刺塞。

以左手屈中指，及无名指，作三山印，坐水盏于其上。右手捏金枪印，脚踏丁字，立望太阳，或灯火取气一口，在净水盏中。咒曰：吾取太上老君东流顺水，老君奉敕摄去毒水，吾托太帝尊所到称吾者，各现帝身，急急如律令摄，念七遍。吹在盏中，虚搅卓三次为定。即与水饮之，即愈。

取诸骨鲠神符[2]

■鱼　■鸡　■猪　■　■　■　■　■　■　■　■

咒水，此碗化为东洋大海，咽喉化为万丈龙潭，龙归洞吾奉。

太上老君急急如律令奉敕，吸东方生气三口，吹入碗中。每

---

① 大黄一：后缺，无从补。

② 诸符略去，下同。

行此法，正面朝东，用净水大碗放桌上，左手执拳在胸前，右手执剑诀，于碗中书前符号。假如鱼哽，就书上■字，除■■三字勿书，再书下八符，余仿此。

咒水治诸哽。

汤火疮门

凡汤火伤，急向火炙，虽极痛，强忍半时，即不痛。慎不可以冷物搨之，及井底泥敷之，使热气不出，烂入见肉。

火烧，以好酒洗之，又以盐敷其上。如皮塌，以酒熬牛皮胶敷之。如汤伤，以淋过二次灰渣敷上立安。热酒伤，糯米粉炒黑末，调敷之。

治汤火灼，未成疮者，用艾白根烧灰，鸡子黄和敷之。如成疮，白蜜封，以竹中膜贴上，日三。

经验方，汤火疮，麸皮炒黑灰为末敷，神妙。此方有补性，始终皆可用。

《千金方》火疮未起，栀子仁烧灰，麻油和封之，厚乃佳。已成疮，烧白糖灰敷之，燥即瘥。

[冰霜散]

治火烧皮烂大痛。

寒水石生　牡蛎烧　朴硝　青黛　轻粉各等分

共末，井水调搽。

治汤火所伤，赤烂热痛。

赤石脂　寒水石　大黄各等分

上为末，以新汲水调涂。

丹溪方，火烧，用桐油、水银等分，二件以柳条不住手搅成膏，再入大黄、石膏末，和以牛皮胶，入少水溶开，外用猫儿肚底毛，细剪掺上贴之。苦参末，油调搽亦佳。

又方，火疮痛不可忍，用尿坑底下泥，加老姜汁、麻油十分之一，研匀搽伤处立愈。青黛敷亦可。

火疮烂者，以黄蜀葵花落者，净器收之，入水些少，待烂成水，敷上神妙。

热油伤，蜜搽佳。火疮败坏，云母粉同生羊髓和涂之。汤火疮，先以酒洗，次以杨梅树皮为末，香油调敷。又方，用发一束，香油煎，以发尽为度，放冷搽患处。

又方，热油及火伤，定痛，以丹参细挫，水调和羊脂煎，三上三下，敷疮立愈。

又方，鸡子十数个，石器中熬，自然油敷之。

竹木刺肉：凡诸竹木刺入肉中不出，用蛴螬研敷立出。

一方，白茅根，捣敷亦妙。一方，嚼牛膝根，罨之。

又方，竹木刺入深不得出，乌羊屎，研烂罨伤处。芦苇刺入肉，细嚼栗子渣，盒痛处。

诸刺已出而痛不止，蝼蛄研敷。

针入肉不出，用蝼蛄脑子，同硫黄研细，调敷以纸花贴定。如觉痒时，其针自出。

又方，车脂摊纸上，如钱厚，二日一换。三五次，其针自出。

又方，用乌鸦翎三五枝，炙黄色研末，好醋调膏涂疮上，一二时，针出效。

又方，双仁杏仁，捣烂以车脂调匀，贴自出。已出而痛不减，黄泥罨之。

诸骨刺入肉不出，水煮白梅肉，研调象牙末敷，自软。

咽中刺，象牙水调饮之，牙梳为末，亦可。

鱼骨在肉中不出者，嚼吴茱萸封之。

破伤风、血凝心、针入肉三症如神方，乌鸦翎烧灰存性，细研服一钱，滚汤下。

箭头入肉，箭镞入骨不可拔，巴豆去壳研烂，蜣螂共研匀，涂所伤处，须臾痛定渐痒，不可忍，使撼动拔之。又法，蜣螂不拘多少，麝香共末，掺箭疮上。

[**万全神应丹**]

出箭头、鱼骨、针、麦芒等，远近皆治之。用莨菪科，即天仙子苗也。于端午前一日，持不语戒，于野中寻得，拣科根实全者，口念先生尔却在这里，即以柴灰自东南头围了，用木篦撅起，周回土，次日端午日未出时，依前持不语，用木撅只一撅，取出水洗净，不令妇人鸡犬见，净室中石柏内捣为泥，丸如弹子大，以黄丹为衣，以纸袋封，悬在高处，阴干。若遇箭不出者，以绯帛绢袋盛此药一丸，放脐中，绵束肚紧，先以象牙末贴疮上，后用此药。若箭疮口小，即用刀刮开，以象牙末贴之。

孙真人治箭头在咽喉胸膈不出，以蝼蛄捣汁滴三五度妙。

瓜蒌根捣敷亦妙。

循衣摸床

循衣撮空摸床，多是大虚之候，乃精神耗散不能主持也。不问杂病伤寒，以大剂补之，多有生者。海藏云：妇人血风，因大脱血，崩漏，或前后失血，因而枯燥。其热不除，循衣撮空，摸床，闭目不醒，扬手掷足，摇动不宁，错语失神，脉浮弦而虚，内燥热之极也。气粗，鼻干不润，上下通燥，此为难治，宜生地黄黄连汤。伤寒热邪传里，有此症而脉实者，大承气汤。

诊法：病人循衣缝，谵语者不治。病人阴阳俱绝，掣衣撮空，妄言者死。

笑不休：《内经》曰：神有余则笑不休。所谓神者。心火是也。火得风而焰，笑之象也。黄连解毒汤加半夏、竹叶、竹沥、姜汁。戴人用沧盐成块者二两，火烧赤放冷，细研，以河水煎服。探吐出痰而愈。

悲：仲景曰：妇人脏躁，喜悲伤。欲哭，象如神灵所作，数欠伸，甘麦大枣汤主之。甘草三两，小麦一升，大枣十枚，煮三升，温分三服。

邪祟：病者见神见鬼，皆自己精神飘荡，非真有神鬼也。如果山居野处，宅近古庙神堂，气血虚者，感而作祟。正人君子，神旺者，无有也。丹溪曰：血气者，心之神，神既虚乏，邪因而入，理或有之。若夫气血两虚，痰滞心窍，妨碍升降，不得运行，以致十二官各失其职，视听言动，皆为虚妄，以邪治之，其人必死。

脉乍疏乍数，乍大乍小，祟也。

丹溪曰：俗云冲恶者，谓冲斥邪祟而病也。如病此者，未有不由气血先亏而致者焉。

病人自见五色鬼，属五脏元神神不守舍，实非有神也。当询之傍人，如不见，即是。乃元气极虚之病。肺虚见白鬼，兼见面青，唇青，洒渐等肺家病，参、芪大补肺气，自安。举此，他脏可类推矣。

五邪刺法：肝虚见白尸鬼。

尸疰，即邪祟。其状面色时五色，如含愧赧，语言不伦，动摇跳跃，时见异症，脉来乍大乍小，是为邪鬼所凭而然。古方用死人枕煎汤饮之，则鬼邪触类而出，大泻数行即愈。仍以其枕送还原处。

秦承祖灸鬼法，用排绳将两手大指相并，令缚紧去甲一韭叶，肉与甲要四处着艾，灸七壮，神效。

[经验辟邪丹]

治冲恶怪，及九尾狐精为患。

人参　茯神　远志　鬼箭羽　白术　九节菖蒲　苍术各一两

579

当归一两　桃奴焙干, 五钱　雄黄　辰砂各三钱, 另研　甘草一个, 另研　金箔二十片　或加麝香

上共为末, 以酒调米粉, 打糊丸龙眼大, 金箔为衣。卧时木香汤化下一丸, 诸邪回避。更以绛纱囊盛五六丸悬之帐中, 尤妙。

又法, 人指甲烧灰, 吹入喉中, 更噙硼砂亦可。

子和法, 一小儿误吞一钱, 在喉中不下, 诸医不能出, 亦不能出, 亦不能下, 乃命戴人。戴人孰思之, 忽得一策, 以净白表纸, 令卷实如箸, 以刀纵横剖其端, 作鬅松之状, 又别取一箸, 缚铁线钓于其端, 令不可脱, 先下咽中, 轻提轻抑, 探之觉钓入钱眼中, 然后以纸纳咽中, 与钓尖相抵, 觉钓纸入纸卷之端, 不碍肌肉, 提之而出。

一人误吞一针刺于喉中, 不得出, 想得一法, 用磁石能吸铁者, 磨光小枣大, 打一眼, 线系定, 咽入咽, 少顷提出, 针在石上。

竹木刺哽不下, 用多年陈篱笆片煎汤下。

祝由科　咒水治诸哽:

以净器盛新汲水, 一盏捧之, 面东默念云: 谨请太上东流顺水, 急急如南方火帝律令敕, 一气念遍, 即吹一口气入水中, 如此七次, 以水与病者立下。或用此水, 可以吞针箸竹刺关格。脉沉细, 手足冷, 既济丸主之。

熟附子　人参各一钱　麝香少许

上糊丸桐子大, 麝香为衣, 灯心汤下七丸。

[**槟榔益气汤**]

治关格因劳后气虚不运者。

槟榔多用　人参　白术　当归　黄芪　陈皮　升麻　甘草　柴胡　枳壳

生姜煎服。

580

中脘疼后，小便不通，两寸关滑实，是痰膈中焦，气滞下焦。用木通、二陈、枳壳加姜，先服后吐。更不通，下小胃丹，或滚痰丸。

脉微弱，关格兼心烦者，柏子仁汤，二陈加人参、柏子仁，生姜煎成，入麝少许，或加郁李更妙。

吐逆，二便俱秘，导气清利汤佳。二陈、藿香止呕，参、术益气，柏子仁润燥，木通、栀子、猪苓、泽泻利水道，牵牛、大黄、槟榔、厚朴、枳壳利谷道。

麝香、生姜开结为引，兼服木香和中丸。吐不止，灸气海及天枢，或下用蜜导。

吐逆而大小便秘急者，加味麻仁丸妙。大黄一两，白芍、厚朴、当归、杏仁、麻仁、槟榔、南木香、枳壳各五钱，麝香少许，蜜丸，白汤下。

一法，经五六日大小便不通者，皂角散一味，大皂角烧存性研末，米汤下一钱。外以猪脂一两，煮熟，以汁及脂俱食之。乃服八正散加槟榔、桃仁、枳壳、朴硝、灯心。

出版说明

　　中医古籍文献是中医药学继承、发展、创新的源泉，然而，中医古籍文献的整理研究工作，特别是对珍本古医籍全面系统的挖掘、整理研究工作一直较为薄弱。所以，《中医药事业发展"十一五"规划》明确提出："系统开展文献整理研究，重点对500种中医药古籍文献进行整理与研究。"基于此，我社策划了"100种珍本古医籍校注集成"项目，重点筛选出学术价值、文献价值、版本价值较高的100种亟待抢救的濒危版本，珍稀版本以及中医古籍中未经整理排印的有价值的，或者有过流传但未经整理或现在已难买到的版本，进行点、校、注的工作，进而集成出版。

　　珍本古医籍整理出版是中医药继承创新的基础，是行业发展的必需。对中医古籍文献的整理出版工作既可以保存珍贵的中医典籍，又可以使前人丰富的知识财富得以充分的研究与利用，广泛流传，服务于现代临床、科研及教学工作。为了给读者呈献最优秀的中医古籍整理作品，我社组织权威的中医文献专家组成专家委员会，选编拟定出版书目；遴选文献整理者对所选古籍进行精心校勘注释；成立编辑委员会对书稿认真编辑加工、校对。希望我们辛勤的工作能够给您带来满意的古籍整理作品。

"100 种珍本古医籍校注集成"项目得到了国家中医药管理局、中国中医科学院有关领导和全国各地的古籍文献整理者的大力支持，并被列入"十二五"国家重点图书出版规划项目。该项目历时两年，所整理古医籍即将陆续与读者见面。在这套集成付梓之际，我社全体工作人员对给予项目关心、支持和帮助的所有领导、专家、学者表示最真诚的谢意。

中医古籍出版社

2012 年 3 月